U0339824

内科疾病
诊断与综合治疗

主编　张玲玲　兰怀振　翟志霞　张清华
张桂光　代建瑞　杨同军

黑龙江科学技术出版社
HEILONGJIANG SCIENCE AND TECHNOLOGY PRESS

图书在版编目(CIP)数据

内科疾病诊断与综合治疗 / 张玲玲等主编. -- 哈尔滨：黑龙江科学技术出版社，2023.12

ISBN 978-7-5719-2216-0

Ⅰ．①内… Ⅱ．①张… Ⅲ．①内科－疾病－诊疗 Ⅳ．①R5

中国国家版本馆CIP数据核字（2023）第248039号

内科疾病诊断与综合治疗
NEIKE JIBING ZHENDUAN YU ZONGHE ZHILIAO

主　　编	张玲玲　兰怀振　翟志霞　张清华　张桂光　代建瑞　杨同军
责任编辑	包金丹
封面设计	宗　宁
出　　版	黑龙江科学技术出版社
	地址：哈尔滨市南岗区公安街70-2号　邮编：150007
	电话：（0451）53642106　传真：（0451）53642143
	网址：www.lkcbs.cn
发　　行	全国新华书店
印　　刷	黑龙江龙江传媒有限责任公司
开　　本	787 mm×1092 mm　1/16
印　　张	20.5
字　　数	518千字
版　　次	2023年12月第1版
印　　次	2023年12月第1次印刷
书　　号	ISBN 978-7-5719-2216-0
定　　价	198.00元

【版权所有，请勿翻印、转载】

Editorial Committee 编委会

主　编

张玲玲　　兰怀振　　翟志霞　　张清华

张桂光　　代建瑞　　杨同军

副主编

王　芳　　王桂玲　　于传民　　许维涛

曹　莉　　马继孔　　许玉平　　李燕梅

编　委（按姓氏笔画排序）

于传民　济南市济阳区济阳街道办事处社区卫生服务中心

马继孔　大理白族自治州人民医院

王　芳　莘县中心医院（朝城镇卫生院）

王桂玲　山东省泰安市岱岳区山口镇卫生院

代建瑞　高密市第二人民医院

兰怀振　山东省曹县县立医院

朱耿增　山东第一医科大学第三附属医院

许玉平　四川省宜宾市第四人民医院

许维涛　山东健康集团枣庄中心医院

李燕梅　四川省江安县中医医院

杨同军　菏泽市牡丹人民医院分院

张玲玲　山东省泰安市宁阳县第一人民医院

张桂光　山东省潍坊市安丘市石堆镇卫生院

张清华　山东省莘县人民医院

贺成美　枣庄市妇幼保健院

曹　莉　山东省枣庄市薛城区常庄镇中心卫生院

翟志霞　淄博市张店区第二人民医院

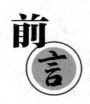

前言

　　内科学是临床医学的重要组成部分,其涉及面广、整体性强,所论述的内容在临床医学整体的理论和实践中有普遍意义,是临床医学各学科的基础。随着学科发展,内科学所涵盖的研究和诊治范围不断拓展,新的亚专科不断涌现。虽然,专科化是医学进步的体现,有利于深入研究疾病、提高诊治水平,但分科过细有时会影响疾病的综合防治。因此,在发展专科医学的同时,国内外也开始注重综合治疗,医师在学习和临床实践中仍应具备大局观和整体观。现阶段,在基础医学、生物学、物理学、化学、统计学、信息和网络技术等飞速发展的基础上,在全球疾病谱改变的背景下,内科学乃至临床医学也在持续变革,其内容将会不断更新和深入,以应对防治疾病、维护健康任务带来的新挑战。基于此,我们特组织多位工作于临床一线的专家共同编写了《内科疾病诊断与综合治疗》,希望能帮助初涉临床工作的医师培养临床诊疗思维,提高内科疾病诊断与综合治疗能力。

　　本书围绕内科疾病诊断与综合治疗进行编写,对常见病和发多病的病因、临床表现、诊断方法与治疗措施进行详细讨论。本书以内科基本知识和基本技能为引,对临床各科常见疾病进行重点讲解;此外,本书还涉及了部分公共卫生的内容。本书内容丰富、结构合理、重点突出,可供各级医院临床内科医师参考使用,同时适用于医学院校在校学生了解内科发展动向。

　　由于内科学内容更新速度快,加之编者编写时间有限、编写经验不足,在编写过程中难免存在疏漏之处,恳请广大读者给予批评指正,以期再版时进一步完善。

《内科疾病诊断与综合治疗》编委会

2023 年 8 月

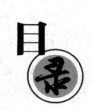

第一章

内科基本知识

第一节　基本诊疗程序

内科学是临床医学中的核心学科,内科既是临床学科的基础学科,又与各学科之间有着密切的联系,素有"医学之母"之称。其内容涉及面很广,具有普遍性、基础性和代表性,集中体现了临床医学诊疗中所需的诊断共性、治疗思维。内科包括多个亚专科,而广义上的内科则包含了非外科治疗的所有学科,内科疾病也是临床上最常见的疾病。内科篇中所选的基本知识、基本操作技能和急诊急救的内容,是临床医师赖以诊疗疾病的基本常识和工具,通过学习和掌握将对于夯实临床工作的根基、培养正确的临床思维、掌握共性的诊疗方法、规范临床诊疗行为均有所裨益,同时也为其他各学科的学习奠定了基础,是所有从医者必备的基础临床知识和技能。

在这高新科技迅猛发展的时代,医疗技术和手段日新月异,临床医师时常会因过分依赖先进的医疗设备而忽略了对临床基本技能的要求和重视,而日益细化的临床专业分科及实际操作培训的匮乏也使得基本技能的掌握受限。本章从最基本的临床诊疗程序入手,将问诊和体格检查要点、医嘱及常用医疗文书的应用逐一整理并加以陈述,旨在协助临床医师尽快掌握临床基本知识技能、拓展横向思维、构建正确合理的诊疗方案。

一、病房诊治工作规程

(一)概述

住院患者管理包括从患者入院到出院(或死亡)的全过程,可分为新患者处理、床位患者管理、出院患者处置三个阶段。这三个阶段的一些内容可能会交叉重叠或重复进行,是住院医师最基本的日常工作,需要熟练掌握、灵活应用并切实执行。

(二)主要知识点

1.准备工作

(1)熟悉基本情况:进入病房工作,首先要了解即将工作的整个病区环境、医疗布局、抢救室、监护室、护士站、工作台、值班室等情况。熟悉各种物品的放置尤其是抢救和操作物品摆放和存储处。

(2)了解分组安排:病房医师的工作都是分治疗组进行的,每个治疗组由主任(副主任)为组长、组内有主治医师、住院医师及实习医师、进修医师和研究生等各级医师,是病房医疗工作的基本单元。治疗组分管一定数量的床位,负责所分管床位患者住院期间的所有诊疗工作。住院医师是治疗组的一线工作人员,是几乎所有医疗活动的直接实施者。

(3)准备基本用品:合体整洁的白大衣、口罩和帽子,基本诊疗用品如听诊器、叩诊锤、手电筒、尺,简单的专科工具如耳镜、检眼镜等,还有必要的个人防护用品。

2.新入院患者处理

(1)询问病史:病史是患者心理、生理健康相关事件的记录,是医师从患者就诊的自发叙述中整理、提炼、归纳、评价后记录的医疗专业文献。医师通过问诊得到相关的病史,需要有一定程序、方法、技巧和内容。

(2)体格检查:是医师运用感官和简便工具、了解和评估被检查者身体状况的基本检查方法。通过完整的问诊和体格检查可以得到大部分疾病的初步诊断。通常体格检查从问诊后开始,但其实在被检查者进入诊室或病房时就开始被视诊了。①全身体格检查:住院患者需要进行全身系统的体格检查,要求既全面系统、分段有序,又有重点深入、灵活调整。体格检查通常需要遵循一定的顺序,原则是不遗漏和尽量不重复变动患者的体位。②重点体格检查:根据患者病情针对重点部位进行必要简化的体格检查。如危重患者不宜搬动需争分夺秒地完成重要部位的体检,同时迅速做出判断和实施救治措施。③其他一些特殊患者:如精神病、残疾人、瘫痪者等;以及在特殊情况下:如条件、时间不许可等都需要先进行重点体格检查,以后有机会和条件允许时再补缺补差。④专科体格检查:除进行全身体格检查外,一些专科需要进行深入的专科特有体格检查,并在病历中详细记录,如神经系统检查、眼科检查、精神鉴定、意识评分、妇科测量等。这些内容将会在各科轮转学习中或分科后不断充实完善。

(3)辅助检查:是诊断疾病所需的重要辅助手段。常用的基本方法包括各种实验室检查、心电图检查、影像学(X线、超声、CT、磁共振、放射性核素)检查、肺功能检查等。各科住院患者入院后需要进行的常规辅助检查项目的选择有所不同,应根据各科的特点和需求有所侧重。依据病情可选择立即或择日进行急诊或常规检查。危重患者应将治疗和安全放在首位,不应为了做检查而中断抢救,以防发生意外,一些有风险又必须进行的检查需要征得家属同意、由医护陪同前往并备好救治措施。

(4)初步诊断:诊断的含义是医师在诊察患者后做出的疾病判断。准确的诊断是为患者提供良好治疗的前提。初步诊断由住院医师拟定,内容包括病因诊断、病理诊断、病理生理诊断等。从接触患者开始,医师就在脑海中对产生症状的疾病提出设想,又不断做出修正和匹配,逐步将获得的所有资料(症状、体征、辅助检查等)分析、综合、联想、推理、拟定,从而得出对疾病的初步诊断,即初级诊断。在此后诊疗过程中,将通过观察病情和充实资料逐步完善诊断,由上级医师指导并签署:入院诊断、修正诊断、最后诊断等。

(5)拟定医嘱:医嘱是医师在诊疗活动中下达的医疗指令,用表格形式记录在电脑和病历中,现多为电子版。需要为所有新入院患者拟定长期医嘱和临时医嘱,明确初始诊疗措施。开具的医嘱需要认真思考和核对无误,并签字后方生效。住院期间须根据检查结果和病情再修改和完善医嘱。当抢救危重患者时可以下"口头医嘱",由护士复述后执行,随后应及时补充记录。

(6)治疗处理:有针对性按照医嘱进行与诊断和治疗相关的操作。如各种穿刺、静脉插管、手术、介入、换药等。在实施各种操作前需要掌握适应证、禁忌证和操作方法。一些操作则需要在上级医师指导或带领下进行。

3.住院患者管理

（1）早交班：即科室晨会，是每天医疗工作开始时的重要医疗活动。全科室（或病区）各级医师、护士（除护士站留守外）汇集交班和进行必要事项的简明扼要的讨论或通知等。早交班让所有人都了解新患者和重点患者的情况，是每天医疗工作的开端和必需，也是年轻值班医师需要不断演练和掌握的基本功。交班程序：护士交班→实习医师交班→住院医师交班→住院总交班→上级医师补充→主持人（主任或副主任医师）总结。依据交班规模和参加人员的不同，交班程序会有适当调整。交班内容：各级医师和护士的交班内容是不同的，各有侧重。作为实习医师或住院医师交班的内容相对较为详细，但也应根据具体情况灵活调整。需要在交班前做好准备，在充分了解情况的基础上，填写好交班本，并加以浓缩和记忆，以便能当众流利交班。具体内容：①一般内容有患者人数（原有总数、出院、入院、死亡、转科、手术或介入人数，现有总数），出院患者床号等；②新入院患者需逐一交代新入院（含转入）患者的床号、姓名、年龄、性别、诊断、主诉、简要病情及值班期间的病情和处理情况；③交重点患者，包括手术、介入、危重病患者的病情变化、值班时的处理、目前病情及提醒治疗组和值班医师所需要注意的事项；④其他需要交代的事项，如对特殊患者需要特别交代的一些除病情以外的事项，如家庭、经济、纠纷、建议、其他事件等。

除早交班外，在临床上还有多种形式和内容的交接班，可随时灵活进行，如各时段值班交接班、节假日及上下班交接班、危重疑难患者床头交接班、医护诊治方案调整交接班等，主要是对所负责床位患者病情和注意事项的交代。形成良好交接班习惯对观察病情、处理好随时发生的情况及医患沟通等十分重要。

（2）查房：是医师在患者病床边进行的诊疗和教学行为，是每天医疗工作的开始，也是最为基本和常用的医疗手段和步骤。

常规查房：是每位医师最重要和最基本的医疗行为，是各级医师在病床边就患者前一天的病情变化和辅助检查资料进行问诊、体格检查、分析、综合、完善诊治方案的一种医疗形式，是临床医疗活动的核心内容之一。规范和认真的查房保证医院医疗工作能够有序进行，利于加强医患之间沟通和交流，及提高医疗水平和质量。三级查房（主任医师/副主任医师、主治医师、住院医师查房）制度是医院核心制度，需要严格执行，是完善医疗质量的重要保证。具体要求：①查房前需要做好充分准备，包括掌握病情、诊断、治疗情况等，并备好病历、检查报告等相关资料。②主查房医师以下的各级医师均应参加，主任查房时病区护士长须参加。③主查房医师站在病床右侧，住院医师站在病床左侧，其他医师依次站在病床两边，护士长站在床尾。④各级医师查房内容各有侧重点，主任医师/副主任医师查房侧重于危重和重点患者，内容同时兼顾教学；住院医师查房需查看患者的辅助检查资料，了解前日医嘱执行情况及其疗效，开具当日长期和临时医嘱，确定下一步检查项目，对危重、疑难、手术等重点患者需要随时巡视查房。将查房所得病情资料及时向上级医师汇报。⑤住院医师每天应早晨和下午查房各1次，必要时上、下班均应查房。⑥查房结束后应在规定时限内记录病程记录，对危重、手术、疑难患者的查房信息需要及时记录。上级医师查房后需要将查房内容详细记录并执行。

教学查房：每个行医者都具有三种身份，即临床医学的实践者、教育者和探索者。临床医师也应是很好的临床医学教师。教学查房就是在临床教师组织和带领下，以学生为主的师生互动、以真实病例为教授内容并行归纳总结的一种临床教学活动。临床各级医师都可以进行不同层次的教学查房，教学查房的形式是传授临床综合医学知识的重要途径。教学查房有别于常规查房，特征：学生为主体、临床医师为引导及组织者、临床医学教学为目的。主要过程：①做好准备工作。临床医师需明确查房目标和相应目的(重点体现基本理论、基本知识、基本技能培养);设计查房程序、过程和方式;选择典型病例并取得本人同意和配合;准备病历、检查器具、教具、参考资料、临床教案;将查房内容提前告知学生;医学生应熟悉查房内容、病历、相关理论知识、相关技能。②按照一定程序进行,根据教学目的和病例特点选择相应教学程序。可以先在床边询问病史、体格检查,后集中到办公室查看病历和相关辅助资料,进行分析、综合、讨论诊断及鉴别诊断、拟定诊治方案等;也可先集中介绍情况、查看病历,然后再去床边询问病史及体格检查、再回到办公室进行讨论。结束前需总结,教师就学生的讨论情况进行分析和引导,需对整个过程和每个同学的表现进行评价和总结,肯定长处,同时指出病史汇报、体格检查、诊疗讨论等具体细节的不足之处,以及今后需要注意的事项。并聆听学生提出的建议和意见。

(3)值班:临床值班通常是指在法定工作时间之外,各级医师轮流排班负责临床医疗活动的一种工作方式,是考验和历练年轻医师及每个临床医师的必经过程。病房和急诊门诊均实行24小时医护值班制。值班医师需负责本科室所有新、老患者的临时处理。

住院医师实行24小时值班制,需要注意事项:①提前做好准备,如休息充分、带好所需相关物品;②提前到岗,既防误事,又有充分时间接班;③做好接班,掌握危重、手术、重点患者病情及其变化;④巡视病房,重点掌握疑难危重和交班的患者病情资料;⑤及时处理,对危重或病情急剧变化患者及突发事件等,需及时处置并做好相关病程记录;⑥及时请示汇报,必要时需向上级医师或医院总值班汇报相关情况;⑦做好交班,下班时需要向接班医师交班后方可离开病房。

(4)会诊:是指其他科室或医师共同参与诊断和治疗某个病症,通常是疑难危重症或需要转科(转院)治疗的患者。可以分为科内会诊、科间会诊、紧急会诊、全院会诊、院外会诊、现场会诊和远程会诊等。①会诊前准备:普通会诊时,需告知患方并填写好会诊单,将患者病情、诊疗情况、存在相关科室疾病等疑惑问题、会诊目的、会诊科室等逐一填写清晰,签名盖章后(发)送给会诊科室(或医师)。科间或全院会诊则需了解会诊目的并向患者和家属交代获得同意,准备好患者所有相关资料,包括各种影像资料,写好病情摘要并安排好场地及相关科室。紧急会诊则根据患者的病情,可在抢救的同时打电话简单介绍情况并请求会诊,同时告知会诊方是否需要插管等紧急处理及一些紧急救护设备的准备。②会诊的处理:做好科内、科间及全院会诊记录(包括时间、地点、参加人员、会诊患者信息、会诊内容、会诊结论、记录人)。会诊后综合会诊意见适当调整诊疗方案,再次向患者及家属交代会诊情况及处理意见。在病历中反映会诊情况同时及时反馈会诊意见执行情况及结果。

(5)转诊:是根据病情需要,将在本科(或本院)诊疗的患者转到另一科室或医院诊疗或处理的一种制度;当明确转诊后需要告知患者并书写转诊记录。

4.出院患者处置

(1)正常出院:住院患者病情痊愈或好转遵医嘱办理出院手续后离开医院,一些需要转院治疗的患者也需要办理出院手续。经治医师办理"出院记录"一式两份,一份交给患者,交代出院的注意事项;另一份入病历归档。患者需要复印时按规定交由病案室给予复印病历的客观部分,加盖医院章后方有效。

(2)自动出院:当病情不容许但患者及家属坚持要求出院时称为自动出院。患者有随时出院的自由和权力,医师无法阻拦,但应告知病情及继续留院治疗的必要性,同时请示上级医师;办理手续时需要详细记录当时病情、患方要求及医师告知患方的内容,并由患方(患者及受委托人)在"自动出院申请书"或相关病程记录上签字;经医师签字后方可办理出院。当患者是精神患者或有意识障碍等情况时则应由其法定监护人签字办理。

（3）死亡处置：死亡是疾病的一种转归，是患者离开医院的方式之一，是临床医师值班时难以避免的情况，需要严肃认真地加以处置。对临终患者需要医疗和人文关怀，尽量减轻患者痛苦，并告知家属病情危重和死亡的可能，让患者家属有必要的心理和相关准备。切不可说得太绝对及预测死亡时间。确认患者死亡需看瞳孔、听心音、记录心电图，记录和通报家属患者死亡的具体时间，并尽量争取家属同意尸体解剖。死亡通知书需要及时填写，各项信息要准确无误，诊断要请示上级医师后确认；死亡通知书一份交付给患者家属，以备注销户口、殡葬等；另一份入病历归档。所有相关的资料（包括死者的姓名、性别、年龄、身份证号、病区、床号、诊断、死亡原因、死亡时间等）均需仔细核对无误。死亡病例讨论要求在患者死亡后的 7 天内完成并将讨论记录在病历中保存。讨论时医护均应参加，这既是对逝去生命的尊重更是吸取经验和教训难得的素材。

二、门诊诊疗工作规程

（一）概述

门诊是医院的窗口，其特点是人流量大、时间紧、变化快、涉及面广，需要有相应资质、技术熟练、临床经验丰富的医师承担。通常分为急诊门诊、普通门诊、专科门诊、专家门诊、知名专家门诊（特需门诊）等。住院医师需要了解门急诊的工作程序和规则，因随时会承担普通门诊或急诊门诊工作。

（二）主要知识点

1.门诊工作规程

门诊的一切工作均需遵循相关的法律法规、各种医疗保险等政策及医院相关规定进行。严格要求认真行医、注重个人仪表；不得在工作时间抽烟和接听手机聊天等；不得迟到、早退；缺席需要提前请假。

（1）准备：诊室、检查床、听诊器、叩诊锤、压舌板、电脑、单据等必需物品一应就绪。

（2）接诊：顺序接诊患者，询问病史、体格检查（通常是重点体检及专科体检）、化验或特殊检查、处理意见。接诊期间要及时书写病历，同时须与患者进行有效沟通。门诊时间有限，须在解决最主要问题的同时，尽可能了解本次就诊的相关信息及患者需求；并要做出相应的判断和处理。

（3）处理：即根据患者病情资料做出相应的辅助检查及诊治方案，通常包括辅助检查和医药处方，或门诊手术治疗、住院治疗等。处理也是与患者沟通的过程，需要就诊断、治疗的意义、方法等作出解释，以获得患者的理解和配合。开具病假单、麻醉卡、诊断证明书等均须严格按规定办理。如患者病情危重或突然病情变化，应积极救治，同时通知急诊和相关科室协助或收住院诊治；如患者不理解或不配合可以签字为证（如不住院、不治疗、不检查等）。当患者屡次就诊不能获得明确诊断或治疗不满意时需要及时会诊或转诊。不要随意开具"大处方"，如需退药也应按照相关的程序进行。

（4）病历：门诊病历是重要的医疗文书、也是门诊工作的核心内容之一。病历记录要求及时、完整、字迹清晰、准确无误。门诊病历的基本七要素（六有一签名）：时间，需要具体记录到时分，尤其是急、危重患者的病历。主诉，本次就诊的主要症状＋时间，或者本次就诊的主要原因。现病史，简要记录主要症状、伴随症状、就诊经过、一般情况等，还要记录与疾病相关的月经生育史、手术史、过敏史、家族史、婚姻史等。体检，记录重点体检、专科检查内容和生命体征。诊断，通常为初步诊断,当诊断不明时可以"?"或"待查"。处理,记录所有的医嘱:检查、注意事项、药物、住院、开具证明等。签名,注明科室,签全名需字迹清晰,加盖章;电子病历同样需要手写签名及盖章。

2.急诊工作规程

(1)分诊:通常由急诊护士负责分内、外科挂号就诊;如不能分辨时医师可协助分诊。危重患者应先实施救治,后办理相关手续。

(2)接诊:确认患者身份,及时接诊患者;如来不及接待时需通知相关部门或上级医师来支援工作。通过询问患者、家属和陪伴的人员等,尽可能明确病情,同时详细、认真做好相关记录,分清轻重缓急,保证患者生命安全。

(3)处理:对每位急诊患者均按首诊负责制接诊,切不可推诿或敷衍。在确定患者安全的情况下做好必要的检查,保留好检查记录。针对病情危重程度进行相应的处理:服药、输液、留观、住院等。危重患者需及时抢救,必要时可请他科协助诊断和抢救;下口头医嘱,抢救时由护士记录用药、生命体征、救治过程,待结束或告一段落时再记录。

(4)转送:对于需要转运的患者,如进行检查、住院、急诊手术等情况,需要先评估是否能够承受转运风险,且需做好转运途中的抢救设备或药品;派专人护送;并由急诊和接受科室的值班医护填写好转送单放置病历中保留。

(张玲玲)

第二节 问诊要点

一、概述

问诊是医师通过询问患者或知情人,获得病史资料,再经过分析,综合做出临床判断的诊断方法。通过问诊了解疾病的历史和现状,是认识疾病的开始。问诊连同视、触、叩、听、嗅诊这些基本理学检查手段是每位医师必须优先掌握的基础临床技能,通过这些医界代代相承的最基本的方法和流程,医师可以直接得出大多数疾病的初步诊断,而另一些疾病的诊断则需要进行更为深入的检查。

二、主要知识点

(一)相关定义

症状一词来自希腊语,意思是"已经发生的事",通常是指患者自己所感受到的异常,即就诊前某时段的异常感受。体征是可以被检查者通过体格检查发现的患者身体的异常。症状和体征可以单独或同时存在,即一些症状可以没有体征,而一些异常既是症状又是体征,另一些异常则无症状。问诊是通过询问患者症状、疾病史和家庭生活情况获得与疾病相关的病史资料,是诊疗患者的第一步。

(二)问诊的方法

问诊通常又被称作病史采集,需采取下列具体的方法。

1.问

问是与患者交流的主要方式,有系统问诊和重点问诊。系统问诊主要针对住院患者,其中现病史和既往史是问诊的核心内容;重点问诊主要针对急诊、危重症及门诊患者。

2.听

听是获取患者有价病情信息的被动方式。患者叙述的信息可能很多且凌乱无序,需要医师仔细用"听"来甄别,加以提炼、串联、总结和归类。

3.记

通过及时"记"录患者提供的病情信息,是病历记载病情的初步方式。需要一个初步的记录表,有利于患者一般信息和病情信息的完整记录。在门诊和急诊时,记录病历,"记"与"写"可以合二为一。但在住院病历里,"记"与"写"不同,"记"简明扼要,"写"较为完整、系统。

4.写

写是将"问""听""记"所得患者一般信息和病情信息形成病历上的书面文字,必须详尽真实、客观、及时、完整,最终形成具有一定法律效应的医疗文书。

(三)问诊的目的

问诊的目的最终是要解决患者前来就诊的问题,医师将通过问诊努力寻找引起患者不适、疼痛、活动受限等症状的原因,即诊断出导致这些症状的疾病。这需要详细的问诊来获取有价值的病史,在问诊中可以通过逐步实施下列的步骤而达到最终目的。

1.发现主要症状

要善于从患者叙述或抱怨的一堆问题中依次发现本次就诊的主要症状,即本次就诊的主要目的。一些患者的叙述可能是杂乱无章、非常无序、十分冗长,需要通过仔细询问来识别主要症状,同时也要理顺其他伴随症状及并发症的症状。

2.获取定性描述

对于主要症状需要仔细询问定性,详细了解其具体的表现、特点、程度、诱因、时间、缓解、就诊、结果等情况。这是诊断疾病的关键性资料。

3.确定时间顺序

将整个事件发生的情况从头开始进行梳理,排序出明确的事件发生、发展和结果的时间顺序,尤其是有多个症状时更需要明确每个症状发生的前后时间和详细情况。

4.了解患者需求

患者的需求通常即为医师此次治疗的目的,需要加以重视和理解,并在随后的诊疗过程中根据医方对疾病的认知和该疾病所应当达到的治疗目标与患者不断沟通,以达成共识。

(四)问诊的内容

病史并非只是简单的患者自述,而是一种专业性的文献形式,是经过整理归纳后的患者就医时心理和生理事件的医疗文书。病历的书写遵循着标准化的程序。问诊的过程即是采集病史的过程。

1.一般项目

涉及患者基本情况,要求尽量详细和准确。

2.主诉

由一个或数个导致主要不适或感觉最明显的症状构成,如果确实无症状时也可写体征,记录为:本次就诊的主要原因＋持续时间。要求简练,一般不超过 20 个字,当有数个症状时按照时间顺序书写。通常由主诉可以大致定位为哪个系统的疾病。

3.现病史

现病史是病历的核心部分,应该以时间为顺序简洁明了地描述患病的全过程。具体内容和顺序:①起病情况。尽可能地询问起病的时间、部位、表现、特点、发展和持续等,需要详细了解患病期间所有的情况,并按照时间的顺序逐一理顺并记录。②主要症状。对于患病期间主要症状(即本次就诊的主诉)需要详细了解其特点,如部位、范围、性质、程度、持续时间、缓解情况等。当有数个主要症状时需要按照起病的时间顺序一一加以详细描述。③病因诱因。患病前的所有相关因素均应详细了解,同时进行客观分析,记录可能与疾病相关的病因或诱因。一些患者没有意识到的情况有时需要加以提问。④病程进展。尚需要详细了解症状或疾病在就诊前整个发展的全过程,记录病情持续、进展、缓解、反复及加重等各种情况。⑤伴随症状。需询问除主要症状以外的其他症状,包括阳性和主要阴性症状,对诊断及其鉴别有参考价值。⑥诊治过程。即患者发病后具体的诊疗过程,是否就诊、诊断、所有检查及结果、治疗及对治疗的反应等。在记录患者所提供的疾病诊断时需要用引号来标注。⑦一般状况。同时需要通过询问患者日常生活状态,了解疾病对其饮食起居等影响及疾病的严重程度,确认疾病是否降低了患者的生活质量,以及治疗是否改善了生活质量等。

4.既往史

包括一般健康状况、外伤手术史、输血史、传染病史、地方病史、免疫接种史、输血史、药物过敏史等。尤其是与患者目前疾病可能有关的病史需要详细询问,记录则可以按时间顺序进行。

5.系统回顾

即通过提问使得患者对自己身体整体健康状况的回顾。需要掌握各系统疾病的常见症状及其临床意义,依次进行不可遗漏。各系统常见症状回顾问诊的主要内容:①呼吸系统,如咳嗽、咳痰、咯血、胸痛等。②循环系统,如心悸、呼吸困难、胸闷、胸痛、气喘、水肿、头晕、晕厥等。③消化系统,如腹痛、腹泻、食欲、嗳气、反酸、腹胀、恶心、呕吐、呕血、排便情况等。④泌尿系统,如尿痛、尿急、排尿困难、夜尿、尿量、腹痛等。⑤血液系统,如苍白、黄染、出血点、瘀斑、血肿、淋巴结、骨骼痛、乏力、头晕、眼花、耳鸣、恶心、记忆力减退等。⑥内分泌系统及代谢,如怕热、多汗、乏力、头痛、食欲、烦渴、多饮、多尿、水肿、发育情况等。⑦神经精神系统,如头痛、失眠、嗜睡、记忆力、意识障碍、晕厥、痉挛、瘫痪、视力障碍、感觉及运动异常、性格改变、感觉及定向障碍等。⑧肌肉及骨骼系统,如肌肉麻木、疼痛、痉挛、萎缩、瘫痪等。⑥个人史,包括社会经历、职业及工作条件、习惯与嗜好、冶游史等。⑦婚姻史,如是否结婚、结婚的具体信息、配偶健康情况、与配偶的感情及生活情况。⑧月经生育史,女性的月经史及生育史参考妇产科篇规范记录。男性需问子女情况、是否节育、相关疾病等。⑨家族史,与患者有血缘关系家人的健康及疾病情况,尤其是与患者疾病类似的患病情况。血缘关系越近价值越大;致残或致死性疾病需要详细询问,必要时可以绘出家系图。

(五)问诊的技巧

问诊是接触患者、诊治疾病的第一步,问诊的质量直接关系到由此得出的初步诊断。而问诊是要面对可能患有各种疾病甚至伪装疾病的形形色色的社会人,这就要求医师必须掌握正确的问诊方法和一定的技巧,这些技巧的涉及面很广,不仅需要有扎实的医学知识和临床经验、丰富的社会阅历和生活常识,还要具备娴熟的交流和沟通的能力及人文素质、礼仪和人格魅力等,才能识别和接诊有着各种症状和诉求的各种患者,从中寻找出诊断的线索。问诊的技巧需要在临床实践中不断学习和完善。作为初涉临床的年轻医师,临床经验、社会经验及问诊的技巧都很稚嫩,需要用功加以弥补。

1.充分准备

在接触患者之前,最好先了解一下患者的病情、门诊诊断、病历资料等,同时就可能的诊断和鉴别诊断查查资料,做好问诊的准备,甚至可以事先列出想要提的问题,或者是简要的提纲,做到心中有数去问诊。这样就会不遗漏、减少反复问诊的次数、增强自信和患者的信任,以便达到顺利完成病史采集的目的。

2.掌握技巧

问诊的过程是医患相互沟通和建立信任的过程,问诊的提问、顺序、引导、内容、语言、谈吐、衣着、礼仪、眼神、举止、动作等都很有讲究和技巧,而且学无止境,需要在实践中不断学习和充实,逐渐形成系统而有特色的熟练的问诊方法和技巧。而掌握问诊技巧的目的就是为了获得准确的病史及患者的信任。

3.累积经验

在从医的点滴中不断积累经验十分重要,应虚心向上级医师、同行、护士及其他各科室的医师学习请教,同时要对患者进行追踪随访,不断积累经验,修正诊断,在提高医疗知识和技术水平的基础上,充实和完善技巧,才能提高问诊和诊疗的水平。

4.因人制宜

要识别和针对不同的患者,分别采取不同的方法和技巧进行问诊。切不可一概而论,不可教条。如对危重患者要尽量简短有的放矢,边抢救边问诊;对老人要有耐心而通俗;对孩子要在逗哄中观察;对唠叨者要巧妙引导和适时打断;对有敌意者要不卑不亢、语言简练准确;对说谎者需仔细加以识别;对门诊患者简单扼要直切主题;对精神病、聋哑人、昏迷者需要询问法定的看护人或陪护者等。

(六)问诊的注意事项

1.认真对待患者

要做到一视同仁地对待每位患者,问诊时既认真严肃,又创造轻松和谐的气氛,尊重每位患者,维护患者的尊严。

2.不随意评价同行

任何时候都不应在患者面前随意评价其他医师的诊断和治疗,这是医者起码的职业道德。问诊时要正确对待患者对其他医院或医师的抱怨,减少矛盾。

3.尊重患者的隐私:

保密患者的秘密和隐私是医师职业的基本素质之一,也是取得患者信任的前提保证。

4.需要耐心细心

患者的心理是脆弱的,患者对自己所患疾病可能产生急躁情绪,对相应诊治措施及其效果产生强烈的预知渴望,需要医师详细、耐心作出解释和分析。

5.遵纪守法循规

严格遵循法律法规,时刻用医疗常规来规范自己的从医行为,不为熟人、亲戚而违规,不因偷懒厌烦而敷衍了事。

(张玲玲)

第三节 体格检查要点

体格检查是医师运用自己的感官及简单的器具对被检查者进行基本了解和系统评估的最为基本的检查方法。即便是在当今的高科技时代,熟练掌握体格检查也是每位医师的基本功,需要在临床不断学习和实践。本节涉及的是体格检查的方法和全身体格检查的要点。

一、基本检查方法

为了得到疾病体征或判断身体状况,主要有四种依赖感官的检查方法,即视、触、叩、听,在少数情况下会用到嗅、量,有时还会借助简单的器具,如体温计、压舌板、听诊器、叩诊锤、手电筒、视力表、检耳镜等。

(一)视诊

视诊是指医师用裸眼来观察被检查者全身或局部表现的检查方法。

1.适用范围

视诊适用范围广,用于观察一般状态和许多全身体征,如年龄、发育、意识状态、面容、体位等。局部视诊可了解皮肤、胸廓、关节等局部表现。

2.注意事项

(1)视诊虽简单,但常能提供重要的诊断资料和线索,需要深入细致和敏锐的观察,避免视而不见。

(2)光线应充足,最好应用自然光照明,检查室环境温度要适宜。

(3)需要充分暴露检查部位,但对特殊部位(如外生殖器、女性胸部等)视诊时注意保护好被检者隐私。

(二)触诊

触诊是医师用手指或其他部位的触觉来进行体格检查的方法。

1.操作方法

用手接触被检查部位产生的感觉(触觉、温度觉、位置感及震动觉)。手的各部位敏感性:手指末端对触觉、掌指关节掌面对震动、手背皮肤对温度更敏感。①浅部触诊法:是将手轻放在被检查部位,通过掌指关节和腕关节的协同动作以旋转或滑动的方式轻压触摸。②深部触诊法:用单手或双手重叠由浅入深,逐渐加压以达到深部触诊。主要包括:深部滑行触诊,在被检者腹肌松弛情况下,用右手二、三、四指并拢平放腹壁上,以手指末端逐渐触向腹腔脏器或包块,在被触及包块上进行上下左右滑动触摸,如为肠管或索条状包块,应向与包块长轴相垂直的方向进行滑动触诊;双手触诊法,将左手掌置于被检查脏器或包块的背后部,右手中间三指并拢平置于腹壁被检查部位,左手掌向右手方向托起,使被检查脏器或包块位于双手之间,并更接近体表,有利于右手触诊检查;深压触诊法,用一个或两个并拢的手指逐渐深压腹壁被检查部位;冲击触诊法,右手示、中、环手指并拢取 70°~90°,放置于腹壁拟检查部位,作数次急速而较有力冲击动作,指端会有腹腔脏器或包块浮沉的感觉。

2.适用范围

以腹部检查应用最多。可以发现机体某些部位的具体状况。①浅部触诊法适用于检查关节、软组织、浅部血管、神经及精索等浅表病变。②深部触诊法适用于检查和评估腹腔病变和脏器情况,其中:深部滑行触诊法用于腹腔深部包块和胃肠病变;双手触诊法用于肝、脾、肾和腹腔肿物;深压触诊法用于探测腹腔深部病变部位或确定腹腔压痛点;冲击触诊法多用于大量腹水时肝、脾及腹腔包块的触诊。

3.注意事项

(1)检查前应与被检查者适当交流,说明触诊目的,以取得密切配合。

(2)手需温暖、轻柔,避免肌肉紧张。在检查过程中,应随时观察患者表情。

(3)检查腹部时被检查者通常取仰卧位,双手置于体侧,双腿稍屈,腹肌尽可能放松。检查肝、脾、肾时可取侧卧位。检查头颈部时多用坐位。

(4)检查腹部前,需嘱被检查者排尿,有时也须排便,以免将充盈的膀胱或肠道粪块误认为包块。

(5)触诊时应手脑并用,边查边想,注意病变部位、特点及毗邻关系,以正确判定病变的性质和来源。尽量减少重复次数和对患者的干扰。

(三)叩诊

叩击体表使之震动,因体表下组织密度不同而产生不同的音响,根据音响和震动特点来判断被检查部位有无异常的方法。

1.操作方法

(1)直接叩诊法:将右手中间三指并拢,用其掌面直接拍击被检查部位。

(2)间接叩诊法:将左手中指第二指节紧贴体表作为叩诊板指,其他手指微微抬起;右手中指作为叩诊锤,指端叩击左手板指指骨远端或末端指关节处,连续叩击2～3下。另一种方法是将左手手掌平置于被检查部位的上方,右手握拳,以尺侧叩击左手背部,观察或询问患者有无痛感。

2.适用范围

(1)直接叩诊法:用于胸、腹部范围较广病变,如胸膜粘连或增厚、大量的胸腔积液、腹水及气胸等。

(2)间接叩诊法:用于确定肺及心脏界限、肝脾大小、胸腔积液或积气含量及腹水程度、肝区或肾区有无叩击痛等。

3.叩诊音

因叩诊部位的组织或器官致密度、弹性、含气量及与体表距离的不同,会记录到不同的叩诊音,分为清音、浊音、鼓音、实音和过清音。

(1)鼓音可以通过叩击充满气的胃、腹来发出;清音可叩击肺部发出;浊音可叩击被肺覆盖的心、肝部位发出;实音可叩击实质性脏器或大腿发出。

(2)病理情况下,过清音见于肺气肿;鼓音见于气胸、肺空洞;浊音见于大叶性肺炎;实音见于大量胸腔积液、肺实变等。

4.注意事项

(1)准备:不要留长指甲,环境要安静,手温、室温要适宜。

(2)体位:叩诊胸部时,被检者可取坐位或卧位;叩诊腹部时常取仰卧位;确定有无少量腹水时,可取肘膝位。

（3）手法：叩击时腕关节要放松，仅靠腕关节及掌指关节活动来传递叩击，避免肩、肘关节参与；叩击方向应与叩诊部位体表垂直，叩击动作要短促、灵活、富有弹性；用力均匀，叩诊力量视检查部位、范围、位置深浅及病变性质而定。

（四）听诊

利用听觉听取被检查者各部位活动时发出的声音，并判断其正常与否，通常需借助听诊器，听诊需要经常训练来增加准确性和敏感性。

1.操作方法

（1）直接听诊法：检查者将耳直接贴附于被检查者体壁上进行听诊。

（2）间接听诊法：通常指用听诊器进行听诊的检查方法。

2.适用范围

（1）直接听诊：用于某些特殊或紧急的情况下，如判定心脏骤停。

（2）间接听诊：心脏听诊心音、杂音、心律；肺部听诊正常与病理性呼吸音；外周血管听诊动、静脉杂音；腹部听诊肠鸣音、动脉瘤及肾动脉狭窄杂音等。

3.注意事项

（1）环境要安静，应根据病情和听诊的需要而采取适当体位，必要时被检查者需配合运动、深呼吸、屏气、咳嗽等动作。

（2）不要隔着衣服听诊，室温要适宜，如听诊器体件过凉，要用手捂热后再接触体表，以防产生附加音。

（3）正确使用听诊器：听诊器软管长度应与医师手臂长度相适宜；听诊前将耳件的方向向前；钟型体件适合听取低音调声音，膜型体件适合听取高音调的声音。

（五）嗅诊

嗅诊医师通过嗅觉来判断发自被检查者的异常气味与疾病之间的关系。

1.适用范围

异常气味多来自皮肤、黏膜、呼吸道、胃肠道等。

（1）痰液：恶臭味提示厌氧菌感染，见于支气管扩张或肺脓肿。

（2）呼吸：有机磷中毒时呼出蒜味；糖尿病酮症酸中毒可呼出烂苹果味；肝性脑病有肝腥味；尿毒症可呼出氨味等。

（3）呕吐物：呕吐的胃内容物呈酸味提示食物潴留时间过长，见于幽门梗阻；出现粪臭味见于肠梗阻或腹膜炎所致的长时间剧烈呕吐。

（4）汗液：酸性汗液见于风湿热；狐臭味源于腋窝的皮脂腺感染。

（5）粪便：恶臭味见于消化不良或胰腺功能不全；腥臭味见于细菌性痢疾。

（6）尿液：浓烈的氨味源于膀胱炎时细菌对尿液的酵解。

2.注意事项

（1）气味可迅速提供有价值、直接的诊断线索，不要认为嗅诊不文雅而忽视。

（2）通过嗅诊获得有价值线索还必须要结合其他检查方能作出正确诊断。

（六）临床测量

在体格检查中有时需借助简单器具进行一些简单的测量并认真记录：如血压计、计数器、温度计、体重身高测量仪、卷尺等；包括测量基本体征，如身高和体重、体温、血压、心率、呼吸频率等；特殊部位的测量，如心界、胸腹围、头围、肢体长度等。

二、一般检查

一般检查是对被检查者全身状况的基本检查,内容包括全身状态检查、皮肤及淋巴结检查。全身状态检查包括性别、年龄、生命体征、发育与体型、营养、意识状态、语调与语态、面容与表情、体位、姿势、步态等。这里仅讲述部分全身状况检查及皮肤和淋巴结检查。

(一)血压测量

血压的测量分为直接测量和间接测量,体格检查中的血压测量采用的是汞柱式血压计进行的间接血压测量。

1.打开血压计

将血压计汞柱开关打开,确认汞柱凸面水平处于零位。

2.体位

仰卧位或坐位,被测上肢(常为右上肢)裸露、伸直并外展,使肘部、血压计 0 点和心脏在同一水平(坐位时平第四肋软骨;仰卧位时平腋中线)。

3.绑袖带

将血压计袖带缚于上臂,气囊中部对准肱动脉,气囊上两条胶管置于肱动脉两侧,袖带松紧以恰能放进一个手指为宜,下缘应距肘窝横纹以上 2～3 cm。

4.放置听诊器

将听诊器膜型体件置于肘窝部、肱二头肌肌腱内侧的肱动脉搏动处,轻轻施压与皮肤密接。

5.测量

旋紧充气气球旋钮,向袖带内充气,边充气边听诊,待肱动脉搏动音消失后,汞柱再升高 2.7～4.0 kPa(20～30 mmHg,部分患者可能存在收缩压和舒张压之间的无声间隔,导致收缩压被低估);松开旋钮开始缓慢放气,同时水平注视下降汞柱的凸面水平,下降速度以 0.3～0.8 kPa/s(2～6 mmHg/s)为宜。

6.确定血压数值

根据 Korotkoff 5 期法,先听到响亮拍击声(第 1 期)为收缩压;后拍击声减弱出现柔和吹风样杂音(第 2 期);压力进一步降低,动脉血流量增加,出现较响的杂音(第 3 期);随后突然音调变得沉闷(第 4 期);最终声音消失(第 5 期)时汞柱所示数值为舒张压。

7.注意事项

(1)被检者检查前 30 分钟内应禁烟、禁咖啡并排空膀胱,在有靠背的椅子上安静休息至少 5 分钟。

(2)测量时听诊器膜型体件不能塞于袖带下,否则会导致测得的舒张压偏低。

(3)成人标准气袖宽度为 12～13 cm,袖带内气囊至少应环臂 80%。手臂过粗者或测量大腿血压时应更换 16～18 cm 宽度的袖带,否则用标准气袖测值会过高;对手臂过细者或儿童测量血压时应更换 8～10 cm 宽度的气袖,反之,测值会偏低。

(4)对于儿童、妊娠妇女、严重贫血、主动脉瓣关闭不全、甲状腺功能亢进及柯氏音不消失者,以第 4 期作为舒张压的读数。

(5)血压至少测量 2 次,重复测量应间隔 1～2 分钟,取两次平均值作为结果。

(6)疑为大动脉炎时,应对比双上肢血压;有直立性低血压者应测量下肢血压和直立位血压。

(7)结束时应排空气囊,向右侧倾斜血压计使水银进入水银槽后关闭开关。

8.结果记录

血压记录的格式为收缩压/舒张压(mmHg,有时需要用kPa为单位表达)。成人血压的判定标准(表1-1)。

表1-1　成人血压水平的定义和分类

类别	收缩压(mmHg)	舒张压(mmHg)
正常血压	<120	<80
正常高值	120~139	80~89
高血压	≥140	≥90
1级高血压(轻度)	140~159	90~99
2级高血压(中度)	160~179	100~109
3级高血压(重度)	≥180	≥110
单纯收缩期高血压	≥140	<90

注:1 kPa=7.5 mmHg,判定高血压至少3次非同日血压测值达到或超过收缩压18.7 kPa(140 mmHg)和/或舒张压12.0 kPa(90 mmHg),根据病因分为原发性高血压和继发性高血压。低血压是血压低于12.0/8.0 kPa(90/60 mmHg)。

(二)发育、体型、营养状态

主要是采用视诊的方法,有时需结合简单的测量。

1.发育

根据年龄、智力、体格成长状态综合评价。成人发育正常指标:①头长为身高1/7~1/8;②胸围为身高1/2;③双上肢水平展开后左右指端间距约等于身高;④坐高等于下肢长度。

2.体型

根据骨骼、肌肉的生长及脂肪分布的状态来判断。

3.营养状态

根据皮肤、毛发、皮下脂肪、肌肉等情况进行综合评价。最简便而迅速的方法是查看前臂屈侧或上臂背侧下1/3处的脂肪分布状况。①常用测量指标:理想体重(kg)=身高(cm)−105,或=[身高(cm)−100]×0.95(女性×0.9)。体重指数(BMI)=体重(kg)/身高的平方(m²),成人正常范围为18.5~23.9。②营养状态的等级:分为良好、中等和不良。

4.结果记录

(1)发育:如体格异常高大见于巨人症;体格异常矮小见于侏儒症、呆小症、性早熟、营养不良等。

(2)体型:分无力型(瘦长型)、超力型(矮胖型)、正力型(匀称型)三种。

(3)营养状态:①营养不良,体重<理想体重的10%,BMI<18.5为消瘦,极度消瘦者称为恶病质;见于慢性消耗性疾病、摄入不足、消化吸收障碍等。②营养过剩:体重>理想体重20%,BMI≥28为肥胖。原发性肥胖,如体质性肥胖等;继发性肥胖:如库欣综合征、甲状腺功能减退等内分泌疾病。

(三)面容与表情、体位、意识状态

多采用问诊、观察、交谈来判断被检者的体位及思维、反应、情感和定向力等方面的状况。

1.面容与表情

常见的有甲亢面容(甲状腺功能亢进症)、黏液性水肿面容(甲状腺功能减退症)、二尖瓣面容

(二尖瓣狭窄)、满月面容(库欣综合征)、苦笑面容(破伤风)、面具面容(Parkinson病)等。

2.体位

是观察被检查者身体所处的位置状况。

(1)自主体位:身体活动自如不受限制,见于正常、疾病早期或病情较轻者。

(2)被动体位:极度衰弱和意识丧失患者不能自己调整和变换身体位置。

(3)强迫体位:为了减轻痛苦,患者被迫采取的某种特殊体位。

3.意识状况

通过视诊和问诊观察被检查者对环境和自身状态的认知及觉察能力。各种情况影响大脑的活动均可能引起不同程度的意识改变如下。

(1)嗜睡:是一种病理性嗜睡,被唤醒能正确回答问题,刺激停止后又很快入睡。

(2)意识模糊:患者意识水平轻度下降,能保持简单的精神活动,但对时间、地点、人物的定向能力发生障碍。

(3)昏睡:经强烈刺激方能唤醒,很快又再入睡。醒时答话含糊或答非所问。

(4)谵妄:以兴奋性增高为主的高级神经中枢急性活动失调状态,表现为意识模糊、定向力丧失、感觉错乱、躁动不安、言语杂乱等。

(5)昏迷:①轻度昏迷。无自主运动,对声、光刺激无反应,但对疼痛刺激有反应。角膜反射、瞳孔对光反射、吞咽反射、眼球运动可存在。②中度昏迷。对周围刺激无反应,防御反射、角膜反射减弱,瞳孔对光反射迟钝,眼球无转动。③深度昏迷:对一切刺激全无反应,全身肌肉松弛。深、浅反射均消失。

意识障碍临床常见于:①重症急性感染;②脑血管疾病、脑占位、颅脑损伤;③内分泌与代谢疾病;④心血管疾病;⑤水电解质紊乱;⑥药物中毒、中暑等。

(四)皮肤

通常采用视诊结合触诊的方法进行皮肤的检查。

1.观察内容

皮肤颜色有无发红、发绀、黄染、色素沉着等;皮肤湿度与出汗;有无皮疹、出血点、紫癜、水肿及瘢痕等。

2.检查水肿

用手指按压被检部位皮肤数秒钟,受压组织发生凹陷为凹陷性水肿;组织明显肿胀,按压后无凹陷称非凹陷性水肿。可分轻、中、重三度。①轻度:指压后凹陷浅,平复较快,仅见于眼睑、眶下、胫前及踝部组织。②中度:指压后出现明显或较深组织下陷,平复缓慢,见于全身疏松组织。③重度:全身组织严重水肿,身体低垂部皮肤紧张发亮,甚至有液体渗出,可伴有多浆膜腔积液,亦可见外阴部严重水肿。

3.检查弹性

捏取手背或上臂内侧皮肤,1~2秒后松开,观察皮肤皱褶平复速度,能迅速平复为正常,平复缓慢为弹性减退。

4.结果记录

(1)颜色:苍白见于贫血、休克、寒冷、肢体动脉痉挛或阻塞;发绀常见于心、肺疾病;黄染见于黄疸、胡萝卜素增高、服用药物等;色素沉着见于慢性肾上腺功能减退、肝硬化或肝癌等。

(2)皮下出血:根据出血直径的大小分为瘀点(<2 mm)、紫癜(3~5 mm)、瘀斑(≥5 mm)、

血肿,见于血液系统疾病、重症感染、血管损伤性疾病及中毒。

（3）水肿：见于心、肾、肝源性水肿；局部静脉、淋巴回流障碍；黏液性水肿见于甲状腺功能减退，象皮肿见于丝虫病。

（4）皮肤弹性减弱：见于慢性消耗性疾病、营养不良、脱水等。

（五）淋巴结

采用触诊的方法对全身浅表淋巴结进行系统检查,需结合视诊。

1.视诊

注意局部征象及全身状态。

2.触诊

检查者将示、中、环三指并拢,指腹分别平放于被检查者的头颈部、锁骨上、腋窝、滑车上、腹股沟及腘窝等浅表淋巴结部位的皮肤上由浅入深进行多方向和转动式的滑动触诊。

3.检查内容

（1）被检查者通常采取坐位或仰卧位。

（2）检查按一定顺序,同时不要有遗漏,依次:①头颈部淋巴结,为耳前、耳后、枕部、颌下、颏下、颈前、颈后、锁骨上淋巴结;②上肢淋巴结,为腋窝淋巴结(腋尖群→中央群→胸肌群→肩胛下群→外侧群)、滑车上淋巴结;③下肢淋巴结,为腹股沟淋巴结(上群→下群)、腘窝淋巴结。

4.结果记录

正常淋巴结的直径为 $0.2 \sim 0.5 \text{ cm}$,光滑、质软、无粘连,不易触及。

（1）发现淋巴结肿大时,应注意部位、大小与形状、数目与排列、表面特性、质地、有无压痛、活动度及局部皮肤有无红肿、瘢痕、瘘管等。

（2）局限性淋巴结肿大常见于非特异性淋巴结炎、单纯性淋巴结炎、淋巴结结核、恶性肿瘤淋巴结转移等。

（3）全身性淋巴结肿大常见于感染性疾病、非感染性疾病(结缔组织病、血液系统疾病如淋巴瘤和白血病)等。

三、头颈部检查

（一）解剖概要

头部及其器官是检查者最先和最容易见到的部分,有神经中枢及大多数感觉器官。颈部位于头部与胸部之间,有气管、血管、甲状腺、淋巴结及食管等。

（二）检查方法

按照头发、头皮、头颅、眼、耳、鼻、口、颈部的顺序仔细检查。视诊为主要检查方法,辅以触诊、听诊或嗅诊。

（三）检查内容

1.头部检查

（1）头发和头皮:注意头发颜色、疏密度、脱发的类型与特点;头皮检查需分开头发,仔细观察有无异常。

（2）头颅。①视诊:注意头颅大小、外形和头部活动。头颅大小以头围来衡量。头部活动异常表现为头颅活动受限、不随意颤动(如 Parkinson 病)、与颈动脉搏动一致的点头运动(称 Musset 征,见于严重主动脉瓣关闭不全)。②触诊:触诊头颅每一个部位,了解其外形、有无压痛和异常隆起。

（3）颜面及其器官。①眼：主要检查眼睑（有无下垂、水肿、闭合障碍）、结膜（有无充血、滤泡、黄染、出血）、眼球（外形、运动、有无震颤）、巩膜（有无黄染）、瞳孔（形状、大小、位置、双侧是否等圆、等大）、直接和间接对光反射及集合反射等。②耳：检查耳郭外形、大小、位置和对称性。有无畸形、外伤瘢痕、红肿、瘘口、结节等；将耳郭向后向上牵拉观察外耳道皮肤是否正常、有无溢液；触诊双侧外耳及耳后乳突有无压痛、分泌物等；检测听力等。③鼻：检查鼻部皮肤颜色、鼻外形改变（如鞍鼻、酒渣鼻、蛙鼻）及鼻翼翕动（见呼吸困难者）、鼻腔分泌物、鼻出血；从鼻根部触诊下移至鼻尖及两侧鼻翼，检查有无压痛、畸形。用拇指将鼻尖轻轻上推，用电筒照射观察鼻前庭、鼻中隔。用手指轻压一侧鼻翼并请被检查者吸气，以判断通气状态。检查各鼻窦区有无压痛。④口：检查口唇有无苍白、发绀、颜色深红或呈樱桃红色（一氧化碳中毒）、有无口唇疱疹及口角㖞斜等。借助压舌板检查口腔黏膜，观察黏膜颜色，有无溃疡、色素沉着、出血点或瘀斑等。相当于第二磨牙的颊黏膜处如出现针尖大小白色斑点，周围有红晕为麻疹黏膜斑（Koplik 斑），是麻疹的早期特征。检查有无龋齿、牙龈、舌的异常变化及咽部和扁桃体有无充血、脓性分泌物和肿大（Ⅰ度：未超过咽腭弓；Ⅱ度：超过咽腭弓；Ⅲ度：达到或超过咽后壁中线）。检查口腔气味。触诊腮腺有无肿大、包块，腮腺导管有无分泌物。

2.颈部检查

被检查者通常取坐位，松解颈部衣扣，充分暴露颈部和肩部。检查者动作宜轻柔。

（1）视诊：颈部是否对称、姿势及活动、皮肤外观、有无包块等。

（2）颈部血管：一般多取右侧颈静脉进行观察。正常人立位或坐位时颈外静脉常不显露。取坐位或 45°半卧位，颈静脉充盈程度如超过锁骨上缘至下颌角距离的下 2/3 的正常水平则为颈静脉怒张。如按压肿大的肝脏，颈静脉充盈更明显，为肝颈静脉回流征阳性。检查颈动脉有无搏动及怒张。听诊颈部大血管处是否有收缩期杂音（部位、强度、性质、音调、传播方向和出现时间）。

（3）甲状腺。①视诊：甲状腺位于甲状软骨下方，呈蝶状紧贴在气管的两侧，部分被胸锁乳突肌覆盖，表面光滑，柔软不易触及；观察甲状腺大小和对称性，被检查者头轻度后仰，喝水或做吞咽动作，可见甲状腺随吞咽动作而上下移动。②触诊：分别站立于被检查者前面及后面双手触诊甲状腺峡部及侧叶；当触及肿块时，注意肿块有无结节感、不规则及硬度。甲状腺肿大分三度（Ⅰ度：看不出肿大但能触及；Ⅱ度：能看到并能触及肿大，未超过胸锁乳突肌；Ⅲ度：肿大超过胸锁乳突肌外缘）。③听诊：用钟型听诊器置于肿大的甲状腺上进行听诊。甲状腺功能亢进时，可听到连续性静脉"嗡嗡"音或收缩期动脉杂音。

（4）气管：正常人气管居中。被检查者取舒适坐位或仰卧位，使颈部处于自然伸直状态；检查者面对被检查者，以示指及环指分别置于左右胸锁关节上，中指置于气管之上，观察中指是否位于示指和环指中间，当气管移位（推向健侧或拉向患侧）时可出现两侧距离不等。

四、胸廓和肺部检查

（一）解剖概要

胸部指颈部以下、腹部以上的区域。胸廓由 12 个胸椎、12 对肋骨、左右锁骨及胸骨构成。肺脏位于胸腔内纵隔两侧，左右各一。

（二）检查方法

1.视诊

检查者站立于被检查者的右侧视诊胸部，光线需从上方直接照到检查部位。

2.触诊

检查者用指腹或手掌尺侧缘触诊被检查者胸部。注意仔细检查视诊发现异常的部位。

3.叩诊

除胸部病变广泛者使用直接叩诊法外,多采用间接叩诊法。注意扳指与肋间隙平行。叩出肺的界限,注意叩诊音的变化及异常部位。

4.听诊

是胸部检查的主要方法。用听诊器的膜部听诊呼吸音,钟形部位听诊血管杂音。注意肺部呼吸音有无异常、出现异常的部位。可嘱被检查者微张口作均匀呼吸,必要时作较深的呼吸或咳嗽数声。

以上检查均按前胸部→侧胸部→背部的顺序,上下、左右、对称部位的对比。

(三)检查内容

1.视诊

(1)胸部的体表标志:有助于将检查结果进行定位。注意胸壁有无静脉充盈或曲张、皮下气肿、胸壁压痛及肋间隙的变化。正常成年人胸廓前后径∶左右径≈1∶1.5。胸廓异常:扁平胸(前后径＜左右径的一半);桶状胸(前后径≥左右径);佝偻病胸;鸡胸;漏斗胸;胸廓一侧或局部膨隆、平坦或下陷。

(2)脊柱:脊柱畸形引起的胸廓变形,如脊柱前凸、后凸或侧凸。

(3)乳房:视诊注意乳房(对称性、皮肤改变)、乳头(位置、大小、两侧是否对称,有无内陷和回缩、出血及分泌物)、皮肤回缩、腋窝、锁骨上窝等。

(4)呼吸运动、频率、节律和幅度:健康人呼吸稳定、有节律和一定的呼吸频率(12～20 次/分)。病理因素下,可出现胸式呼吸减弱、腹式呼吸增强,腹式呼吸减弱,代之以胸式呼吸,或胸腹矛盾呼吸(膈肌麻痹或疲劳)。呼吸深度变化包括呼吸浅快、深快呼吸。呼吸中枢兴奋性降低时可出现潮式呼吸和间停呼吸。其他的改变有叹气样呼吸和抑制性呼吸。

2.触诊

(1)胸廓扩张度:检查者两手置于被检查者胸廓下前侧部和背部第 10 肋骨水平,嘱其深呼吸。观察比较左右胸廓扩张距前、后正中线距离是否对称及两手的动度是否一致。胸膜、肺部等疾病可出现单侧或两侧胸廓扩张度的减弱或增强。

(2)语音震颤又称触觉震颤:检查者将左右手掌或尺侧缘轻放于两侧胸壁的对称部位,嘱被检查者用同等强度重复说 1、2、3 或发"yi"长音,从上到下、从内到外比较两侧相应部位的异同,注意有无增强或减弱。语音震颤减弱或消失可因多种疾病(肺气肿、阻塞性肺不张、大量胸腔积液或气胸、胸膜高度增厚粘连、胸壁皮下气肿)引起。异常语音震颤增强见大叶性肺炎实变期、大片肺梗死、空洞型肺结核、肺脓肿等疾病。

(3)胸膜摩擦感:胸廓下前侧部易触及。多见于急性胸膜炎。特点是犹如皮革相互摩擦。

(4)乳房:用指腹轻柔触诊,先检查健侧→患侧→乳头,右侧逆时针,左侧顺时针。注意乳房硬度、弹性,有无压痛、包块;如有包块,注意包块确切部位、大小、外形、硬度、压痛、活动度、淋巴结。

3.叩诊

(1)肺界叩诊:肺上界即肺尖宽度(正常为 4～6 cm,又称 Kronig 峡),肺尖可高出锁骨上缘近胸骨端3cm,达第 1 胸椎水平。正常胸部叩诊为清音。肺上界变狭或叩诊浊音常见于肺结核、肺萎缩;肺上界变宽,叩诊稍呈过清音,常见于肺气肿。正常肺前界相当于心脏的绝对浊音界。心脏等疾病使其扩大而肺气肿使其缩小。肺下界及移动范围:两侧肺下界于平静呼吸时在锁骨中线、腋中线、肩胛线上分别位于第6、第8、第10肋间隙。肺下界降低见于:肺气肿、腹腔内脏下垂。肺下界上升见于肺不张、腹内压升高使膈上升的疾病。肺下界的移动范围相当于呼吸时膈的移动范围(即:分别于深呼气和深吸气时,叩出肺下界之间的距离),正常值为6~8 cm。肺组织病变及膈神经麻痹患者肺下界移动度减弱甚至消失。

(2)叩诊音异常的临床意义:正常肺清音区范围内,如出现浊音、实音、过清音、鼓音或浊鼓音,提示肺、胸膜、膈或胸壁存在病理改变。

4.听诊

(1)正常呼吸音:分气管呼吸音(无临床意义)、支气管呼吸音(喉部、胸骨上窝、背部第6、7颈椎及1、2胸椎附近听及)、支气管肺泡呼吸音(胸骨两侧第1、2肋间隙、肩胛间区第3、4胸椎水平、肺尖前后部听及)、肺泡呼吸音(大部分肺野听及)。

(2)异常呼吸音及临床意义。①异常肺泡呼吸音的临床意义:肺泡呼吸音减弱或消失见于胸廓活动受限、呼吸肌疾病、支气管阻塞、压迫性肺膨胀不全、腹部疾病;双侧肺泡呼吸音增强见于机体需氧量增加、缺氧、血液酸度增高;一侧肺泡呼吸音增强见于一侧肺病变,健侧肺代偿;呼气音延长见于哮喘、慢性阻塞性肺气肿;断续性呼吸音又称为齿轮呼吸音,常见于肺结核和肺炎等;粗糙性呼吸音见于支气管炎或肺炎早期。②异常支气管呼吸音:在正常肺泡呼吸音分布区域听到支气管呼吸音,又称管样呼吸音,见于肺组织实变、肺内大空腔、压迫性肺不张。③异常支气管肺泡呼吸音:正常肺泡呼吸音区域听到支气管肺泡呼吸音。

(3)啰音:呼吸音以外的附加音,非呼吸音的改变,分湿啰音和干啰音。①湿啰音(水泡音、爆裂音):粗湿啰音(大水泡音)、中湿啰音(中水泡音)、细湿啰音(小水泡音)和捻发音(细小爆裂音)。昏迷或濒死患者不用听诊器可听到的粗湿啰音,谓之痰鸣。Velcro啰音:弥漫性肺间质纤维化患者吸气后期出现的细湿啰音,似撕开尼龙扣带时发出的声音。肺部病变局限时出现局部湿啰音,两肺病变可出现两肺散在湿啰音。肺部病变严重广泛或急性左心功能不全者两肺满布湿啰音。②干啰音:分高调干啰音(哨笛音)与低调干啰音(鼾音)。发生于主支气管以上大气道的干啰音,有时不用听诊器亦可听及,谓之喘鸣。呼吸道狭窄或不完全阻塞、支气管平滑肌痉挛、管腔内肿瘤或异物阻塞、管壁被管外肿大淋巴结、肿瘤压迫引起管腔狭窄时可出现局部或两肺的干啰音。

(4)语音共振:机制同语音震颤。正常情况下,听到的语音共振,言词并非响亮清晰,音节亦含糊难辨。肺实变患者可出现支气管语音(常伴有语音震颤增强、叩诊浊音和病理性支气管呼吸音),有时可闻及胸语音或耳语音。羊鸣音(中等量胸腔积液的上方,肺受压的区域或在肺实变伴有少量胸腔积液的部位)。

五、心脏和血管检查

(一)解剖概要

心脏呈前后稍扁的圆锥体,位于中纵隔,由四个腔室及与之相连的大血管构成,腔室(相连的大血管)分别为:左心房(4根肺静脉)、右心房(上、下腔静脉)、左心室(主动脉)和右心室(肺动脉)。心尖朝向左前下方,心底朝向右后上方。心脏右缘主要由右房构成,左缘主要由左心房和左心室构成,下缘主要由右室构成。心前区相当于心脏在前胸壁上的投影。

（二）检查方法

1.视诊

检查者站立于被检查者的右侧面,弯腰平视,视线与被检查者前胸壁皮肤平行,血管视诊则需从切线面观察血管的搏动、充盈情况等。

2.触诊

检查者先后用手掌、手掌尺侧、手指指腹对心尖区、心前区及视诊的可疑病变部位进行触摸检查。对体表血管直接采用手指指腹进行触诊检查。

3.叩诊

心脏检查采用的是间接叩诊法,需轻叩。当被检查者卧位时,将左手扳指与其肋间隙平行,被检查者坐位时,扳指与其心脏边缘平行。叩诊心界顺序为:从左到右、自下而上、由外及内,逐一肋间上移叩诊并记录。

4.听诊

采用听诊器(膜式、钟式)在心前区听诊,常沿逆时针方向逐一听诊5个心脏瓣膜听诊区:心尖部(二尖瓣区)→胸骨左缘第2肋间(肺动脉瓣区)→胸骨右缘第2肋间(主动脉瓣区)→胸骨左缘第3肋间(主动脉瓣第二听诊区、Erb区)、胸骨左缘第3、第4肋间(三尖瓣区)。疑问部位重复听,原则是不要遗漏。

（三）检查内容

1.心脏视诊

(1)心前区隆起:注意有无胸廓畸形或心脏本身病变(通常是先天性心脏病或儿童期间所患心脏病)导致的心前区隆起。

(2)心尖搏动:部分正常人可以看到心尖搏动。一些生理性因素(体位、体型、呼吸、妊娠等)和病理性因素(心脏扩大、移位)均可导致心尖搏动的移位,其中左心室和双心室扩大时向左下移位、右室扩大时向左侧移位。

(3)其他部位搏动:除心尖搏动外,其他任何部位的搏动均为病理性。心底部搏动多为动脉扩张或高压,剑突下搏动在吸气时增强或搏动冲击从剑突下插入检查的手指尖即为右室扩大,否则为腹主动脉搏动。

2.心脏触诊

(1)心尖搏动及心前区搏动:验证或明确视诊所见搏动的部位、范围、强度和时相。

(2)震颤:用手感知到的一种细小颤动感。心脏或大血管有器质性病变时可触及,有震颤大多有杂音,可依据震颤的部位、时相来判断其来源和临床意义(瓣膜病、间隔或大血管缺损)。

(3)心包摩擦感:与心包摩擦音一起判定心包炎。

3.心脏叩诊

(1)相对浊音界:是心脏左右缘的实际大小;心脏本身和心外因素可导致其扩大、缩小或移位。常见形态改变为:靴形(左心室扩大)、普大型(双侧心室扩大)、梨形(二尖瓣狭窄致左心房扩大,肺动脉段扩张)、烧瓶形(心包积液)。

(2)绝对浊音界:是心脏未被肺掩盖的部分,叩诊呈实音。右心室扩大时增大,而心包积液时可与相对浊音界相似。

4.心脏听诊

(1)心率:即每分钟心搏的次数。通常可通过计数10秒或15秒再乘以6或4测定并记录,当心率很慢时要延长计数时间。

(2)心律:正常窦性心律规则(整齐)。窦性心律不齐可见于正常人,而心律规则也不一定心电图正常。最常见的心律不齐是期前收缩(早搏)和心房颤动。

(3)心音:心前区能听到成对声音即第一心音(S_1收缩期开始)和第二心音(S_2舒张期开始),第三心音(S_3)在部分青少年可闻及。区分S_1与S_2的方法:S_1心尖部听最响、音调低、较长、$S_1 - S_2 < S_2 - S_1$(距离)、S_1与心脏大血管搏动几乎同步。可先在心底部确定S_1和S_2后默念并移动听诊器到需辨别部位进行区分。

在一些生理和病理情况下,S_1和/或S_2可发生强度、性质和分裂的改变。心音分裂是房室瓣或半月瓣关闭明显不同步,造成心音的主要组成成分间距拉大,听诊一个心音分裂成两个音的现象。S_2分裂较为多见,分为4种类型,即生理性分裂(部分正常人深吸气时可闻及)、通常分裂(吸气时明显,见于二尖瓣狭窄、肺动脉高压等)、固定分裂(不受呼吸影响,见于房间隔缺损)和逆分裂(呼气时明显,见于完全性左束支传导阻滞、主动脉瓣狭窄等)。

(4)额外音:正常心音之外的附加心音,多为病理性,与S_1和S_2构成三音节律或四音节律。收缩早期喷射音见于动脉瓣狭窄或压力增高,收缩中晚期喀喇音见于二尖瓣脱垂,开瓣音见于二尖瓣狭窄,心包叩击音见于心包炎,奔马律见于心功能不全,其中以舒张期额外音较为多见。

(5)杂音:即心音以外的夹杂音。血液在正常心脏和血管内以正常速度流动时是无声的,当有通道异常、管径异常改变或血流速度加快时会在局部发生湍流,产生振动而形成可以闻及的杂音。杂音有器质性(心脏器质性病变)和功能性杂音(生理性、全身疾病致血流加速、瓣膜相对性狭窄或关闭不全)。需明确杂音时期、部位、强度、性质、传导与体位呼吸关系,并据此判定是否有某些心脏疾病及其类型(表1-2)。

表1-2 常见心脏不同部位杂音的临床意义

部位	收缩期杂音	舒张期杂音	连续性杂音
心底部	生理性(肺动脉瓣区)、主、肺动脉(瓣)狭窄	主、肺动脉瓣关闭不全、肺动脉高压	动脉导管未闭、主肺动脉间隔缺损
胸骨左缘3、4肋间	室间隔缺损、肥厚性心肌病		冠状动脉窦破裂
心尖部	生理性、二尖瓣关闭不全、二尖瓣脱垂	二尖瓣狭窄或相对狭窄	

(6)心包摩擦音:是心脏搏动时心包脏壁两层摩擦产生的声音,见于纤维素性心包炎。按时相可分为收缩期、舒张期和三相(心房收缩-心室收缩-心室舒张)。

5.血管检查

(1)脉搏:触摸浅表动脉,感知脉率、脉律、强度、脉波(奇脉→心包缩窄或心包压塞、交替脉→心力衰竭、细脉→心房颤动、无脉→动脉闭塞)。

(2)周围血管征:各种疾病(主动脉瓣关闭不全、甲状腺功能亢进、严重贫血等)导致脉差增大而出现的体征。包括可检查到(即阳性)毛细血管搏动征、大动脉枪击音、Euroziez双重杂音和水冲脉。

(3)血管杂音:有动脉和静脉杂音。见于动静脉瘘、大动脉炎等。

(4)血压测量:见本章相关内容。

六、腹部检查

(一)解剖概要

腹部主要由腹壁、腹腔和腹腔内脏器组成,上起横膈,下至骨盆。体表上以两侧肋弓和胸骨剑突与胸部为界,下至两侧腹股沟韧带和耻骨联合,前面和侧面由腹壁组成,后面为脊柱和腰肌。腹部有两种分区法,即四区分法和九区分法。

(二)检查方法

检查腹部时,检查者一般站立于被检查者右侧,面对被检查者。

1.视诊

检查前嘱被检查者排空膀胱、取低枕仰卧位,两手自然置于身体两侧,暴露全腹。按一定顺序自上而下地观察,有时为了查出细小隆起或蠕动波,诊视者应将视线降低至腹平面,从侧面及切线方向进行观察。

2.触诊

是腹部检查的主要方法。被检者两腿屈起并稍分开,张口缓慢呼吸。检查肝脏、脾脏时,可分别取左、右侧卧位,检查肾脏时可取坐位或立位,检查腹部肿瘤时还可用肘膝位。以轻动作按顺序触诊,自左下腹开始逆钟向至右下腹,再至脐部,依次检查腹部各区。原则是先触摸健康部位,逐渐移至病变区域。边检查边观察被检者的反应和表情。浅触诊使腹壁压陷约 1 cm,用于发现腹壁紧张度、表浅压痛、肿块、搏动和腹壁上的肿物等。深部触诊使腹壁压陷至少 2 cm,以了解腹腔内脏器情况,检查压痛、反跳痛和腹内肿物等。包括深压触诊、滑动触诊、双手触诊、冲击触诊及钩指触诊等。

3.叩诊

多用直接叩诊法;也可用间接叩诊法。

4.听诊

将听诊器膜件置于腹壁,全面听诊腹部各区。妊娠 5 个月以上妇女可在脐下听到胎心音。

(三)检查内容

1.腹部视诊

(1)腹部外形:注意是否对称,有无全腹或局部膨隆或凹陷,必要时测量腹围。正常人腹部平坦,坐起时脐下腹部稍前凸。①腹部膨隆:平卧时前腹壁明显高于肋缘与耻骨联合平面,外观呈隆起状,可表现为全腹膨隆或局部膨隆。全腹膨隆常见于腹水、腹内积气及腹内巨大肿块;局部膨隆常见于脏器肿大、腹内肿瘤或炎性肿块。②腹部凹陷:卧位时前腹壁明显低于肋缘与耻骨联合平面,可表现为全腹凹陷或局部凹陷。全腹凹陷见于消瘦和脱水者,严重者前腹壁凹陷几乎贴近脊柱,肋弓、髂嵴和耻骨联合暴露,称舟状腹;局部凹陷多由于术后腹壁瘢痕收缩所致。

(2)呼吸运动:正常人呼吸时腹壁上下起伏,即腹式呼吸运动。男性及小儿以腹式呼吸为主,女性则以胸式呼吸为主。腹式呼吸运动减弱常见于腹膜炎症、腹水、急性腹痛、腹腔内巨大肿瘤等;腹式呼吸消失常见于胃肠道穿孔所致急性腹膜炎或膈肌麻痹等;腹式呼吸增强偶见于癔症或大量胸腔积液。

(3)腹壁静脉:正常人腹壁皮下静脉一般不显露,腹压增加时可见静脉显露。门静脉高压时于脐部可见曲张的静脉向四周放射,如水母头,此处常可听到血管杂音。可用指压法鉴别腹壁静脉曲张的来源。

(4)胃肠型和蠕动波:正常人腹部无胃肠轮廓及蠕动波形。胃肠道梗阻时,梗阻近端胃或肠道饱满而隆起,显示各自轮廓,称为胃型或肠型伴有该部位蠕动增强,可见及蠕动波。在观察蠕动波时,在侧面观察更佳,也可用手拍腹壁诱发。

(5)腹壁其他情况:皮疹、色素、腹纹、瘢痕、疝、体毛、上腹部搏动等。

2.触诊

(1)腹壁紧张度:正常人腹壁柔软,病理情况下腹壁紧张度可增加或减弱。①腹壁紧张度增加:全腹紧张度增加见于弥漫性腹膜炎时板状腹;结核性腹膜炎时有柔韧感;局部腹壁紧张常见于脏器炎症波及腹膜。②腹壁紧张度减低:检查时腹壁松软无力,失去弹性。见于慢性消耗性疾病或大量放腹水后。

(2)压痛及反跳痛:亦称腹膜刺激征。正常人腹部无压痛,重压时仅有压迫感。压痛多来自腹壁或腹腔内病变。腹壁病变比较表浅,腹腔内病变时压痛部位提示病变部位。反跳痛,即用手指触及压痛后,用并拢的示、中、无名指压于原处稍停片刻,使压痛感觉趋于稳定,然后迅速抬起手指,如此时患者感觉腹痛骤然加重,并伴有痛苦表情或呻吟。

(3)脏器触诊。①肝脏:常用单手触诊或双手触诊法,偶用钩指触诊法。正常成人肋缘下不可触及肝脏。肝脏病变时,可触及肿大的肝脏或局限性肿块。触及肝脏时,应详细体会并描述大小(测出右锁骨中线肋下缘及前正中线剑突下至肝下缘,以 cm 表示)、质地、边缘和表面状态、压痛、搏动、肝区摩擦感、肝震颤等。②脾脏:常用单手触诊或双手触诊法。正常情况脾脏不能触及,内脏下垂或左侧胸腔积液、积气时脾脏下移可触及。除此之外,能触及脾脏提示脾大为正常2倍以上。轻度肿大时仅测左锁骨中线与左肋缘焦点至脾下缘距离;明显肿大时应加测左锁骨中线与左肋缘焦点至脾脏最远点距离及脾右缘与前正中线距离;脾脏高度肿大超过前正中线右侧,测量脾右缘至前正中线最大距离(cm)。③胆囊:常用单手滑行触诊法或钩指触诊法。正常时不能触及胆囊,胆囊肿大时可在右肋缘下、腹直肌外侧处触及,一般呈梨形或卵圆形,表面光滑、张力较高、常有触痛,随呼吸上下移动。胆囊疾病时,肿大胆囊未到肋缘下,不能触及胆囊;检查者可以左手掌平放于被检查者右胸下部,以拇指指腹钩压于右肋下胆囊点处,嘱被检者缓慢深吸气,在吸气过程中发炎胆囊下移碰到用力按压的拇指,感疼痛,为胆囊触痛,如剧痛以致吸气中止称为 Murphy 征阳性。④肾脏和输尿管:常用双手触诊法,可取平卧位或立位。正常人肾脏一般不易触及,有时可触及右肾下极。肾脏和尿路炎症或其他疾病时,可在相应部位出现压痛点,分别为季肋点、上输尿管点、中输尿管点、肋脊点及肋腰点。⑤膀胱:常用单手滑行触诊法。正常人膀胱空虚时不易触及,膀胱充盈胀大时可在下腹部触及。膀胱增大多由积尿所致,呈扁圆形或圆形,触之囊性感。

(4)腹部肿块。①易误诊为肿块的正常结构:如腹肌发达者腹直肌肌腹及腱划、消瘦者腰椎椎体、乙状结肠粪块、横结肠、盲肠。②异常肿块:触及异常肿块时,表示为病理性病变,应明确其部位、大小、形态、质地、压痛、搏动、移动度等。

(5)液波震颤:被检查者平卧,检查者以一手掌面贴于被检者腹壁,另一手四指并拢屈曲,用指端叩击对侧腹壁,如有大量液体存在,则贴于腹壁的手掌有被液体波动冲击的感觉,即波动感。

(6)振水音:被检者仰卧,检查者以一耳凑近其上腹部,同时以冲击触诊法振动胃部,可听到气、液撞击的声音。正常人在餐后或饮多量液体时可有振水音、若在空腹或餐后 6 小时以上仍有此音,提示胃排空障碍,如幽门梗阻或胃扩张。

3.叩诊

(1)叩诊音:正常人腹部大部分区域为鼓音,只有肝、脾、增大的膀胱和子宫占据的部位及两侧腹部近腰肌处叩诊为浊音。

(2)肝脏及胆囊:叩诊肝上界一般沿右锁骨中线、右腋中线和右肩胛线由肺区向下叩向腹部。叩诊用力应适当,当由轻音转为浊音时,即为肝上界,称相对浊音界。再向下叩 1～2 肋间,则浊音变为实音,称肝绝对浊音界,也是肺下界。胆囊大小不能叩及,胆囊区叩击痛为胆囊炎重要体征。

(3)脾脏:当触诊不满意或在左肋缘下刚触到脾缘时用叩诊确定其大小。

(4)移动性浊音:是腹水的重要检查方法。被检查者仰卧,腹中部鼓音,两侧呈浊音。嘱被检者分别左、右侧卧位,原先浊音区变换为鼓音,这种因体位不同而出现的浊音区变动的现象,称移动性浊音。

(5)膀胱:在耻骨联合上方开始,从上往下。

4.听诊

(1)肠鸣音:肠蠕动时,肠管内气体和液体随之流动,产生断断续续的咕噜声(气过水声)称肠鸣音。听诊点为右下腹部,正常时 4～5 次/分。病理情况下肠鸣音可呈现活跃、亢进或减弱。

(2)血管杂音:有动脉性和静脉性杂音。动脉性杂音常在腹中部或腹部两侧;静脉性杂音无收缩期与舒张期性质,常出现于脐周或上腹部。

(3)摩擦音:正常人无摩擦音。在脾梗死、脾周围炎、肝周围炎或胆囊炎累及局部腹膜时,可在深呼吸时于各相应部位听到摩擦音,严重者可触及摩擦感。

七、肛门和直肠检查

(一)解剖概要

直肠位于盆腔后部,全长为 12～15 cm,下连肛管,直肠和肛管交界线为齿状线,是重要的解剖学标志。肛管下端为肛门,位于会阴中心体与尾骨尖之间。

(二)检查方法

1.常用体位

(1)肘膝位:常用于前列腺、精囊及内镜检查。具体为患者两肘关节屈曲、两膝关节屈曲成直角着力于检查台上,胸部尽量靠近检查台,臀部抬高。

(2)左侧卧位:适用于病重、年老体弱或女性患者。具体为患者取左侧卧位,右腿向腹部屈曲,左腿伸直,臀部靠近检查台右边。

(3)截石位:适用于重症体弱患者或膀胱直肠窝的检查。患者仰卧于检查台上,臀部垫高,两腿屈曲、抬高并外展。也可进行直肠双合诊。

(4)蹲位:适用于检查直肠脱出、内痔及直肠息肉等。患者下蹲呈排大便的姿势,屏气向下用力。

2.操作方法

肛门与直肠的检查以视诊及触诊为主,可辅以内镜检查。

(1)视诊:根据患者病情及检查目的取适当体位,医师用手分开患者臀部,观察患者肛门及其周围皮肤,嘱患者提肛肌收缩及做排便动作。

(2)触诊:通常称为肛诊或直肠指诊。嘱患者取肘膝位、左侧卧位或截石位。医师右手示指戴指套或手套,涂以润滑剂(如肥皂液、凡士林、液状石蜡),将示指置于肛门外口轻轻按摩,等患者肛门括约肌适应放松后,再徐徐插入肛门、直肠内,检查肛门及括约肌的紧张度,再检查肛管及直肠的内壁。

(三)检查内容

1.肛门视诊

肛门及其周围皮肤颜色及褶皱,肛门处有无红肿、脓、血、黏液、肛裂、外痔、瘘管口、脓肿及脱垂等。

2.直肠指诊

肛门周围肿块、压痛,皮下有无疣状物,有无内痔等;肛门及括约肌紧张度;肛管直肠壁有无触痛、波动、肿块及狭窄;抽出手指后,观察指套有无血迹或黏液。

八、脊柱和四肢检查

(一)解剖概要

脊柱是支撑体重、维持躯体各种姿势的重要支柱,由 7 个颈椎、12 个胸椎、5 个腰椎、5 个骶椎、4 个尾椎组成。有 4 个生理性弯曲:颈段稍向前凸、胸段稍向后凸、腰椎明显向前凸和骶椎明显向后凸。四肢及关节应左右对称,活动自如。

(二)检查方法

1.视诊

从各方位观察脊柱及肢体的外形有无异常和畸形、肢体两侧是否对称、活动度有无受限及步态有无异常。

2.触诊

对脊柱、关节、肌肉及周围组织触摸、按压,检测是否有畸形、压痛。

3.叩诊

(1)直接叩击:检查胸椎与腰椎。用中指或叩诊锤垂直叩击各椎体的棘突。

(2)间接叩击:嘱被检查者取坐位,检查者将左手掌置于其头部,右手半握拳以小鱼际肌部位叩击左手背,了解被检查者脊柱各部位有无疼痛;或肢体检查时,远离伤处,沿肢体纵轴叩击,了解能否诱发出伤处疼痛。

4.听诊

让被检查者做相应的肢体活动,如发现有异常的响声,应同时观察有无相应伴随的临床症状。

5.量诊

被检查者两侧肢体置于对称的位置,用皮尺测量肢体长度、肢体及关节周径;让患者配合行屈曲、后伸、侧弯、内收、外展及旋转等动作,用目测法或量角规测量关节的活动度。

(三)检查内容

1.视诊

(1)脊柱弯曲度。①侧面视诊 4 个生理性弯曲,背面视诊脊柱是否位于后正中线,有无侧弯。②病理性弯曲:脊柱后凸,常见于佝偻病、椎体结核、强直性脊柱炎及脊椎退行性变等;脊柱前凸,可见于妊娠、大量腹水、腹腔巨大肿瘤及髋关节屈曲畸形等；脊柱侧凸，姿势性侧凸见于姿势不良、椎间盘突出症、脊髓灰质炎后遗症等；器质性侧凸见于佝偻病、慢性胸膜增厚等。

（2）四肢及关节的形态。①四肢形态异常：杵状指（趾）常见于呼吸系统疾病、发绀型先天性心脏病、亚急性感染性心内膜炎、营养障碍性疾病等；匙状甲见于缺铁性贫血、高原疾病等；肢端肥大见于巨人症、垂体瘤；骨折可见肢体缩短或肿胀变形；⑤肌肉萎缩见于脊髓灰质炎、骨骼肌疾病、周围神经病。②关节形态异常：肿胀常见于外伤、关节炎、结核、肿瘤、关节腔积液及缺血性坏死等；畸形如方肩见于肩关节脱位或三角肌萎缩；膝外翻及膝内翻见于小儿佝偻病；腕垂症见于桡神经损伤；猿掌见于正中神经损伤；爪形手见于尺神经损伤、进行性肌萎缩等；餐叉样畸形见于colles骨折；膝反张见于小儿麻痹后遗症、膝关节结核。③步态异常：跛行见于关节痛、小儿麻痹症后遗症、下肢动脉硬化症等；鸭步见于先天性双侧髋关节脱位、髋内翻、小儿麻痹症；呆步见于髋关节强直，化脓性髋关节炎。

2.触诊

（1）压痛。①脊椎局部压痛：见于脊椎结核、肿瘤、椎间盘突出、外伤或骨折。②椎旁肌压痛：见于急性腰肌劳损。③四肢及关节局部压痛：常见于创伤或骨折、炎症、肿瘤、关节退行性变、肌腱及软组织损伤等。

（2）肿块：对四肢及关节周围的肿块，应注意大小、硬度、活动度、压痛及波动感；常见于囊肿、滑囊炎、骨软骨瘤，如伴有同步动脉搏动，见于动脉瘤。

（3）骨擦感：多见于膝关节。检查者一手置于患膝前方，另一手持被检查者小腿做膝关节伸屈动作，膝部有摩擦感，提示膝关节面不光滑；或推动髌骨作上下左右活动，如有摩擦感，提示髌骨表面不光滑，见于炎症及创伤后遗留的病变。

3.叩诊

（1）脊柱的叩击痛：叩击痛的部位多为病变部位，见于脊柱结核、脊椎骨折及椎间盘突出等；如有颈椎病变时，间接叩诊时可出现上肢的放射性疼痛。

（2）四肢及关节的叩击痛：间接叩诊能诱发出伤处疼痛，表示伤处骨折或炎症。让患者下肢伸直，医师以拳叩击足跟，如髋部疼痛，提示髋关节炎或骨折。

4.听诊

（1）骨擦音：脊柱和四肢骨骼的骨擦音见于骨折时。

（2）关节活动音：髋关节检查行屈髋和伸髋动作时，股骨大粗隆上方闻及明显"咯噔"声，是紧张肥厚阔筋膜张肌与大粗隆摩擦声；伸屈膝关节时发出低沉弹响见于盘状半月板；手指伸屈时发出清脆弹响见于狭窄性腱鞘炎。

5.量诊

（1）脊柱活动度：让被检查者做前屈、后伸、侧弯、旋转等动作，以观察脊柱活动情况。已有脊柱外伤可疑骨折或关节脱位时，应避免活动，以防损伤脊髓。活动受限见于局部肌纤维组织炎及韧带受损；颈椎病、椎间盘突出；结核或肿瘤浸润；脊椎外伤、骨折或关节脱位。

（2）关节活动度：让被检查者行屈曲、后伸、内收、外展及旋转等动作，用目测法及量角规测量关节活动度。量角规有三种：双臂式量角规，测量大关节活动度；罗盘角规，测量前臂旋转活动度；指关节量角规，测量指关节活动度。活动受限常见于关节脱位、炎症、结核、肿瘤、退行性病变及软组织损伤等。

（3）肢体长度：目测法适用于不合作的患儿；尺测法简便、准确，测量的两侧肢体应置于对称位置,用笔划出骨性标志,避免皮肤滑动。肢体长度改变常见于骨折、关节脱位及先天性畸形等。

6.脊柱、四肢检查的几种特殊试验

(1)Jackson 压头试验:患者取端坐位,检查者双手重叠放于其头顶部,向下加压,如出现颈痛或上肢放射痛即为阳性。多见于颈椎病及颈椎间盘突出症。

(2)直腿抬高试验:被检查者仰卧位,双下肢伸直,检查者一手握被检查者踝部,一手置于大腿伸侧,分别做双侧直腿抬高动作,腰与大腿正常可达 80°～90°,若不足 70°,且伴有下肢后侧的放射性疼痛,则为阳性。见于腰椎间盘突出症、单纯性坐骨神经痛。

(3)股神经牵拉试验:患者俯卧,髋、膝关节完全伸直,检查者将一侧下肢抬起,使髋关节过伸,如大腿前方出现放射痛为阳性,见于高位腰椎间盘突出症。

(4)浮髌试验:被检查者平卧位,下肢伸直,检查者一手虎口卡于其膝髌骨上极,加压压迫髌上囊,使关节液集中于髌骨底面,另一手示指垂直按压髌骨并迅速抬起,按压时髌骨与关节面有碰触感,松手时髌骨浮起,即为浮髌试验阳性,提示有中等量以上关节积液。

九、神经系统检查

(一)解剖概要

神经系统包括中枢神经系统和周围神经系统两部分,前者包含脑和脊髓,主管分析、综合内外环境传来的信息并作出反应,后者指脊髓和脑干软脑膜以外的所有神经结构,即除嗅、视神经以外的所有脑神经和脊神经,主管传导神经冲动。

(二)检查方法

检查前需准备一些必要工具,常用工具:叩诊锤、大头针、音叉、棉签、电筒、压舌板、试管、软尺、听诊器、视力表、视野计等;特殊用具:嗅觉试验瓶(盛有薄荷水、松节油、香水等)、味觉试验瓶(盛有糖、盐、奎宁、醋酸等)、失语症试验箱(梳子、牙刷、火柴、笔、刀、钥匙、图画本、各种颜色及各式的木块)等。在体检前首先对被检查者的精神状态进行检查,一般情况下,应按身体自上而下部位顺序检查。对于肢体而言,常按运动、感觉和反射的顺序检查。

(三)检查内容

神经系统体格检查包括七部分:高级神经活动、脑神经、运动系统、感觉、反射、特殊体征和自主神经功能。

1.脑神经检查

(1)嗅神经:先观察鼻腔是否通畅,以排除局部病变。嘱被检查者闭目,检查者用拇指堵住一侧鼻孔,将装有挥发性气味但无刺激性液体(如香水、松节油等)的小瓶,或牙膏、香皂、樟脑等,置于患者另一侧鼻孔下,让被检查者说出闻到的气味名称。再按同样方法检查对侧。嗅觉正常时可正确区分各种测试物品气味。

(2)视神经:包括视力、视野和眼底检查。

(3)动眼、滑车和展神经:合称眼球运动神经,故同时检查。检查被检查者眼裂和眼睑是否对称、增大或变小、上睑下垂,眼球运动有无缺损或受限、辐辏运动;注意有无复视及眼震;观察瞳孔大小、形态、对光反射、调节和辐辏反射。

(4)三叉神经:检查面部感觉是否有障碍,咀嚼肌有无萎缩、运动有无异常,角膜反射是否存在。

(5)面神经:检查面部表情肌运动有无异常,是否有额纹变浅、皱眉不能、闭眼困难、鼻唇沟变浅、鼓腮和吹哨时患侧漏气,示齿口角向健侧歪斜等症状,并检查患者舌前2/3的味觉。

(6)前庭蜗神经:包括前庭神经和耳蜗神经。检查患者听力,如发现听力障碍,则行电测听检查;注意被检查者有无平衡障碍、感到眩晕、自发性眼震;对外耳道灌注冷、热水试验或旋转试验,观察有无前庭功能障碍所致的眼震反应。

(7)舌咽、迷走神经:检查时嘱被检者张口发"啊"音,观察两侧软腭是否对称、悬雍垂是否有偏斜;询问患者有无吞咽困难和饮水呛咳;用棉签轻触两侧软腭和咽后壁黏膜检查一般感觉;检查患者舌后1/3味觉;检查咽反射是否存在,有无减弱或消失。

(8)副神经:观察胸锁乳突肌和斜方肌有无萎缩,嘱被检查者做耸肩及转头运动,检查者给予一定的阻力,比较两侧肌力。

(9)舌下神经:嘱被检查者伸舌,观察有无伸舌偏斜、舌肌萎缩及肌束颤动。

2.运动系统检查

(1)肌力:检查时嘱被检查者做肢体伸屈动作,检查者从相反方向给予阻力,测试患者对阻力克服的力量,注意两侧比较。采用肌力六级分级法记录结果。

(2)肌张力:肌张力是指肌肉松弛状态的肌肉紧张度和被动运动时遇到的阻力。检查时嘱被检查者肌肉放松,检查者根据触摸肌肉的硬度,被动伸屈其肢体感知肌肉阻力,检查有无肌张力增高、减低等情况。

(3)共济运动:观察被检查者穿衣、扣纽扣、取物、写字和步态等动作的准确性及言语是否流畅。指鼻试验、跟-膝-胫试验、快速轮替动作、闭目难立征等进行共济运动检查。

(4)不自主运动:是指被检查者意识清楚情况下,随意肌不自主收缩所产生的一些无目的的异常动作。主要检查肢体有无震颤、舞蹈样运动、手足徐动等。

(5)姿势和步态:观察行、立、坐及卧姿;观察步态时注意其起步、抬足、落足、步幅、步基、方向、节律、停步及协调动作情况。异常步态有痉挛性偏瘫步态、痉挛性剪刀步态、蹒跚步态、慌张步态、跨阈步态、肌病步态等。

3.感觉功能检查

检查时被检查者必须意识清晰,检查前让被检查者了解检查的目的与方法,以取得充分合作,并嘱被检查者闭目,以避免主观或暗示作用。注意左右和远近端部位的差别。

(1)浅感觉检查。①痛觉:用大头针的针尖均匀地轻刺被检查者皮肤,询问是否疼痛,注意两侧对称比较,同时记录痛感障碍类型(正常、过敏、减退或消失)与范围。②触觉:用棉签轻触患者的皮肤或黏膜,询问有无感觉。③温度觉:用盛有热水(40～50 ℃)或冷水(5～10 ℃)的试管交替接触患者皮肤,嘱被检查者辨别冷、热感。

(2)深感觉检查。①运动觉:检查者轻轻夹住被检查者的手指或足趾两侧,上或下移动,令被检查者根据感觉说出"向上"或"向下"。②位置觉:将被检查者肢体摆成某一姿势,请被检查者描述该姿势或用对侧肢体模仿。③震动觉:用震动着的音叉(128 Hz)柄置于骨突起处(如内踝、外踝、桡尺骨茎突、胫骨、膝盖等),询问有无震动感觉,判断两侧有无差别。

(3)复合感觉检查:复合感觉是大脑综合分析的结果,也称皮质感觉。①皮肤定位觉:检查者以棉签轻触被检查者皮肤某处,让被检查者指出被触部位。②两点辨别觉:以钝脚分规轻轻刺激皮肤上的两点(小心不要造成疼痛),检测患者辨别两点的能力,再逐渐缩小脚间距,直到患者感觉为一点时,测其实际间距,两侧比较。正常情况下,手指的辨别间距是2 mm,舌是1 mm,脚趾是 3～8 mm,手掌是 8～12 mm,后背是 40～60 mm。③实体觉:嘱被检查者用单手触摸熟悉的物体,如钢笔、钥匙、硬币等,并说出物体的名称。先测功能差的一侧,再测另一手。④体表图形觉:在被检查者的皮肤上画图形(方、圆、三角形等)或写简单的字(一、二、十等),观察其能否识别,须双侧对照。

4.神经反射检查

神经反射包括生理反射和病理反射;生理反射又分为浅反射和深反射。检查时被检查者要合作,肢体肌肉应放松。检查者叩击力量要均等,两侧要对比。

(1)浅反射:是刺激皮肤、黏膜或角膜等引起的反应。

(2)深反射(腱反射):是刺激骨膜、肌腱经深部感受器完成的反射。

(3)阵挛:为腱反射亢进的一种表现。常见的有:①踝阵挛:患者仰卧,髋与膝关节稍屈,医师一手持患者小腿,一手持患者足掌前端,突然用力使踝关节背屈并维持。阳性表现为腓肠肌与比目鱼肌发生连续性节律性收缩,而致足部呈交替性屈伸动作。②髌阵挛:患者仰卧,下肢伸直,检查者以拇指与示指控住其髌骨上缘,用力向远端快速连续推动数次后维持推力。阳性反应为股四头肌发生节律性收缩使髌骨上下移动。

(4)病理反射:病理反射阳性提示锥体束病损。Babinski 征:用竹签沿患者足底外侧缘,由后向前至小趾近跟部并转向内侧,阳性反应为拇趾背伸,余趾呈扇形展开。Chaddock 征、Oppenheim 征、Gordon 征、Schaeffer 征、Pussep 征及 Gonda 征为 Babinski 等位征,意义同 Babinski 征。

(5)脑膜刺激征:脑膜刺激征为脑膜受激惹的体征。①颈强直:患者取仰卧位,检查者以一手托患者枕部,另一只手置于胸前作屈颈动作。如感觉到抵抗力增强,即为颈强直。②Kernig 征:患者仰卧,一侧下肢髋、膝关节屈曲成直角,检查者将患者小腿抬高伸膝。正常可伸达 135°以上。如伸膝受阻伴疼痛与屈肌痉挛,则为阳性。③Brudzinski 征:患者仰卧,下肢伸直,检查者一手托起患者枕部,另一手按于其胸前。当头部前屈时,双髋与膝关节同时屈曲则为阳性。

5.自主神经功能检查

自主神经分为交感系统与副交感系统,功能为调节内脏、血管与腺体等活动。

(1)一般检查:观察患者皮肤色泽、质地、温度、营养情况及汗液分泌情况;观察毛发及指甲;询问患者有无大小便异常及有无性功能减退或亢进等情况。

(2)特殊检查。①眼心反射:嘱被检查者安静卧床 10 分钟,计数 1 分钟脉搏;再嘱其闭眼后双眼保持下视,检查者用左手中指、示指分别置于其眼球两侧,逐渐加压(以患者不痛为限)。20～30 秒后计数脉率,正常可减少 10～12 次/分,超过 12 次/分提示副交感神经功能增强,迷走神经麻痹者则无反应;如压迫后脉率不减慢反而加速,提示交感神经功能亢进。②卧立位试验:平卧位计数脉率,然后突然直立,再计数脉率。如由卧位到立位脉率增加超过 12 次/分为交感神经功能亢进。再由立位到卧位,脉率减慢超过 12 次/分则为迷走神经功能亢进。③皮肤划痕试验:用竹签在皮肤上适度加压划一条线,数秒钟后,皮肤出现先白后红的划痕(血管收缩),属正常反应。如白色划痕持续超过 5 分钟,提示交感神经兴奋性增高。如红色划痕迅速出现、明显增宽、隆起,提示副交感神经兴奋性增高或交感神经麻痹。④立毛反射:将冰块置于被检查者颈后或腋窝,可见竖毛肌收缩,毛囊处隆起如鸡皮,7～10 秒最明显,15～20 秒后消失。根据竖毛反射障碍的部位来判断交感神经功能障碍的范围。

(张玲玲)

第四节　医嘱与处方

一、医嘱

(一)概述

医嘱是指医师在医疗活动中下达的医学指令。医嘱记录单由具有执业资格的医师撰写,或指导进修、实习医师完成,是医师拟定治疗计划的记录、护士完成治疗计划的依据,护士检查核对后执行。

(二)主要知识点

1.医嘱内容

包括医嘱日期、时间、护理级别、饮食、隔离种类、体位、用药剂量、方法、各种处置措施、检查、治疗、医师和护士签名等。

2.医嘱种类

(1)长期医嘱:长期医嘱的有效时间在 24 小时以上,在医师开出停止时间后失效。内容包括:护理常规、护理级别、饮食、体位、吸氧、口服药物、肌内注射药物、静脉注射或静脉滴注药物、病危或病重通知。

(2)临时医嘱:临时医嘱的有效时间在 24 小时以内,有的需立即执行,一般只执行一次。内容包括:各种检查(实验室检查单、心电图、X 线、B 超、CT 等);各种诊断与治疗性操作(腹腔穿刺、胸腔穿刺、胃肠减压等);药物治疗的临时医嘱;手术治疗的临时医嘱(术前准备、麻醉种类、手术名称等)。

(3)备用医嘱:备用医嘱分长期备用医嘱和临时备用医嘱两种。长期备用医嘱有效时间在 24 小时以上,写在长期医嘱单上,医师注明停止时间后失效;临时备用医嘱仅在规定时间内使用一次,过期尚未执行则失效。

3.医嘱注意事项

(1)医嘱应逐项填写,不得省略。

(2)药物要注明剂量,不得笼统写成片、支等,使用途径和用法书写清楚。

(3)医嘱须经医师签名后有效,在抢救或手术时医师下达口头医嘱,护士必须向医师复诵一遍,双方确认无误后才执行,事后医师及时在医嘱单补签名。

(4)如未执行的医嘱需取消或写错需更改时,应以红笔注写"作废"二字,并写明时间、红笔签名,不得涂改或撕毁。

(5)执行医嘱时要做到"三查八对",每班小查对,每天大查对,护士长每周总查对一次。

(6)凡需下一班执行的临时医嘱,要文字交班。

(7)长期医嘱如停止,则在原医嘱的停止栏内注明日期和时间并签名。

(8)手术、转科、分娩后,可在最后一项医嘱的下面用红笔画一横线,表示以上医嘱作废,可根据当时情况重写医嘱。

(9)重整医嘱:住院时间较长、医嘱单页数多不易观察时,可按上法用红线画一横线,写上重整医嘱,然后将原来执行的医嘱按原来日期顺序抄录。

4.电子医嘱简介

(1)电子医嘱模式:电子医嘱是将传统的人工模式转变为电子化模式。医嘱单录入界面分为长期医嘱单、临时医嘱单。

(2)电子医嘱录入:电子医嘱内容必须准确、清楚,每项医嘱只包含一个内容,时间应具体到分钟。因抢救或手术需要下达的口头医嘱,在抢救或手术结束后即刻据实补记医嘱,并在医嘱中录入"补"字样。

(3)电子医嘱确认:在提交医嘱前医师要查对,确认无错误、遗漏、重复。需紧急执行的医嘱必须向当班护士做特别交代。护士应及时查对、执行医嘱,当查对发现明显违反诊疗常规的医嘱时,应及时通知医师更改,直至确认无疑后执行。护士在抢救患者生命的情况下,应根据心、肺、脑复苏抢救程序等规范对患者先进行紧急处置,并及时报告医师。

(4)电子医嘱系统使用流程:医师登录电子医嘱系统→下达医嘱→审核无误后提交→主班护士登录护理工作站→接收医嘱→查对医嘱→确认医嘱→执行(操作前、操作中、操作后)→疗效及不良反应观察→如需反馈及时通知医师(如皮试结果)。

二、处方书写

(一)概述

处方是指由注册执业医师和执业助理医师为患者开具的,由取得药学专业技术职务任职资格的药学专业技术人员审核、调配、核对,并作为患者用药凭证的医疗文书。医师取得麻醉药品和第一类精神药品处方权后,方可在本机构开具麻醉药品和第一类精神药品处方,但不得为自己开具该类药品处方。

(二)主要知识点

1.处方书写要求

(1)处方书写规则:①患者一般情况、临床诊断,填写清晰、完整,并与病历记载相一致。②字迹清楚,不得涂改;如需修改,应当在修改处签名并注明修改日期。③每张处方限于一名患者的用药。④药品名称应当使用规范的中文名称,没有中文名称的可以使用规范的英文名称;药品名称、剂量、规格、用法、用量要准确规范。⑤填写实足年龄,新生儿、婴幼儿写日、月龄,必要时要注明体重。⑥中药饮片应当单独开具处方。⑦西药、中成药处方,每一种药品另起一行,每张处方不超过5种药品。⑧中药饮片处方的书写,应当按照"君、臣、佐、使"的顺序排列;调剂、煎煮的特殊要求注明在药品右上方,并加括号,如布包、先煎、后下等;对饮片的产地、炮制有特殊要求的,应当在药品名称之前写明。⑨药品用法用量应当按照药品说明书规定的常规用法用量使用,特殊情况需要超剂量使用时,应当注明原因并重复签名。⑩药品剂量与数量用阿拉伯数字书写;剂量应当使用法定剂量单位。⑪给药途径应写明实际需要的用药途径、用药剂量、用药频率、用药时限,可用汉字或相应的拉丁文字表述。⑫除特殊情况外,应当注明临床诊断。⑬开具处方后的空白处划一斜线以示处方完毕。⑭处方医师的签名式样和专用签章应当与院内药学部门留样备查的式样相一致,不得任意改动,否则应当重新登记留样备案。

(2)处方开具要求:①医师开具处方和药师调剂处方应遵循安全、有效、经济的原则。开具医疗用毒性药品、放射性药品的处方应当严格遵守有关法律、法规和规章。②医师开具处方应当使用药品通用名称,开具院内制剂处方时应当使用经省级卫生行政部门审核、药品监督管理部门批准的名称。③处方开具当日有效,特殊情况下需延长有效期的,由开具处方的医师注明有效期限,但有效期最长不得超过3天。④处方药品用量一般不超过7天;急诊处方一般不超过3天;对于某些慢性病、老年病或特殊情况,处方用量可适当延长,但医师应当注明理由。⑤医师必须按照卫生主管部门制定的麻醉药品和精神药品临床应用指导原则,书写麻醉药品及第一类精神药品处方。⑥门(急)诊癌症疼痛患者及中、重度慢性疼痛患者需要长期使用麻醉药品和第一类精神药品的,首诊医师必须亲自诊查患者,同时建立相应的病历,要求其签署《知情同意书》。必须在病历中留存相关材料复印件。⑦为门(急)诊患者开具的麻醉药品注射剂,每张处方为一次常用量;控缓释制剂,不得超过7天常用量;其他剂型,不得超过3天常用量。⑧为门(急)诊癌症疼痛患者和中度及重度慢性疼痛患者开具的麻醉药品、第一类精神药品注射剂,每张处方不超过3天常用量;控缓释制剂,不超过15天常用量;其他剂型,不超过7天常用量。⑨住院患者麻醉药品和第一类精神药品处方应当逐日开具,每张处方为1天常用量。⑩对于需要特别加强管制的麻醉药品,盐酸二氢埃托啡处方为一次常用量,限二级以上医院内使用;盐酸哌替啶处方为一次常用量,限医疗机构内使用。

2.处方标准

(1)处方内容。①前记:包括医疗机构名称、费别、患者姓名、性别、年龄、门诊或住院病历号,科别或病区和床位号、临床诊断、开具日期等。可添特殊要求的项目。麻醉药品和第一类精神药品处方填写患者身份证号;代办人姓名及身份证号。②正文:以Rp或R标示,分列药品名称、剂型、规格、数量、用法用量。③后记:医师签名或者加盖专用签章,药品金额及审核、调配、核对、发药药师签名或者加盖专用签章。

(2)处方颜色:①普通处方右上角标注"普通",印刷用纸为白色。②急诊处方右上角标注"急诊",印刷用纸为淡黄色。③儿科处方右上角标注"儿科",印刷用纸为淡绿色。④麻醉药品和第一类精神药品处方右上角标"麻、精一",印刷用纸为淡红色。⑤第二类精神药品处方右上角标注"精二",印刷用纸为白色。

3.电子处方

随着医院信息化管理的普及,处方开具已由医师手写转变为在工作站输入信息,通过网络系统提交给药房,药房通过计算机上显示的信息,发放药品。

(1)电子处方的优势。①简化流程,缩短患者就诊时间:患者挂号→就诊→输入电子处方→收费→取药,为电子处方就诊的整个流程。患者初次挂号时填写基本信息。医师输入电子处方时刷卡即可调阅,保证处方前记各项目完整性,节省时间。②提高数据和信息的准确性、降低配方的差错率:电子处方格式规范、字迹清楚;如遇缺药,系统会自动提示,便于医师与药剂科联系,及时补充货源。③便于数据统计和查阅:能随时统计药剂人员和临床医师的工作量,查阅处方张数及处方金额;有效地落实药物的合理使用;在患者复诊时,便于医师查阅历史处方,为医师提供详细的用药信息。④嵌入合理的用药软件:帮助药学人员提高电子处方审核质量。

(2)电子处方存在的问题。①电子处方打印:医院要在医师工作站配备打印机,增加医疗成本,增大医师工作强度,也不能缩短患者就诊时间。②难以达到处方的分色管理。③对于超过《处方管理办法》规定的时限(7天量、3天量,特殊情况可适当延长),医师难以输入理由。

(张玲玲)

第五节　医疗文书书写

一、概述

医疗文书是医务人员通过问诊、查体、辅助检查、诊断、治疗、护理等医疗活动获得有关资料，并进行归纳、分析、整理形成的临床诊疗工作全面记录的医学文件，是进行临床诊疗、教学、科研、医疗技术鉴定的重要档案资料。医务人员应及时书写完成相应的医疗文件，不断提高医疗文件书写质量。

二、主要知识点

(一)基本要求

(1)内容真实：记录经过认真、仔细的问诊，全面、细致的体格检查，辩证、客观的分析，正确、科学的判断，客观、真实地反映病情和诊疗经过。

(2)格式规范：住院病历用蓝黑墨水、碳素墨水；门(急)诊病历用蓝黑墨水、碳素墨水、蓝或黑色油水的圆珠笔。按规定格式书写，使用医学术语。文字工整，字迹清晰，表述准确，语句通顺，标点正确。

(3)用词恰当：使用通用的医学词汇和术语，准确、精炼。

(4)记录全面：各项记录应填全，包括姓名、性别、年龄、住院(门诊)号，不留空白。时间具体到年、月、日、时、分钟。

(5)认真修改：病历书写完成后，本人及上级医师可修改，但应保持原记录清楚、可辨，不得涂改。本人修改应当用双线划在错字上，正确的字写在其下方；上级医师审查修改下级医师书写的病历，注明修改日期，并在修改处签名。

(6)按时完成：病历应在规定的时间内完成(包括上级医师修改)。

(二)门(急)诊病历

1.门诊病历

(1)是用于门诊就诊、由患者自己保管的门诊简要病历本，包括门诊病历首页(门诊手册封面)、病历记录、化验单(检验报告)、医学影像检查资料等。

(2)门诊病历是患者在门诊就诊时由接诊医师及时完成。

(3)门诊病历要填全患者姓名、性别、年龄、职业、住址等多项内容，患者每次就诊时均应写明科别、年、月、日，内容简明扼要、重点突出。

(4)初诊病历内容包括就诊时间、科别、病史、体征、实验室和辅助检查结果、诊治意见和医师签名等。暂时难以确诊者，可写某症待查，如"发热待查"。

(5)复诊病历重点记录病情、体征变化及治疗效果，实验室及辅助检查结果，初步诊断及继续诊疗意见，签名。

(6)辅助检查报告及实验室检查结果出具后归入病历。

(7)诊断证明、病假证明、特别交代有关事项均应记录在病历上。

（8）抢救危重患者时，应当书写抢救记录。

2.急诊病历

书写要求及内容除与门诊病历相同外，还应注意以下几点。

（1）就诊时间、每项诊疗处理时间记录到分钟。

（2）记录主要病史、体格检查（体温、脉搏、呼吸、血压、神志等有关生命体征，主要阳性体征及有鉴别意义的阴性体征）、初步诊断、诊疗意见、签名。

（3）危重疑难的病例应体现首诊负责制，应记录有关专业医师会诊或转接等内容。抢救危重患者时，应当书写抢救记录。

（4）对神志不清者应注明病情陈述者与患者关系及对病情的了解程度。

3.急诊观察室病历

急诊观察室患者要求建立大病历。各项记录内容的具体要求参照住院病历。出急诊观察室时必须有出室小结（或转科记录），格式同住院病历中的出院记录，要说明患者出室去向（入院、转院、回家）及注意事项。

（三）住院病历

住院病历包括客观性病历资料（住院病案首页、住院志、体温单、医嘱单、检验报告单、医学影像资料、特殊检查同意书、特殊治疗同意书、手术同意书、麻醉记录单、相关手术及手术护理记录单、病理资料、护理记录、出院记录等）；主观性病历资料（病程记录、上级医师查房记录、疑难病例讨论记录、会诊意见、抢救记录、死亡病例讨论记录等），是患者入院后，通过问诊、查体、辅助检查获得有关资料，并对这些资料归纳分析书写而成的医疗文书。

1.完整住院病历

完整住院病历格式规范、内容完整，要求在患者入院 24 小时内由实习医师或住院医师完成。

（1）一般项目：科别、病区、床号、门诊号、住院号、姓名、性别、年龄、婚姻状况、民族、籍贯、职业、工作单位、住址、邮编、病史采集日期、记录日期、病史陈述者、可靠程度等。

（2）病史部分：①主诉，患者就诊的主要症状（或体征）＋持续时间。简明扼要，高度概括，不超过 20 个字。不能用诊断或检查结果代替主诉。时间尽量准确，起病短者以小时记述；主诉多于 1 项者，应按发生的先后顺序分别列出。②现病史，是病史中的主体部分，记述患者患病后的全过程，即患者本次疾病的发生、发展、演变和诊治等方面的详细情况，应按时间顺序书写。③既往史。④系统回顾。⑤个人史、月经婚育史、家族史。

（3）体格检查：体温、心率、呼吸、血压、一般情况、皮肤、黏膜、全身浅表淋巴结、头部及其器官、颈部、胸部（胸廓、肺脏、心脏、血管）、腹部（肝、脾等）、肛门直肠、外生殖器、脊柱、四肢、神经系统等；记录阳性体征和有鉴别意义的阴性体征，表述要具体、准确；不能写为"淋巴结无肿大""生理反射存在"等。专科检查，如外科检查、眼科检查、妇科检查等。

（4）实验室及其他检查：应记录与诊断有关的实验室及其他检查结果。

（5）摘要：将病史、体格检查、实验室检查及其他检查的主要资料摘要综合，提示诊断的根据，使其他医师或会诊医师通过摘要内容能了解基本的病情。

（6）初步诊断：根据患者入院时相关资料，综合分析，作出诊断。如初步诊断为多个，应当主次分明。对入院时诊断不明确或诊断不全面者，随着病情演变，逐渐明朗，必须在病程记录中记录修正诊断或补充诊断，并在患者出院时据实填写病案首页上的确诊时间、入院诊断、出院诊断等。

（7）医师签名：书写入院记录的医师在初步诊断的右下角签全名，字迹应清楚易认。

2.表格式住院病历

内容和格式与上述完整病历相同，采用表格式记录，简便、省时，有利于资料贮存和规范化管理。仅限于住院医师及以上职称的医师。初学者应在熟练书写完整病历后，再使用表格式住院病历。

3.入院记录

入院记录为完整住院病历的简要形式，要求重点突出、简明扼要；在入院24小时内接诊医师完成。其主诉、现病史与完整住院病历相同，既往史、个人史、月经生育史、家族史和体格检查可以简要记录，免去摘要。

4.病程记录

是患者在住院期间病情发展变化和诊疗过程的全面记录，内容包括：患者一般情况、症状、体征等变化；重要辅助检查结果及临床意义；上级医师查房意见、会诊意见、医师分析讨论意见；所采取的诊疗措施及效果；医嘱更改及理由；向患者及亲属告知的重要事项等。

（1）首次病程记录：即入院后第一次病程记录，必须在患者入院当日（夜）接诊医师下班前完成，包含入院记录大部分内容。其内容、格式与一般病程记录不同。具体要求如下：记录患者姓名、性别、年龄、主诉及主要症状、体征及辅助检查结果，应简明扼要，突出重点；初步分析，提出最可能诊断、鉴别诊断及其依据；为证实诊断和鉴别诊断还应进行哪些检查及理由；根据患者情况制订的诊疗措施及诊疗计划等。

（2）上级医师查房记录：对病危患者，上级医师应在当日首次查房，至少每天一次；对病重患者，上级医师应在次日首次查房，每天或隔天一次，最长小于3天；对一般患者，上级医师应在48小时内查房，每周1～2次。查房记录内容包括补充的病史和体征、诊断依据与鉴别诊断的分析及诊疗计划等。上级医师应有选择的审查、修改下级医师书写的上级医师查房记录并签名。

（3）转科记录：患者住院期间出现他科病情，而本科疾病和治疗已告一段落，或他科疾病比本科疾病更为紧急，需要转科诊疗。转科要经过转入科室医师会诊并同意接收。除特殊情况外，转出记录由转出科室医师在患者转出科室前书写完成；转入记录在患者转入后24小时内完成。内容包括患者姓名、性别、年龄、入院日期、转出（入）日期、主诉、入院情况、入院诊断、诊疗经过、目前情况、目前诊断、转科目的及注意事项或转入诊疗计划、医师签名等。

（4）阶段小结：患者住院时间较长，经治医师应写阶段小结，即病情及诊疗情况的总结，每月1次。内容包括入院日期、小结日期，患者姓名、性别、年龄、主诉、入院情况及诊断、诊疗经过、目前情况及诊断、诊疗计划、医师签名等。重点记录本阶段小结前患者的演变、诊疗过程，目前治疗措施及今后准备实施的诊疗方案。交（接）班记录、转科记录可代替阶段小结。

（5）出院记录：患者出院时，由住院医师或进修医师（主治医师审查签名）书写出院记录内容包括：一般项目，如姓名、性别、年龄、入院日期、入院诊断、出院日期、出院诊断、住院天数；入院时主要症状和体征；主要检查结果；各种特殊检查及重要会诊；住院诊疗过程（注明手术名称、日期、输血量及抢救情况等）；出院情况；出院医嘱（出院后治疗计划及具体药品）；医师签名。

(四)医疗知情同意书

认真落实患者知情同意权,是医务人员的责任和义务。知情:指患者对病情、诊疗措施、医疗风险、费用开支等真实情况的了解、被告知的权利。同意:指患者在知情的情况下有选择、接受或拒绝的权利(自主医疗权)。知情并不等于同意,同意必须以知情为前提。医疗知情同意的范围:各类手术、有创检查或治疗;术中冰冻切片快速病理检查;输血及血液制品;实施麻醉;开展新业务、新技术、临床实验性治疗;对患者实施化疗、放疗、抗结核治疗等;使用贵重药品及用品等、医保患者使用自费药品及材料等;急诊或病情危重,患方或亲属要求终止治疗、出院、转院;拒绝特殊检查、治疗等,特殊患者(如精神异常患者)特别告知;尸检(同意、拒绝)。

(张玲玲)

第二章

内科基本技能

第一节 胸腔穿刺术

一、目的

胸腔穿刺术简称胸穿,是指对有胸腔积液的患者,为诊断和治疗疾病的需要而通过胸腔穿刺抽取积液的一种技术。主要目的有诊断性(确定胸腔积液的病因)及治疗性(缓解胸腔积液引起的呼吸困难症状、冲洗脓胸、胸腔注射药物等)。

二、适应证

原因未明的胸腔积液、脓胸、须胸腔内冲洗或注射药物。

三、禁忌证

(1)严重出血倾向或大咯血;体质衰弱、病情危重难以耐受操作者。

(2)有精神疾病或不合作、穿刺部位或附近有感染;胸腔积液量少者。

四、准备事项

(一)物品准备

胸腔穿刺包、无菌手套、一次性 5 mL 及 50 mL 注射器、2%利多卡因、碘伏、棉签、500 mL 标本容器、胶布、止血钳、弯盘、靠背椅、抢救车(包括肾上腺素、地塞米松等急救药品),胸腔内冲洗或注射药物。

(二)患者准备

配合操作,避免咳嗽和挪动体位(根据病情可采取坐位或半卧位),不用手触摸消毒的部位,操作中如出现头晕、心慌、胸闷等不适及时告知医师,签署知情同意书。

(三)医师准备

(1)监测患者的生命体征,向患者及家属解释胸腔穿刺的目的、操作过程、可能出现的并发症、操作失败或因病情需要多次胸腔穿刺。对咳嗽较剧者,可口服镇咳药;确认无禁忌证及麻醉药物过敏史;必要时可予患者吸氧并行血氧监测。

(2)临时医嘱:依病情需要,如胸腔穿刺抽液、2%利多卡因、胸腔积液常规、生化、胸腔积液细胞学检查、胸腔积液细菌培养与药物敏感试验、胸腔积液淋巴细胞亚群检测、胸腔积液基因检测等。

(3)核对患者姓名、住院号、床号、胸片;洗手,戴口罩、帽子。

五、操作方法

(一)选择穿刺点

患者多取直立坐位。面向椅背,两手交叉抱臂置于椅背上,头枕臂上或将前胸靠在床头桌上,使肋间隙增宽;不能坐起者,可采取仰卧位,举起患侧上臂上举抱于枕部。结合胸片选择叩诊实音最明显、呼吸音消失的部位作为穿刺点进行,一般常取肩胛线或腋后线第7~8肋间;也可选腋中线第6~7肋间或腋前线第5肋间为穿刺点。包裹性积液需超声检查确定穿刺点,可用蘸甲紫的棉签在皮肤上标记。

(二)消毒

用棉签蘸碘伏消毒穿刺部位3次,从穿刺点由内向外圆形扩展消毒,范围直径≥15 cm,每次重复时的范围要略小于前一次消毒范围。

(三)铺巾

查看一次性器械的消毒日期,打开胸穿包并核对,锯开麻醉药(助手),检查包内器械物品,注意检查抽液用的连接乳胶管的穿刺针是否通畅及漏气。取出洞巾,洞巾中心对准穿刺点,在洞巾上方由助手用胶布固定。

(四)麻醉

用5 mL一次性注射器抽取2%利多卡因,术者左手固定穿刺点皮肤,右手持穿刺针在穿刺点稍倾斜进针,皮下注射形成一个皮丘,充分麻醉后沿肋骨上缘于穿刺点垂直缓慢进针,逐层依次浸润麻醉至壁层胸膜。每次注射麻醉药前均应回抽,无新鲜不凝固血液方可注射麻醉药,当穿刺针进入胸腔内时,可有脱空感。抽出胸液后停止麻醉,抽出注射器。

(五)穿刺

1.准备

取尾部连接乳胶管的16号或18号胸腔穿刺针,用血管钳夹闭乳胶管,根据麻醉时进针的深度和方向进行,有脱空感时停止进针(或将乳胶管抽成负压,进入胸腔后乳胶管内可见胸液后停止进针)。

2.抽液

当穿刺针回吸到胸液时,经穿刺乳胶管连接50 mL注射器抽胸液,每次50 mL注射器抽满后,助手用血管钳夹住乳胶管,不得漏气,记录抽液量。抽液速度不宜过快。首次穿刺抽液量一般不超过600 mL,以后每次穿刺抽液不超过1 000 mL。诊断性穿刺抽胸液50~100 mL,分别装入各个标本瓶内即可停止操作。

(六)拔针

拔出穿刺针,局部消毒,压迫片刻,覆盖无菌辅料,胶布固定。

(七)标本处理

观察标本外观,记录标本量,贴标签,送相关科室检查。清洁器械及操作场所,完成病程记录。

六、终止标准

(1)穿刺成功。

(2)穿刺失败,再次评估胸腔积液量,必要时重新定位穿刺。

(3)穿刺过程中患者咳嗽不能控制、出现生命体征不稳定、不能耐受或不配合。

七、注意事项

(1)应避免在第9肋间以下穿刺,以免穿透膈肌损伤腹腔脏器。操作中应密切观察患者出现胸膜反应或复张性肺水肿等并发症。

(2)一次抽液不应过多、过快。如为脓胸,每次尽量抽尽,疑有化脓性感染时,助手用无菌试管留取标本送检。病理学检查,至少需要 100 mL 标本并应立即送检,以免细胞自溶。

(3)操作中要始终保持胸膜腔负压。

(4)操作前、后监测患者生命体征,操作后嘱患者卧位休息 30 分钟。

(5)目前对中等以上的胸腔积液患者,为减少多次胸腔穿刺,多采用中心静脉导管行胸腔闭式引流术引流胸腔积液。

八、并发症及防治

(一)胸膜反应

穿刺中患者出现头晕、面色苍白、出汗、心悸、胸部压迫感或剧痛、昏厥、血压下降等症状,称为胸膜反应。多见于精神紧张患者,为血管迷走神经反射所致,立即停止操作,嘱平卧、吸氧,皮下注射 0.1%肾上腺素 0.3~0.5 mL。

(二)气胸

穿刺过程中误伤,气体从外界进入胸腔。轻者严密观察、摄胸片、抽气,张力性气胸需行胸腔闭式引流或胸腔镜治疗。

(三)复张性肺水肿

抽液速度过快;抽液量超过 1 000 mL。表现:气促、咳泡沫样或粉红色痰。立即停止操作,吸氧、限制入量、利尿,必要时强心、机械通气。

(四)血胸

穿刺针损伤肋间血管,一般无须处理。如损伤膈肌血管或肋间动脉可引起较大量出血,甚至出现休克,需立即停止操作、止血、监测血压,必要时胸外科处理。刺伤肺组织可引起咯血,依咯血量对症处理。

(五)腹腔脏器损伤

避免穿刺部位过低。

(六)胸腔内感染

胸腔内感染是一种严重的并发症,需要严格无菌操作。

(李燕梅)

第二节　腹腔穿刺术

一、目的

诊断性目的：明确腹水病因，减轻患者腹腔内压力。

治疗性目的：腹膜腔内注入药物、腹腔灌洗和腹水浓缩回输。

二、适应证

（1）腹水病因不明或疑有内脏出血者。

（2）大量腹水引起呼吸困难及腹胀者。

三、禁忌证

（1）肝性脑病先兆、电解质严重紊乱、腹膜广泛粘连、棘球蚴病及巨大卵巢囊肿者。

（2）凝血功能障碍、精神异常或不配合、穿刺部位存在疝、妊娠中后期。

四、准备事项

（一）物品准备

腹腔穿刺包、常规消毒治疗盘、弯盘、消毒杯、消毒碗、尾部连接乳胶管的腹腔穿刺针、2％利多卡因、一次性注射器（5 mL、20 mL、50 mL）、引流袋、碘伏、无菌纱布及棉签、皮尺、腹腔内注射所需药品、无菌试管数支、多头腹带、胶布、无菌手套等。

（二）患者准备

穿刺前排空小便或导尿排空膀胱。配合医师根据病情采取适当体位，不用手触摸消毒的部位。术中不要移动体位，如感不适及时告知医师。签署知情同意书。

（三）医师准备

（1）与患者或受委托人谈话沟通：详细说明腹腔穿刺的目的，操作中可能出现的并发症如肝性脑病、休克等；操作不成功或因病情需要多次行腹腔穿刺等。确认无禁忌证及麻醉药物过敏史。

（2）放液前后测量患者生命体征、腹围、体重，检查腹部体征。如放腹水，背部先垫好腹带。

（3）临时医嘱：依病情需要开临时医嘱，如腹腔穿刺或抽液；2％利多卡因；腹水常规、生化；腹水细胞学检查；腹水细菌培养与药物敏感试验、基因检测等。

（4）核对患者姓名、住院号、床号、腹部平片，洗手、戴口罩和帽子。

（四）操作方法

1.选择穿刺点

根据患者病情采取适当体位，如坐位、平卧、半卧位，对疑为腹腔内出血者行诊断性穿刺，取侧卧位为宜。少量或包裹性腹水需超声定位。

（1）左下腹部穿刺点：脐与左髂前上棘连线的中外 1/3 交界处。

（2）脐与耻骨联合连线的中点上方 1 cm、偏左或右 1～2 cm。

（3）侧卧位穿刺点：脐水平线与腋前线或腋中线交点处。

2.消毒

棉签蘸碘伏在穿刺部位自内向外进行皮肤消毒，消毒范围直径约 15 cm，待碘伏晾干后，再重复消毒一次。

3.铺巾

检查腹穿包消毒日期，打开腹穿包，戴无菌手套，检查腹腔穿刺包物品是否齐全（注意检查抽液用的连接乳胶管的穿刺针是否通畅）。洞巾中心对准穿刺点铺无菌孔巾，助手用胶布固定孔巾。

4.麻醉

核对并锯开麻醉药（助手），用 5 mL 一次性注射器抽取 2% 利多卡因（针头不要碰到药瓶外）。在所选择的穿刺点皮肤局部注射麻醉药至出现皮丘，充分麻醉后逐层浸润麻醉。每次推注麻醉药前先回抽，无新鲜血液、腹水、气体后，再推注麻醉药。

5.穿刺

操作者左手固定穿刺部局部皮肤，右手持针经麻醉路径逐步刺入腹壁。当有脱空感时，回抽有腹水表明已进入腹腔，可开始抽取或引流腹液。

6.抽液

诊断性穿刺，直接用 20 mL 或 50 mL 注射器和 7 号针头抽取腹水送检。需大量放液时，用尾部连接乳胶管的 8 号或 9 号腹腔穿刺针抽取腹水，用输液夹调整速度，记录引入容器中腹水量。若引流不畅，可将穿刺针略移动或变换体位。

7.拔针

抽液完毕，拔出穿刺针，棉签蘸碘伏消毒穿刺点，无菌纱布覆盖并轻压穿刺部位数分钟，胶布固定（如腹水渗漏用蝶形胶布），再腹带包扎。

8.术后处理

测量患者腹围、脉搏、血压，检查腹部体征。如无异常，送患者回病房并告知注意事项如卧床休息，以免穿刺伤口腹水外渗。

9.其他

观察标本外观，记录标本量、颜色，贴标签，送相关科室检查（腹水病理需收集 250 mL 以上立即送检）。清洁器械及操作场所，完成病程记录。

五、终止标准

（1）穿刺成功。

（2）穿刺不成功：经患者同意后可将穿刺针略移动穿刺点或变换体位。如腹水为血性者于取得标本后即可终止。

（3）穿刺过程中出现生命体征不平稳、不能耐受检查或不配合者。

六、注意事项

(1)严格无菌操作,防止腹腔感染,防止损伤周围脏器。

(2)操作中应密切观察患者的反应,如有头晕、心悸、恶心、气短、脉搏增快及面色苍白等,立即停止操作,对症处理。注意保暖,放腹水前后需测量腹围、脉搏、血压,检查腹部体征,观察病情变化。

(3)不宜过快、过多放腹水,否则可能引起肝性脑病等并发症。一般每次放腹水不超过 3 000 mL,肝硬化者不超过 1 000 mL(一般放 1 000 mL 腹水,补充清蛋白6~8 g)。注意腹水的颜色变化,如为血性腹水仅留取标本,不宜放液。

(4)对腹水量较多者,在穿刺时之字形进针。如穿刺孔有腹水持续渗漏时,可用蝶形胶布或火棉胶粘贴。术后嘱患者平卧,并使穿刺点位于上方。

(5)急腹症时穿刺点最好选择在压痛点及肌紧张最明显的部位。避开腹部手术瘢痕部位或肠袢明显处穿刺,妊娠时应在距子宫外缘 1 cm 处穿刺。

(6)诊断性穿刺及腹腔内注入药物,选好穿刺点后,穿刺针垂直刺入。穿刺点一定要准确,左下腹穿刺点不可偏内或偏外,以避开腹壁下血管和旋髂深血管。

七、并发症及防治

(一)肝性脑病和电解质紊乱

术前明确适应证和禁忌证,放液速度不宜过快、过多,如出现症状停止操作,按肝性脑病处理并纠正电解质紊乱。

(二)休克

控制放液速度和量,立即按休克处理。

(三)内脏损伤、肠穿孔、出血

注意穿刺点的正确选择,术前检查凝血功能。

(兰怀振)

第三节　骨髓穿刺术

一、目的

骨髓穿刺术是通过穿刺获取患者的骨髓液,以达到诊断、治疗和判定疗效的目的。

二、适应证

(1)对血液系统疾病、骨髓转移性肿瘤诊断和疗效判断。

(2)不明原因发热和肝脾肿大的鉴别诊断。

(3)一些传染性疾病的病原体检查,需要进行骨髓涂片或培养。

(4)骨髓干细胞培养、骨髓基因检测、骨髓移植等。

三、禁忌证

血友病和严重凝血功能障碍者。

四、准备事项

(一)物品准备

骨髓穿刺包(穿刺针)、无菌手套、一次性注射器、清洁玻片(5～6张)、采血针头、碘伏、2％利多卡因、无菌纱布和棉球若干、培养瓶及酒精灯或打火机(骨髓培养用)。

(二)患者准备

配合医师做好穿刺术,术中不要移动体位,不用手去接触已经消毒或正在操作的部位。签署知情同意书。

(三)医师准备

(1)与患者或受委托人谈话沟通,交代病情及操作的必要性,询问过敏史。说明穿刺可能发生的情况,如因病情需要多部位穿刺、穿刺不成功、干抽、穿刺部位出血、感染、麻醉药过敏、穿刺针断裂、需进行骨髓活检等。

(2)核对患者信息,了解操作的目的,做好送检准备。

(3)洗手,戴口罩、帽子。

五、操作方法

(一)选择穿刺点和患者相应体位

1.髂前上棘

是最常用的部位,位于髂前上棘后1～2 cm处的骨平坦处,患者取平卧位。

2.髂后上棘

位于腰5和骶1水平旁约3 cm处,此处骨髓丰富,易于操作,患者取俯卧位。

3.胸骨

取胸骨体中线平第2肋间处,其他部位不成功时选择。取坐位或平卧位。

4.棘突

选腰椎棘突的突出处,患者取俯卧位。

(二)消毒

用棉签或棉球蘸碘伏消毒穿刺部位3次,从穿刺点由内向外圆形扩展消毒,范围直径要求≥15 cm,注意每次重复时的范围要略小于前一次消毒范围。

(三)铺巾

查看一次性器械的消毒日期,打开穿刺包,核对并锯开麻醉药瓶,戴无菌手套,检查包内器械物品,取出洞巾,洞口对准消毒中心的穿刺点。坐位时需用胶布固定洞巾。

(四)麻醉

用注射器抽取2％利多卡因,注意针头不要碰到药瓶的外口壁,在所选择的穿刺点处的局部依次浸润皮肤、皮下,直至骨膜,麻醉骨膜时要变换针头部位,将穿刺点周围充分麻醉。

(五)穿刺

按照要求选择并检查穿刺针,并将穿刺针的固定器固定在适当刻度上(依据不同的穿刺部位),髂骨约 1.5 cm、胸骨和腰椎棘突 0.5~1.0 cm。用左手的示指和拇指固定穿刺部位的皮肤,右手握穿刺针,可用纱布包裹针的末端顶在掌心,与骨面垂直穿刺(胸骨穿刺时针头指向头部方向,针与骨面呈 70°~80°),感觉穿刺针触及骨膜后用力按压并左右旋转将穿刺针缓慢刺入骨质,当感觉有脱空感时停止,轻触针柄确定已经固定在骨内到达骨髓腔。若穿刺针仍未固定则继续谨慎刺入一点直达固定状态。

(六)抽液

抽出骨髓穿刺针的针芯,接 10 mL 或 20 mL 干燥注射器抽取骨髓液 0.1~0.2 mL,注意不要用力过猛致使抽液多了导致骨髓液稀释,影响结果判断。若未能抽出骨髓液,可将针芯插入再抽出观察针芯上是否有血迹,如有则继续抽吸即可。若仍抽不出则将针芯插入再少许进针后抽取。

(七)涂片

立即将抽取的骨髓液推出在载玻片上,即刻涂片,推片应与玻片成 30°~45°,推出的玻片应头、体、尾分明,通常 4~5 张。

(八)其他

若需要进行骨髓细菌培养、干细胞培养、染色体和基因检测等,则在抽液涂片后再继续抽取相应的适量骨髓液。

(九)拔针

将针芯重新插入,左手持无菌纱布轻压穿刺处,右手拔出穿刺针,压迫穿刺点 2~3 分钟,并纱布包扎。

(十)血片

取外周血并涂片 1~2 张与骨髓涂片同时送检。

六、终止标准

(1)穿刺成功。

(2)穿刺不成功:取得患者或受委托人同意后更换部位再次穿刺或终止穿刺,如需要下次再进行穿刺或活检。

(3)穿刺过程中出现意外情况:如出现患者生命体征不稳定、穿刺针断裂、过敏、骨质过硬(骨髓纤维化)、患者不配合等情形,需要暂停或终止操作。

七、注意事项

(1)事先了解患者的血常规、出血史、诊断等情况。

(2)熟悉和了解骨髓穿刺包内的物品,准备好需要的其他用品。

(3)穿刺时动作不得粗暴,一定保持在与骨面垂直的方向旋转,不能幅度或角度过大,以免穿透或损伤骨板,同时可能折断穿刺针。

(4)术后将所涂玻片放置纸盒中写上患者姓名、住院号、病区及床号,或在玻片上及培养瓶的标签上标示好患者信息后及时送检。

(5)术后嘱患者平卧 3 小时,注意穿刺处有无出血并嘱保持干燥,3 天不要洗澡。

(杨同军)

第四节　腰椎穿刺术

一、目的

腰椎穿刺术通过穿刺获得患者的脑脊液以检查其性质,对诊断神经系统疾病有重要意义。有时也可用于鞘内注射药物,以及测定颅内压力和了解蛛网膜下腔是否阻塞等。

二、适应证

(1)中枢神经系统感染、炎性及脱髓鞘性病变。
(2)临床怀疑蛛网膜下腔出血而头颅 CT 尚不能确诊者。
(3)颅内某些肿瘤的诊断及鉴别诊断。
(4)脊髓病变和多发性神经根病变的诊断及鉴别诊断。
(5)椎管造影、鞘内药物治疗及减压引流。
(6)测定颅内压力,了解有无颅内压增高或减低。
(7)检查脑脊液动力学,了解椎管内有无梗阻及其程度。

三、禁忌证

(1)颅内压升高有可能形成脑疝者和怀疑后颅窝肿瘤者。
(2)穿刺部位皮肤及脊椎有感染者,脊椎结核、脊髓压迫症的脊髓功能已处于即将丧失的临界状态者。
(3)有出血倾向者。
(4)开放性颅脑损伤。
(5)休克、衰竭或濒危状态。

四、准备事项

(一)物品准备
腰椎穿刺包(包括消毒孔巾、7 号、9 号及 12 号腰椎穿刺针各 1 枚、玻璃测压管、消毒纱布、标本容器等)、无菌手套 2 副、弯盘 1 个、局麻药(2％利多卡因 0.1 g)1 支、5 mL 注射器 1 支、碘伏、油性画线笔 1 支、无菌棉签 1 包、胶布 1 卷、椅子 1 把。需做细菌培养者,准备灭菌试管及酒精灯。如需腰椎穿刺注射药物,应准备好所需药物及注射器。

(二)患者准备
配合医师做好穿刺术,术中不要移动体位,不用手去接触已经消毒或正在操作的部位。

(三)医师准备
向患者和/或法定监护人详细说明腰椎穿刺的目的、意义、安全性及可能发生的并发症,简要说明操作过程,取得患者配合并签署知情同意书;术者及助手常规洗手,戴好帽子和口罩。

五、操作方法

(一)体位

患者侧卧于硬板床,背部和床面垂直,头颈向前胸屈曲,两手抱膝贴腹部,尽量使腰椎后凸,拉大椎间隙,以利进针。

(二)穿刺点定位

一般以双侧髂后上棘连线与后正中线的交汇处(相当于 L_3～L_4 棘突间隙)为穿刺点,并用油性画线笔在皮肤上做标记。如果在 L_3～L_4 棘突间隙穿刺失败,可改在上或下一椎间隙进行。

(三)消毒

以穿刺点为中心,自内向外,消毒范围直径约为 15 cm,消毒 2～3 遍,注意每次重复时的范围要略小于前一次消毒范围。

(四)铺巾

查看穿刺包的消毒日期,打开穿刺包,术者戴无菌手套,检查穿刺包内器械,注意穿刺针是否通畅,并铺消毒洞巾。

(五)麻醉

用注射器抽取 2%利多卡因,注意针头不要碰到药瓶外口壁,持针(针尖斜面向上)在穿刺点斜刺入皮内,在穿刺点局部做皮肤和皮下麻醉;将针头刺入韧带后,回吸无血液,边退针边推注麻醉剂。在拔出针头前注意穿刺深度。

(六)穿刺

术者用左手拇指和示指绷紧并固定穿刺部位皮肤,避免穿刺点移位,右手持腰椎穿刺针垂直于脊背平面,针尖斜面朝向上方刺入皮下后,要从正面及侧面察看进针方向是否正确,这是穿刺成功的关键。针头稍斜向头部,缓慢刺入(成人为 4～6 cm,儿童为 2～4 cm)。针头穿过韧带时有一定的阻力感,当阻力突然降低时,提示针已穿过硬脊膜进入蛛网膜下腔。将针芯慢慢拔出,可见脑脊液流出。

(七)测压

将穿刺针针头斜面朝向头部,接上测压管测量颅内压力,要求患者全身放松,双下肢和颈部略伸展,平静呼吸,可见测压管内液面缓缓上升,到一定平面后液平面随呼吸而波动,此读数为脑脊液压力。正常侧卧位脑脊液压力为 80～180 mmH_2O。压力增高可见于脑水肿、颅内占位性病变、感染、脑卒中、静脉窦血栓形成等,压力减低主要见于低颅内压、脱水、椎管内梗阻和脑脊液漏等。

(八)放液

撤去测压管,根据要求用试管收集适量(2～6 mL)脑脊液送检。

(九)拔针

将针芯重新插入,左手持无菌纱布轻压穿刺处,右手拔出穿刺针,穿刺点消毒,覆盖无菌纱布按压穿刺点。

(十)术毕

嘱患者去枕平卧休息 4～6 小时,多饮水预防穿刺后低颅内压性头痛。

六、注意事项

(1)严格掌握适应证与禁忌证,疑有颅内高压必须先做眼底检查,如有明显视盘水肿或有脑疝先兆者,禁忌穿刺。如果必须穿刺协助诊断,可先用脱水剂降低颅内压,然后选用细穿刺针穿刺,刺入硬脊膜后针芯不要完全拔出,使脑脊液缓慢滴出,以免引起脑疝。

（2）穿刺过程中,注意观察患者意识、瞳孔、脉搏、呼吸的改变,若病情突变,应立即停止操作,并进行抢救。如出现脑疝症状,应立即停止放液,快速静脉给予脱水剂或向椎管内注入生理盐水10～20 mL,如脑疝不能复位,迅速行脑室穿刺。

（3）避免因放液过多、穿刺针过粗致脑脊液自穿刺孔处外漏或过早起床所引起的低颅内压性头痛。低颅内压者可于腰椎穿刺放出脑脊液后,注入等量生理盐水,防止加重。

（4）鞘内注射药物,需放出等量脑脊液,药物要以生理盐水稀释,注射应极缓慢。推入药物时勿一次完全注入,应注入、回抽,每次注入多于回抽,如此反复多次,才可完成。

（5）取脑脊液检查时,选取第1管脑脊液做细菌学检查,第2管做生化检查,第3管做常规、细胞学检查,以免因损伤致细胞检查不准确,根据患者情况取第4管行特异性检查,如怀疑神经梅毒应检测快速血浆反应素环状卡片试验及梅毒螺旋体明胶颗粒凝集试验。

七、并发症及防治

（一）头痛

最常见,多在穿刺后24小时出现,可持续5～8天。通常是脑脊液放出过多造成颅内压减低,牵拉三叉神经感觉支支配的脑膜及血管组织所致。头痛以前额和后枕胀痛或跳痛多见,站立、咳嗽或喷嚏时加重,平卧或头位低时减轻或缓解,应鼓励患者多饮水和卧床休息,严重者可每天静脉滴注生理盐水1 000～1 500 mL。

（二）脑疝

是最危险的并发症,在颅内压增高时,当腰椎穿刺放脑脊液过多过快时,可在穿刺时或术后数小时内发生脑疝,造成意识障碍、呼吸骤停甚至死亡。

（三）出血

腰椎穿刺出血大多数为损伤蛛网膜或硬膜的静脉所致,出血量通常不会引起明显的临床症状。如出血较多时需注意与原发性蛛网膜下腔出血鉴别。

（四）神经根痛

如穿刺针刺伤马尾或脊髓圆锥,会引起暂时性神经根痛,一般不需特殊处理。

（五）感染

较少见,如消毒不彻底、无菌操作不当或局部有感染灶等,可能导致穿刺后感染。

（马继孔）

第五节　心包穿刺术

一、目的

心包穿刺术是穿刺心包腔,抽取(引流)心包积液送检、减轻心包腔压力或者注射入药物,以诊断和治疗心包积液为目的的操作方法。

二、适应证

(1)通过观察抽出液体的性状及结合实验室检查确定心包积液的性质。

(2)解除心脏压塞症状,是急性心脏压塞时的急救手段。

(3)必要时可将药物注入心包腔内,达到治疗的目的。

三、禁忌证

(1)血友病和严重凝血功能障碍者。

(2)主动脉夹层伴发的心包积血不可盲目穿刺。

四、准备事项

(一)物品准备

一次性深静脉置管装置一套、无菌手套、一次性注射器(5 mL、50 mL)、2%利多卡因、试管、心电监护仪和除颤仪、人工呼吸器、抢救药品等。

(二)患者准备

配合医师做好穿刺术,术中不要移动体位,穿刺时尽量不要咳嗽,不用手去接触已经消毒或正在操作的部位;如有不适及时告知医师;签署知情同意书。

(三)医师准备

(1)术前一定要明确最近的心包积液情况,须亲自观察超声下的心包积液定位,了解积液的量、部位、是否有分隔等,以及进针的部位、深度和方向等。

(2)与患者或受委托人谈话沟通:交代病情及操作的必要性,心包穿刺术有一定的风险性,需要详细交代。说明除常见穿刺可能发生的穿刺不成功、出血、感染、过敏等情况外,还可能有严重并发症发生,如心肌损伤、心包填塞、死亡等,如发生上述情况可能需要外科手术开胸抢救。

(3)核对患者信息,了解操作的目的,做好送检准备。

五、操作方法

(1)患者半卧位,暴露前胸,接好心电监护除颤仪,测量血压,确认静脉通道通畅。

(2)选择穿刺点:结合超声检查定位的情况选择穿刺点,通常选择心尖内侧或剑突与左肋缘夹角处。

(3)消毒与铺巾:用棉签或棉球蘸碘伏消毒穿刺部位3次,从穿刺点由内向外圆形扩展消毒,查看一次性器械的消毒日期,打开穿刺包,核对并锯开麻醉药瓶,戴无菌手套,检查包内器械物品,铺洞巾。

(4)麻醉:用注射器抽取2%利多卡因,注意针头不要碰到药瓶的外口壁,在所选择的穿刺点处的局部依次浸润皮肤、皮下等组织直至达心包腔,注射器针头的方向与拟穿刺的方向和深度同,至回抽有积液抽出,拔出注射器。

(5)穿刺:检查穿刺针装置,从剑突下进针时针体与腹壁呈30°~40°,针尖指向左肩方向,向上、向后缓慢穿刺进入心包腔。选择心尖部穿刺时依据超声定位的部位进针,通常是在左侧第5或第6肋间心浊音界内2cm左右处进针,垂直于胸壁,指向脊柱方向。达心包腔时有脱空感,立即停止进针,若针头感觉到心脏搏动感则需稍稍退针,防止心脏损伤。

(6)抽液:拔出针芯,将导丝引入,按压穿刺点处将针轻轻抽出,将导丝留置心包腔。沿导丝用扩张鞘管扩张皮肤和皮下后退出扩张鞘管。沿导丝插入引流管,至引流管有液体流出时接注射器抽液,第一次抽液时不宜超 200 mL,重复抽液可渐增至 300~500 mL。注意液体性状,并准备将所抽出的心包积液送检。

(7)引流管处置:穿刺抽液毕可将引流管拔出,穿刺处纱布固定;如需引流则将引流管末端接引流袋,将引流袋挂床边;如重复抽液,将引流管的开关闭锁,纱布包好后固定,以备下次抽液。

六、终止标准

(1)穿刺成功。

(2)穿刺不成功:重复穿刺时的风险会加大,此时需严密观察患者的生命体征,认真考虑不成功的原因及是否有继续的必要。如必须进行,则在取得患者或委托人同意后更换部位再次穿刺,最好在超声引导下进行。如情况许可择期进行。

(3)如果抽出鲜血需立即停止穿刺并严密观察生命体征,严防心包压塞的发生,一旦出现病情变化须紧急处理。

(4)穿刺过程中出现意外情况:如出现生命体征不稳定、过敏、心脏压塞、患者不配合等情形,需要暂停或终止操作。

七、注意事项

(1)心包穿刺术的风险较大,需要严格掌握适应证并在上级医师指导下进行,术者和助手需密切配合。

(2)事先一定要亲自了解心包积液的情况、适应证和禁忌证及进针的位置、方向;最好能够在床边超声的引导下进行穿刺。

(3)穿刺时动作一定要轻柔,避免损伤心脏及其表面的血管。穿刺时随时观察心电监护和生命体征的变化情况。

(4)防止空气从引流管进入,每次抽液完毕或拔出引流管时需要先夹闭引流管。

(5)术中和术后均需随时观察心电监护和患者生命体征的变化。

(王　芳)

第六节　洗　胃　术

一、目的

洗胃术是指将一定成分的液体灌入胃腔内,混合胃内容物后再抽出,如此反复多次。主要目的为解毒,即需紧急清除经口服进入胃腔内尚未被吸收的或经胃黏膜重新入胃腔的毒物,阻止毒物进一步吸收。也可用于某些手术或某些检查前的准备。

二、适应证

(1)催吐洗胃法无效或意识障碍不合作者。
(2)需留取胃液标本送毒物分析者。
(3)凡口服毒物无禁忌证者。
(4)某些手术或某些检查前的准备。

三、禁忌证

(1)强酸、强碱及其他对消化道有明显腐蚀作用的毒物中毒者。
(2)有上消化道出血、食管异物、食管静脉曲张、主动脉瘤、严重心脏疾病等。
(3)中毒诱发惊厥未控制者。
(4)乙醇中毒,因呕吐反射亢进,插管时容易发生误吸,需慎用洗胃术。

四、准备事项

(一)物品准备

电动洗胃机、洗胃弯盘、50 mL 注射器、洗胃溶液(37 ℃清水)、水温计、橡胶单及治疗单、液状石蜡、带有刻度的桶、吸引设备、压舌板、开口器、舌钳、听诊器、屏风等。

检测洗胃机,正确连接各管道,接电源;将 3 根硅胶管分别和洗胃机连接,进液桶内放入定量的洗胃液,将进液管带有过滤膜一端放入进液桶内,排污管的另一端放入排污桶内,试机,检查洗胃机性能。

(二)患者准备

向患者及其家属解释操作方法,取得患者配合;了解在操作过程中如何做深呼吸、吞咽动作等。

(三)医师准备

评估患者病情、神志、合作情况、核对姓名、核对医嘱等。根据病情实施心肺脑复苏,建立静脉通道,使用相应解毒药。

五、操作方法

(1)体位:清醒患者取左侧卧位,操作者可站在患者的左侧;昏迷患者头偏向一侧,操作者站在患者头偏向的一侧。
(2)铺巾:治疗巾铺在下颌及胸前;放置洗胃弯盘(置 50 mL 注射器、标本瓶)、纱布 2 块(倒液状石蜡于其中一块纱布上)、压舌板、咬口器;打开洗胃包外包装。
(3)戴口罩,戴无菌手套。
(4)测量胃管长度,标记前发际至剑突(或耳垂至鼻尖再至剑突)距离,为 45～55 cm。
(5)再次核对患者相关信息。
(6)插管:将牙垫置于患者口腔,必要时使用开口器;润滑胃管前端,开始插管。插到咽喉部时嘱患者吞咽动作,并观察胃管是否在口腔内盘曲,密切观察患者的反应,插到拟定的长度,验证胃管是否在胃内(抽、看、听三法)。
(7)固定胃管的近端,并从胃管回抽胃液。
(8)连接洗胃管,开机洗胃。

(9)观察患者胃内出入量是否平衡、病情变化、洗胃机运作情况。①出入量不平衡处理:按"液量平衡"键;检查胃管、导管有无扭曲;观察胃管有无堵塞,必要时更换胃管;判断胃管插入的深度,可移动胃管的位置;检查洗胃机运作是否正常。②病情变化:主要为患者生命体征、神志、瞳孔、面色、有无腹痛等情况。

(10)停止洗胃:洗至抽出无色无味液体均停止洗胃。洗胃完毕前,按"液体平衡"键,在"出胃"完毕后停止洗胃机运作。

(11)拔胃管:戴手套,分离胃管,待胃液流尽,松胶布反折胃管后拔管,拔到咽喉部时嘱患者屏住气,快速拔出,同时将牙垫取下,脱手套。

(12)做好洗胃记录:记录胃液的名称,量,洗出液体的量、色、性质等。首次灌洗后抽出液应留取标本送入有关化验,以鉴定毒物品种,便于指导治疗。

(13)可酌情给予导泻及相应的解毒药;检测生命体征。

(14)术后处理:洗胃机需消毒、处理:将进液管、洗胃管和排污管放在消毒液中,按"自动"键循环冲洗,做机内消毒,再将其放入清水中,循环 3 次做机内消毒;机内的水完全排净后,按"停止"键关机。同时清理用物,并归还原处。

六、注意事项

(1)急性口服中毒患者,应促使其尽快呕吐出胃内容物,并迅速准备物品,立即实施洗胃术。洗胃时间越早越好,尽快实施;一般原则在 4～6 个小时内最有效。

(2)向胃内置入胃管应轻柔敏捷熟练,确认胃管已进入胃内(以抽出胃液最可靠)后开始灌洗。昏迷和插管时伴呕吐易发生吸入性肺炎,需警惕预防。

(3)洗胃液以温开水最常用且安全有效。洗胃液应根据不同毒物进行选择。清水最常用。2％碳酸氢钠液常用于有机磷农药等中毒,但应注意不宜用作敌百虫、水杨酸盐和强酸类中毒;1：5 000高锰酸钾溶液对生物碱、毒蕈碱类有氧化解毒作用,但禁用于对硫磷中毒者。

(4)洗胃时每灌注 300～500 mL,即应进行抽吸。防止灌注量过大引起急性胃扩张甚至胃穿孔。一次灌注量过多还易造成多量毒物进入肠内,致毒物吸收增多。

(5)口服毒物的患者有条件时应尽早插胃管洗胃,不要受时间限制。此方法排毒效果好且并发症相对少。

(6)防止通过胃管向胃内送入多量的气体。

(7)防水中毒及电解质紊乱,特别是低钾血症和低氯性碱中毒。

(8)如患者感觉腹痛、流出血性灌洗液或出现休克现象,应立即停止洗胃。

(兰怀振)

第七节　心电图检查及判断

一、心电图检查

心电图检查可以反映被检查者的心脏电活动情况,是临床上最常用的辅助检查方法。

(一)目的

了解和记录被检查者的心脏电活动及其变化情况。

(二)适应证

适用于所有患者及健康体检者。

(三)禁忌证

一般无禁忌,但需取得患者的配合,一些幼儿需适当镇静后再进行检查。

(四)准备事项

1.物品准备

心电图机,心电图纸,75％的酒精棉球或导电糊等。

2.患者准备

患者检查前一般先休息10分钟,保持安静状态、肢体放松和平静呼吸等;女性患者要避免穿连衣裙。

3.医师准备

(1)核对心电图检查申请单(核对患者姓名、性别、年龄、病区、床号、住院号等信息)。

(2)向患者告知心电图检查的目的、方法及注意事项。

(3)检查医师要洗手、戴口罩、帽子、着装整齐,佩戴胸牌。

(五)操作方法

(1)接好电源,打开心电图机开关。

(2)患者一般取平卧位,充分暴露手腕、脚腕和胸部皮肤,用75％的酒精棉球或导电糊擦拭电极安放部位的皮肤,要将皮肤擦拭干净,以保持皮肤与电极良好接触及导电性能,同时注意保护患者的隐私部位。

(3)严格按照国际统一的标准方法正确连接常规12导联心电图的肢体导联和胸导联电极,有时临床医师在诊断后壁心肌梗死或右心室心肌梗死时需加做附加导联记录18导联心电图。①肢体导联:红色肢体导联(RA),右手腕;黄色肢体导联(LA),左手腕;绿色肢体导联(RL),左脚腕;黑色肢体导联(LL),右脚腕。②胸导联:V_1,胸骨右缘第4肋间;V_2,胸骨左缘第4肋间;V_3,V_2与V_4之间;V_4,左锁骨中线与第5肋间交接处;V_5,左腋前线与V_4同水平处;V_6,左腋中线与V_4同水平处。③附加导联:V_{3R},右胸部V_3对称处;V_{4R},右胸部V_4对称处;V_{5R},右胸部V_5对称处;V_7,左腋后线与V_4同水平处;V_8,左肩胛线与V_4同水平处;V_9,左脊柱旁线与V_4同水平处。

(4)查看心电图机显示屏上常规走纸速度确定为25 mm/s,标准电压为10 mm/mV。必要时可根据情况调整走纸速度为50 mm/s、100 mm/s。电压可设置为5 mm/mV或20 mm/mV。

(5)观察心电图机显示屏上心电图波形稳定后再记录心电图。

(6)记录的心电图需标明患者姓名、性别、年龄、病区、床号、住院号等信息。

(7)检查完成后清洁电极及整理好心电图机导联线,关掉心电图机开关,拔掉电源线,整理物品并洗手。

(六)注意事项

(1)要熟悉心电图机各个键钮的功能和标准操作规程,避免粗暴盲目地按键,心电图机应该避免高温、潮湿和日晒。

(2)连接电源应谨慎,应检查使用电源与心电图机要求的电压是否符合。

（3）心电图机必须要有良好的地线。心电图机没有接通地线或地线接通不良,可能产生干扰,特别是心电图机出现漏电或插错电源插头时可能造成检查医师和患者有触电的危险。

（4）正确地操作和使用心电图机非常重要,假如操作不当,不但记录的心电图图形不满意,而且会损坏心电图机,甚至危及检查医师和患者的人身安全。

（5）不可用力牵拉和扭折导联线,以免损坏导联线。定期给心电图机充电以延长心电图机电池使用寿命。

二、正常心电图

(一)概述

心脏机械收缩之前,先产生电激动,心房和心室的电激动可经人体组织传到体表,利用心电图机从体表记录心脏每一次心动周期所产生电活动变化的曲线图形称为心电图。

(二)要点提示

（1）熟练并精确测量心电图各波段的时限及振幅。

（2）掌握正常心电图各波段的定位、形态与方向、正常值及意义。

三、心电图分析方法

(一)概述

为更好地发挥心电图检查重要的临床辅助诊断价值,要求熟记正常心电图的正常值及常见异常心电图的诊断要点,熟练掌握心电图分析方法并与临床资料密切结合才能对心电图作出正确的诊断。

(二)主要知识点

1.浏览心电图

看有无心电图伪差现象,常见的心电图伪差有以下 4 点:图形基线不稳、交流电干扰、肌电干扰、导联电极有无连接错误。

2.心电图分析步骤

（1）首先分析心电图的 P 波,根据 P 波的有无、形状及其与 QRS 波群的关系来进行分析。P 波通常在 II 导联和 V_1 导联上最清楚并根据 P 波来判断心电图的心律:窦性心律或异位心律。

（2）测量 PP 间期或 RR 间期,分别计算心房率或心室率。

（3）观察各导联的 P 波、QRS 波群、ST 段、T 波和 U 波的形态、方向、振幅和时间是否正常。

（4）测量心电轴。

（5）测量 PR 间期和 QT 间期。

（6）比较 PP 间期和 RR 间期,找出心房率与心室率的关系,注意有无提前、延迟或异常的 P 波和 QRS 波群,以判定异位心律和心脏传导阻滞的程度和部位。

3.心电图诊断报告

最后密切结合临床资料,作出心电图诊断报告,报告内容应包括:

（1）患者的一般信息、检查日期、报告日期和时间。

（2）心电图特点的描述,尤其是异常心电图描述要详细。

（3）心电图诊断结论:①正常,如窦性心律、(大致)正常心电图;②异常,写出具体诊断,应写出具体异常心电图的诊断结论,如右心房肥大、左心室肥厚、急性下壁心肌梗死、室性期前收缩、心房颤动、完全性左束支阻滞等。

（4）诊断医师签名及审核医师签名。

（三）要点提示

（1）心电图的描记需规范，不能有伪差现象。

（2）熟记正常心电图的正常值及异常心电图诊断要点。

（3）心电图诊断需与临床资料密切结合。

四、常见异常心电图判断

（一）概述

心脏的电活动可以经人体组织传导到体表，心电图是从体表记录心脏产生电活动变化的图形，这种心电图变化有一些形态和数值的改变，并进行定性和定量分析，熟记常见异常心电图诊断要点可发挥心电图对多种疾病重要的临床辅助诊断价值。

（二）主要知识点

1.心房肥大和心室肥厚

心脏的心房肥大或心室肥厚引起心房肌或心室肌的除极综合向量发生变化，从而引起 P 波或 QRS 波也发生相应的心电变化。

（1）心房肥大。①右心房肥大心电图诊断要点：Ⅱ、Ⅲ、aVF 导联 P 波高尖，电压≥0.25 mV，又称"肺型 P 波"。②左心房肥大心电图诊断要点：P 波增宽≥0.12 秒，P 波呈双峰、峰距≥0.04 秒，通常后峰＞前峰，V_1 导联 P 波终末电势≥0.04 mm·s，又称"二尖瓣型 P 波"。

（2）心室肥厚。①左心室肥厚心电图诊断要点：R_{V5} 或 R_{V6}＞2.5 mV；$R_{V5}＋S_{V1}$＞3.5 mV（女）＞4.0 mV（男）；R_I＞1.5 mV；$R_I＋S_{Ⅲ}$＞2.5 mV；R_{aVL}＞1.2 mV。②右心室肥厚心电图诊断要点：R_{V1}＞1.0 mV；$R_{V1}＋S_{V5}$＞1.2 mV；V_1 导联 R/S≥1 或/及 V_5 导联 R/S＜1；R_{aVR}＞0.5 mV；电轴右偏。

2.心肌梗死

在冠状动脉粥样硬化的基础上不稳定斑块破裂致冠状动脉发生完全性或不完全性闭塞，使靠这支冠状动脉供血的心肌发生严重而且持久的缺血、损伤、坏死，从而引起相应的心电图改变。

（1）典型急性期心肌梗死心电图特征图形：坏死型 Q 波改变；损伤型 ST 段抬高；缺血型 T 波改变。

（2）心肌梗死心电图的动态演变和分期：心肌梗死发生后，心肌逐渐出现缺血、损伤、坏死和恢复的过程而使心电图表现为一个动态演变规律，根据心电图图形变化分为超急性期、急性期、亚急性期和陈旧期。

（3）心肌梗死心电图的定位诊断：根据急性期心肌梗死心电图特征图形出现在哪些导联作出心肌梗死的定位诊断，可初步判断相关的"罪犯"血管。

3.心律失常

正常窦性心律激动起源于窦房结，心电图示窦性 P 波在Ⅱ、Ⅲ、aVF 导联直立，aVR 导联倒置，PR 间期 0.12～0.20 秒，频率 60～100 次/分，心律失常指心脏激动起源异常和/或传导异常。

（1）心律失常的分类。①窦性心律失常：窦性心动过速、窦性心动过缓、窦性停搏、窦房传导阻滞。②房性心律失常：房性期前收缩、房性心动过速、心房扑动、心房颤动。③房室交界性心律失常：交界性期前收缩、阵发性室上性心动过速。④室性心律失常：室性期前收缩、室性心动过速、心室扑动、心室颤动。⑤心脏传导异常:室内阻滞、房室阻滞、预激综合征。

(2)窦性心律失常:窦房结激动形成和/或传导异常。

(3)房性心律失常:起源于窦房结以外心房其他部位的激动异常。

(4)房室交界性心律失常:起源于房室交界区的激动形成异常,房室交界区可出现折返性心动过速。

(5)室性心律失常:起源于心室希氏束分叉以下部位激动形成异常。

(6)心脏室内阻滞:激动在心室内(希氏束分叉以下)传导异常。

(7)心脏房室阻滞:激动在心房和心室间的部位(常见房室结和希氏束)传导异常。

(8)预激综合征。①定义:在正常的房室结传导路径以外,存在附加的房室传导束(旁路)。②经典型预激综合征心电图特点:PR 间期缩短<0.12 秒;QRS 波群起始部有预激波(delta 波);QRS 波群增宽≥0.12 秒。

4.心脏起搏心电图

人工心脏起搏器的脉冲发生器发放脉冲电流,通过导线和电极传导至电极所接触的心房肌和/或心室肌,使心肌细胞受到电流刺激产生激动而形成的心电图。

(1)心脏起搏器代码及其含义(表 2-1)。

表 2-1　心脏起搏器代码及其含义

代码位置	1	2	3	4	5
含义	起搏心腔	感知心腔	对感知的反应	频率调节	多部位起搏
使用的字母	O,无	O,无	O,无	O,无	O,无
	A,心房	A,心房	T,触发	R,频率调节	A,心房
	V,心室	V,心室	I,抑制		V,心室
	D,(A+V)	D,(A+V)	D,(T+I)		D,(A+V)

(2)起搏心电图的 P 波和/或 QRS 波群前有"钉子"样起搏信号。

(曹　莉)

第三章

内科疾病常见临床表现

第一节 心 悸

一、概述

心悸是人们主观感觉心跳或心慌，患者主诉心脏像擂鼓样，心脏停搏，心慌不稳等，常伴心前区不适，是由于心率过快或过缓、心律不齐、心肌收缩力增加或神经敏感性增高等因素引起。一般健康人仅在剧烈运动、神经过度紧张或高度兴奋时才会有心悸的感觉，神经官能症或处于焦虑状态的患者即使没有心律失常或器质性心脏病，也常以心悸为主诉而就诊，而某些患器质性心脏病者或出现频发性期前收缩，甚至心房颤动而并不感觉心悸。

二、诊断

(一)临床表现

由于心律失常引起的心悸，在检查患者的当时心律失常不一定存在，因此务必让患者详细陈述发病的缓急、病程的长短；发生心悸当时的主观症状，如有无心脏活动过强、过快、过慢、不规则的感觉；持续性或阵发性；是否伴有意识改变；周围循环状态如四肢发冷、面色苍白及发作持续时间等；有无多食、怕热、易出汗、消瘦等；心悸发作的诱因与体位、体力活动、精神状态及麻黄碱、胰岛素等药物的关系。体检重点检查有无心脏疾病的体征，如心脏杂音、心脏扩大及心律改变，有无血压增高、脉压增宽、动脉枪击音、水冲脉等高动力循环的表现，注意甲状腺是否肿大、有无突眼、震颤及杂音以及有无贫血的体征。

(二)辅助检查

为明确有无心律失常存在及其性质应做心电图检查，如常规心电图未发现异常，可根据患者情况予以适当运动如仰卧起坐、蹲踞活动或 24 小时动态心电图检查，怀疑冠心病、心肌炎者给予运动负荷试验，阳性检出率较高，如高度怀疑有恶性室性心律失常者，应做连续心电图监测。如怀疑有甲状腺功能亢进、低血糖或嗜铬细胞瘤时可进行相关的实验室检查。

三、鉴别诊断

心悸的鉴别需明确其为心脏原发性节律紊乱引起还是继发循环系统以外的疾病所致，进一步需确定其为功能性还是器质性疾病导致的心悸。

（一）心律失常

1.期前收缩

期前收缩为心悸最常见的病因。不少正常人可因期前收缩的发生而以心悸就诊,心突然"悬空""下沉"或"停顿"感是期前收缩的特征。此种感觉不但与代偿间歇的长短有关,且往往与期前收缩后的心搏出量有关。心脏病患者发生期前收缩的机会更多,心肌梗死患者如期前收缩发生在前一心搏的 T 波上,特别容易引起室性心动过速或心室颤动,应及时处理。听诊可发现心跳不规则,第一心音增强,第二心音减弱或消失,以后有一较长的代偿间歇,桡动脉搏动减弱,甚或消失,形成脉搏短细。

2.阵发性心动过速

阵发性心动过速是一种阵发性规则而快速的异位心律,具有突发突止的特点,发作时间长短不一,心率在每分钟160～220 次,大多数阵发性室上性心动过速是由折返机制引起,多无器质性心脏病,心动过速发作可由情绪激动、突然用力、疲劳或饱餐所致,亦可无明显诱因出现心悸、心前区不适、精神不安等,严重者可出现血压下降、头晕、乏力甚至心绞痛。室性心动过速最常发生于冠心病,尤其是发生过心肌梗死有室壁瘤的患者及心功能较差者;也可见于其他心脏病甚至无心脏病的患者。阵发性室上性心动过速和室性心动过速心电图不难鉴别,但宽 QRS 波室上性心动过速有时与室速难以区分,必要时可做心脏电生理检查。

3.心房颤动

心房颤动亦为常见心悸原因之一,特别是初发又未经治疗而心率快速者。多发生在器质性心脏病基础上。由于心房活动不协调,失去有效收缩力,加以快而不规则心室节律使心室舒张期缩短,心室充盈不足,因而心排血量不足,常可诱发心力衰竭。体征主要是心律完全不规则,输出量甚少的心搏可引起脉搏短细,心率越快,脉搏短细越显著。心电图检查示窦性 P 波消失,出现细小而形态不一的心房颤动波,心室率绝对不齐则可明确诊断。

（二）心外因素性心悸

1.贫血

常见病因和诱因有钩虫病、溃疡病、痔、月经过多、产后出血、外伤出血等。心悸因心率代偿性增快所致,头晕、眼花、乏力、皮肤黏膜苍白,为贫血疾病的共性,贫血纠正,心悸好转。各种贫血有其特有的临床表现:可有皮肤黏膜出血,上腹部压痛,消瘦,产后出血等。血常规、血小板计数、网织红细胞计数、红细胞比容、外周血及骨髓涂片、粪检寄生虫卵等可资鉴别。

2.甲状腺功能亢进症

以 20～40 岁女性多见。甲状腺激素分泌过多,兴奋和刺激心脏,心悸因代谢亢进心率增快引起,稍活动,心悸明显加剧,伴手震颤、怕热、多汗、失眠、易激动、食欲亢进、消瘦;甲状腺弥漫性肿大;有细震颤和血管杂音;眼球突出,持续性心动过速。实验室检查甲状腺摄碘率升高,甲状腺抑制试验阴性,血总 T_3、T_4 升高,基础代谢率升高等。

3.休克

由于全身组织灌注不足,微循环血流减少,致使心率增快,出现心悸。典型临床症状为皮肤苍白,四肢皮肤湿冷,意识模糊,脉快而弱,血压明显下降,脉压小,尿量减少,二氧化碳结合力和血 pH 有不同程度的降低,收缩压下降至 10.7 kPa(80 mmHg)以下,脉压 < 2.7 kPa(20 mmHg),原有高血压者收缩压较原有水平下降30％以上。

4.高原病

多见于初入高原者,由于在海拔 3 000 m 以上,大气压和氧分压降低,引起人体缺氧,心率代偿性增快而出现心悸,伴头痛、头晕、眩晕、恶心、呕吐、失眠、疲倦、气喘、胸闷、胸痛、咳嗽、咯血色泡沫痰、呼吸困难等,严重者可出现高原性肺脑水肿。X 线检查:肺动脉段隆凸,右心室肥大,心电图见右心室肥厚及肺性P 波等;血液检查:红细胞增多,如红细胞数$>6.5\times10^{12}/L$,血红蛋白含量>18.5 g/L 等。

5.发热性疾病

由病毒、细菌、支原体、立克次体、寄生虫等感染引起。心悸常与发热有明显关系,热退,则心悸缓解。根据原发病不同,有其不同临床体征,血、尿、粪常规检查及 X 线检查,超声检查等可明确诊断。药物作用所致的心悸:肾上腺素、阿托品、甲状腺素等药物使用后心率加快,出现心悸。停药后心悸逐渐消失。临床表现除原有疾病的症状外,尚有心前区不适、面色潮红、烦躁不安、心动过速等,详细询问用药史及停药后症状消失可资鉴别。

(三)妊娠期心动过速

由于胎儿生长需要,血流量增加,流速加快,心率加快而致心悸。多见于妊娠后期,有妊娠期的变化:如子宫增大、乳房增大、呼吸困难等症状,下肢水肿、心动过速、腹部随妊娠月龄的增加而膨大,可伴有高血压,尿妊娠试验、黄体酮试验、超声检查等鉴别不难。

(四)更年期综合征

主要与卵巢功能衰退,性激素分泌失调有关。多发生于 45～55 岁,激素分泌紊乱、自主神经功能异常而引起心悸。主要特征为月经紊乱,全身不适,面部皮肤阵阵发红,忽冷,忽热,出汗,情绪易激动,失眠、耳鸣、腰背酸痛,性功能减退等。血、尿中的雌激素及催乳素减少。尿促卵泡素(FSH)与黄体生成激素(LH)增高为诊断依据。

(五)心脏神经官能症

主要由于中枢神经功能失调,影响自主神经功能,造成心脏血管功能异常。患者群多为青壮年(20～40 岁)女性,心悸与精神状态、失眠有明显关系,主诉较多。如呼吸困难、心前区疼痛、易激动、易疲劳、失眠、多梦、头晕、头痛、记忆力差、注意力涣散、多汗、手足冷、腹胀、尿频等。X 线检查、心电图、超声心动图等检查正常。

(许玉平)

第二节 头 痛

狭义的头痛只是指颅顶部疼痛而言,广义的头痛可包括面、咽、颈部疼痛。对头痛的处理首先应找到产生头痛的原因。急性剧烈头痛与既往头痛无关,且以暴发起病或不断加重为特征者,提示有严重疾病存在,可带来不良后果。慢性或复发性头痛,成年累月久治不愈,多半属血管性或精神性头痛。临床上绝大部分患者是慢性或复发性头痛。

一、病因

(一)全身性疾病伴发的头痛

(1)高血压:头痛位于枕部或全头,跳痛性质,晨醒最重为高血压性头痛的特征,舒张压在

17.3 kPa(130 mmHg)以上者较常见。

（2）肾上腺皮质功能亢进、原发性醛固酮增多症、嗜铬细胞瘤等，常引起持续性或发作性剧烈头痛，头痛与伴随儿茶酚胺释放时阵发性血压升高有关。

（3）颞动脉炎：50岁以上，女性居多，头痛剧烈，常突然发作，并呈持续跳动性，一般限于一侧颞部，常伴有皮肤感觉过敏；受累的颞动脉发硬增粗，如管壁病变严重，颞动脉搏动消失，常有触痛，头颅其他血管也可发生类似病变。其可怕的并发症是单眼或双眼失明。本病不少患者伴有原因不明的"风湿性肌肉-关节痛"，可有夜汗、发热、血沉加速、白细胞增多。

（4）甲状腺功能减退或亢进。

（5）低血糖：当发生低血糖时通常有不同程度的头痛，尤其是儿童。

（6）慢性充血性心力衰竭、肺气肿。

（7）贫血和红细胞增多症。

（8）心脏瓣膜病变：如二尖瓣脱垂。

（9）传染性单核细胞增多症、亚急性细菌性心内膜炎、艾滋病所致的中枢神经系统感染或继发的机会性感染。

（10）头痛型癫痫：脑电图有癫痫样放电，抗癫痫治疗有效，多见于儿童的发作性剧烈头痛。

（11）绝经期头痛：头痛是妇女绝经期常见的症状，常伴有情绪不稳、心悸、失眠、周身不适等症状。

（12）变态反应性疾病引起的头痛常从额部开始，呈弥漫性，双侧或一侧，每次发作都是接触变应原后而发生，伴有过敏症状。头痛持续几小时甚至几天。

（13）急慢性中毒后头痛：①慢性铅、汞、苯中毒，其特点类似功能性头痛，多伴有头晕、眩晕、乏力、食欲减退、情绪不稳及有自主神经功能紊乱。慢性铅中毒可出现牙龈边缘之蓝色铅线，慢性汞中毒可伴有口腔炎，牙龈边缘出现棕色汞线。慢性苯中毒伴有白细胞计数减少，血小板和红细胞也相继减少。②一氧化碳中毒。③有机磷农药中毒。④酒精中毒，宿醉头痛是在大量饮酒后隔天早晨出现的持续性头痛，由于血管扩张所致。⑤颠茄碱类中毒，由于阿托品、东莨菪碱过量引起头痛。

（14）脑寄生虫病引起的头痛：如脑囊虫病通常是全头胀痛、跳痛，可伴恶心、呕吐，但无明显定位意义。脑室系统囊虫病头痛的显著特征为：由于头位改变突然出现剧烈头痛发作，呈强迫头位伴眩晕及喷射性呕吐，称为 Bruns 综合征。流行病学史可以协助诊断。

（二）五官疾病伴发的头痛

1.眼

（1）眼疲劳：如隐斜、屈光不正尤其是未纠正的老视等。

（2）青光眼：眼深部疼痛，放射至前额。急性青光眼可有眼部剧烈疼痛，瞳孔常不对称，病侧角膜周围充血。

（3）视神经炎：除视力模糊外并有眼内、眼后或眼周疼痛，眼过分活动时产生疼痛，眼球有压痛。

2.耳、鼻、喉

（1）鼻源性头痛：指鼻腔、鼻窦病变引起的头痛，多为前额深部头痛，呈钝痛和隐痛，无搏动性，上午痛较重，下午痛减轻，一般都有鼻病症状，如鼻塞、流脓涕等。

（2）鼻咽癌：除头痛外常有耳鼻症状如鼻衄、耳鸣、听力减退、鼻塞、脑神经损害（第Ⅴ、Ⅵ、Ⅸ、

Ⅻ对脑神经较常见），以及颈淋巴结转移等。

3.齿

（1）龋病或牙根炎感染可引起第 2、3 支三叉神经痛。

（2）Costen 综合征：颞颌关节功能紊乱，患侧耳前疼痛，放射至颞、面或颈部，伴耳阻塞感。

（三）头面部神经痛

1.三叉神经痛

疼痛不超出三叉神经分布范围，常位于口-耳区（自下犬齿向后扩展至耳深部）或鼻-眶区（自鼻孔向上放射至眼眶内或外），疼痛剧烈，来去急骤，约数秒钟即过。可伴面肌抽搐，流涎流泪，结膜充血，发作常越来越频繁，间歇期正常。咀嚼、刷牙、说话、风吹颜面均可触发。须区别系原发性或症状性三叉神经痛，后者检查时往往有神经损害体征，如颜面感觉障碍、角膜反射消失、颞肌咬肌萎缩等。病因有小脑脑桥角病变、鼻咽癌侵蚀颅底等。

2.眶上神经痛

位于一侧眼眶上部，眶上切迹处有持续性疼痛并有压痛，局部皮肤有感觉过敏或减退，常见于感冒后。

3.舌咽神经痛

累及舌咽神经和迷走神经的耳、咽支的感觉分布区域，疼痛剧烈并呈阵发性，但也可呈持续性，疼痛限于咽喉，或波及耳、腭甚至颈部，吞咽、伸舌均可促发。

4.枕神经痛

病变侵犯上颈神经感觉根或枕大神经或耳后神经，疼痛自枕部放射至头顶，也可放射至肩或同侧颞、额、眶后区域，疼痛剧烈，活动、咳嗽、打喷嚏使疼痛加重，常为持续性痛，但可有阵发性痛，常有头皮感觉过敏，梳头时觉两侧头皮感觉不一样。病因不一，可见于受凉、感染、外伤、上颈椎类风湿病、寰枢椎畸形、Arnoid-Chiari 畸形（小脑扁桃体下疝畸形）、小脑或脊髓上部肿瘤。

5.其他

Tolosa-Hunt 综合征、带状疱疹性眼炎等。

（四）颈椎病伤引起的头痛

1.颈椎关节强硬及椎间盘病

头痛位于枕部或下枕部，多钝痛，单侧或双侧，严重时波及前额、眼或颞部，甚至同侧上臂，起初间歇发作，后呈持续性，多发生在早晨，颈转动以及咳嗽和用力时头痛加重。除由于颈神经根病变或脊髓受压引起者外神经体征少见，头和颈可呈异常姿势，颈活动受限，几乎总有枕下部压痛和肌痉挛，头顶加压可再现头痛。

2.类风湿关节炎和关节强硬性脊椎炎

枕骨下深部的间歇或持续疼痛，头前屈时成锐痛和刀割样痛，头后仰或固定于两手间可暂时缓解，疼痛可放射至颜面部或眼。

3.枕颈部病变

寰枢椎脱位、寰枢关节脱位、寰椎枕化及颅底压迹均可产生枕骨下疼痛，屈颈或向前弯腰促发疼痛，平卧时减轻。小脑扁桃体疝、枕大孔脑膜瘤、上颈部神经纤维瘤、室管膜瘤、转移性瘤可牵拉神经根而产生枕骨下疼痛，向额部放射。头颅和脊柱本身病变诸如骨髓瘤、转移瘤、骨髓炎、脊椎结核、Paget 病（变形性骨炎）引起骨膜痛，并产生反射性肌痉挛。

4.颈部外伤后

头痛剧烈,有时枕部一侧较重,持续性,颈活动时加重,运动受限,颈肌痉挛。

(五)颅内疾病所致头痛

1.脑膜刺激性头痛

自发性蛛网膜下腔出血,起病突然,多为全头痛,扩展至头、颈后部,呈"裂开样"痛,常有颈项强直。脑炎、脑膜炎时也为全面性头痛,伴有发热及颈项强直,脑脊液检查有助诊断。

2.牵引性头痛

由于脑膜与血管或脑神经的移位或过牵引产生。见于颅内占位病变、颅内高压症和颅内低压症。各种颅内占位病变如硬膜下血肿、脑瘤、脑脓肿等均可产生头痛。脑瘤头痛,起初常是阵发性,早晨最剧,其后变为持续性,可并发呕吐。阻塞性脑积水引起颅内压增高,头痛为主要症状,用力、咳嗽、排便时头痛加重,常并发喷射性呕吐、脉缓、血压高、呼吸不规则、意识模糊、癫痫、视盘水肿等。颅内低压症见于腰穿后、颅脑损伤、脱水等,腰穿后头痛于腰穿后48小时内出现,于卧位坐起或站立后发生头痛,伴恶心、呕吐,平卧后头痛缓解,腰穿压力在70 mmH_2O以下,严重时无脑脊液流出,可伴有颈部僵直感。良性高颅压性头痛具有颅压增高的症状,急性或发作性全头痛,有呕吐、眼底视盘水肿,腰穿压力增高,头颅CT或MRI无异常。

(六)偏头痛

偏头痛可有遗传因素,以反复发作性头痛为特征,头痛程度、频度及持续时间可有很大差别,多为单侧,常有厌食、恶心和呕吐,有些病例伴有情绪障碍。又可分为以下几种。

1.有先兆的偏头痛

占10%～20%,青春期发病,有家族史,劳累、情绪因素、月经期等易发。发作前常有先兆,如闪光、暗点、偏盲以及面、舌、肢体麻木等。继之以一侧或双侧头部剧烈搏动性跳痛或胀痛,多伴有恶心、呕吐、面色苍白、畏光或畏声。持续2～72小时恢复。间歇期自数天至十余年不等。

2.没有先兆的偏头痛

最常见,无先兆或有不清楚的先兆,见于发作前数小时或数天,包括精神障碍、胃肠道症状和体液平衡变化,面色苍白、头晕、出汗、兴奋、局部或全身水肿则与典型偏头痛相同,头痛可双侧,持续时间较长,自十多小时至数天不等,随年龄增长头痛强度变轻。

3.眼肌瘫痪型偏头痛

少见,头痛伴有动眼神经麻痹,常在持续性头痛3～5天后,头痛强度减轻时麻痹变得明显,睑下垂最常见。若发作频繁动眼神经偶可永久损害。颅内动脉瘤可引起单侧头痛和动眼神经麻痹。

4.基底偏头痛

少见。见于年轻妇女和女孩,与月经周期明显有关。先兆症状包括失明、意识障碍和各种脑干症状如眩晕、共济失调、构音障碍和感觉异常,历时20～40分钟,继之剧烈搏动性枕部头痛和呕吐。

5.偏瘫型偏头痛

以出现偏瘫为特征,头痛消失后神经体征可保留一段时期。

(七)丛集性头痛

丛集性头痛为与偏头痛密切相关的单侧型头痛,男多于女,常在30～60岁起病,其特点是一连串紧密发作后间歇数月甚至数年。发作突然,强烈头痛位于面上部、眶周和前额,常在夜间发作,密集的短阵头痛每次15～90分钟;有明显的并发症状,包括球结膜充血、流泪、鼻充血,约

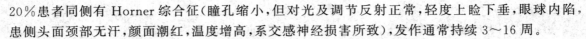

20％患者同侧有 Horner 综合征(瞳孔缩小,但对光及调节反射正常,轻度上睑下垂,眼球内陷,患侧头面颈部无汗,颜面潮红,温度增高,系交感神经损害所致),发作通常持续 3～16 周。

(八)紧张型头痛

紧张型头痛包括发作性及慢性肌肉收缩性头痛或非肌肉收缩性痛(焦虑、抑郁)。患者叙述含糊的弥漫性钝痛和重压感、箍紧感,几乎总是双侧性。偏头痛的特征样单侧搏动性疼痛少见,无明显恶心、呕吐等伴随症状。慢性头痛可以持续数十年,导致焦虑、抑郁状态,失眠、噩梦、厌食、疲乏、便秘、体重减轻等。镇痛剂短时有效,但长期服用反而可能造成药物依赖性头痛,生物反馈是较好的治疗方法。

(九)脑外伤后头痛

脑外伤后头痛指外伤恢复期后的慢性头痛,主要起源于颅外因素,如头皮局部疤痕。可表现肌肉收缩性痛、偏头痛、功能性头痛。有时并发转头时眩晕、恶心、过敏和失眠。

二、诊断

(一)问诊

不少头痛病例的诊断(如偏头痛、精神性头痛等),主要是以病史为依据,特别要注意下列各点。

1.头痛的特点

(1)起病方式及病程:急、慢、长、短,发作性、持续性或在持续性基础上有发作性加重,注意发作时间长短及次数,以及头痛发作前后情况。

(2)头痛的性质及程度:压榨样痛、胀痛、钝痛、跳痛、闪电样痛、爆裂样痛、针刺样痛,加重或减轻因素,与体位的关系。

(3)头痛的部位:局部、弥散、固定、多变。

2.伴随症状

有无先兆(眼前闪光、黑矇、口唇麻木及偏身麻木、无力),恶心、呕吐、眩晕、出汗、排便,五官症状(眼痛、视力减退、畏光、流泪、流涕、鼻塞、鼻出血、耳鸣、耳聋),神经症状(抽搐、瘫痪、感觉障碍),精神症状(失眠、多梦、记忆力减退、注意力不集中、淡漠、忧郁),以及发热等。

3.常见病因

有无外伤、感染、中毒或精神因素、肿瘤病史。

(二)系统和重点检查

在一般检查、神经检查及精神检查中应着重以下几点。

(1)体温、脉搏、呼吸、血压的测量。

(2)眼、耳、鼻、鼻窦、咽、齿、下颌关节有无病变,特别注意有无鼻咽癌迹象。

(3)头、颈部检查:注意有无强迫头位,颈椎活动幅度如何。观察体位改变(直立、平卧、转头)对头痛的影响。头颈部有无损伤、肿块、压痛、肌肉紧张、淋巴结肿大,有无血管怒张、发硬、杂音、搏动消失等。有无脑膜刺激征。

(4)神经检查:注意瞳孔大小、视力、视野,视盘有无水肿,头面部及肢体有无瘫痪和感觉障碍。

(三)分析方法

根据病史和体检的发现,对照前述病因分类中各种头痛的临床特点,进行细致考虑。一般而论,首先考虑是官能性还是器质性头痛。若属后者,分析是全身性疾病,还是颅内占位性病变或非占位性病变引起的头痛,或颅外涉及眼、耳、鼻、喉、齿部疾病和头面部神经痛性头痛。对一时诊断不清者,应严密观察,定期复查,切忌"头痛医头",以免误诊。

（四）选择辅助检查

根据前述设想,推断头痛患者可能的病因,依照拟诊,选作针对性的辅助检查,如怀疑蛛网膜下腔出血,可检查脑脊液;怀疑脑瘤,可做头颅 CT 或 MRI;怀疑颅内感染,可行脑电图检查。

（张桂光）

第三节　腹　　痛

一、急性腹痛

（一）病因

1.腹腔脏器疾病引起的急性腹痛

（1）炎症性:急性胃炎、急性胃肠炎、急性胆囊炎、急性胰腺炎、急性阑尾炎、急性出血坏死性肠炎、急性局限性肠炎、急性末端回肠憩室炎（Meckel 憩室炎）、急性结肠憩室炎、急性肠系膜淋巴结炎、急性原发性腹膜炎、急性继发性腹膜炎、急性盆腔炎、急性肾盂肾炎。

（2）穿孔性:胃或十二指肠急性穿孔、急性肠穿孔。

（3）梗阻（或扭转）性:胃黏膜脱垂症、急性胃扭转、急性肠梗阻、胆道蛔虫病、胆石症、急性胆囊扭转、肾与输尿管结石、大网膜扭转、急性脾扭转、卵巢囊肿扭转、妊娠子宫扭转。

（4）内出血性:肝癌破裂、脾破裂、肝破裂、腹主动脉瘤破裂、肝动脉瘤破裂、脾动脉瘤破裂、异位妊娠破裂、卵巢破裂（滤泡破裂或黄体破裂）。痛经为常见病因。

（5）缺血性:较少见,如由于心脏内血栓脱落,或动脉粥样硬化血栓形成所引起的肠系膜动脉急性闭塞、腹腔手术后或盆腔炎并发的肠系膜静脉血栓形成。

2.腹腔外疾病引起的急性腹痛

（1）胸部疾病:大叶性肺炎、急性心肌梗死、急性心包炎、急性右心衰竭、膈胸膜炎、肋间神经痛。

（2）神经源性疾病:神经根炎、带状疱疹、腹型癫痫。脊髓肿瘤、脊髓痨亦常有腹痛。

（3）中毒及代谢性疾病:铅中毒、急性铊中毒、糖尿病酮中毒、尿毒症、血紫质病、低血糖状态、原发性高脂血症、低钙血症、低钠血症。细菌（破伤风）毒素可致剧烈腹痛。

（4）变态反应及结缔组织疾病:腹型过敏性紫癜、腹型荨麻疹、腹型风湿热、结节性多动脉炎、系统性红斑狼疮。

（5）急性溶血:可由药物、感染、食物（如蚕豆）或误输异型血引起。

（二）诊断

（1）首先区别急性腹痛是起源于腹腔内疾病还是腹腔外疾病,腹腔外病变造成的急性腹痛属于内科范畴,常在其他部位可发现阳性体征。不能误认为外科急性腹痛而盲目进行手术。

（2）如已肯定病变在腹腔脏器,应区别属外科（包括妇科）抑或内科疾病。外科性急腹痛一般具有下列特点：①起病急骤，多无先驱症状。②如腹痛为主症，常先有腹痛，后出现发热等全身性中毒症状。③有腹膜激惹体征(压痛、反跳痛、腹肌抵抗)。造成内科性急腹痛的腹部脏器病变主要是炎症，其特点：急性腹痛常是各种临床表现中的一个症状，或在整个病程的某一阶段构成主症；全身中毒症状常出现在腹痛之前；腹部有压痛，偶有轻度腹肌抵抗，但无反跳痛。

(3)进一步确定腹部病变脏器的部位与病因。①详尽的病史和细致的体检仍然是最重要、最基本的诊断手段。一般应询问最初痛在何处及发展经过怎样，阵发性痛或是持续性痛，轻重程度如何，痛与排便有无关系，痛时有无呕吐，呕吐物性质如何，有无放射痛，痛与体位、呼吸的关系等。腹痛性质的分析，常与确定诊断有很大帮助。阵发性绞痛是空腔脏器发生梗阻或痉挛，如胆管绞痛，肾、输尿管绞痛，肠绞痛。阵发性钻顶样痛是胆道、胰管或阑尾蛔虫梗阻的特征。持续性腹痛多是腹内炎症性疾病，如急性阑尾炎、腹膜炎等。结肠与小肠急性炎症时也常发生绞痛，但常伴有腹泻。持续性疼痛伴阵发性加剧，多表明炎症同时伴有梗阻，如胆石症伴发感染。腹痛部位一般即病变部位，但也有例外，如急性阑尾炎初期疼痛在中上腹部或脐周。膈胸膜炎、急性心肌梗死等腹外病变也可能以腹痛为首发症状。中上腹痛伴右肩背部放射痛者，常为胆囊炎、胆石症。上腹痛伴腰背部放射痛者，常为胰腺炎。②体检重点在腹部，同时也必须注意全身检查，如面容表情、体位、心、肺有无过敏性皮疹及紫癜等。肛门、直肠指检应列为常规体检内容，检查时注意有无压痛、膨隆、波动及肿块等，并注意指套上有无血和黏液。一般根据病史和体检查已能作出初步诊断。③辅助检查应视病情需要与许可，有目的地选用。检验：炎症性疾病白细胞计数常增加。急性胰腺炎患者血与尿淀粉酶增高。排除糖尿病酮中毒须查尿糖和尿酮体。X线检查：胸片可以明确或排除肺部和胸膜病变。腹部平片可观察有无气液面和游离气体，有助于肠梗阻和消化道穿孔的诊断。右上腹出现结石阴影提示胆结石或肾结石。下腹部出现结石阴影可能是输尿管结石。腹主动脉瘤的周围可有钙化壳。CT、MRI检查：较X线检查有更高的分辨力，所显示的影像更为清晰。超声波检查：有助于提示腹腔内积液，并可鉴别肿块为实质性或含有液体的囊性。腹腔穿刺和腹腔灌洗：在疑有腹膜炎及血腹时，可做腹腔穿刺。必要时可通过穿刺将透析用导管插入腹腔，用生理盐水灌洗，抽出液体检查可提高阳性率。穿刺液如为血性，说明腹内脏器有破裂出血。化脓性腹膜炎为浑浊黄色脓液，含大量中性多核白细胞，有时可镜检和/或培养得细菌。急性胰腺炎为血清样或血性液体，淀粉酶含量早期升高，超过血清淀粉酶。胆囊穿孔时，可抽得感染性胆汁。急性腹痛的病因较复杂，病情大多危重，且时有变化，诊断时必须掌握全面的临床资料，细致分析。少数难以及时确定诊断的病例，应严密观察，同时采取相应的治疗措施，但忌用镇痛剂，以免掩盖病情，贻误正确的诊断与治疗。

二、慢性腹痛

(一)病因

慢性腹痛是指起病缓慢、病程较长或急性发作后时发时愈者，其病因常与急性腹痛相仿。

1.慢性上腹痛

(1)食管疾病：如反流性食管炎、食管裂孔疝、食管炎、食管溃疡、食管贲门失弛缓症、贲门部癌等。

(2)胃十二指肠疾病：如胃或十二指肠溃疡、慢性胃炎、胃癌、胃黏膜脱垂、胃下垂、胃神经官能症、非溃疡性消化不良、十二指肠炎、十二指肠壅滞症、十二指肠憩室炎等。

(3)肝、胆疾病：如慢性病毒性肝炎、肝脓肿、肝癌、肝片形吸虫病、血吸虫病、华支睾吸虫病、慢性胆囊炎、胆囊结石、胆囊息肉、胆囊切除后综合征、胆道运动功能障碍、原发性胆囊癌、胆道系统贾第虫病等。

（4）其他：如慢性胰腺炎、胰腺癌、胰腺结核、肝（脾）曲综合征、脾周围炎、结肠癌等。

2.慢性中下腹痛

（1）肠道寄生虫病：如蛔虫、姜片虫、鞭虫、绦虫等及其他较少见的肠道寄生虫病。

（2）回盲部疾病：如慢性阑尾炎、局限性回肠炎、肠阿米巴病、肠结核、盲肠癌等。

（3）小肠疾病：如肠结核、局限性肠炎、空肠回肠憩室炎、原发性小肠肿瘤等。

（4）结肠、直肠疾病：如慢性结肠炎、结肠癌、直肠癌、结肠憩室炎等。

（5）其他：如慢性盆腔炎、慢性前列腺炎、肾下垂、游离肾、肾盂肾炎、泌尿系统结石、前列腺炎、精囊炎、肠系膜淋巴结结核等。

3.慢性广泛性或不定位性腹痛

如结核性腹膜炎、腹腔内或腹膜后肿瘤、腹型肺吸虫病、血吸虫病、腹膜粘连、血紫质病、腹型过敏性紫癜、神经官能性腹痛等。

（二）诊断

应注意询问过去病史，并根据腹痛部位和特点，结合伴随症状、体征，以及有关的检验结果，综合分析，作出判断。

1.过去史

注意有无急性阑尾炎、急性胰腺炎、急性胆囊炎等急性腹痛病史，以及腹部手术史等。

2.腹痛的部位

常是病变脏器的所在位置，有助于及早明确诊断。

3.腹痛的性质

如消化性溃疡多为节律性上腹痛，呈周期性发作；肠道寄生虫病呈发作性隐痛或绞痛，可自行缓解；慢性结肠病变多为阵发性痉挛性胀痛，大便后常缓解；癌肿的疼痛常呈进行性加重。

4.腹痛与伴随症状、体征的关系

如伴有发热者，提示有炎症、脓肿或恶性肿瘤；伴有吞咽困难、反食者，多见于食管疾病；伴有呕吐者，见于胃十二指肠梗阻性病变；伴有腹泻者，多见于慢性肠道疾病或胰腺疾病；伴有腹块者，应注意是肿大的脏器还是炎性包块或肿瘤。

5.辅助检查

如胃液分析对胃癌和消化性溃疡的鉴别诊断有一定价值；十二指肠引流检查、胆囊及胆道造影可了解胆囊结石及胆道病变；疑有食管、胃、小肠疾病可做 X 线钡餐检查，结肠病变则须钡剂灌肠检查，消化道 X 线气钡双重造影可提高诊断率；各种内镜检查除可直接观察消化道内腔、腹腔和盆腔病变外，并可采取活组织检查；超声波检查可显示肝、脾、胆囊、胰等脏器及腹块的大小和轮廓等；CT、MRI 具有较高的分辨力，并可自不同角度和不同方向对病变部位进行扫描，获得清晰影像，对鉴别诊断有很大帮助。

（张清华）

第四章

心血管内科疾病

第一节　原发性高血压

原发性高血压是以体循环动脉血压升高为主要临床表现,引起心、脑、肾、血管等器官结构、功能异常并导致心脑血管事件或死亡的心血管综合征,占高血压的绝大多数,通常简称为"高血压"。

一、流行病学

高血压是最常见的慢性病,就全球范围来看,高血压患病率和发病率在不同国家、地区或种族之间有差别;发达国家较发展中国家高;无论男女,随着年龄增长,高血压患病率日益上升;男女之间患病率差别不大,青年期男性稍高于女性,中年后女性稍高于男性。

根据调查数据,我国 18 岁以上成人高血压患病率为 18.8%,估计目前我国约有 2 亿多高血压患者,每年新增高血压患者约 1 000 万人。高血压患病率北方高于南方,华北及东北属于高发地区;沿海高于内地;城市高于农村;高原少数民族地区患病率较高。近年来,经过全社会的共同努力,高血压知晓率、治疗率及控制率有所提高,但仍很低。

二、病因

(一)遗传因素

60% 的高血压患者有阳性家族史,患病率在具有亲缘关系的个体中较非亲缘关系的个体高,同卵双生子较异卵双生子高,而在同一家庭环境下具有血缘关系的兄妹较无血缘关系的兄妹高;大部分研究提示,遗传因素占高血压发病机制 35%～50%;已有研究报告过多种罕见的单基因型高血压。可能存在主要基因显性遗传和多基因关联遗传两种方式;高血压多数是多基因功能异常,其中每个基因对血压都有一小部分作用(微效基因),这些微效基因的综合作用最终导致了血压的升高。动物试验研究已成功地建立了遗传性高血压大鼠模型,繁殖几代后几乎 100% 发生高血压。不同个体的血压在高盐膳食和低盐膳食中也表现出一定的差异性,这也提示可能有遗传因素的影响。

(二)非遗传因素

近年来,非遗传因素的作用越来越受到重视,在大多数原发性高血压患者中,很容易发现环境(行为)对血压的影响。重要的非遗传因素如下。

1.膳食因素

日常饮食习惯明显影响高血压患病风险。高钠、低钾膳食是大多数高血压患者发病最主要的危险因素。人群中,钠盐摄入量与血压水平和高血压患病率呈正相关,而钾盐摄入量与血压水平呈负相关。我国人群研究表明,膳食钠盐摄入量平均每天增加 2 g,收缩压和舒张压分别增高 0.3 kPa(2 mmHg)和 0.1 kPa(1.2 mmHg)。进食较少新鲜蔬菜水果会增加高血压患病风险,可能与钾盐及柠檬酸的低摄入量有关。重度饮酒人群中高血压风险升高;咖啡因可引起瞬时血压升高。

2.超重和肥胖

体重指数(BMI)及腰围是反映超重及肥胖的常用临床指标。人群中体重指数与血压水平呈正相关:体重指数每增加 3 kg/m²,高血压风险在男性增加 50%,女性增加 57%。身体脂肪的分布与高血压发生也相关:腰围男性≥90 cm 或女性≥85 cm,发生高血压的风险是腰围正常者的 4 倍以上。目前认为超过 50% 的高血压患者可能是肥胖所致。

3.其他

长期精神过度紧张、缺乏体育运动、睡眠呼吸暂停及服用避孕药物等也是高血压发病的重要危险因素。

三、发病机制

遗传因素与非遗传因素通过什么途径和环节升高血压,尚不完全清楚。已知影响动脉血压形成的因素包括心脏射血功能、循环系统内的血液充盈及外周动脉血管阻力。目前主要从以下几个方面阐述高血压的机制。

(一)交感神经系统活性亢进

各种因素使大脑皮质下神经中枢功能发生变化,各种神经递质浓度异常,最终导致交感神经系统活性亢进,血浆儿茶酚胺浓度升高。交感神经系统活性亢进可能通过多种途径升高血压,如儿茶酚胺单独的作用与儿茶酚胺对肾素释放刺激的协同作用,最终导致心排血量增加或改变正常的肾脏压力-容积关系。另外,交感神经系统分布异常在高血压发病机制方面也有重要作用,这些现象在年轻患者中更明显,越来越多的证据表明,交感神经系统亢进与心脑血管病发病率和病死率呈正相关。它可能导致了高血压患者在晨间的血压增高,引起了晨间心血管病事件的升高。

(二)肾素-血管紧张素-醛固酮系统

肾素-血管紧张素-醛固酮系统(RAAS)在调节血管张力、水电解质平衡和心血管重塑等方面都起着重要的作用。经典的 RAAS 肾小球入球动脉的球旁细胞分泌肾素,激活从肝脏产生的血管紧张素原,生成血管紧张 I(Ang I),然后经过血管紧张素转换酶(ACE)生成血管紧张素 II(Ang II)。Ang II 是 RAAS 的主要效应物质,可以作用于血管紧张素 II 受体,使小动脉收缩;并可刺激醛固酮的分泌,而醛固酮分泌增加可导致水钠潴留。另外,还可以通过交感神经末梢突触前膜的正反馈使去甲肾上腺素分泌增加。这些作用均可导致血压升高,从而参与了高血压的发病及维持。目前,针对该系统研制的降压药在高血压的治疗中发挥着重要作用。此外,该系统除上述作用外,还可能与动脉粥样硬化、心肌肥厚、血管中层硬化、细胞凋亡及心力衰竭等密切相关。

（三）肾脏钠潴留

相当多的详细证据支持钠盐在高血压发生中的作用。目前研究表明，血压随年龄升高直接与钠盐摄入水平的增加有关。给某些人短期内大量钠负荷，血管阻力和血压会上升，而限钠至 100 mmol/d，多数人血压会下降，而利尿剂的降压作用需要一个初始的排钠过程。在大多数高血压患者中，血管组织和血细胞内钠浓度升高；对有遗传倾向的动物给予钠负荷，会出现高血压。

过多的钠盐必须在肾脏被重吸收后才能引起高血压，因此肾脏在调节钠盐方面起着重要作用，研究表明老年高血压患者中盐敏感性增加，推测可能与肾小球滤钠作用下降及肾小管重吸收钠异常增高有关。另外，其他一些原因也可干扰肾单位对过多钠盐的代偿能力，进而可导致血压升高，如获得性钠泵抑制剂或其他影响钠盐转运物质的失调；一部分人群由于各种原因导致入球小动脉收缩或腔内固有狭窄而导致肾单位缺血，这些肾单位分泌的肾素明显增多，增多的肾素干扰了正常肾单位对过多钠盐的代偿能力，从而扰乱了整个血压的自身稳定性。

（四）高胰岛素血症和/或胰岛素抵抗

高血压与高胰岛素血症之间的关系已被认识了很多年，高血压患者中约有一半存在不同程度的胰岛素抵抗（IR），尤其是伴有肥胖者。近年来的一些观点认为胰岛素抵抗是 2 型糖尿病和高血压发生的共同病理生理基础。大多观点认为血压的升高继发于高胰岛素血症。高胰岛素血症导致的升压效应机制：一方面导致交感神经活性的增加、血管壁增厚和肾脏钠盐重吸收增加等；另一方面高胰岛素血症也可导致一氧化氮扩血管作用的缺陷，从而升高血压。

（五）其他可能的机制

（1）内皮细胞功能失调：血管内皮细胞可以产生多种调节血管收缩舒张的递质，如一氧化氮、前列环素、内皮素-1 及内皮依赖性收缩因子等。当这些介质分泌失调时，可能导致血管的收缩舒张功能异常，如高血压患者对不同刺激引起的一氧化氮释放减少而导致的舒血管反应减弱；内皮素-1，可引起强烈而持久的血管收缩，阻滞其受体后则引起血管舒张，但内皮素在高血压中的作用仍然需要更多研究。

（2）细胞间离子转运失调及多种血管降压激素缺陷等也可能影响血压。

四、病理

高血压的主要病理改变是小动脉的病变和靶器官损害。长期高血压引起全身小动脉病变，主要表现为小动脉中层平滑肌细胞增生和纤维化，管壁增厚和管腔狭窄，导致心、脑、肾等重要靶器官缺血及相关的结构和功能改变。长期高血压可促进大、中动脉粥样硬化的发生和发展。

（一）心脏

左心室肥厚是高血压所致心脏特征性的改变。长期压力超负荷和神经内分泌异常，可导致心肌细胞肥大、心肌结构异常、间质增生、左心室体积和重量增加。早期左心室以向心性肥厚为主，长期病变时心肌出现退行性改变，心肌细胞萎缩伴间质纤维化，心室壁可由厚变薄，左心室腔扩大。左心室肥厚将引起一系列功能失调，包括冠状动脉血管舒张储备功能降低、左心室壁机械力减弱及左心室舒张充盈方式异常等；随着血流动力学变化，早期可出现舒张功能变化，晚期可演变为舒张或收缩功能障碍，发展为不同类型的充血性心力衰竭。高血压在导致心脏肥厚或扩大的同时，常可合并冠状动脉粥样硬化和微血管病变，最终可导致心力衰竭或严重心律失常，甚至猝死。

（二）肾

长期持续性高血压可导致肾动脉硬化及肾小球囊内压升高,造成肾实质缺血、肾小球纤维化及肾小管萎缩,并有间质纤维化;相对正常的肾单位可代偿性肥大。早期患者肾脏外观无改变,病变进展到一定程度时肾表面呈颗粒状,肾体积可随病情的发展逐渐萎缩变小,最终导致肾衰竭。

（三）脑

高血压可造成脑血管从痉挛到硬化的一系列改变,但脑血管结构较薄弱,发生硬化后更为脆弱,加之长期高血压时脑小动脉易形成微动脉瘤,易在血管痉挛、血管腔内压力波动时破裂出血;高血压易促使脑动脉粥样硬化、粥样斑块破裂可并发脑血栓形成。高血压的脑血管病变特别容易发生在大脑中动脉的豆纹动脉、基底动脉的旁正中动脉和小脑齿状核动脉,这些血管直接来自压力较高的大动脉,血管细长而且垂直穿透,容易形成微动脉瘤或闭塞性病变。此外,颅内外动脉粥样硬化的粥样斑块脱落可造成脑栓塞。

（四）视网膜

视网膜小动脉在本病初期发生痉挛,以后逐渐出现硬化,严重时发生视网膜出血和渗出及视神经盘水肿。高血压视网膜病变分为4期(图4-1):Ⅰ期和Ⅱ期是视网膜病变早期,Ⅲ和Ⅳ期是严重高血压视网膜病变,对心血管病死率有很高的预测价值。

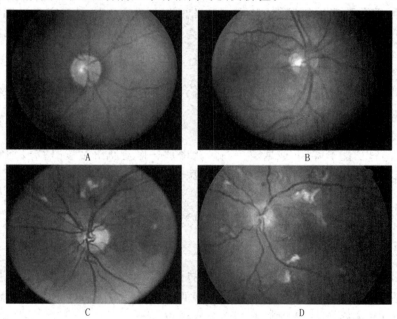

图 4-1　高血压视网膜病变分期

A.Ⅰ期(小动脉局灶性或普遍性狭窄);B.Ⅱ期(动静脉缩窄);C.Ⅲ期(出血、严重渗出);D.Ⅳ期(视盘水肿)

五、临床表现

（一）症状

高血压被称作沉默杀手,大多数高血压患者起病隐匿、缓慢,缺乏特殊的临床表现。有的仅在健康体检或因其他疾病就医或在发生明显的心、脑、肾等靶器官损害时才被发现。临床常见症状有头痛、头晕、头胀、失眠、健忘、注意力不集中、易怒及颈项僵直等,症状与血压升高程度可不一致,上述症状在血压控制后可减轻或消失。疾病后期,患者出现高血压相关靶器官损害或并发症时,可出现相应的症状,如胸闷、气短、口渴、多尿、视野缺损、短暂性脑缺血发作等。

(二)体征

高血压体征较少,除血压升高外,体格检查听诊可有主动脉瓣区第二心音亢进、收缩期杂音或收缩早期喀喇音等。有些体征常提示继发性高血压可能:若触诊肾脏增大,同时有家族史,提示多囊肾可能;腹部听诊收缩性杂音,向腹两侧传导,提示肾动脉狭窄;心律失常、严重低钾及肌无力的患者,常考虑原发性醛固酮增多症。

(三)并发症

1.心力衰竭

长期持续性高血压使左心室超负荷,发生左心室肥厚。早期心功能改变是舒张功能降低,压力负荷增大,可演变为收缩和/或舒张功能障碍,出现不同类型的心力衰竭。同时高血压可加速动脉粥样硬化的发展,增大了心肌缺血的可能性,使高血压患者心肌梗死、猝死及心律失常发生率较高。

2.脑血管疾病

脑血管并发症是我国高血压患者最常见的并发症,也是最主要死因;主要包括短暂性脑缺血发作(TIA)、脑血栓形成、高血压脑病、脑出血及脑梗死等。高血压占脑卒中病因的50%以上,是导致脑卒中和痴呆的主要危险因素。在中老年高血压患者中,磁共振成像(MRI)上无症状脑白质病变(白质高密度)提示脑萎缩和血管性痴呆。

3.大血管疾病

高血压患者可合并主动脉夹层(远端多于近端)、腹主动脉瘤和外周血管疾病等;其中,大多数腹主动脉瘤起源肾动脉分支以下。

4.慢性肾脏疾病

高血压可引起肾功能下降和/或尿清蛋白排泄增加。血清肌酐浓度升高或估算的肾小球滤过率(eGFR)降低表明肾脏功能减退;尿清蛋白和尿清蛋白排泄率增加则意味着肾小球滤过屏障的紊乱。高血压合并肾脏损害大大增加了心血管事件的风险。大多数高血压相关性慢性肾脏病患者在肾脏功能全面恶化需要透析前,常死于心脏病发作或者脑卒中。

六、诊断与鉴别诊断

高血压患者的诊断:①确定高血压的诊断;②排除继发性高血压的原因;③根据患者心血管危险因素、靶器官损害和伴随的临床情况评估患者的心血管风险。需要正确测量血压、仔细询问病史(包括家族史)及体格检查,安排必要的实验室检查。

(一)高血压的定义

在未使用降压药物的情况下,非同日3次测量血压,收缩压(SBP)≥18.7 kPa(140 mmHg)和/或舒张压(DBP)≥12.0 kPa(90 mmHg)[SBP≥18.7 kPa(140 mmHg)和DBP<12.0 kPa(90 mmHg)为单纯性收缩期高血压];患者既往有高血压,目前正在使用降压药物,血压虽然低于18.7/12.0 kPa(140/90 mmHg),也应诊断为高血压。根据血压升高水平,又进一步将高血压分为1级、2级和3级(表4-1)。

表 4-1 血压水平分类和分级

分类	收缩压(mmHg)	舒张压(mmHg)
正常血压	<120	<80
正常高值血压	120～139	80～89
高血压	≥140	≥90
1级高血压	140～159	90～99
2级高血压	160～179	100～109
3级高血压	≥180	≥110
单纯收缩期高血压	≥140	<90

注:当收缩压和舒张压分属于不同级别时,以较高的分级为准。

(二)心血管疾病风险分层的指标

血压水平、心血管疾病危险因素、靶器官损害、临床并发症和糖尿病,根据这些指标,可以将患者进一步分为低危、中危、高危和很高危 4 个层次,它有助于确定启动降压治疗的时机,确立合适的血压控制目标,采用适宜的降压治疗方案,实施危险因素的综合管理等。表 4-2 为高血压患者心血管疾病风险分层标准。

表 4-2 高血压患者心血管疾病风险分层

其他危险因素和病史	高血压		
	1 级	2 级	3 级
无	低危	中危	高危
1～2 个其他危险因素	中危	中危	很高危
≥3 个其他危险因素,或靶器官损伤	高危	高危	很高危
临床并发症或合并糖尿病	很高危	很高危	很高危

七、实验室检查

(一)血压测量

1.诊室血压测量

诊室血压是指由医护人员在标准状态下测量得到的血压,是目前诊断、治疗、评估高血压常用的标准方法,准确性好。正确的诊室血压测量规范:测定前患者应坐位休息 3～5 分钟;至少测定 2 次,间隔 1～2 分钟,如果 2 次测量数值相差很大,应增加测量次数;合并心律失常,尤其是心房颤动的患者,应重复测量以改善精确度;使用标准气囊(宽 12～13 cm,长 35 cm),上臂围>32 cm 应使用大号袖带,上臂较瘦的应使用小号的袖带;无论患者体位如何,袖带应与心脏同水平;采用听诊法时,使用柯氏第Ⅰ音和第Ⅴ音(消失音)分别作为收缩压和舒张压。第 1 次应测量双侧上臂血压以发现不同,以后测量血压较高一侧;在老年人、合并糖尿病或其他可能易发生直立性低血压者第 1 次测量血压时,应测定站立后 1 分钟和 3 分钟的血压。

2.诊室外血压测量

诊室外血压通常指动态血压监测或家庭自测血压。诊室外血压是传统诊室血压的重要补充,最大的优势在于提供大量医疗环境以外的血压值,较诊室血压代表更真实的血压。

(1)家庭自测血压：可监测常态下白天血压，获得短期和长期血压信息，用于评估血压变化和降压疗效。适用于老年人、妊娠妇女、糖尿病、可疑白大衣性高血压、隐蔽性高血压和难治性高血压等；有助于提高患者治疗的依从性。

测量方法：目前推荐国际标准认证的上臂式电子血压计，一般不推荐指式、手腕式电子血压计，肥胖患者或寒冷地区可用手腕式电子血压计。测量方法为每天早晨和晚上检测血压，测量后马上将结果记录在标准的日记上，连续 3～4 天，最好连续监测 7 天，在医师的指导下，剔除第 1 天监测的血压值后，取其他读数的平均值解读结果。

(2)24 小时动态血压：可监测日常生活状态下全天血压，获得多个血压参数，不仅可用于评估血压升高程度、血压晨峰、短时血压变异和昼夜节律，还有助于评估降压疗效鉴别白大衣性高血压和隐蔽性高血压，识别真性或假性顽固性高血压等。患者可通过佩戴动态血压计进行动态血压监测，通常佩戴在非优势臂上，持续 24～25 小时，以获得白天活动时和夜间睡眠时的血压值。医师指导患者动态血压测量方法及注意事项，设置定时测量，日间一般每 15～30 分钟测 1 次，夜间睡眠时 30～60 分钟测 1 次。袖带充气时，患者尽量保持安静，尤其佩带袖带的上肢。嘱咐患者提供日常活动的日记，除了服药时间，还包括饮食及夜间睡眠的时间和质量。表 4-3 为不同血压测量方法对于高血压的参考定义。

表 4-3　不同血压测量方法对于高血压的定义

分类	收缩压（mmHg）	舒张压（mmHg）
诊室血压	≥140	≥90
动态血压		
白昼血压	≥135	≥85
夜间血压	≥120	≥70
全天血压	≥130	≥80
家测血压	≥135	≥85

(二)心电图(ECG)

可诊断高血压患者是否合并左心室肥厚、左心房负荷过重及心律失常等。心电图诊断左心室肥厚的敏感性不如超声心动图，但对评估预后有帮助。心电图提示有左心室肥厚的患者病死率较对照组增高 2 倍以上；左心室肥厚并伴有复极异常图形者心血管病死率和病残率更高。心电图上出现左心房负荷过重亦提示左心受累，还可作为左心室舒张顺应性降低的间接证据。

(三)X 线胸片

心胸比率＞0.5 提示心脏受累，多由于左心室肥厚和扩大，胸片上可显示为靴型心。主动脉夹层、胸主动脉及腹主动脉缩窄亦可从 X 线胸片中找到线索。

(四)超声心动图

超声心动图(UCG)能评估左右心房室结构及心脏收缩舒张功能。更为可靠地诊断左心室肥厚，其敏感性较心电图高。测定计算所得的左心室质量指数(LVMI)，是一项反映左心室肥厚及其程度的较为准确的指标，与病理解剖的符合率和相关性好。如疑有颈动脉、股动脉、其他外周动脉和主动脉病变，应做血管超声检查；疑肾脏疾病者，应做肾脏超声。

(五)脉搏波传导速度

大动脉变硬及波反射现象已被确认为是单纯收缩性高血压和老龄化脉压增加的最重要病理

生理影响因素。颈动脉-股动脉脉搏波传导速度（PWV）是检查主动脉僵硬度的"金标准"，主动脉僵硬对高血压患者中的致死性和非致死性心血管事件具有独立预测价值。

（六）踝肱指数

踝肱指数（ABI）可采用自动化设备或连续波多普勒超声和血压测量计测量。踝肱指数低（即≤0.9）可提示外周动脉疾病，是影响高血压患者心血管预后的重要因素。

八、治疗

（一）治疗目的

大量的临床研究证据表明，抗高血压治疗可降低高血压患者心脑血管事件，尤其在高危患者中获益更大。高血压患者发生心脑血管并发症往往与血压严重程度有密切关系，因此降压治疗应该确立控制的血压目标值，同时高血压患者合并的多种危险因素也需要给予综合干预措施降低心血管风险。高血压治疗的最终目的是降低高血压患者心、脑血管事件的发生率和病死率。

（二）治疗原则

（1）治疗前应全面评估患者的总体心血管风险，并在风险分层的基础上做出治疗决策。①低危患者：对患者进行数月的治疗性生活方式改变观察，测量血压不能达标者，决定是否开始药物治疗。②中危患者：进行数周治疗性生活方式的改变观察，然后决定是否开始药物治疗。③高危、很高危患者：立即开始对高血压及并存的危险因素和临床情况进行药物治疗。

（2）降压治疗应该确立控制的血压目标值，通常在<60岁的一般人群中，包括糖尿病或慢性肾脏病合并高血压患者，血压控制目标值<18.7/12.0 kPa（140/90 mmHg）；≥60岁人群中血压控制目标水平<20.0/12.0 kPa（150/90 mmHg），80岁以下老年人如果能够耐受血压可进一步降至18.7/12.0 kPa（140/90 mmHg）以下。

（3）大多数患者需长期甚至终生坚持治疗。所有的高血压患者都需要非药物治疗，在非药物治疗基础上若血压未达标可进一步药物治疗，大多数患者需要药物治疗才能达标。

（三）高血压治疗方法

1.非药物治疗

非药物治疗主要指治疗性生活方式干预，即去除不利于身体和心理健康的行为和习惯。它不仅可以预防或延迟高血压的发生，而且还可以降低血压，提高降压药物的疗效及患者依从性，从而降低心血管风险。

（1）限盐：钠盐可显著升高血压及高血压的发病风险，所有高血压患者应尽可能减少钠盐的摄入量，建议摄盐<6 g/d。主要措施：尽可能减少烹调用盐；减少味精、酱油等含钠盐的调味品用量；少食或不食含钠盐量较高的各类加工食品。

（2）增加钙和钾盐的摄入：多食用蔬菜、低乳制品和可溶性纤维、全谷类剂植物源性蛋白（减少饱和脂肪酸和胆固醇），同时也推荐摄入水果，因为其中含有大量钙及钾盐。

（3）控制体重：超重和肥胖是导致血压升高的重要原因之一。最有效的减重措施是控制能量摄入和增加体力活动：在饮食方面要遵循平衡膳食的原则，控制高热量食物的摄入，适当控制主食用量；在运动方面，规律的、中等强度的有氧运动是控制体重的有效方法。

（4）戒烟：吸烟可引起血压和心率的骤升，血浆儿茶酚胺和血压同步改变，以及压力感受器受损都与吸烟有关。长期吸烟还可导致血管内皮损害，显著增加高血压患者发生动脉粥样硬化性疾病的风险。因此，除了对血压值的影响外，吸烟还是一个动脉粥样硬化性心血管疾病重要危险因素,戒烟是预防心脑血管疾病(包括卒中、心肌梗死和外周血管疾病)有效措施;戒烟的益处十分肯定,而且任何年龄戒烟均能获益。

(5)限制饮酒:饮酒、血压水平和高血压患病率之间呈线性相关。长期大量饮酒可导致血压升高,限制饮酒量则可显著降低高血压的发病风险。每天酒精摄入量男性不应超过 25 g;女性不应超过 15 g。不提倡高血压患者饮酒,饮酒则应少量:白酒、葡萄酒(或米酒)与啤酒的量分别少于 50 mL、100 mL、300 mL。

(6)体育锻炼:定期的体育锻炼可产生重要的治疗作用,可降低血压及改善糖代谢等。因此,建议进行规律的体育锻炼,即每周多于 4 天且每天至少 30 分钟的中等强度有氧锻炼,如步行、慢跑、骑车、游泳、做健美操、跳舞和非比赛性划船等。

2.药物治疗

(1)常用降压药物的种类和作用特点:常用降压药物包括钙通道阻滞剂(CCB)、血管紧张素转换酶抑制剂(ACEI)、血管紧张素Ⅱ受体阻滞剂(ARB)、β 受体阻滞剂及利尿剂 5 类,以及由上述药物组成的固定配比复方制剂。5 类降压药物及其固定复方制剂均可作为降压治疗的初始用药或长期维持用药。

1)钙通道阻滞剂(CCB):主要包括二氢吡啶类及非二氢吡啶类,临床上常用于降压的 CCB主要是二氢吡啶类。二氢吡啶类钙通道阻滞剂有明显的周围血管舒张作用,而对心脏自律性、传导或收缩性几乎没有影响。根据药物作用持续时间,该类药物又可分为短效和长效。长效包括长半衰期药物,如氨氯地平、左旋氨氯地平;脂溶性膜控型药物,如拉西地平和乐卡地平;缓释或控释制剂,如非洛地平缓释片、硝苯地平控释片。已发现该类药物对老年高血压患者卒中的预防特别有效,在延缓颈动脉粥样硬化和降低左心室肥厚方面优于 β 受体阻滞剂,但心动过速与心力衰竭患者应慎用。常见不良反应包括血管扩张导致头疼、面部潮红及脚踝部水肿等。

非二氢吡啶类钙通道阻滞剂主要有维拉帕米和地尔硫草,主要影响心肌收缩和传导功能,不宜在心力衰竭、窦房结传导功能低下或心脏传导阻滞患者中使用,同样是有效的抗高血压药物,它们很少引起与血管扩张有关的不良反应,如潮红和踝部水肿。

2)血管紧张素转化酶抑制剂(ACEI):作用机制是抑制血管紧张素转化酶从而阻断肾素血管紧张素系统发挥降压作用。尤其适用于伴慢性心力衰竭、冠状动脉缺血、糖尿病或非糖尿病肾病、蛋白尿或微量白蛋白尿患者。干咳是其中一个主要不良反应,可在中断 ACEI 数周后仍存在,可用 ARB 取代;皮疹、味觉异常和白细胞减少等罕见。肾功能不全或服用钾或保钾制剂的患者有可能发生高钾血症。禁忌证为双侧肾动脉狭窄、高钾血症及妊娠妇女等。

3)血管紧张素Ⅱ受体抑制剂(ARB):作用机制是阻断血管紧张素Ⅱ(1 型)受体与血管紧张素受体(T_1)结合,发挥降压作用。尤其适用于应该接受 ACEI,但通常因为干咳不能耐受的患者。禁忌证同 ACEI。

4)β 受体阻滞剂:该类药物可抑制过度激活的交感活性,尤其适用于伴快速性心律失常、冠心病(尤其是心肌梗死后)、慢性心力衰竭、交感神经活性增高及高动力状态的高血压患者。常见的不良反应是疲乏,可能增加糖尿病发病率并常伴有脂代谢紊乱。β 受体阻滞剂预防卒中的效果略差,可能归因于其降低中心收缩压和脉压能力较小。老年、慢性阻塞性肺疾病、运动员、周围血管病或糖耐量异常者慎用;高度心脏传导阻滞、哮喘为禁忌证,长期应用者突然停药可发生反跳现象。β_1 受体阻滞剂具有高心脏选择性,且脂类和糖类代谢紊乱较小及患者治疗依从性较好。

5)利尿剂:主要有噻嗪类利尿剂、袢利尿剂和保钾利尿剂等。起始降压均通过增加尿钠的排泄,并通过降低血浆容量、细胞外液容量和心排血量而发挥降压作用。低剂量的噻嗪类利尿剂对于大多数高血压患者应是药物治疗的初始选择之一。噻嗪类利尿剂常和保钾利尿剂联用,保钾利尿剂中醛固酮受体拮抗剂是比较理想的选择,后者主要用于原发性醛固酮增多症、难治性高血压。袢利尿剂用于肾功能不全或难治性高血压患者,其不良反应与剂量密切相关,故通常应采用小剂量。此外,噻嗪类利尿剂可引起尿酸升高,痛风及高尿酸血症患者慎用。

6)其他类型降压药物:包括交感神经抑制剂,如利血平、可乐定;直接血管扩张剂,如肼屈嗪;α₁受体阻滞剂,如哌唑嗪、特拉唑嗪;中药制剂等。这些药物一般情况下不作为降压治疗的首选,但在某些复方制剂或特殊情况下可以使用。

(2)降压药物选择:应根据药物作用机制及适应证,并结合患者具体情况选药。推荐参照以下原则对降压药物进行优先考虑。①一般人群(包括糖尿病患者):初始降压治疗可选择噻嗪类利尿剂、CCB、ACEI 或 ARB。②一般黑人(包括糖尿病患者):初始降压治疗包括噻嗪类利尿剂或 CCB。③≥18 岁的慢性肾脏疾病患者(无论其人种及是否伴糖尿病):初始(或增加)降压治疗应包括 ACEI 或 ARB,以改善肾脏预后。④高血压合并稳定性心绞痛患者:首选 β 受体阻滞剂,也可选用长效 CCB;急性冠状动脉综合征的患者,应优先使用 β 受体阻滞剂和 ACEI;陈旧性心肌梗死患者,推荐使用 ACEI、β 受体阻滞剂和醛固酮拮抗剂。⑤无症状但有心功能不全的患者:建议使用 ACEI 和 β 受体阻滞剂。

(3)药物滴定方法及联合用药推荐:药物滴定方法。以下 3 种药物治疗策略均可考虑:①在初始治疗高血压时,先选用一种降压药物,逐渐增加至最大剂量,如果血压仍不能达标则加用第二种药物。②在初始治疗高血压时,先选用一种降压药物,血压不达标时不增加该种降压药物的剂量,而是联合应用第 2 种降压药物。③若基线血压≥21.3/13.3 kPa(160/100 mmHg),或患者血压超过目标 2.7/1.3 kPa(20/10 mmHg),可直接启用两种药物联合治疗(自由处方联合或单片固定剂量复方制剂)。

若经上述治疗血压未能达标,应指导患者继续强化生活方式改善,同时视患者情况尝试增加药物剂量或种类(仅限于噻嗪类利尿剂、ACEI、ARB 和 CCB 4 种药物,但不建议 ACEI 与 ARB 联合应用)。经上述调整血压仍不达标时,可考虑增加其他药物(如 β 受体阻滞剂、醛固酮受体拮抗剂等)。

1)联合用药的意义:采用单一药物的明显优点是能够将疗效和不良反应都归因于那种药物。但任何两类高血压药物的联用可增加血压的降低幅度,并远大于增加一种药物剂量所降压的幅度。初始联合疗法的优点是,对血压值较高的患者实现目标血压的可能性更大,以及因多种治疗改变而影响患者依从性的可能性较低,其他优点包括不同种类的药物间具有生理学和药理学的协同作用,不仅有较大的血压降幅,还可能不良反应更少,并且可能提供大于单一药物所提供的益处。

2)利尿剂加 ACEI 或 ARB:长期使用利尿剂会可能导致交感神经系统及 RAAS 激活,联合使用 ACEI 或 ARB 后可抵消这种不良反应,增强降压效果。此外,ACEI 和 ARB 由于可使血钾水平稍上升,从而能防止利尿剂长期应用所致的电解质紊乱,尤其低血钾等不良反应。

3)CCB 加 ACEI 或 ARB:前者具有直接扩张动脉的作用,后者通过阻断 RAAS 和降低交感活性,既扩张动脉,又扩张静脉,故两药在扩张血管上有协调降压作用;二氢吡啶类 CCB 常见产生的踝部水肿可被 ACEI 或 ARB 消除;两药在心肾和血管保护,在抗增殖和减少蛋白尿上亦有协同作用。此外,ACEI 或 ARB 可阻断 CCB 所致反射性交感神经张力增加和心率加快的不良反应。

4)CCB加β受体阻滞剂:前者具有扩张血管和轻度增加心排血量作用,正好抵消β受体阻滞剂的缩血管及降低心排血量作用;两药对心率的相反作用可使患者心率不受影响。不推荐两种RAAS拮抗剂的联合使用。

（曹　莉）

第二节　房室传导阻滞

房室间的传导障碍统称房室传导阻滞,是指冲动从心房传到心室的过程中异常延迟,传导被部分阻断或完全阻断。

房室传导过程中(即心房内、房室结、房室束及束支-浦肯野系统),任何部位的传导阻滞都可以引起房室传导阻滞。从解剖生理的角度看,房室结、房室束与束支的近端为传导阻滞的好发部位。房室结的结区传导速度慢而且不均匀,房室束的主干(或称穿入部分)位于两个房室瓣的瓣环间,手术损伤、先天性缺损或瓣环钙化均可累及这个部分,并且房室束的主干、分支、终末部分及左束支前后分支与右束支的近端均呈小束支状,范围不大的病变可以累及全支,甚至同时累及二、三支。

来自心房的冲动经房室束及三分支快速地同时传导至左、右心室。三分支的一支或两支传导阻滞并不引起房室传导阻滞,当三分支同时发生同等或不同程度的传导阻滞时,可以形成不同程度的房室传导阻滞合并束支传导阻滞。

房室传导阻滞的分类如下。①按照阻滞程度分类:分为不全性与完全性房室传导阻滞;②按照阻滞部位分类:分为房室束分支以上与房室束分支以下阻滞两类,其病因、临床表现、发病规律和治疗各不相同;③按照病程分类:分为急性和慢性房室传导阻滞,慢性还可以分为间断发作型与持续发作型;④按照病因分类:分为先天性与后天性房室传导阻滞。从临床角度看,按阻滞程度和阻滞部位分类不但有利于估计阻滞的病因、病变范围和发展规律,还能指导治疗,比较切合临床实际。

一、病因

(一)先天性房室传导阻滞

主要见于孤立性先天性房室传导阻滞、合并其他心脏畸形的先天性心脏传导系统缺损、Kearns-Sayre综合征。

(二)原发性房室传导阻滞

主要见于特发性双束支纤维化、特发性心脏支架退行性变。

(三)继发性房室传导阻滞

主要见于各种急性心肌炎性病变(如急性风湿热、细菌性和病毒性心肌炎)、急性心肌缺血或坏死性病变(如急性心肌梗死)、迷走神经功能亢进、缺氧、电解质紊乱(如高血钾)、药物作用(如洋地黄、奎尼丁、普鲁卡因胺等)、损伤性病变(心脏外科手术及射频消融术)及传导系统钙化等原因导致的房室传导阻滞。

儿童及青少年房室传导阻滞的主要原因为急性心肌炎和炎症所致的纤维性病变,少数为先天性。老年人持续房室传导阻滞的病因以原因不明的传导系统退行性变较为多见。

二、病理

一度及二度Ⅰ型房室传导阻滞,其阻滞部位多在房室结(或房室束),病理改变多不明显或为暂时性的房室结缺血、缺氧、水肿或轻度炎症;二度Ⅱ型房室传导阻滞部位多在两侧束支;三度房室传导阻滞部位多在两侧束支,病理改变较广泛而严重,且持久存在,包括传导系统的炎症或局限性纤维化。急性大面积心肌梗死时,累及房室束、左右束支,引起坏死的病理改变。如果病理改变为可逆的,则阻滞可以在短期内恢复,否则呈持续性。此外,先天性房室传导阻滞患者中可见房室结或房室束的传导组织完全中断或缺如。

三、分型

房室传导阻滞可以发生在窦性心律或房性、交界性、室性异位心律中。冲动自心房向心室方向发生传导阻滞(前向传导或下传阻滞)时,心电图表现为 P-R 间期延长,或部分甚至全部 P 波后无 QRS 波群。

(一)一度房室传导阻滞

一度房室传导阻滞(A-VB)是指激动从窦房结发出后,可以经心房传导到心室,并产生规则的心室律,仅传导时间延长。心电图上 P-R 间期在成人超过 0.20 秒,老年人超过 0.21 秒,儿童超过0.18 秒。一度房室传导阻滞可以发生于心房、房室结、房室束、左右束支及末梢纤维的传导系统中的任何部位。据统计发生在房室结的阻滞约占 90%,因为房室结的传导纤维呈网状交错,激动在传导中相互干扰,易使传导延迟。在房室束中,由于传导纤维呈纵行排列,所以传导速度较快,正常不易受到阻滞,但在房室束发生病变时,也可使房室传导延迟。发生在束支及末梢部位的阻滞约占 6%,发生机制多为传导系统相对不应期的病理性延长。心房率的加速或颈动脉窦按摩引起的迷走神经张力增高可导致一度房室传导阻滞转化为二度Ⅰ型房室传导阻滞,反之,二度Ⅰ型房室传导阻滞在窦性心率减慢时可以演变为一度房室传导阻滞。

1.心电图特点

P-R 间期大于 0.20 秒,每次窦性激动都能传到心室,即每个 P 波后都有一个下传的 QRS 波(图 4-2)。P-R 间期显著延长时,P 波可以隐伏在前一个心搏的 T 波内,引起 T 波增高、畸形、切迹,或延长超过 P-P 间距,而形成一个 P 波越过另一个 P 波传导。后者多见于快速房性异位心律。显著窦性心律不齐伴二度Ⅰ型房室传导阻滞时,P-R 间期可以随着其前面的 R-P 间期的长或短而相应地缩短或延长。如果体表心电图显示 QRS 波群的时间与形态正常,则房室传导延迟几乎均发生于房室结,而非希氏束本身;如果 QRS 波群呈现束支阻滞图形,传导延迟可能发生于房室结和/或希浦系统,希氏束电图有助于后一类型的传导阻滞的正确定位。

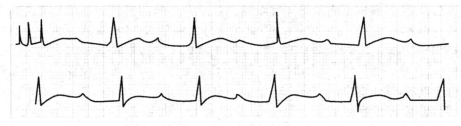

图 4-2 一度房室传导阻滞

2.希氏束电图特点

希氏束电图可反映阻滞部位。①心房内阻滞:P-A 间期＞60 毫秒,而 A-H 和 H-V 间期都正常;②房室结传导阻滞(最常见):A-H 间期延长(＞140 毫秒),而 P-A、H-V 间期正常;③希氏束内阻滞:H-H' 间期延长(＞20 毫秒);④束支阻滞:H-V 间期延长＞60 毫秒。

3.鉴别希氏束近端阻滞与希氏束远端阻滞的临床意义

绝大多数一度房室传导阻滞属于希氏束近端阻滞,见于各种感染性心肌炎、风心病和冠心病患者,或迷走神经张力亢进的正常人,表现为 A-H 间期延长而 H-V 间期正常,预后良好。而当希氏束电图示 H-V 间期延长,则提示希氏束远端阻滞,预后较前者差。

(二)二度房室传导阻滞

二度房室传导阻滞是激动自心房至心室的传导有中断,即一部分室上性激动因阻滞而发生 QRS 波群脱漏,同时也可伴有房室传导的现象,属于不完全性房室传导阻滞中最常见的一种类型。P 波与 QRS 波群可成规则的比例(如 3∶1,5∶4 等)或不规则比例。二度房室传导阻滞的心电图表现可以分为两型,即莫氏Ⅰ型(MobitzⅠ型)和莫氏Ⅱ型(MobitzⅡ型)。

1.莫氏Ⅰ型房室传导阻滞

该型又称文氏阻滞。心电图的基本特点:P-R 间期逐渐延长,以致出现一个 P 波后的 QRS 波脱漏,其后的 P-R 间期重新回到最短(可以正常,也可不正常)。从 P-R 间期最短的心动周期开始到出现 QRS 波脱漏的心动周期为止,称为一个文氏周期。这种文氏周期反复出现,称为文氏现象。

(1)心电图特点:P 波和下传的 QRS 波的比例可以用数字表示,如 4∶3 阻滞,表示每 4 个 P 波有 3 个下传,脱漏 1 个。其特征可归纳如下:①P-R 间期逐渐延长,直至脱漏一次,脱漏前 P-R间期最长,脱漏后的 PR 间期最短;②P-R 间期逐渐延长的增加量逐次减少,由此出现 R-R 间期逐渐缩短的现象;③含有未下传的 QRS 波的 R-R 间期小于最短的 R-R 间期的 2 倍(图 4-3)。

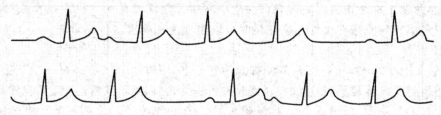

图 4-3 二度Ⅰ型房室传导阻滞

(2)希氏束电图特点:莫氏Ⅰ型房室传导阻滞的部位约 80% 在希氏束的近端,表现为 A-H 间期进行性延长,直至完全阻滞,而 H-V 间期正常。少数患者也可以在希氏束本身或希氏束远端阻滞,H-H' 间期或 H-V 逐渐延长直至完全阻滞。

(3)临床意义:注意鉴别不典型的文氏阻滞。对于 P-R 间期不是逐渐延长而是相对稳定的文氏阻滞,易误诊为莫氏Ⅱ型房室传导阻滞,此时应仔细测量 QRS 波脱落前的一个 P-R 间期与脱落后的一个 P-R 间期,如果后者短于前者,应属于莫氏Ⅰ型房室传导阻滞。莫氏Ⅰ型房室传导阻滞一般预后良好,只需针对病因治疗而不需要特殊处理。对于远端阻滞而伴有晕厥等临床症状者,应引起重视,随访观察。

2.莫氏Ⅱ型房室传导阻滞

房、室呈比例的传导中断,多发生于房室结以下的传导系统病变时,其次为房室结,主要由于心脏的传导系统绝对不应期呈病理性延长,少数的相对不应期也有延长,致使 P-R 间期延长。如房室呈 3∶1 或3∶1以上阻滞,称为高度房室传导阻滞。

(1)心电图特点:P-R 间期固定(多数情况下 P-R 间期正常,但也可以延长),若干个心动周期后出现一个 QRS 波脱漏,长 R-R 间期等于短 R-R 间期的 2 倍。房室传导比例可固定,如 3∶1 或 3∶2,也可不定,如 3∶2 到 5∶4 等。下传的 QRS 波可正常或宽大畸形(图 4-4)。

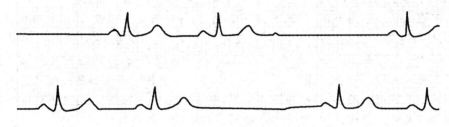

图 4-4　二度Ⅱ型房室传导阻滞

(2)希氏束电图特点:莫氏Ⅱ型阻滞部位大多在希氏束远端,约占 70%。①希氏束近端阻滞的特点:A-H 间期延长,但下传的 H-V 间期正常,QRS 波也正常,说明冲动可下传,在房室结呈不完全阻滞,而QRS 波不能下传时 A 波后无 V 波。②希氏束远端阻滞:A-H 间期正常,H-V 间期延长,冲动不能下传时,心搏的 H 波后无 V 波。

(3)临床意义:莫氏Ⅱ型房室传导阻滞多发生在希氏束远端,常为广泛的不可逆性病变所致,易发展为持续的高度或完全性房室传导阻滞。预后较莫氏Ⅰ型房室传导阻滞差,有晕厥者需安装心脏起搏器治疗。

莫氏Ⅰ型和莫氏Ⅱ型房室传导阻滞需进行鉴别,尽管两者都属于二度房室传导阻滞,但是由于阻滞部位多不相同,前者大部分在房室结,而后者几乎都在希氏束-浦肯野系统,因而,两者的治疗和预后显著不同。在心电图中的鉴别关键是有下传的 QRS 波的 P-R 间期是否恒定。在 P-P 间期恒定的情况下,凡P-R 间期固定不变者,可判断为莫氏Ⅱ型房室传导阻滞。如果 P-P 间期不恒定,P-R 间期在莫氏Ⅱ型房室传导阻滞中的变化也不会超过 5 毫秒。具体鉴别见表 4-4。

表 4-4　二度房室传导阻滞Ⅰ型和Ⅱ型的比较

	Ⅰ 型	Ⅱ 型
病变性质	多见于功能改变、炎症、水肿	多见于坏死、纤维化、钙化、退行性病变
病因	下壁心肌梗死、心肌炎、药物、迷走神经功能亢进	前间壁心肌梗死、原发性传导系统疾病、心肌病
P-R 间期	脱漏前 P-R 间期逐渐延长,至少脱漏前 P-R 间期比脱漏后的第一次 P-R 间期延长	下传搏动的 P-R 间期固定
QRS 波群	多正常	长宽大畸形(可呈束支阻滞图形)
对血流动力学影响	较少,症状不明显	较严重,可出现晕厥、黑矇、阿-斯综合征
治疗	病因治疗,一般不需人工起搏器	病因治疗和对症治疗,必要时考虑人工起搏
预后	常为一过性,多能恢复,预后较好	多为永久性并进行性加重,预后较差

(三)近乎完全性房室传导阻滞

绝大多数 P 波后无 QRS 波群,心室基本由房室交界处或心室自主心律控制,QRS 波群形态正常或呈束支传导阻滞型畸形增宽。在少数 P 波后有 QRS 波群,形成一个较交界处或心室自主心律提早的心搏,称为心室夺获。心室夺获的 QRS 波群形态与交界处的自主心律相同,而与心室自主心律不同。

(四)三度房室传导阻滞

三度房室传导阻滞又称完全性房室传导阻滞。心房的冲动完全不能下传到心室,因此心房受窦房结或房颤、房扑、房速控制而独自搏动,心室则受阻滞部位以下的逸搏点控制,形成缓慢而匀齐的搏动,在心电图表现为 P 波与 QRS 波完全无关,各自搏动的现象,即房室分离。

三度房室传导阻滞多发生在房室交界部,房室束分叉以上(高位)约占 28%,房室束分叉以下(低位)约占 72%。三度房室传导阻滞多为严重的传导系统病变,少数为暂时性的完全性房室传导阻滞,多为高位阻滞,即 QRS 波群不增宽,可由传导系统暂时缺血引起。而低位的完全性房室传导阻滞 QRS 波群增宽畸形,且心室频率缓慢,几乎都是持久性的完全性房室传导阻滞。常见于冠心病、心肌炎后心肌病变、心脏手术后或其他器质性心脏病等。

1.心电图特点

心房激动完全不能下传到心室。即全部 P 波不能下传,P 波和 QRS 波没有固定关系,P-P 间距和RR 间距基本规则,心房频率较快,PP 间期较短,而心室由低位起搏点激动,心室频率缓慢,每分钟 30～50 次。心室自主心律的 QRS 波群形态与心室起搏部位有关。如果完全阻滞在房室结内,则起搏点在希氏束附近,心电图特点是 QRS 波不宽,心室率在 40 次/分以上。如果完全阻滞在希氏束以下或三束支处,则起搏点低,QRS 波增宽畸形,心室率在 40 次/分以下,且易伴发室性心律失常(图 4-5,图 4-6)。如起搏点位于左束支,QRS 波群呈右束支传导阻滞型;如起搏点位于右束支,QRS 波群呈左束支传导阻滞型。心室起搏点不稳定时,QRS 波形态和 R-R 间距可多变。心室起搏点自律功能暂停则引起心室停搏,心电图上仅表现为一系列 P 波。在房颤的心电图中,如果出现全部导联中 R-R 间期都相等,则应考虑有三度房室传导阻滞的存在。完全性房室传导阻滞时偶有短暂的超常传导表现。心电图表现为一次交界处或心室逸搏后出现一次或数次 P 波下传至心室的现象,称为韦金斯基现象。发生机制为逸搏作为对房室传导阻滞部位的刺激,可使该处心肌细胞的阈电位降低,应激性增高,传导功能短暂改善。

2.希氏束电图特点

完全性房室传导阻滞的希氏束电图可以确定阻滞的具体部位,分为希氏束近端、希氏束内和希氏束远端。

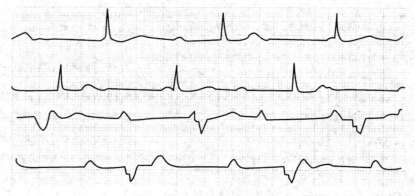

图 4-5 三度房室传导阻滞

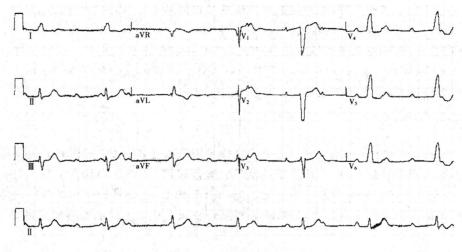

图 4-6　心电图诊断

1.窦性心律不齐；2.三度房室传导阻滞，室性逸搏心律

（1）希氏束近端阻滞：少见，多为先天性疾病引起。希氏束电图表现为 AH 阻滞（房室结内阻滞），A 波后无 H 波，而 V 波前有 H 波，HV 固定，A 波与 V 波无固定关系。

（2）希氏束内阻滞：A 波后有 H 波，AH 固定且正常，A 波与 V 波无关，HH' 中断，每个 V 波前有 H' 波，V 波可以正常。

（3）希氏束远端阻滞：表现为 HV 阻滞，绝大多数为完全性房室传导阻滞。特征为 A 波后无 V 波，AH 固定，但 H 波不能下传，其后无 V 波，完全阻滞于 HV 之间。

3.鉴别诊断

希氏束近端阻滞和远端阻滞的鉴别如下。①临床症状：有晕厥或阿-斯综合征者，多为希氏束远端阻滞；长期稳定，症状轻的多为希氏束近端阻滞。②心电图 QRS 波宽大畸形者多为远端阻滞，而 QRS 波<0.11 秒多为近端阻滞。③室性逸搏心率>45 次/分多为近端阻滞，而心率在40 次/分左右或以下者多为远端阻滞。三度房室传导阻滞还应与干扰性房室分离相鉴别，后者是一种生理性传导阻滞。二者的鉴别要点在于前者的心房率大于心室率，而后者的心房率小于心室率。

四、临床表现

一度房室传导阻滞很少有症状，听诊第一心音可略减弱。二度房室传导阻滞可有心脏停顿或心悸感，听诊可有心音脱漏，脉搏也相应脱漏，心室率缓慢时可有头晕、乏力、易疲倦、活动后气促，甚至短暂晕厥。三度房室传导阻滞时症状较明显，除上述症状外，还可以进一步出现心脑供血不足的表现，如智力减退、心力衰竭等。三度房室传导阻滞造成血流动力学的影响取决于心室逸搏频率的快慢。在希氏束分支以上的三度房室传导阻滞起搏点频率较快，可达 60 次/分，且心室除极顺序正常，对血流动力学影响较小，患者多不出现晕厥。而在希氏束分支以下的三度房室传导阻滞，逸搏心率缓慢，20～40 次/分，甚至更低，且心室收缩协调性差，血流动力学影响显著，患者出现晕厥、阿-斯综合征，甚至猝死，此外尚可有收缩压增高、脉压增宽、颈静脉搏动、心音不一致，以及心脏增大等体征，偶可闻及心房音。三度房室传导阻滞的特异性体征是心室率缓慢且

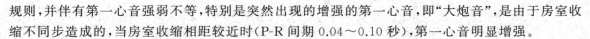

规则,并伴有第一心音强弱不等,特别是突然出现的增强的第一心音,即"大炮音",是由于房室收缩不同步造成的,当房室收缩相距较近时(P-R 间期 0.04～0.10 秒),第一心音明显增强。

心室率过慢、心室起搏点不稳定或心室停搏时,可有短暂的意识丧失。当心室停搏较长时间,可出现晕厥、抽搐和发绀,即所谓的阿-斯综合征发作。迅速恢复心室自主心率可立即终止发作,神志也可立即恢复,否则将导致死亡。

五、治疗

房室传导阻滞的治疗方法原则上取决于房室传导阻滞发生的原因(病因是否能消除)、病程(急性还是慢性)、阻滞的程度(完全性阻滞还是不完全性阻滞)及伴随症状。房室束分支以上阻滞形成的一度至二度房室传导阻滞并不影响血流动力学状态,主要针对病因治疗。房室束分支以下阻滞者,不论是否引起房室传导阻滞,均必须结合临床表现和阻滞的发展情况慎重考虑电起搏治疗。

急性房室传导阻滞的病因常为急性下壁心肌梗死,急性心肌炎或其他心外因素,如药物影响或电解质紊乱等。多数情况传导系统的损伤是可以恢复的。因此,对于无明显血流动力学障碍的一度或二度Ⅰ型房室传导阻滞可以不必处理。二度Ⅱ型和三度房室传导阻滞应根据阻滞部位和心室率采取相应的措施。如果心率能达到 50 次/分、QRS 波正常者,可以给予阿托品,每4 小时口服 0.3 mg,尤其适于迷走神经张力过高引起的阻滞,必要时肌内或静脉注射,每 4～6 小时 0.5～1.0 mg;对于血压偏低的患者可以选用异丙肾上腺素滴注;对于心室率不足 40 次/分、QRS 波宽大畸形者,房室传导阻滞部位在希氏束以下的,对药物反应差,应考虑临时起搏器治疗。预防或治疗房室传导阻滞引起的阿-斯综合征发作,宜用异丙肾上腺素溶液静脉滴注,使心率控制在 60～70 次/分。

慢性房室传导阻滞的治疗,主要视阻滞部位、阻滞程度及伴随症状而定,无症状的一度或二度Ⅰ型房室传导阻滞一般不需治疗。若下传的 QRS 波宽大,不能排除有双束支阻滞的,应加强观察,定期随访,必要时进行心电生理检查,特别是已经发生晕厥的患者。慢性二度Ⅱ型房室传导阻滞,因阻滞部位多在希氏束分支以下,心室率缓慢,常伴有头晕、乏力等症状,当发展为三度房室传导阻滞时,易发生阿-斯综合征,故应早期植入永久起搏器治疗。慢性三度房室传导阻滞,心室率不超过 60 次/分,在希氏束分支以下者心率仅为 20～40 次/分,可频繁发生晕厥,应尽快安装永久心脏起搏器治疗。

(朱耿增)

第三节　感染性心内膜炎

感染性心内膜炎(infectiveendocarditis,IE)为心脏内膜表面微生物感染导致的炎症反应。IE 最常累及的部位是心脏瓣膜,包括自体瓣膜和人工瓣膜,也可累及心房或心室的内膜面。近年来随着诊断及治疗技术的进步,IE 的致死率和致残率显著下降,但诊断或治疗不及时的患者,死亡率仍然很高。

一、流行病学

由于疾病自身的特点及诊断的特殊性,很难对 IE 进行注册或前瞻性研究,没有准确的患病率数字。每年的发病率为 1.9/10 万～6.2/10 万。近年来,随着人口老龄化、抗生素滥用、先天性心脏病存活年龄延长及心导管和外科手术患者的增多,IE 的发病率呈增加的趋势。

二、病因与诱因

(一)患者因素

1.瓣膜性心脏病

瓣膜性心脏病是 IE 最常见的基础病。近年来,随着风湿性心脏病发病率的下降,风湿性心脏瓣膜病在 IE 基础病中所占的比例已明显下降,占 6%～23%。与此对应,随着人口老龄化,退行性心脏瓣膜病所占的比例日益升高,尤其是主动脉瓣和二尖瓣关闭不全。

2.先天性心脏病

由于介入封堵和外科手术技术的进步,成人先天性心脏病患者越来越多,在此基础上发生的 IE 也较前增加,室间隔缺损、法洛四联症和主动脉缩窄是最常见的原因。主动脉瓣二叶钙化也是诱发 IE 的重要危险因素。

3.人工瓣膜

人工瓣膜置换者发生 IE 的危险是自体瓣膜的 5～10 倍,术后 6 个月内危险性最高,之后在较低的水平维持。

4.既往 IE 病史

既往 IE 病史是再次感染的明确危险因素。

5.近期接受可能引起菌血症的诊疗操作

各种经口腔(如拔牙)、气管、食管、胆道、尿道或阴道的诊疗操作及血液透析等,均是 IE 的诱发因素。

6.体内存在促非细菌性血栓性赘生物形成的因素

如白血病、肝硬化、癌症、炎性肠病和系统性红斑狼疮等可导致血液高凝状态的疾病,也可增加 IE 的危险。

7.自身免疫缺陷

包括体液免疫缺陷和细胞免疫缺陷,如人类免疫缺陷病毒(HIV)。

8.静脉药物滥用

静脉药物滥用者发生 IE 的危险可升高 12 倍。赘生物常位于血流从高压腔经病变瓣口或先天缺损至低压腔产生高速射流和湍流的下游,如二尖瓣关闭不全的瓣叶心房面、主动脉瓣关闭不全的瓣叶心室面和室间隔缺损的间隔右心室侧,可能与这些部位的压力下降及内膜灌注减少,有利于微生物沉积和生长有关。高速射流冲击心脏或大血管内膜可致局部损伤,如二尖瓣反流面对的左心房壁、主动脉瓣反流面对的二尖瓣前叶腱索和乳头肌及动脉导管未闭射流面对的肺动脉壁,也容易发生 IE。在压差较小的部位,如房间隔缺损、大室间隔缺损、血流缓慢(如心房颤动或心力衰竭)及瓣膜狭窄的患者,则较少发生 IE。

(二)病原微生物

近年来,导致 IE 的病原微生物谱也发生了很大变化。金黄色葡萄球菌感染明显增多,同时也是静脉药物滥用患者的主要致病菌;而草绿色链球菌感染明显减少。凝固酶阴性的葡萄球菌以往是自体瓣膜心内膜炎的次要致病菌,现在是人工瓣膜心内膜炎和院内感染性心内膜炎的重要致病菌。此外,铜绿假单胞菌、革兰阴性杆菌及真菌等以往较少见的病原微生物,也日渐增多。

三、病理

IE特征性的病理表现是在病变处形成赘生物,由血小板、纤维蛋白、病原微生物、炎性细胞和少量坏死组织构成,病原微生物常包裹在赘生物内部。

(一)心脏局部表现

1.赘生物本身的影响

大的赘生物可造成瓣口机械性狭窄,赘生物还可导致瓣膜或瓣周结构破坏,如瓣叶破损、穿孔或腱索断裂,引起瓣膜关闭不全,急性者最终可发生猝死或心力衰竭。人工瓣膜患者还可导致瓣周漏和瓣膜功能不全。

2.感染灶局部扩散

局部扩散产生瓣环或心肌脓肿、传导组织破坏、乳头肌断裂、室间隔穿孔和化脓性心包炎等。

(二)赘生物脱落造成栓塞

1.右心IE

右心赘生物脱落可造成肺动脉栓塞、肺炎或肺脓肿。

2.左心IE

左心赘生物脱落可造成体循环动脉栓塞,如脑动脉、肾动脉、脾动脉、冠状动脉及肠系膜动脉等,导致相应组织的缺血坏死和/或脓肿;还可能导致局部动脉管壁破坏,形成动脉瘤。

(三)菌血症

感染灶持续存在或赘生物内的病原微生物释放入血,形成菌血症或败血症,导致全身感染。

(四)自身免疫反应

病原菌长期释放抗原入血,可激活自身免疫反应,形成免疫复合物,沉积在不同部位导致相应组织的病变,如肾小球肾炎(免疫复合物沉积在肾小球基底膜)、关节炎、皮肤或黏膜出血(小血管炎,发生漏出性出血)等。

四、分类

既往习惯按病程分类,目前更倾向于按疾病的活动状态、诊断类型、瓣膜类型、解剖部位和病原微生物进行分类。

(一)按病程分类

分为急性IE(病程<6周)和亚急性IE(病程>6周)。急性IE多发生在正常心瓣膜,起病急骤,病情凶险,预后不佳,有发生猝死的危险;病原微生物以金黄色葡萄球菌为主,细菌毒力强,菌血症症状明显,赘生物容易碎裂或脱落。亚急性IE多发生在有基础病的心瓣膜,起病隐匿,经积极治疗预后较好;病原微生物主要是条件性致病菌,如溶血性链球菌、凝固酶阴性的葡萄球菌及革兰阴性杆菌等,这些病原微生物毒力相对较弱,菌血症症状不明显,赘生物碎裂或脱落的比例较急性IE低。

(二)按疾病的活动状态分类

按疾病的活动状态分为活动期和愈合期,这种分类对外科手术治疗非常重要。活动期包括术前血培养阳性及发热,术中取血培养阳性,术中发现病变组织形态呈炎症活动状态,或在抗生素疗程完成之前进行手术。术后1年以上再次出现IE,通常认为是复发。

(三)按诊断类型分类

按诊断类型分为明确诊断(definite IE)、疑似诊断(suspected IE)和可能诊断(possible IE)。

(四)按瓣膜类型分类

按瓣膜类型分为自体瓣膜IE和人工瓣膜IE。

(五)按解剖部位分类

按解剖部位分为二尖瓣IE、主动脉瓣IE及室壁IE等。

(六)按病原微生物分类

按照病原微生物血培养结果分为金黄色葡萄球菌性IE、溶血性链球菌性IE、真菌性IE等。

五、临床表现

(一)全身感染中毒表现

发热是IE最常见的症状,除有些老年或心、肾衰竭的重症患者外,几乎均有发热,与病原微生物释放入血有关。亚急性者起病隐匿,体温一般<39 ℃,午后和晚上高,可伴有全身不适、肌痛/关节痛、乏力、食欲缺乏或体重减轻等非特异性症状。急性者起病急骤,呈暴发性败血症过程,通常高热伴有寒战。其他全身感染中毒表现还包括脾大、贫血和杵状指,主要见于亚急性者。

(二)心脏表现

心脏的表现主要为新出现杂音或杂音性质、强度较前改变,瓣膜损害导致的新的或增强的杂音通常为关闭不全的杂音,尤以主动脉瓣关闭不全多见。但新出现杂音或杂音改变不是IE的必备表现。

(三)血管栓塞表现

血管栓塞表现为相应组织的缺血坏死和/或脓肿。

(四)自身免疫反应的表现

自身免疫反应主要表现为肾小球肾炎、关节炎、皮肤或黏膜出血等,非特异性,不常见。皮肤或黏膜的表现具有提示性,包括:①瘀点,可见于任何部位;②指/趾甲下线状出血;③Roth斑,为视网膜的卵圆形出血斑,中心呈白色,多见于亚急性者;④Osler结节,为指/趾垫出现的豌豆大小红色或紫色痛性结节,多见于亚急性者;⑤Janeway损害,为手掌或足底处直径1～4 mm无痛性出血性红斑,多见于急性者。

六、辅助检查

(一)血培养

血培养是明确致病菌最主要的实验室方法,并为抗生素的选择提供可靠的依据。为了提高血培养的阳性率,应注意以下几个环节。

1.采血频次

多次血培养有助于提高阳性率,建议至少送检3次,每次采血时间间隔至少1小时。

2.采血量

每次取血5～10 mL,已使用抗生素的患者取血量不宜过多,否则血液中的抗生素不能被培养液稀释。

3.采血时间

有人建议取血时间以寒战或体温骤升时为佳,但 IE 的菌血症是持续的,研究发现,体温与血培养阳性率之间没有显著相关性,因此不需要专门在发热时取血。高热时大部分细菌被吞噬细胞吞噬,反而影响了培养效果。

4.采血部位

前瞻性研究表明,无论病原微生物是哪一种,静脉血培养阳性率均显著高于动脉血。因此,静脉血培养阴性的患者没有必要再采集动脉血培养。每次采血应更换穿刺部位,皮肤应严格消毒。

5.培养和分离技术

所有怀疑 IE 的患者,应同时做需氧菌培养和厌氧菌培养;人工瓣膜置换术后、长时间留置静脉导管或导尿管及静脉药物滥用患者,应加做真菌培养。结果阴性时应延长培养时间,并使用特殊分离技术。

6.采血之前已使用抗生素患者的处理

如果临床高度怀疑 IE 而患者已使用了抗生素治疗,应谨慎评估,病情允许时可以暂停用药数天后再次培养。

(二)超声心动图

所有临床上怀疑 IE 的患者均应接受超声心动图检查,首选经胸超声心动图(TTE);如果 TTE 结果阴性,而临床高度怀疑 IE,应加做经食管超声心动图(TEE);TEE 结果阴性,而仍高度怀疑,2～7 天后应重复 TEE 检查。如果是有经验的超声医师,且超声机器性能良好,多次 TEE 检查结果阴性基本可以排除 IE 诊断。

超声心动图诊断 IE 的主要证据包括赘生物,附着于瓣膜、心腔内膜面或心内植入物的致密回声团块影,可活动,用其他解剖学因素无法解释;脓肿或瘘;新出现的人工瓣膜部分裂开。

临床怀疑 IE 的患者,其中约 50% 经 TTE 可检出赘生物。在人工瓣膜,TTE 的诊断价值通常不大。TEE 又效弥补了这一不足,其诊断赘生物的敏感度为 88%～100%,特异度达 91%～100%。

(三)其他检查

IE 患者可出现血白细胞计数升高,核左移;红细胞沉降率及 C 反应蛋白升高;高丙种球蛋白血症,循环中出现免疫复合物,类风湿因子升高,血清补体降低;贫血,血清铁及血清铁结合力下降;尿中出现蛋白和红细胞等。心电图和胸部 X 线片检查也可能有相应的变化,但均不具有特异性。

七、诊断和鉴别诊断

(一)诊断

首先应根据患者的临床表现筛选出疑似病例。

1.高度怀疑

(1)新出现杂音或杂音性质、强度较前改变。

(2)来源不明的栓塞事件。

(3)感染源不明的败血症。

(4)血尿、肾小球肾炎或怀疑肾梗死。

(5)发热伴以下任何一项:①心内有植入物;②有 IE 的易患因素;③新出现的室性心律失常

或传导障碍;④首次出现充血性心力衰竭的临床表现;⑤血培养阳性(为 IE 的典型病原微生物);⑥皮肤或黏膜表现;⑦多发或多变的浸润性肺感染;⑧感染源不明的外周(肾、脾和脊柱)脓肿。

2.低度怀疑

发热,不伴有以上任何一项。对于疑似病例应立即进行超声心动图和血培养检查。

1994 年,Durack 及其同事提出了 Duke 标准,给 IE 的诊断提供了重要参考。后来经不断完善形成了目前的 Duke 标准修订版,包括 2 项主要标准和 6 项次要标准。具备 2 项主要标准,或 1 项主要标准+3 项次要标准,或 5 项次要标准为明确诊断;具备 1 项主要标准+1 项次要标准,或 3 项次要标准为疑似诊断。

(1)主要标准。①血培养阳性:2 次血培养结果一致,均为典型的 IE 病原微生物如溶血性链球菌、牛链球菌、HACEK 菌、无原发灶的社区获得性金黄色葡萄球菌或肠球菌。连续多次血培养阳性,且为同一病原微生物,这种情况包括:至少 2 次血培养阳性,且间隔时间>12 小时;3 次血培养均阳性或≥4 次血培养中的多数均阳性,且首次与末次血培养间隔时间至少 1 小时。②心内膜受累证据:超声心动图阳性发现赘生物,附着于瓣膜、心腔内膜面或心内植入物的致密回声团块影,可活动,用其他解剖学因素无法解释;脓肿或瘘;新出现的人工瓣膜部分裂开。

(2)次要标准。①存在易患因素:如基础心脏病或静脉药物滥用。②发热:体温>38 ℃。③血管栓塞表现:主要动脉栓塞、感染性肺梗死、霉菌性动脉瘤、颅内出血、结膜出血及 Janeway 损害。④自身免疫反应的表现:肾小球肾炎、Osler 结节、Roth 斑及类风湿因子阳性。⑤病原微生物证据:血培养阳性,但不符合主要标准;或有 IE 病原微生物的血清学证据。⑥超声心动图证据:超声心动图符合 IE 表现,但不符合主要标准。

(二)鉴别诊断

IE 需要和以下疾病鉴别,包括心脏肿瘤、系统性红斑狼疮、Marantic 心内膜炎、抗磷脂综合征、类癌综合征、高心排血量肾细胞癌、血栓性血小板减少性紫癜及败血症等。

八、治疗

(一)治疗原则

(1)早期应用:连续采集 3～5 次血培养后即可开始经验性治疗,不必等待血培养结果。对于病情平稳的患者可延迟治疗 24～48 小时,对预后没有影响。

(2)充分用药:使用杀菌性而非抑菌性抗生素,大剂量,长疗程,旨在完全杀灭包裹在赘生物内的病原微生物。

(3)静脉给药为主:保持较高的血药浓度。

(4)病原微生物不明确的经验性治疗:急性者首选对金黄色葡萄球菌、链球菌和革兰阴性杆菌均有效的广谱抗生素,亚急性者首选对大多数链球菌(包括肠球菌)有效的广谱抗生素。

(5)病原微生物明确的针对性治疗:应根据药物敏感试验的结果选择针对性的抗生素,有条件时应测定最小抑菌浓度以判定病原微生物对抗生素的敏感程度。

(6)部分患者需要外科手术治疗。

(二)病原微生物不明确的经验性治疗

治疗应基于临床及病原学证据。病原微生物未明确的患者,如果病情平稳,可在血培养 3～5 次后立即开始经验性治疗;如果过去的 8 天内患者已使用了抗生素治疗,可在病情允许的情况下延迟 24～48 小时再进行血培养,然后采取经验性治疗。《欧洲心脏协会(ESC)指南》推荐的方案以万古霉素和庆大霉素为基础。我国庆大霉素的耐药率较高,而且庆大霉素的肾毒性大,多选用阿米卡星(丁胺卡那霉素)替代庆大霉素,0.4~0.6 g分次静脉给药或肌内注射。万古霉素费用较高,也可选用青霉素类,如青霉素$(320\sim400)\times10^4$ U静脉给药,每4~6小时1次;或萘夫西林2 g静脉给药或静脉给药,每4小时1次。

病原微生物未明确的治疗流程图见图4-7,经验性治疗方案见表4-5。

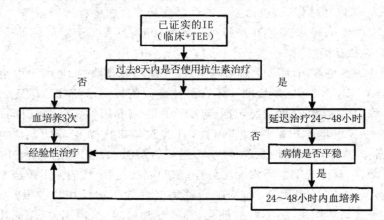

图 4-7 病原微生物未明确的治疗流程

表 4-5 经验性治疗方案

	药物	剂量	疗程
自体瓣膜 IE	万古霉素	15.0 mg/kg 静脉给药,每 12 小时一次	4~6 周
	＋庆大霉素	1.0 mg/kg 静脉给药,每 8 小时一次	2 周
人工瓣膜 IE	万古霉素	15.0 mg/kg 静脉给药,每 12 小时一次	4~6 周
	＋利福平	300~450 mg 口服,每 8 小时一次	4~6 周
	＋庆大霉素	1.0 mg/kg 静脉给药,每 8 小时一次	2 周

注:* 每天最大剂量 2 g,需要监测药物浓度,必要时可加用氨苄西林。

(三)病原微生物明确的针对性治疗

1.链球菌感染性心内膜炎

根据药物的敏感性程度选用青霉素、头孢曲松、万古霉素或替考拉宁。

(1)自体瓣膜 IE 且对青霉素完全敏感的链球菌感染(MIC≤0.1 mg/L):年龄≤65 岁,血清肌酐正常的患者,给予青霉素$(12\sim20)\times10^6$ U/24 h,分 4~6 次静脉给药,疗程 4 周;加庆大霉素 3 mg/(kg·d)(最大剂量 240 mg/24 h),分 2~3 次静脉给药,疗程 2 周。年龄>65 岁,或血清肌酐升高的患者,根据肾功能调整青霉素的剂量,或使用头孢曲松 2 g/24 h,每天 1 次静脉给药,疗程均为 4 周。对青霉素和头孢菌素过敏的患者使用万古霉素 3 mg/(kg·d),每天 2 次静脉给药,疗程 4 周。

(2)自体瓣膜 IE 且对青霉素部分敏感的链球菌感染(MIC 0.1~0.5 mg/L)或人工瓣膜 IE:青霉素$(20\sim24)\times10^6$ U/24 h,分 4~6 次静脉给药,或使用头孢曲松 2 g/24 h,每天 1 次静脉给药,疗程均为4周;加庆大霉素 3 mg/(kg·d),分 2~3 次静脉给药,疗程 2 周;之后继续使用头孢曲松 2 g/24 h,每天 1 次静脉给药,疗程 2 周。对这类患者也可单独选用万古霉素,

3 mg/(kg·d),每天 2 次静脉给药,疗程 4 周。

(3)对青霉素耐药的链球菌感染(MIC>0.5 mg/L):治疗同肠球菌。

替考拉宁可作为万古霉素的替代选择,推荐用法为 10 mg/kg 静脉给药,每天 2 次,9 次以后改为每天 1 次,疗程 4 周。

2.葡萄球菌感染性心内膜炎

葡萄球菌感染性心内膜炎约占所有 IE 患者的 1/3,病情危重,有致死危险。90% 的致病菌为金黄色葡萄球菌,其余 10% 为凝固酶阴性的葡萄球菌。

(1)自体瓣膜 IE 的治疗方案有以下几种。①对甲氧西林(新青霉素)敏感的金黄色葡萄球菌感染:苯唑西林 8～12 g/24 h,分 4 次静脉给药,疗程 4 周(静脉药物滥用患者用药 2 周);加庆大霉素 24 小时 3 mg/kg(最大剂量240 mg/24 h),分 3 次静脉给药,疗程为 3～5 天。②对青霉素过敏患者 MSSA 感染:万古霉素3 mg/(kg·d),每天2次静脉给药,疗程为4～6 周;加庆大霉素 3 mg/(kg·d)(最大剂量 240 mg/24 h),分 3 次静脉给药,疗程 3～5 天。③对甲氧西林耐药的金黄色葡萄球菌感染:万古霉素 30 mg/(kg·d),每天 2 次静脉给药,疗程 6 周。

(2)人工瓣膜 IE 的治疗方案有以下几点。①MSSA 感染:苯唑西林 8～12 g/24 h,分 4 次静脉给药,加利福平 900 mg/24 h,分 3 次静脉给药,疗程均为 6～8 周;再加庆大霉素 3 mg/(kg·d)(最大剂量240 mg/24 h),分 3 次静脉给药,疗程为 2 周。②MRSA 及凝固酶阴性的葡萄球菌感染:万古霉素30 mg/(kg·d),每天 2 次静脉给药,疗程为 6 周;加利福平 300 mg/24 h,分 3 次静脉给药,再加庆大霉素3 mg/(kg·d)(最大剂量 240 mg/24 h),分 3 次静脉给药,疗程均为 6～8 周。

3.肠球菌及青霉素耐药的链球菌感染性心内膜炎

与一般的链球菌不同,多数肠球菌对包括青霉素、头孢菌素、克林霉素和大环内酯类抗生素在内的许多抗生素耐药。甲氧嘧啶-磺胺异噁唑及新一代喹诺酮类抗生素的疗效也不确定。

(1)青霉素 MIC≤8 mg/L,庆大霉素 MIC<500 mg/L:青霉素 1 600 万～2 000 万 U/24 h,分4～6 次静脉给药,疗程 4 周;加庆大霉素 3 mg/(kg·d)(最大剂量 240 mg/24 h),分 2 次静脉给药,疗程 4 周。

(2)青霉素过敏或青霉素/庆大霉素部分敏感的肠球菌感染:万古霉素 30 mg/(kg·d),每天 2 次静脉给药,加庆大霉素 3 mg/(kg·d),分 2 次静脉给药,疗程均 6 周。

(3)青霉素耐药菌株(MIC>8 mg/L)感染:万古霉素 30 mg/(kg·d),每天 2 次静脉给药,加庆大霉素 3 mg/(kg·d),分 2 次静脉给药,疗程均 6 周。

(4)万古霉素耐药或部分敏感菌株(MIC 4～16 mg/L)或庆大霉素高度耐药菌株感染:需要寻求微生物学家的帮助,如果抗生素治疗失败,应及早考虑瓣膜置换。

4.革兰阴性菌感染性心内膜炎

约 10% 自体瓣膜 IE 和 15% 人工瓣膜 IE,尤其是瓣膜置换术后 1 年发生者多由革兰阴性菌感染所致。其中 HACEK 菌属最常见,包括嗜血杆菌、放线杆菌、心杆菌、埃肯菌和金氏杆菌。常用治疗方案为头孢曲松 2 g/24 h 静脉给药,每天 1 次,自体瓣膜 IE 疗程为 4 周,人工瓣膜 IE 疗程为 6 周。也可选用氨苄西林 12 g/24 h,分 3～4 次静脉给药,加庆大霉素 3 mg/(kg·d),分 2～3 次静脉给药。

5.立克次体感染性心内膜炎

立克次体感染性心内膜炎可导致 Q 热,治疗选用多西环素(强力霉素)100 mg 静脉给药,每 12 小时1 次,加利福平。为预防复发,多数患者需要进行瓣膜置换。由于立克次体寄生在细胞内,因此术后抗生素治疗还需要至少 1 年,甚至终身。

6.真菌感染性心内膜炎

近年来,真菌感染性心内膜炎有增加趋势,尤其是念珠菌属感染。由于单独使用抗真菌药物死亡率较高,而手术的死亡率下降,因此真菌感染性心内膜炎首选外科手术治疗。药物治疗可选用两性霉素 B 或其脂质体,1 mg/kg,每天 1 次,连续静脉滴注有助减少不良反应。

(四)外科手术治疗

手术指征包括以下几点。

(1)急性瓣膜功能不全造成血流动力学不稳定或充血性心力衰竭。

(2)有瓣周感染扩散的证据。

(3)正确使用抗生素治疗 7～10 天后,感染仍然持续。

(4)病原微生物对抗生素反应不佳,如真菌、立克次体、布鲁杆菌、里昂葡萄球菌、对庆大霉素高度耐药的肠球菌、革兰阴性菌等。

(5)使用抗生素治疗前或治疗后 1 周内,超声心动图探测到赘生物直径＞10 mm,可以活动。

(6)正确使用抗生素治疗后,仍有栓塞事件复发。

(7)赘生物造成血流机械性梗阻。

(8)早期人工瓣膜 IE。

九、预后

影响预后的因素不仅包括患者的自身情况及病原微生物的毒力,还与诊断和治疗是否正确、及时有关。总体而言,住院患者出院后的长期预后尚可(10 年生存率 81%),其中部分开始给予药物治疗的患者后期仍需要手术治疗。既往有 IE 病史的患者,再次感染的风险较高。人工瓣膜 IE 患者的长期预后较自体瓣膜 IE 患者差。

（贺成美）

第五章

呼吸内科疾病

第一节 流行性感冒

一、概述

流行性感冒(简称流感)是由流行性感冒病毒引起的急性呼吸道传染病,是人类面临的主要公共健康问题之一。1918 年 20 世纪第一次流感世界大流行死亡人数达 2 000 万,比第一次世界大战死亡人数还多,以后陆续在 1957 年(H_2N_2)、1968 年(H_1N_1)、1977 年(H_1N_1)均有大流行。而近年来禽流感病毒 H_5N_1 连续在亚洲多个国家造成人类感染,形成了对公共卫生的严重威胁,同时也一再提醒人们,一次新的流感大流行随时可能发生。

二、病原学与致病性

流感病毒呈多形性,其中球形直径为 80～120 nm,有囊膜。流感病毒属正黏病毒科,流感病毒属,基因组为分节段、单股、负链 RNA。根据病毒颗粒核蛋白(NP)和基质蛋白(M_1)抗原及其基因特性的不同,流感病毒分为甲、乙、丙 3 型。

甲型流感病毒基因组由 8 个节段的单链 RNA 组成,负责编码病毒所有结构蛋白和非结构蛋白。甲型流感病毒囊膜上有 3 种突起:H、N 和 M_2 蛋白,血凝素(H)和神经氨酸酶(N)为 2 种穿膜糖蛋白,它们突出于脂质包膜表面,分别与病毒吸附于敏感细胞和从受染细胞释放有关。第 3 种穿膜蛋白是 M_2 蛋白,这是一种离子通道蛋白,为病毒进入细胞后脱衣壳所必需。根据其表面 H 和 N 抗原的不同,甲型流感病毒又分成许多亚型。甲型流感病毒的血凝素共有 16 个亚型($H_{1～16}$)。神经氨酸酶则有 9 个亚型($N_{1～9}$)。所有 16 个亚型的血凝素和 9 个亚型的神经氨酸酶都在禽类中检测出,但只有 H_1、H_2、H_3、H_5、H_7、H_9、N_1、N_2、N_3、N_7,可能还有 N_8 亚型引起人类流感流行。

流感病毒表面抗原特别是 H 抗原具有高度易变性,以此逃脱机体免疫系统对它的记忆、识别和清除。流感病毒抗原性变异形式有两种:抗原性飘移和抗原性转变。抗原性飘移主要是由于编码 H 或 N 蛋白基因点突变导致 H 或 N 蛋白分子上抗原位点氨基酸的替换,并由于人群选择压力使得小变异逐步积累。抗原性转变只发生于甲型流感病毒,当 2 种不同的甲型流感病毒同时感染同一宿主细胞时,其基因组的各节段可能会重新分配或组合,导致新的血凝素和/或神经氨酸酶的出现,或者是 H、N 之间新的组合,从而产生一种新的甲型流感的亚型。

流感病毒在进入宿主细胞之后,其血凝素蛋白需先经宿主细胞的蛋白酶消化,成为 2 个由二硫键相连的多肽,这一过程病毒的致病性密切相关。在人类呼吸道和禽类胃肠道中有一种胰酶样的蛋白酶能够酶切流感病毒的血凝素,因此流感病毒往往引起人类呼吸道感染和禽类胃肠道感染。宿主细胞表面对病毒血凝素的受体在人和禽类之间是不同的,因此通常多数禽流感病毒不感染人类,但是已经有越来越多的证据表明,某些禽流感病毒可越过种属界限而感染人类。当两种分别来源于人和禽的流感同时感染同一例患者时,或另一种可能的中间宿主猪(因为猪对禽流感和人流感都敏感,而且与禽类和人都可能有密切接触),2 种病毒就有可能在复制自身的过程中发生基因成分的交换,产生新的"杂交"病毒。由于人类对其缺乏免疫力,因此患者往往病情严重,死亡率极高。

三、流行病学

流感传染源主要为流感患者和隐性感染者。人禽流感主要是患禽流感或携带禽流感病毒的鸡、鸭、鹅等家禽及其排泄物,特别是鸡传播。流感病毒主要是通过空气飞沫和直接接触传播。人禽流感是否还可通过消化道或伤口传播,至今尚缺乏证据。人对流感病毒普遍易感,新生儿对流感及其病毒的敏感性与成年人相同。青少年发病率高,儿童病情较重。流感流行具有一定的季节性。我国北方常发生于冬季,而南方多发生在冬夏两季,然而流感大流行可发生在任何季节。

根据发生特点不同流感发生可分为散发、暴发、流行和大流行。散发一般在非流行期间,病例在人群中呈散在零星分布,各病例在发病时间及地点上没有明显的联系。暴发是指一个集体或小地区在相当短时间内突然发生很多流感病例。流行是指在较大地区内流感发病率明显超出当地同期发病率水平,流感流行时发病率一般为 5%～20%。大流行的发生是由于新亚型毒株出现,由于人群普遍地缺乏免疫力,疾病传播迅速,流行范围超出国界和洲界,发病率可超过50%。世界性流感大流行间隔 10 年左右,常有2～3 个波,通常第一波持续时间短,发病率高,第二波持续时间长,发病率低,有时还有第三波,第一波主要发生在城市和交通便利的地方,第二波主要发生在农村及交通闭塞地区。

四、临床表现

流感的潜伏期一般为 1～3 天。起病多急骤,症状变化较多,主要以全身中毒症状为主,呼吸道症状轻微或不明显。季节性流感多发于青少年,临床表现和轻重程度差异颇大,病死率通常不高,一般恢复快,不留后遗症,死者多为年迈体衰、年幼体弱或合并有慢性疾病的患者。最近在亚洲国家发生的人感染 H_5N_1 禽流感病毒有别于常见的季节性流感。感染后的临床症状往往比较严重,死亡率高达 50%,并且常常累及多种器官。流感根据临床表现可分为单纯型、肺炎型、中毒型、胃肠型。

(一)单纯型

本型最为常见,先有畏寒或寒战,发热,继之全身不适、腰背发酸、四肢疼痛,头晕、头痛。大部分患者有轻重不同的打喷嚏、鼻塞、流涕、咽痛、干咳或伴有少量黏液痰,有时有胸骨后烧灼感、紧压感或疼痛。发热可高达 39～40 ℃,一般持续 2～3 天渐降。部分患者可出现食欲缺乏、恶心、便秘等消化道症状。年老体弱的患者,症状消失后体力恢复慢,常感软弱无力、多汗,咳嗽可持续1～2周或更长。体格检查：患者可呈重病容，衰弱无力，面部潮红，皮肤上偶有类似麻疹、猩红热、荨麻疹样皮疹，软腭上有时有点状红斑，鼻咽部充血水肿。本型中较轻者病情似一般感冒，全身和呼吸道症状均不显著，病程仅1～2天，单从临床表现难以确诊。

（二）肺炎型

本型常发生在2岁以下的小儿，或原有慢性基础疾病，如二尖瓣狭窄、肺源性心脏病、免疫力低下以及孕妇、年老体弱者。其特点是：在发病后24小时内可出现高热、烦躁、呼吸困难、咳血痰和明显发绀。全肺可有呼吸音减低、湿啰音或哮鸣音，但无肺实变体征。胸部X线可见双肺广泛小结节性浸润，近肺门较多，肺周围较少。上述症状可进行性加重，抗生素无效。病程1周至2个月，大部分患者可逐渐恢复，也可因呼吸循环衰竭在5～10天死亡。

（三）中毒型

本型较少见。肺部体征不明显，具有全身血管系统和神经系统损害，有时可有脑炎或脑膜炎表现。临床表现为高热不退，神志昏迷，成人常有谵妄，儿童可发生抽搐。少数患者由于血管神经系统紊乱或肾上腺出血，导致血压下降或休克。

（四）胃肠型

本型主要表现为恶心、呕吐和严重腹泻，病程为2～3天，恢复迅速。

五、诊断

流感的诊断主要依据流行病学资料，并结合典型临床表现确定，但在流行初期，散发或轻型的病例诊断比较困难，确诊往往需要实验室检查。流感常用辅助检查。

（一）一般辅助检查

1.外周血常规

白细胞总数不高或偏低，淋巴细胞相对增加，重症患者多有白细胞总数及淋巴细胞下降。

2.胸部影像学检查

单纯型患者胸部X线检查可正常，但重症尤其肺炎型患者胸部X线检查可显示单侧或双侧肺炎，少数可伴有胸腔积液等。

（二）流感病毒病原学检测及分型

流感病毒病原学检测及分型对确诊流感及与其他疾病如严重急性呼吸综合征（SARS）等鉴别十分重要，常用病毒学检测方法主要有以下几种。

1.病毒培养分离

病毒培养分离是诊断流感最常用和最可靠的方法之一。目前分离流感病毒主要应用马达犬肾细胞（MDCK）为宿主系统。培养过程中观察细胞病变效应，并可应用血清学实验来进行鉴定和分型。传统的培养方法对于流感病毒的检测因需要时间较长（一般需要4～5天），不利于早期诊断和治疗。近年来新出现了一种快速流感病毒实验室培养技术——离心培养技术（SVC），在流感病毒的快速培养分离上发挥了很大作用。离心培养法是在标本接种后进行长时间的低速离心，使标本中含病毒的颗粒在外力作用下被挤压吸附于培养细胞上，从而大大缩短了培养时间。

2.血清学诊断

血清学诊断主要是检测患者血清中的抗体水平，即用已知的流感病毒抗原来检测血清中的抗体，此法简便易行、结果可信。血清标本应包括急性期和恢复期双份血清。急性期血样应在发病后7天内采集，恢复期血样应在发病后2～4周采集。双份血清进行抗体测定，恢复期抗体滴

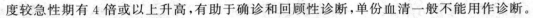

度较急性期有 4 倍或以上升高,有助于确诊和回顾性诊断,单份血清一般不能用作诊断。

3.病毒抗原检测

对于病毒抗原的检测的方法主要有两类:直接荧光抗体检测(DFA)和快速酶(光)免法。DFA 用抗流感病毒的单克隆抗体直接检测临床标本中的病毒抗原,应用亚型特异性的单抗能够快速和直接地检测标本中的病毒抗原,并且可以进一步进行病毒的分型,不仅可用于诊断,还可以用于流行病学的调查。

4.病毒核酸检测

以聚合酶链反应(PCR)技术为基础发展出了各种各样的病毒核酸检测方法,在流感病毒鉴定和分型方面发挥着越来越大的作用,不仅可以快速诊断流感,并且可以根据所分离病毒核酸序列的不同对病毒进行准确分型。常用的方法有核酸杂交、逆转录-聚合酶链反应、多重逆转录-聚合酶链反应、酶联免疫 PCR、实时定量 PCR、依赖性核酸序列扩增、荧光 PCR 等方法。以上述各种检测方法为基础,很多生物制品公司开发出多种试剂盒供临床快速检测应用。近年来,应用基因芯片对流感病毒进行检测和分型是研究的一大热点,基因芯片灵敏度极高,并且可以同时检测多种病毒,尤其适用于流感多亚型、易变异的特点。目前多种基因芯片技术已应用到流感病毒的检测和分型中。

六、鉴别诊断

流行性感冒主要与除流感病毒的多种病毒、细菌等病原体引起的流感样疾病(ILI)相鉴别。确诊需依据实验室检查,如病原体分离、血清学检查和核酸检测。

(一)普通感冒

普通感冒可由多种呼吸道病毒感染引起。除注意收集流行病学资料以外,通常流感全身症状比普通感冒重,而普通感冒呼吸道局部症状更突出。

(二)严重急性呼吸综合征(SARS)

SARS 是由 SARS 冠状病毒引起的一种具有明显传染性,可累及多个脏器、系统的特殊肺炎,临床上以发热、乏力、头痛、肌肉关节疼痛等全身症状和干咳、胸闷、呼吸困难等呼吸道症状为主要表现。临床表现类似肺炎型流感。根据流行病学史,临床症状和体征,一般实验室检查,胸部 X 线影像学变化,配合 SARS 病原学检测阳性,排除其他疾病,可做出 SARS 的诊断。

(三)肺炎支原体感染

发热、头痛、肌肉疼痛等全身症状较流感轻,呛咳症状较明显,或伴少量黏痰。胸部 X 线检查可见两肺纹理增深,并发肺炎时可见肺部斑片状阴影等间质肺炎表现。痰及咽拭子标本分离肺炎支原体可确诊。血清学检查对诊断有一定帮助,核酸探针或 PCR 有助于早期快速诊断。

(四)衣原体感染

发热、头痛、肌肉疼痛等全身症状较流感轻,可引起鼻窦炎、咽喉炎、中耳炎、气管-支气管炎和肺炎。实验室检查可帮助鉴别诊断,包括病原体分离、血清学检查和 PCR 检测。

(五)嗜肺军团菌感染

夏秋季发病较多,并常与空调系统及水源污染有关。起病较急,畏寒、发热、头痛等,全身症状较明显,呼吸道症状表现为咳嗽、黏痰、痰血、胸闷、气促,少数可发展为 ARDS;呼吸道以外的症状亦常见,如腹泻、精神症状及心功能和肾功能障碍,胸部 X 线检查示炎症浸润影。呼吸道分泌物、痰、血培养阳性可确定诊断,但检出率低。对呼吸道分泌物用直接荧光抗体法(DFA)检测抗原或用 PCR 检查核酸,对早期诊断有帮助。血清、尿间接免疫荧光抗体测定,亦具诊断意义。

七、治疗

隔离患者,流行期间对公共场所加强通风和空气消毒,避免传染他人。

合理应用对症治疗药物,可对症应用解热药、缓解鼻黏膜充血药物、止咳祛痰药物等。

尽早应用抗流感病毒药物治疗:抗流感病毒药物治疗只有早期(起病 1～2 天)使用,才能取得最佳疗效。抗流感病毒化学治疗药物现有离子通道 M_2 阻滞剂(表 5-1)和神经氨酸酶抑制剂两类,前者包括金刚烷胺和金刚乙胺;后者包括奥司他韦和扎那米韦。

表 5-1　金刚烷胺和金刚乙胺用法和剂量

药名	年龄(岁)			
	1～9	10～12	13～16	≥65
金刚烷胺	5 mg/(kg·d)(最高 150 mg/d)分 2 次	100 mg 每天 2 次	100 mg 每天 2 次	≤100 mg/d
金刚乙胺	不推荐使用	不推荐使用	100 mg 每天 2 次	100 mg 或 200 mg/d

(一)离子通道 M_2 阻滞剂

金刚烷胺和金刚乙胺。对甲型流感病毒有活性,抑制其在细胞内的复制。在发病 24～48 小时内使用,可减轻发热和全身症状,减少病毒排出,防止病毒扩散。金刚烷胺在肌酐清除率 ≤50 mL/min 时酌情减少用量,并密切观察其不良反应,必要时停药。血透对金刚烷胺清除的影响不大。肌酐清除率<10 mL/min 时金刚乙胺应减为 100 mg/d;对老年和肾功能减退患者应监测不良反应。不良反应:中枢神经系统有神经质、焦虑、注意力不集中和轻微头痛等,其发生率金刚烷胺高于金刚乙胺;胃肠道反应主要表现为恶心和呕吐。这些不良反应一般较轻,停药后大多可迅速消失。

(二)神经氨酸酶抑制剂

神经氨酸酶抑制剂对甲、乙两型流感病毒都是有效的,目前有 2 个品种,即奥司他韦和扎那米韦,我国临床目前只有奥司他韦。

(1)用法和剂量:奥司他韦为成人 75 mg,每天 2 次,连服 5 天,应在症状出现 2 天内开始用药。儿童用法见表 5-2,1 岁以内不推荐使用。扎那米韦为 6 岁以上儿童及成人剂量均为每次吸入 10 mg,每天 2 次,连用 5 天,应在症状出现 2 天内开始用药。6 岁以下儿童不推荐使用。

表 5-2　儿童奥司他韦用量

药名	体重(kg)			
	≤15	16～23	24～40	>40
奥司他韦(mg)	30	45	60	75

(2)不良反应:奥司他韦不良反应少,一般为恶心、呕吐等消化道症状,也有腹痛、头痛、头晕、失眠、咳嗽、乏力等不良反应的报道。扎那米韦吸入后最常见的不良反应有头痛、恶心、咽部不适、眩晕、鼻出血等。个别哮喘和慢性阻塞性肺疾病(COPD)患者使用后可出现支气管痉挛和肺功能恶化。

(3)肾功能不全的患者无须调整扎那米韦的吸入剂量。对肌酐清除率<30 mL/min 的患

者,奥司他韦减量至 75 mg,每天 1 次。

需要注意的是:因神经氨酸酶抑制剂对甲、乙两型流感病毒均有效且耐药发生率低,不会引起支气管痉挛,而 M_2 阻滞剂都只对甲型流感病毒有效且在美国耐药率较高,因此美国目前推荐使用抗流感病毒药物仅有奥司他韦和扎那米韦,只有有证据表明流行的流感病毒对金刚烷胺或金刚乙胺敏感才用于治疗和预防流感。对于那些非卧床的流感患者,早期吸入扎那米韦或口服奥司他韦能够降低发生下呼吸道并发症的可能性。另外自 2004 年以来,绝大多数 H_5N_1 病毒株对神经氨酸酶抑制剂敏感,而对金刚烷胺类耐药,因此确诊为 H_5N_1 禽流感病毒感染的患者或疑似患者推荐用奥司他韦治疗。

(三)并发症治疗

肺炎型流感常见并且最重要的并发症为细菌的二重感染,尤其是细菌性肺炎,其治疗详见相关章节。肺炎型流感尤其重症患者往往有严重呼吸窘迫、缺氧,严重者可发生急性呼吸窘迫综合征(ARDS),应给予患者氧疗,必要时行无创或有创机械通气治疗。对于中毒型或胃肠型流感患者,应注意纠正患者水电解质平衡,维持血流动力学稳定。

八、预防

隔离患者,流行期间对公共场所加强通风和空气消毒,切断传染链,终止流感流行。流行期间减少大型集会及集体活动,接触者应戴口罩。

目前接种流感病毒疫苗是当今预防流感疾病发生、流行的最有效手段。当疫苗和流行病毒抗原匹配良好时,流感疫苗在<65 岁的健康人群中可预防 70%~90%的疾病发生。由于免疫系统对接种疫苗需要 6~8 周才起反应,所以疫苗必须在流感季节到来之前接种,最佳时间为 10 月中旬至 11 月中旬。由于流感病毒抗原性变异较快,所以人类无法获得持久的免疫力,进行流感疫苗接种后人体可产生免疫力,但对新的变异病毒株无保护作用。因此在每年流感疫苗生产之前,都要根据当时所流行病毒的抗原变化来调整疫苗的组成,以求最大的保护效果。

流感疫苗包括减毒活疫苗和灭活疫苗。至今对于病毒快速有效的减毒方法和准确的减毒标准仍存在许多不确定因素,因此减毒疫苗仍不能广泛应用。现在世界范围内广泛使用的流感病毒疫苗以纯化、多价的灭活疫苗为主。

美国疾病预防控制中心制定的流感疫苗和抗病毒剂使用指南推荐,每年接受一次流感疫苗接种的人员包括学龄儿童;6 个月至 4 岁的儿童;50 岁以上的成年人;6 个月至 18 岁的高危 Reye 综合征(因长期使用阿司匹林治疗)患者;将在流感季节怀孕的妇女;慢性肺炎(包括哮喘)患者;心脏血管(高血压除外)疾病患者;肾、肝、血液或代谢疾病(包括糖尿病)患者;免疫抑制人员;在某些条件下危及呼吸功能人员;居住在养老院的人员和其他慢性疾病患者的护理人员;卫生保健人员;接触年龄<5 岁和年龄>50 岁的健康人员和爱心志愿者(特别是接触小于 6 个月婴儿的人员);感染流感可引发严重并发症的人员。

流感疫苗接种的不良反应主要为注射部位疼痛,偶见发热和全身不适,大多可自行恢复。

应用抗流感病毒药物。明确或怀疑某部门流感暴发时,对所有非流感者和未进行疫苗接种的医务人员可给予金刚烷胺、金刚乙胺或奥司他韦进行预防性治疗,时间持续 2 周或流感暴发结束后 1 周。

(王桂玲)

第二节 病毒性肺炎

病毒性肺炎是由不同种类病毒侵犯肺脏引起的肺部炎症,通常是由于上呼吸道病毒感染向下呼吸道蔓延所致。临床主要表现为发热、头痛、全身酸痛、干咳等。本病一年四季均可发生,但冬春季更为多见。肺炎的发生除与病毒的毒力、感染途径及感染数量有关外,还与宿主年龄、呼吸道局部和全身免疫功能状态有关。通常小儿发病率高于成人,婴幼儿发病率高于年长儿。据报道在非细菌性肺炎中病毒性肺炎占 25%～50%,婴幼儿肺炎中约 60% 为病毒性肺炎。

一、流行病学

罹患各种病毒感染的患者为主要传染源,通常以空气飞沫传播为主,患者和隐性感染者说话、咳嗽、打喷嚏时可将病毒播散到空气中,易感者吸入后即可被感染。其次通过被污染的食具、玩具及与患者直接接触也可引起传播。粪-口传播仅见于肠道病毒。此外也可以通过输血和器官移植途径传播,在新生儿和婴幼儿中母婴间的垂直传播也是一条重要途径。

病毒性肺炎以婴幼儿和老年人多见,流感病毒性肺炎则好发于原有心肺疾病和慢性消耗性疾病患者。某些免疫功能低下者,如艾滋病患者、器官移植者,肿瘤患者接受大剂量免疫抑制剂、细胞毒药物及放射治疗时,病毒性肺炎的发生率明显升高。据报道骨髓移植患者中约 50% 可发生弥漫性间质性肺炎,其中约半数为巨细胞病毒(CMV)所致。肾移植患者中约 30% 发生 CMV 感染,其中 40% 为 CMV 肺炎。

病毒性肺炎一年四季均可发生,但以冬春季节为多,流行方式多表现为散发或暴发。一般认为在引起肺炎的病毒中以流感病毒最多见。根据近年来我国北京、上海、广州、河北地区病原学监测,小儿下呼吸道感染中腺病毒和呼吸道合胞病毒引起者分别占第一、二位。北方地区发病率普遍高于南方,病情也比较严重。此外,近年来随着器官移植的广泛开展,CMV 肺炎的发生率有明显增高趋势。

二、病因

(一)流感病毒

流感病毒属正黏液病毒科,单股 RNA 类病毒,有甲、乙、丙三型,流感病毒性肺炎多由甲型流感病毒引起,由乙型和丙型引起者较少。甲型流感病毒抗原变异比较常见,主要是血凝素和神经氨酸酶的变异。当抗原转变产生新的亚型时可引起大流行。

(二)腺病毒

腺病毒为无包膜的双链 DNA 病毒,主要在细胞核内繁殖,耐湿、耐酸、耐脂溶剂能力较强。现已分离出 41 个与人类有关的血清型,其中容易引起肺炎的有 3、4、7、11、14 和 21 型。我国以3、7 型最为多见。

(三)呼吸道合胞病毒(RSV)

RSV 系具有包膜的单股 RNA 病毒,属副黏液病毒科肺病毒属,仅 1 个血清型。RSV 极不稳定,室温中两天内效价下降 100 倍,为下呼吸道感染的重要病原体。

（四）副流感病毒

副流感病毒属副黏液病毒科，与流感病毒一样表面有血凝素和神经氨酸酶。与人类相关的副流感病毒分为1、2、3、4四型，其中4型又分为A、B两个亚型。在原代猴肾细胞或原代人胚肾细胞培养中可分离出本病毒。近年来在我国北京和南方一些地区调查结果表明引起婴幼儿病毒性肺炎的病原体排序中副流感病毒仅次于合胞病毒和腺病毒，居第3位。

（五）麻疹病毒

麻疹病毒属副黏液病毒科，仅有1个血清型。电镜下呈球形或多形性。外壳小突起中含血凝素，但无神经氨酸酶，故与其他副黏液病毒不同。该病毒在人胚和猴肾细胞中培养5～10天可出现多核巨细胞和核内包涵体。本病毒经上呼吸道和眼结膜侵入人体引起麻疹。肺炎是麻疹最常见的并发症，也是引起麻疹患儿死亡的主要原因。

（六）水痘带状疱疹病毒（VZV）

VZV为双链DNA病毒，属疱疹病毒科，仅对人有传染性。其在外界环境中生存力很弱，可被乙醚灭活。该病毒在被感染的细胞核内增殖，存在于患者疱疹的疱浆、血液及口腔分泌物中。接种人胚羊膜等组织内可产生特异性细胞病变，在细胞核内形成包涵体。成人水痘患者发生水痘肺炎的较多。

（七）鼻病毒

鼻病毒属微小核糖核酸病毒群，为无包膜单股RNA病毒，已发现100多个血清型。鼻病毒是人类普通感冒的主要病原，亦可引起下呼吸道感染。

（八）巨细胞病毒（CMV）

CMV属疱疹病毒科，是在宿主细胞核内复制的DNA病毒。CMV具有很强的种族特异性。人的CMV只感染人。CMV通常是条件致病源。除可引起肺炎外还可引起全身其他脏器感染。

此外，EB病毒、冠状病毒及柯萨奇病毒、埃可病毒等也可引起肺炎，只是较少见。

三、发病机制与病理

病毒性肺炎通常是由于上呼吸道病毒感染向下蔓延累及肺脏的结果。正常人群感染病毒后并不一定发生肺炎，只有在呼吸道局部或全身免疫功能低下时才会发病。上呼吸道发生病毒感染时常损伤上呼吸道黏膜，屏障和防御功能下降，造成下呼吸道感染，甚至引起细菌性肺炎。

单纯病毒性肺炎的主要病理改变为细支气管及其周围炎和间质性肺炎。细支气管病变包括上皮破坏、黏膜下水肿，管壁和管周可见以淋巴细胞为主的炎性细胞浸润，在肺泡壁和肺泡间隔的结缔组织中有单核细胞浸润，肺泡水肿，被覆着含有蛋白和纤维蛋白的透明膜，使肺泡内气体弥散距离增大。严重时出现以细支气管为中心的肺泡组织片状坏死，在坏死组织周边可见包涵体。在由合胞病毒、麻疹病毒、CMV引起的肺炎患者的肺泡腔内还可见到散在的多核巨细胞。腺病毒性肺炎患者常可出现肺实变，以左下叶最多见，实质以外的肺组织可有明显过度充气。

继发细菌性肺炎时肺泡腔可见大量的以中性粒细胞为主的炎性细胞浸润。严重者可形成小脓肿，或形成纤维条索性、化脓性胸膜炎及广泛性出血。

四、临床表现

病毒性肺炎通常起病缓慢，绝大部分患者开始时均有咽干、咽痛，其后打喷嚏、鼻塞、流涕、发热、头痛、食欲减退、全身酸痛等上呼吸道感染症状，病变进一步向下发展累及肺脏发生肺炎时则表现为咳嗽,多为阵发性干咳,并有气急、胸痛、持续高热。此时体征尚不明显,有时可在下肺区闻及细湿啰音。病程多为2周左右,病情较轻。婴幼儿及免疫缺陷者罹患病毒性肺炎时病情多比较严重,除肺炎的一般表现外,还多有持续高热、剧烈咳嗽、血痰、气促、呼吸困难,发绀、心悸等。体检可见三凹征和鼻翼翕动。在肺部可闻及广泛的干湿啰音和哮鸣音,也可出现急性呼吸窘迫综合征(ARDS)、心力衰竭、急性肾衰竭、休克。胸部 X 线检查主要为间质性肺炎,两肺呈网状阴影,肺纹理增粗、模糊。严重者两肺中下野可见弥漫性结节性浸润,但大叶性实变少见。胸部 X 线改变多在 2 周后逐渐消退,有时可遗留散在的结节状钙化影。

流感病毒性肺炎多见于流感流行时,慢性心肺疾病患者及孕妇为易感人群。起病前流感症状明显,多有高热,呼吸道症状突出,病情多比较严重,病程达 3～4 周,病死率较高。腺病毒感染所致肺炎表现突然高热,体温达 39～40 ℃,呈稽留热,热程较长。半数以上患者出现呕吐、腹胀、腹泻,可能与腺病毒在肠道内繁殖有关。合胞病毒性肺炎绝大部分为 2 岁以内儿童,多有一过性高热,喘憋症状明显。麻疹病毒性肺炎为麻疹并发症,起病初期多有上呼吸道感染症状,典型者表现为起病 2～3 天,首先在口腔黏膜出现麻疹斑,1～2 天从耳后发际开始出皮疹,以后迅速扩展到颜面、颈部、躯干、四肢。麻疹肺炎可发生于麻疹的各个病期,但以出疹后一周内最多见。因此在患儿发疹期,尤其是疹后期发热持续不退,或退热后又发热,同时呼吸道症状加重,肺部出现干湿啰音,提示继发肺炎。水痘是由水痘带状疱疹病毒引起的一种以全身皮肤水疱疹为主要表现的急性传染病。成人水痘并发肺炎较为常见。原有慢性疾病和/或免疫功能低下者水痘并发肺炎的机会多。水痘肺炎多发生于水痘出疹后 1～6 天,高热、咳嗽、血痰,两肺可闻及湿啰音和哮鸣音,很少有肺实变。

五、实验室检查

(一)血液及痰液检查

病毒性肺炎患者白细胞总数一般多正常,也可降低,血沉往往正常。继发细菌感染时白细胞总数增多和中性粒细胞增高。痰涂片所见的白细胞以单核细胞为主,痰培养多无致病细菌生长。

(二)病原学检查

1.病毒分离

由于合胞病毒、流感病毒、单纯疱疹病毒等对外界温度特别敏感,故发病后应尽早用鼻咽拭子取材,或收集鼻咽部冲洗液、下呼吸道分泌物,取材后放置冰壶内尽快送到实验室。如有可能最好床边接种标本,通过鸡胚接种、人胚气管培养等方法分离病毒。上述方法可靠、重复性好、特异性强,但操作烦琐费时,对急性期诊断意义不大。但对流行病学具有重要作用。

2.血清学检查

血清学诊断技术包括补体结合试验、中和试验和血凝抑制试验等。比较急性期和恢复期双份血清抗体滴度,效价升高 4 倍或 4 倍以上即可确诊。本法主要为回顾性诊断,不适合早期诊断。采用急性期单份血清检测合胞病毒、副流感病毒的特异性 IgM 抗体,其敏感性和特异性比较高,可作为早期诊断指标。

3.特异性快速诊断

(1)电镜技术:用于合胞病毒、副流感病毒、单纯疱疹病毒及腺病毒之诊断。由于检查耗时、技术复杂、费用昂贵,难以推广使用。

(2)免疫荧光技术:其敏感性和特异性均与组织培养相近。其合胞病毒抗原检测的诊断准确率达 70%～98.9%,具有快速、简便、敏感、特异性高等特点。

(3)酶联免疫吸附试验及酶标组化法:广泛用于检测呼吸道病毒抗原,既快速又简便。

4.包涵体检测

CMV 感染时可在呼吸道分泌物,包括支气管肺泡灌洗液和经支气管肺活检标本中发现嗜酸粒细胞核内和胞质内含包涵体的巨细胞,可确诊。

六、诊断

病毒性肺炎的诊断主要依据是其临床表现及相关实验室检查。由于各型病毒性肺炎缺乏明显的特征,因而最后确诊往往需要借助于病原学检查结果。当然某些病毒原发感染的典型表现,如麻疹早期颊黏膜上的麻疹斑、水痘时典型皮疹均可为诊断提供重要依据。

七、鉴别诊断

主要需与细菌性肺炎进行鉴别。病毒性肺炎多见于小儿,常有流行,发病前多有上呼吸道感染和全身不适等前驱表现,外周血白细胞总数正常或偏低,分类中性粒细胞不高。而细菌性肺炎以成人多见,无流行性,白细胞总数及中性粒细胞明显增高。X 线检查时病毒性肺炎以间质性肺炎为主,肺纹理增粗,而细菌性肺炎多以某一肺叶或肺段病变为主,显示密度均匀的片状阴影。中性粒细胞碱性磷酸酶试验、四唑氮盐还原试验、C 反应蛋白水平测定以及疫苗培养和病毒学检查均有助于两种肺炎的鉴别。需要注意的是呼吸道病毒感染基础上容易继发肺部细菌感染,其中以肺炎链球菌、金黄色葡萄球菌、流感嗜血杆菌及溶血性链球菌为多见,通常多发生于原有病毒感染热退 4 天后患者再度畏寒、发热,呼吸道症状加剧,咳嗽、咳黄痰、全身中毒症状明显。

此外病毒性肺炎尚需与病毒性上呼吸道感染、急性支气管炎、支原体肺炎、衣原体肺炎和某些传染病的早期进行鉴别。

八、治疗

目前缺少特效抗病毒药物,因而仍以对症治疗为主。

(一)一般治疗

退热、止咳、祛痰、维持呼吸道通畅、给氧,纠正水和电解质、酸碱失衡。

(二)抗病毒药物

金刚烷胺,成人 0.1 g,每天 2 次;小儿酌减,连服 3～5 天。早期应用对防治甲型流感有一定效果。利巴韦林对合胞病毒、腺病毒及流感病毒性肺炎均有一定疗效,每天用量为 10 mg/kg,口服或肌内注射。近年来提倡气道内给药。小于 2 岁者每次 10 mg,2 岁以上的每次 20～30 mg,溶于 30 mL 蒸馏水内雾化吸入,每天2 次,连续 5～7 天。由 CMV、疱疹病毒引起的肺炎患者可用阿昔洛韦、阿糖腺苷等治疗。

(三)中草药

板蓝根、黄芪、金银花、大青叶、连翘、贯仲、菊花等可能有一定效果。

(四)生物制剂

有报道肌内注射 γ-干扰素治疗小儿呼吸道病毒感染,退热快、体征恢复迅速、缩短疗程、无明显不良反应。雾化吸入从初乳中提取的 SIgA 治疗婴幼儿 RSV 感染也取得良好效果。此外还可试用胸腺素、转移因子等制剂。继发细菌性肺炎时应给予敏感的抗生素。

九、预后

大多数病毒性肺炎预后良好，无后遗症。但是如是流感后发生重症肺炎，或年老体弱、原有慢性病者感染病毒性肺炎后易继发细菌性肺炎，预后较差。另外 CMV 感染者治疗也颇为棘手。

十、预防

接种流感疫苗、水痘疫苗和麻疹疫苗对于预防相应病毒感染有一定效果，但免疫功能低下者禁用麻疹减毒活疫苗。口服 3、4、7 型腺病毒减毒活疫苗对预防腺病毒性肺炎有一定效果。早期较大剂量注射丙种球蛋白对于麻疹和水痘的发病有一定预防作用。应用含高滴度 CMV 抗体免疫球蛋白被动免疫对预防 CMV 肺炎也有一定作用。对于流感病毒性肺炎、CMV 肺炎、水痘疱疹病毒性肺炎患者应予隔离，减少交叉感染。

（代建瑞）

第三节　细菌性肺炎

一、肺炎球菌肺炎

（一）定义

肺炎球菌肺炎是由肺炎链球菌感染引起的急性肺部炎症，为社区获得性肺炎中最常见的细菌性肺炎。起病急骤，临床以高热、寒战、咳嗽、血痰及胸痛为特征，病理为肺叶或肺段的急性表现。近年来因抗生素的广泛应用，典型临床和病理表现已不多见。

（二）病因

致病菌为肺炎球菌，革兰阳性，有荚膜，复合多聚糖荚膜共有 86 个血清型。成人致病菌多为 1 型、5 型。为口咽部定植菌，不产生毒素（除Ⅲ型），主要靠荚膜对组织的侵袭作用而引起组织的炎性反应，通常在机体免疫功能低下时致病。冬春季因带菌率较高（40％～70％）为本病多发季节。青壮年男性或老幼多见。长期卧床、心力衰竭、昏迷和手术后等易发生肺炎球菌性肺炎。常间诱因有病毒性上呼吸道感染史或受寒、酗酒、疲劳等。

（三）诊断

1.临床表现

因患者年龄、基础疾病及有无并发症，就诊是否使用过抗生素等影响因素，临床表现差别较大。

（1）起病：多急骤，短时寒战继之出现高热，呈稽留热型，肌肉酸痛及全身不适，部分患者体温低于正常。

（2）呼吸道症状：起病数小时即可出现，初起为干咳，继之咳嗽，咳黏性痰，典型者痰呈铁锈色，累及胸膜可有针刺样胸痛，下叶肺炎累及膈胸膜时疼痛可放射至上腹部。

（3）其他系统症状：食欲缺乏、恶心、呕吐及急腹症消化道状。老年人精神萎靡、头痛，意识朦胧等。部分严重感染的患者可发生周围循环衰竭，甚至早期出现休克。

（4）体检：急性病容，呼吸急促，体温达 39～40 ℃，口唇单纯疱疹，可有发绀及巩膜黄染，肺部听诊为实变体征或可听到啰音，累及胸膜时可有胸膜摩擦音甚至胸腔积液体征。

（5）并发症及肺外感染表现如下。①脓胸（5％～10％）：治疗过程中又出现体温升高、白细胞增高时，要警惕并发脓胸和肺脓肿的可能。②脑膜炎：可出现神经症状或神志改变。③心肌炎或心内膜炎：心率快，出现各种心律失常或心脏杂音，脾大，心力衰竭。

（6）败血症或毒血症（15％～75％）：可出现皮肤、黏膜出血点，巩膜黄染。

（7）感染性休克：表现为周围循环衰竭，如血压降低、四肢厥冷、心动过速等，个别患者起病既表现为休克而呼吸道症状并不明显。

（8）麻痹性肠梗阻。

（9）罕见弥散性血管内凝血（DIC）、急性呼吸窘迫综合征（ARDS）。

2.实验室检查

（1）血常规：白细胞计数为（10～30）×10⁹/L，中型粒细胞计数增多 80％以上，分类核左移并可见中毒颗粒。酒精中毒、免疫力低下及年老体弱者白细胞总数可正常或减少，提示预后较差。

（2）病原体检查：①痰涂片及荚膜染色镜检，可见革兰染色阳性双球菌，2～3 次痰检为同一细菌有意义。②痰培养加药敏可助确定菌属并指导有效抗生素的使用，干咳无痰者可做高渗盐水雾化吸入导痰。③血培养致病菌阳性者可做药敏试验。④脓胸者应做胸腔积液菌培养。⑤对重症或疑难病例，有条件时可采用下呼吸道直接采样法做病原学诊断。如防污染毛刷采样（PSB）、防污染支气管-肺泡灌洗（PBAL）、经胸壁穿刺肺吸引（LA）、环甲膜穿刺经气管吸引（TTA）。

3.胸部 X 线检查

（1）早期病变肺段纹理增粗、稍模糊。

（2）典型表现为大叶性、肺段或亚肺段分布的浸润、实变阴影，可见支气管气道征及肋膈角变钝。

（3）病变吸收较快时可出现浓淡不均假空洞征。

（4）吸收较慢时可出现机化性肺炎。

（5）老年人、婴儿多表现为支气管肺炎。

（四）鉴别诊断

1.干酪样肺炎

本病常有结核中毒症状，胸部 X 线表现肺实变、消散慢，病灶多在肺尖或锁骨下、下叶后段或下叶背段，新旧不一、有钙化点、易形成空洞并肺内播散。痰抗酸菌染色可发现结核菌，PPD试验常阳性，青霉素 G 治疗无效。

2.其他病原体所致肺炎

（1）多为院内感染，金黄色葡萄球菌肺炎和克雷伯杆菌肺炎的病情通常较重。

（2）多有基础疾病。

（3）痰或血的细菌培养阳性可鉴别。

3.急性肺脓肿

早期临床症状相似，病情进展可出现可大量脓臭痰，查痰菌多为金黄色葡萄球菌、克雷伯杆菌、革兰阴性杆菌、厌氧菌等。胸部 X 线检查可见空洞及液平。

4.肺癌伴阻塞性肺炎

本病常有长期吸烟史、刺激性干咳和痰中带血史，无明显急性感染中毒症状；痰脱落细胞可阳性;症状反复出现;可发现肺肿块、肺不张或肿大的肺门淋巴结;胸部 CT 及支气管镜检查可帮助鉴别。

5.其他

ARDS、肺梗死、放射性肺炎和胸膜炎等。

(五)治疗

1.抗菌药物治疗

首先应给予经验性抗生素治疗,然后根据细菌培养结果进行调整。经治疗不好转者,应再次复查病原学及药物敏感试验进一步调整治疗方案。

(1)轻症患者。①首选青霉素:青霉素 G 每天 24×10^5 U,分 3 次肌内注射。或普鲁卡因青霉素每天 12×10^5 U,分 2 次肌内注射,疗程 5~7 天。②青霉素过敏者:可选用大环内酯类,如红霉素每天 2 g,分 4 次口服,或红霉素每天 1.5 g 分次静脉滴注;或罗红霉素每天 0.3 g,分 2 次口服或林可霉素每天 2 g,肌内注射或静脉滴注;或克林霉素每天 0.6~1.8 g,分 2 次肌内注射,或克林霉素每天 1.8~2.4 g 分次静脉滴注。

(2)较重症患者:青霉素 G 每天 12×10^5 U,分 2 次肌内注射,加用丁胺卡那每天 0.4 g 分次肌内注射;或红霉素每天 1.0~2.0 g,分 2~3 次静脉滴注;或克林霉素每天 0.6~1.8 g,分 3~4 次静脉滴注;或头孢噻吩钠(先锋霉素Ⅰ)每天 2~4 g,分 3 次静脉注射。

疗程 2 周或体温下降 3 天后改口服。老人、有基础疾病者可适当延长。8%~15%青霉素过敏者对头孢菌素类有交叉过敏应慎用。如为青霉素速发性变态反应则禁用头孢菌素。如青霉素皮试阳性而头孢菌素皮试阴性者可用。

(3)重症或有并发症患者(如胸膜炎):青霉素 G 每天 10×10^6~30×10^6 U,分 4 次静脉滴注;头孢唑啉钠(先锋霉素Ⅴ),每天 2~4 g,2 次静脉滴注。

(4)极重症者如并发脑膜炎:头孢曲松每天 1~2 g 分次静脉滴注;碳青霉烯类如亚胺培南-西司他丁每天 2 g,分次静脉滴注;或万古霉素每天 1~2 g,分次静脉滴注并加用第三代头孢菌素;或亚胺培南加第三代头孢菌素。

(5)耐青霉素肺炎链球菌感染者:近年来,耐青霉素肺炎链球菌感染不断增多,通常最小抑菌浓度≥1.0 mg/L为中度耐药,MIC≥2.0 mg/L 为高度耐药。临床上可选用以下抗生素:克林霉素每天 0.6~1.8 g 分次静脉滴注;或万古霉素每天 1~2 g 分次静脉滴注;或头孢曲松每天 1~2 g分次静脉滴注;或头孢噻肟每天 2~6 g 分次静脉滴注;或氨苄西林/舒巴坦、替卡西林/棒酸、阿莫西林/棒酸。

2.支持疗法

支持疗法包括卧床休息、维持液体和电解质平衡等。应根据病情及检查结果决定补液种类。给予足够热量以及蛋白和维生素。

3.对症治疗

胸痛者止痛;刺激性咳嗽可给予可待因,止咳祛痰可用氯化铵或棕色合剂,痰多者禁用止咳剂;发热物理降温,不用解热药,呼吸困难者鼻导管吸氧。烦躁、谵妄者服用地西泮 5 mg 或水合氯醛 1~1.5 g 灌肠,慎用巴比妥类。鼓肠者给予缸管排气,胃扩张给予胃肠减压。

4.并发症的处理

(1)呼吸衰竭:机械通气、支持治疗(面罩、气管插管、气管切开)。

(2)脓胸:穿刺抽液必要时肋间引流。

5.感染性休克的治疗

(1)补充血容量:右旋糖苷-40 和平衡盐液静脉滴注,以维持收缩压 12.0～13.3 kPa(90～100 mmHg)。脉压＞4.0 kPa(30 mmHg),尿量＞30 mL/h,中心静脉压 0.6～1.0 kPa(4.4～7.4 mmHg)。

(2)血管活性药物的应用:输液中加入血管活性药物以维持收缩压 12.0～13.3 kPa(90～100 mmHg)以上。为升高血压的同时保证和调节组织血流灌注,近年来主张血管活性药物为主,配合收缩性药物,常用的有多巴胺、间羟胺、去甲肾上腺素和山莨菪碱等。

(3)控制感染:及时、有效地控制感染是治疗中的关键。要及时选择足量、有效的抗生素静脉并联合给药。

(4)糖皮质激素的应用:病情或中毒症状重及上述治疗血压不恢复者,在使用足量抗生素的基础上可给予氢化可的松 100～200 mg 或地塞米松 5～10 mg 静脉滴注,病情好转立即停药。

(5)纠正水、电解质和酸碱平衡紊乱:严密监测血压、心率、中心静脉压、血气、水、电解质变化,及时纠正。

(6)纠正心力衰竭:严密监测血压、心率、中心静脉压、意识及外周循环状态,及时给予利尿及强心药物,并改善冠状动脉供血。

二、葡萄球菌肺炎

葡萄球菌肺炎是由葡萄球菌引起的急性肺部化脓性炎症。常发生于老年人等免疫功能缺陷者及有基础疾病者,病情较重,若治疗不及时或治疗不当,病死率较高。

(一)病因和发病机制

葡萄球菌为革兰阳性球菌,可以分为金黄色葡萄球菌和表皮葡萄球菌 2 类。前者为致病菌,可引起全身多发性化脓性病变。葡萄球菌肺炎多发生于免疫功能原已受损的患者,如糖尿病、血液病、艾滋病、肝病、营养不良及原已患有慢性支气管-肺病的患者。皮肤感染灶(疖、痈等)中的葡萄球菌可经血液循环到达肺部,引起肺炎。葡萄球菌释放的凝固酶可使细菌周围产生纤维蛋白,保护细菌不被吞噬,其释放的毒素均有溶血、坏死、杀白细胞及血管痉挛等作用。肺内多处浸润、化脓和组织破坏,形成单个或多发性肺脓肿。炎症吸收时,空气经引流支气管进入脓腔,形成气囊肿。

(二)临床表现

起病多急骤,战栗、高热、胸痛、咳痰(痰量大、呈脓性、带血丝或呈粉红色乳状)。毒血症状显著,可全身衰竭或周围循环衰竭。院内感染患者起病稍缓慢,但也有高热及脓痰等。老年人可不发热或低热,肺炎症状可不典型。

早期体征不明显,与严重的毒血症状和呼吸道症状不相称。有大片支气管肺炎或肺脓肿形成后,可闻及湿啰音,很少有肺实变体征,常有胸腔积液体征。

(三)实验室和其他检查

血白细胞计数常在(15～25)×10^9/L,可高达 50×10^9/L,中性粒细胞比例增加,核左移,有中毒颗粒。痰液和血培养有凝固酶阳性的金黄色葡萄球菌。X 线片显示肺段或肺叶实变,或小叶样浸润,其中有单个或多个液气囊肿。

(四)诊断

根据全身毒血症症状、咳嗽、脓血痰,白细胞计数增多、中性粒细胞核左移,X 线检查表现片状阴影伴有空洞及液平等,可做出初步诊断。细菌学检查是确诊的依据,可行痰、胸腔积液、血和肺穿刺物培养。

(五)治疗

一般治疗同肺炎球菌肺炎,强调及早清除、引流原发病灶,同时选用敏感抗菌药物。首选耐酶的β内酰胺类抗生素,如苯唑西林、氯唑西林、奈夫西林等;也可应用第2、第3代头孢菌素如头孢唑啉、头孢呋辛钠等;对甲氧西林耐药的菌株可用万古霉素、替考拉宁、利福平、喹诺酮类及磺胺类等药物。临床选择抗菌药物时应参考细菌培养的药物敏感试验。

(六)预后

多数患者经早期诊断、有效治疗预后好,但病情严重者、老年人、患有慢性疾病及出现严重并发症者预后差。

三、克雷伯杆菌肺炎

(一)概述

肺炎克雷伯杆菌肺炎(旧称肺炎杆菌肺炎),是最早被认识的革兰阴性杆菌肺炎,并且仍居当今社区获得性革兰阴性杆菌肺炎的首位,医院获得性革兰阴性杆菌肺炎的第二或第三位。肺炎克雷伯杆菌是克雷伯菌属最常见菌种,约占临床分离株的95%。肺炎克雷伯杆菌又分肺炎、臭鼻和鼻硬结3个亚种,其中又以肺炎克雷伯杆菌肺炎亚种最常见。根据荚膜抗原成分的不同,肺炎克雷伯杆菌分78个血清型,引起肺炎者以1~6型为多。由于抗生素的广泛应用,20世纪80年代以来肺炎克雷伯杆菌耐药率明显增加,特别是它产生超广谱β-内酰胺酶(ESBLs),能水解所有第3代头孢菌素和单酰胺类抗生素。目前不少报道肺炎克雷伯杆菌中产ESBLs比率高达30%~40%,并可引起医院感染暴发流行,正受到密切关注。该病好发于原有慢性肺部疾病、糖尿病、手术后和乙醇中毒者,以中老年为多见。

(二)诊断

1.临床表现

多数患者起病突然,部分患者可有上呼吸道感染的前驱症状。主要症状为寒战、高热、咳嗽、咳痰、胸痛、呼吸困难和全身衰弱。痰色如砖红色,被认为是该病的特征性表现,可惜临床上甚为少见;有的患者咳痰呈铁锈色,或痰带血丝,或伴明显咯血。体检患者呈急性病容,常有呼吸困难和发绀,严重者有全身衰竭、休克和黄疸。肺叶实变期可发生相应实变体征,并常闻及湿啰音。

2.辅助检查

(1)一般实验室检查:周围血白细胞总数和中性粒细胞比例增加,核型左移。若白细胞不高或反见减少,提示预后不良。

(2)细菌学检查:经筛选的合格痰标本(鳞状上皮细胞<10个/低倍视野或白细胞>25个/低倍视野),或下呼吸道防污染标本培养分离到肺炎克雷伯杆菌,且达到规定浓度(痰培养菌量≥10^6 cfu/mL、防污染样本毛刷标本菌是≥10^3 cfu/mL),可以确诊。据报道20%~60%病例血培养阳性,更具有诊断价值。

(3)影像学检查:X线征象包括大叶实变、小叶浸润和脓肿形成。右上叶实变时重而黏稠的炎性渗出物,使叶间裂呈弧形下坠是肺炎克雷伯肺炎具有诊断价值的征象,但是并不常见。在慢性肺部疾病和免疫功能受损患者,患该病时大多表现为支气管肺炎。

（三）鉴别诊断

该病应与各类肺炎包括肺结核相鉴别，主要依据病原体检查，并结合临床作出判别。

（四）治疗

1.一般治疗

一般治疗与其他细菌性肺炎治疗相同。

2.抗菌治疗

轻、中症患者最初经验性抗菌治疗，应选用 β-内酰胺类联合氨基糖苷类抗生素，然后根据药敏试验结果进行调整。若属产 ESBL 菌株，或既往常应用第 3 代头孢菌素治疗，或在 ESBL 流行率高的病区（包括 ICU），或临床重症患者最初经验性治疗应选择碳青霉烯类抗生素（亚胺培南或美罗培南），因为目前仅有该类抗生素对 ESBLs 保持高度稳定，没有耐药。哌拉西林/三唑巴坦、头孢吡肟对部分 ESBLs 菌株体外有效，还有待积累更多经验。

四、流感嗜血杆菌肺炎

过去认为流感嗜血杆菌（流感杆菌）为儿童易感细菌，近年来发现成人发生流感嗜血杆菌肺炎也逐渐增多，成为院外获得性肺炎的重要致病菌，可能与介入性诊断与细菌学技术提高有关。伴菌血症者病死率高达 57%。它不仅可使慢性患者致病，也可引起健康成年人的肺炎。5 岁以下儿童的口咽部菌落可高达 90%。

（一）病因与发病机制

流感杆菌是婴幼儿和儿童急性化脓性感染及儿童和成人肺部感染的病原菌，为革兰阴性杆菌，可分为荚膜型和非荚膜型两类。

荚膜成分为多糖类，有型特异性，分为 6 型，其中以 b 型对人类致病力最强，为一磷酸核糖多糖体多糖抗原，它与某些型别的肺炎球菌、大肠埃希菌及革兰阳性菌的细胞壁有共同抗原，血清学相互有交叉反应。非荚膜型也有一定致病毒力。流感杆菌产生内毒素（有纤毛制动作用）在致病过程中起重要作用。侵袭性感染中均是有荚膜的细菌 b 型流感杆菌，能够选择性黏附于呼吸道上皮细胞，避免局部的黏液纤毛清除作用，从而保证细菌的定植与增生。

（二）临床表现

流感杆菌肺炎仍以儿童多见，主要由 b 型所致大叶实变为主，少数为支气管肺炎，75% 可能出现胸腔积液，肺脓肿少见。成人肺炎多见于原有肺部基础疾病、免疫功能低下者或病毒感染后，但健康成人发病也可占 12%～30%。除一般肺炎症状外，X 线表现无特异性，往往呈支气管肺炎伴少量胸腔积液，两下叶易犯，也有多叶受累。成人菌血症性肺炎在未用特效治疗时死亡率可达 57%。有时也表现为球形肺炎，应与肿瘤区别。伴有急性呼吸窘迫综合征者肺部可出现弥散性间质浸润。

（三）诊断

由于上呼吸道流感杆菌定植率可达 42%，单纯痰液培养结果应结合其他现象进行评价。标本取自经气管抽吸或纤维支气管镜双套管防污染标本毛刷刷取。胸液或血培养可以确认。流感杆菌培养需特殊条件培养基如巧克力琼脂培养基，应含有 X 因子及 V 因子。目前认为该菌有或无荚膜均具致病毒力，甚至发生菌血症。

（四）治疗

20 世纪 80 年代以来，发现流感杆菌部分菌株产生 β-内酰胺酶。有文献报道其产酶率达到

50％，因此对氨苄西林耐药现象日趋普遍，目前已不主张将氨苄西林作为一线经验用药，主张用第2代或第3代头孢菌素治疗较为适当。如能早期诊断和治疗，本病预后较好。

五、铜绿假单胞菌肺炎

铜绿假单胞菌肺炎是由条件致病菌铜绿假单胞菌引起的肺部炎症，是医院获得性肺炎最常见的致病菌之一。近年来其发病率有上升趋势，常见于机体免疫功能低下或有慢性呼吸道疾病病史的患者。铜绿假单胞菌极易产生获得性耐药，不易被呼吸道防御机制杀灭，所以铜绿假单胞菌肺炎的治疗仍很困难，死亡率高，预后不良。

(一)病因与发病机制

铜绿假单胞菌属假单胞菌属，在琼脂平板上能产生蓝绿色绿脓素。本菌为无荚膜、无芽孢、能运动的革兰阴性菌，为专性需氧菌，本菌生长对营养要求不高，对外界环境抵抗力较强，在潮湿处能长期生存，对紫外线不敏感，加热55 ℃ 1小时才被杀灭。铜绿假单胞菌为条件致病菌，原发性铜绿假单胞菌肺炎少见，常继发于宿主免疫功能受损后如粒细胞缺乏、低蛋白血症、肿瘤、应用激素或抗生素等的患者，尤其易发于原有肺部慢性病变基础上，如慢性支气管炎、支气管扩张、肺间质纤维化、气管切开、应用人工呼吸机或雾化器后。

(二)临床表现

(1)多见于老年人，有免疫功能障碍者。

(2)偶尔可见院外感染，几乎都发生在有较严重的基础疾病的院内感染患者。

(3)起病急缓不一，可有寒战、中等度发热或高热，晨起比下午明显。

(4)相对缓脉、嗜睡、神志模糊。

(5)咳嗽、咳大量黄脓痰，典型者咳翠绿色脓性痰。

(6)重症易出现呼吸衰竭、周围循环衰竭，并在较短时间内死亡。

(7)体检肺部有弥漫细湿啰音及喘鸣音。

(三)实验室检查

1.血常规

外周血白细胞计数轻度增高，中性粒细胞增高不明显，可有核左移或胞质内出现中毒颗粒。

2.细菌学检查

痰涂片可见成对或短链状排列的革兰阴性杆菌，痰或血液细菌培养对于诊断及治疗具有重要意义。

3.X线检查

X线检查多为弥漫性双侧支气管肺炎。病变呈结节状浸润，后期融合成直径2 cm或更大的模糊片状实变阴影，有多发性小脓肿，下叶多见。部分患者可有胸腔积液征象。

(四)诊断

(1)原有肺部疾病，长期使用抗生素、激素、抗癌药物及免疫功能低下，或有应用呼吸机、雾化器治疗的病史。

(2)寒战、高热等明显中毒症状，伴相对缓脉、咳嗽、咳大量黄脓痰，肺部可闻及湿啰音。

(3)白细胞计数轻度增高，中性粒细胞增高不明显。

(4)X线显示双侧多发性散在斑片影或结节影，可迅速融合并扩展为较大片状模糊阴影。

(5)痰培养连续3次铜绿假单胞菌阳性或细菌计数$>10\times10^9$/L可助诊断。

（五）治疗

1.一般治疗

加强营养和治疗基础疾病对本病十分重要。必要时酌情给予新鲜血浆或清蛋白,以提高人体的免疫功能。

2.抗菌药物治疗

早期选用敏感的抗菌药物是治疗本病成败的关键,常用的药物有以下几类。

（1）β-内酰胺类:对抗铜绿假单胞菌活性较高的有头孢他啶 2 g,2 次/天静脉滴注;哌拉西林 4 g,2 次/天静脉滴注;亚胺培南 0.5 g,1 次/8 小时静脉滴注;头孢哌酮 2 g,2 次/天静脉滴注;另外 β-内酰胺类加酶抑制剂,如阿莫西林加克拉维酸 1.2 g,3～4 次/天静脉滴注;替卡西林加克拉维酸 3.2 g,3～4 次/天静脉滴注;头孢哌酮加舒巴坦 2 g,2 次/天静脉滴注也有一定的效果。

（2）氨基糖苷类:氨基糖苷类抗生素,如阿米卡星 0.4 g,1 次/天静脉滴注,或妥布霉素按体重一次1～1.7 mg/kg,1 次/8 小时静脉滴注,特别是与 β-内酰胺类抗生素联合对铜绿假单胞菌有较好疗效。但此类抗生素具有肾毒性及耳毒性,而铜绿假单胞菌肺炎又多见于老年人或有严重基础疾病患者,因而在很大程度上限制了它们的使用。

（3）氟喹诺酮类:氟喹诺酮类中环丙沙星 0.2 g,2 次/天静脉滴注,左氧氟沙星 0.2 g,2 次/天静脉滴注,对铜绿假单胞菌有一定抗菌活性。

（六）预防

应加强院内消毒隔离,特别是要注意人工呼吸器械、雾化及湿化装置、吸痰器、给氧面罩及导管的定期消毒,昏迷患者应注意口腔护理,减少和防止分泌物吸入。还应注意合理使用广谱抗生素,严格掌握皮质激素及免疫抑制剂的应用指征。

（代建瑞）

第四节　慢性支气管炎

慢性支气管炎是由于感染或非感染因素引起气管、支气管黏膜及其周围组织的慢性非特异性炎症。临床上以慢性咳嗽、咳痰或气喘为主要症状。疾病不断进展,可并发阻塞性肺气肿、肺源性心脏病,严重影响劳动和健康。

一、病因和发病机制

病因尚未完全清楚,一般认为是多种因素长期相互作用的结果,这些因素可分为外因和内因两个方面。

（一）吸烟

大量研究证明吸烟与慢性支气管炎的发生有密切关系。吸烟时间越长,量越多,患病率也越高。戒烟可使症状减轻或消失,病情缓解,甚至痊愈。

（二）理化因素

包括刺激性烟雾、粉尘、大气污染（如二氧化硫、二氧化氮、氯气、臭氧等）的慢性刺激。这些有害气体的接触者慢性支气管炎患病率远较不接触者为高。

(三)感染因素

感染是慢性支气管炎发生、发展的重要因素,病毒感染以鼻病毒、黏液病毒、腺病毒和呼吸道合胞病毒为多见。细菌感染常继发于病毒感染之后,如肺炎链球菌、流感嗜血杆菌等。这些感染因素造成气管、支气管黏膜的损伤和慢性炎症。感染虽与慢性支气管炎的发病有密切关系,但目前尚无足够证据说明为首发病因。只认为是慢性支气管炎的继发感染和加剧病变发展的重要因素。

(四)气候

慢性支气管炎发病及急性加重常见于冬天寒冷季节,尤其是在气候突然变化时。寒冷空气可以刺激腺体,增加黏液分泌,使纤毛运动减弱,黏膜血管收缩,有利于继发感染。

(五)过敏因素

主要与喘息性支气管炎的发生有关。在患者痰液中嗜酸性粒细胞数量与组胺含量都有增高倾向,说明部分患者与过敏因素有关。尘埃、尘螨、细菌、真菌、寄生虫、花粉及化学气体等,都可以成为过敏因素而致病。

(六)呼吸道局部免疫功能减低及自主神经功能失调

其为慢性支气管炎发病提供内在的条件。老年人常因呼吸道的免疫功能减退,免疫球蛋白的减少,呼吸道防御功能退化等导致患病率较高。副交感神经反应增高时,微弱刺激即可引起支气管收缩痉挛,分泌物增多,而产生咳嗽、咳痰、气喘等症状。

综上所述,当机体抵抗力减弱时,呼吸道在不同程度易感性的基础上,有一种或多种外因的存在,长期反复作用,可发展成为慢性支气管炎。如长期吸烟损害呼吸道黏膜,加上微生物的反复感染,可发生慢性支气管炎。

二、病理

由于炎症反复发作,引起上皮细胞变性、坏死和鳞状上皮化生,纤毛变短、参差不齐或稀疏脱落。黏液腺泡明显增多,腺管扩张,杯状细胞也明显增生。支气管壁有各种炎性细胞浸润、充血、水肿和纤维增生。支气管黏膜发生溃疡,肉芽组织增生,严重者支气管平滑肌和弹性纤维也遭破坏以致机化,引起管腔狭窄。

三、临床表现

(一)症状

起病缓慢,病程长,常反复急性发作而逐渐加重。主要表现为慢性咳嗽、咳痰、喘息。开始症状轻微,气候变冷或感冒时,则引起急性发作,这时患者咳嗽、咳痰、喘息等症状加重。

1.咳嗽

主要由支气管黏膜充血、水肿或分泌物积聚于支气管腔内而引起咳嗽。咳嗽严重程度视病情而定,一般晨间和晚间睡前咳嗽较重,有阵咳或排痰,白天则较轻。

2.咳痰

痰液一般为白色黏液或浆液泡沫性,偶可带血。起床后或体位变动可刺激排痰,因此,常以清晨排痰较多。急性发作伴有细菌感染时,则变为黏液脓性,咳嗽和痰量也随之增加。

3.喘息或气急

喘息性慢性支气管炎可有喘息,常伴有哮鸣音。早期无气急;反复发作数年,并发阻塞性肺气肿时,可伴有轻重程度不等的气急,严重时生活难以自理。

(二)体征

早期可无任何异常体征。急性发作期可有散在的干、湿啰音,多在背部及肺底部,咳嗽后可减少或消失。喘息型可听到哮鸣音及呼气延长,而且不易完全消失。并发肺气肿时有肺气肿体征。

四、实验室和其他检查

(一)X线检查

早期可无异常。病变反复发作,可见两肺纹理增粗、紊乱,呈网状或条索状、斑点状阴影,以下肺野较明显。

(二)呼吸功能检查

早期常无异常。如有小呼吸道阻塞时,最大呼气流速-容积曲线在 75% 和 50% 肺容量时,流量明显降低,它比第 1 秒用力呼气容积更为敏感。发展到呼吸道狭窄或有阻塞时,常有阻塞性通气功能障碍的肺功能表现,如第 1 秒用力呼气量占用力肺活量的比值减少(<70%),最大通气量减少(低于预计值的 80%);流速-容量曲线减低更为明显。

(三)血液检查

慢性支气管炎急性发作期或并发肺部感染时,可见白细胞及中性粒细胞计数增多。喘息型者嗜酸性粒细胞计数可增多。缓解期多无变化。

(四)痰液检查

涂片或培养可见致病菌。涂片中可见大量中性粒细胞,已破坏的杯状细胞,喘息型者常见较多的嗜酸性粒细胞。

五、诊断和鉴别诊断

(一)诊断标准

根据咳嗽、咳痰或伴喘息,每年发病持续 3 个月,连续 2 年或以上,并排除其他引起慢性咳嗽的心肺疾病,可作出诊断。如每年发病持续不足 3 个月,而有明确的客观检查依据(如 X 线检查、呼吸功能等)也可诊断。

(二)分型、分期

1.分型

可分为单纯型和喘息型两型。单纯型的主要表现为咳嗽、咳痰;喘息型者除有咳嗽、咳痰外尚有喘息,伴有哮鸣音,喘鸣在阵咳时加剧,睡眠时明显。

2.分期

按病情进展可分为 3 期。急性发作期是指"咳""痰""喘"等症状任何一项明显加剧,痰量明显增加并出现脓性或黏液脓性痰,或伴有发热等炎症表现 1 周之内。慢性迁延期是指有不同程度的"咳""痰""喘"症状迁延 1 个月以上者。临床缓解期是指经治疗或临床缓解,症状基本消失或偶有轻微咳嗽、少量痰液,保持 2 个月以上者。

(三)鉴别诊断

慢性支气管炎需与下列疾病相鉴别。

1.支气管哮喘

常于幼年或青年突然起病,一般无慢性咳嗽、咳痰史,以发作性、呼气性呼吸困难为特征。发作时两肺布满哮鸣音,缓解后可无症状。常有个人或家族过敏性疾病史。喘息型慢性支气管炎多见于中老年患者,一般以咳嗽、咳痰伴发喘息及哮鸣音为主要症状,感染控制后症状多可缓解,但肺部可听到哮鸣音。典型病例不难区别,但哮喘并发慢性支气管炎和/或肺气肿则难以区别。

2.咳嗽变异性哮喘

以刺激性咳嗽为特征,常由于受到灰尘、油烟、冷空气等刺激而诱发,多有家族史或过敏史。抗生素治疗无效,支气管激发试验阳性。

3.支气管扩张

具有咳嗽、咳痰反复发作的特点,合并感染时有大量脓痰,或反复咯血。肺部以湿啰音为主,可有杵状指(趾)。X 线检查常见下肺纹理粗乱或呈卷发状。支气管造影或 CT 检查可以鉴别。

4.肺结核

多有发热、乏力、盗汗、消瘦等结核中毒症状,咳嗽、咯血等以及局部症状。经 X 线检查和痰结核菌检查可以明确诊断。

5.肺癌

患者年龄常在 40 岁以上,特别是有多年吸烟史,发生刺激性咳嗽,常有反复发生或持续的血痰,或者慢性咳嗽性质发生改变。X 线检查可发现有块状阴影或结节状影或阻塞性肺炎。用抗生素治疗,未能完全消散,应考虑肺癌的可能,痰脱落细胞检查或经纤维支气管镜活检一般可明确诊断。

6.肺尘埃沉着病(尘肺)

有粉尘等职业接触史。X 线检查肺部可见硅结节,肺门阴影扩大及网状纹理增多,可作出诊断。

六、治疗

在急性发作期和慢性迁延期应以控制感染和祛痰、镇咳为主。伴发喘息时,应予解痉平喘治疗。对临床缓解期宜加强锻炼,增强体质,提高机体抵抗力,预防复发为主。

(一)急性发作期的治疗

1.控制感染

根据致病菌和感染严重程度或药敏试验选择抗生素。轻者可口服,较重患者用肌内注射或静脉滴注抗生素。常用的有喹诺酮类、头孢菌素类、大环内酯类、β内酰胺类或磺胺类口服,如左氧氟沙星 0.4 g,1 次/天;罗红霉素 0.3 g,2 次/天;阿莫西林 2～4 g/d,分 2～4 次口服;头孢呋辛 1.0 g/d,分 2 次口服;复方磺胺甲噁唑 2 片,2 次/天。能单独应用窄谱抗生素应尽量避免使用广谱抗生素,以免二重感染或产生耐药菌株。

2.祛痰、镇咳

可改善患者症状,迁延期仍应坚持用药。可选用氯化铵合剂 10 mL,每天 3 次;也可加用溴己新8～16 mg,每天 3 次;盐酸氨溴索 30 mg,每天 3 次。干咳则可选用镇咳药,如右美沙芬、那可丁等。中成药镇咳也有一定效果。对年老体弱无力咳痰者或痰量较多者,更应以祛痰为主,协助排痰,畅通呼吸道。应避免应用强的镇咳药,如可待因等,以免抑制中枢,加重呼吸道阻塞和炎症,导致病情恶化。

3.解痉、平喘

主要用于喘息明显的患者,常选用氨茶碱 0.1 g,每天 3 次,或用茶碱控释药;也可用特布他林、沙丁胺醇等 β_2 激动药加糖皮质激素吸入。

4.气雾疗法

对于痰液黏稠不易咳出的患者,雾化吸入可稀释气管内的分泌物,有利排痰。目前主要用超声雾化吸入,吸入液中可加入抗生素及痰液稀释药。

(二)缓解期治疗

(1)加强锻炼,增强体质,提高免疫功能,加强个人卫生,注意预防呼吸道感染,如感冒流行季节避免到拥挤的公共场所,出门戴口罩等。

(2)避免各种诱发因素的接触和吸入,如戒烟、脱离接触有害气体的工作岗位等。

(3)反复呼吸道感染者可试用免疫调节药或中医中药治疗,如卡介苗、多糖核酸、胸腺肽等。

(代建瑞)

第五节　慢性阻塞性肺疾病

一、慢性阻塞性肺疾病概述

(一)定义

慢性阻塞性肺疾病是一种以气流受限为特征的可以预防和治疗的疾病,气流受限不完全可逆,呈进行性发展,与肺部对香烟烟雾等有害气体或颗粒的异常炎症反应有关,COPD 主要累及肺脏,但也可以引起全身(或称肺外)的不良反应。

COPD 是指具有气流受限的慢性支气管炎(慢支)和/或肺气肿。慢支或肺气肿可单独存在,但在绝大多数情况下是合并存在,无论是单独或合并存在,只要有气流受限,均可以称为 COPD,当其合并存在时,各自所占的比重则因人而异。

慢支的定义为"慢性咳嗽、咳痰,每年至少 3 个月,连续 2 年以上,并能除外其他肺部疾病者"。

肺气肿的定义为"终末细支气管远侧气腔异常而持久的扩大,并伴有气腔壁的破坏,而无明显的纤维化"。

以上慢支和肺气肿的定义中都没有提到气流受限,而 COPD 是以气流受限为特征的疾病,因此现在国内外均逐渐以 COPD 这一名称取代具有气流受限的慢支和/或肺气肿。如果一个患者,具有 COPD 的危险因素,又有长期咳嗽、咳痰的症状,但肺功能检查正常,则只能视为 COPD 的高危对象,其中一部分患者在以后的随访过程中,可出现气流受限,但也有些患者肺功能始终正常,当其出现气流受限时,才能称为 COPD。

以往有些学者认为支气管哮喘,甚至支气管扩张都应包括在 COPD 之内,但支气管哮喘在发病机制上与 COPD 完全不同,虽然也有慢性气流受限,但其程度完全可逆或可逆性比较大,支气管扩张相对来说是一种局限性病变,二者均不应包括在 COPD 之内。

COPD 不仅累及肺,对全身也有影响,COPD 晚期常有体重下降,营养不良,骨骼肌无力,精神抑郁,由于呼吸衰竭,可并发肺源性心脏病,肺性脑病,还可伴发心肌梗死、骨质疏松等。因此 COPD 不仅是一种呼吸系统疾病,还是一种全身性疾病,在评定 COPD 的严重程度时,不仅要看肺功能,还要看全身的状况。

(二)流行病学

COPD是呼吸系统最常见的疾病之一,据世界卫生组织(World Health Organization, WHO)调查,1990年全球COPD病死率占各种疾病病死率的第6位,到2020年将上升至第3位,据2003年文献报道,亚太地区12国根据其流行病学调查推算,30岁以上人群中重度COPD的平均患病率为6.3%,近期对我国7个地区20 245个成年进行调查,COPD患病率占40岁以上人群的8.2%,患病率之高,十分惊人。另外流行病学调查还表明COPD患病率在吸烟者、戒烟者中比不吸烟者明显高,男性比女性高,40岁以上者比40岁以下者明显高。

二、慢性阻塞性肺疾病的病因病理

(一)病因

COPD的病因至今仍不十分清楚,但已知与某些危险因素有关,吸烟是最主要的危险因素,但吸烟者中也只有15%～20%发生COPD,因此个体的易感性也是重要原因,环境因素与个体的易感因素相结合导致发病。

1.环境因素

(1)吸烟:已知吸烟为COPD最主要的危险因素,大多数患者均有吸烟史,吸烟数量越大,年限越长,则发病率越高。被动吸烟能够增加吸入有害气体和颗粒的总量,也可以导致COPD的发生。

(2)职业性粉尘和化学物质:有机或无机粉尘,化学物质和烟雾,如二氧化硅、煤尘、棉尘、蔗尘、盐酸、硫酸、氯气。

(3)室内空气污染:用生物燃料如木材、畜粪等或煤炭做饭或取暖,通风不良,在不发达国家,是不吸烟而发生COPD的重要原因。

(4)室外空气污染:在城市里汽车、工厂排放的废气,如一氧化氮、二氧化氮、二氧化硫、二氧化碳,其他如臭氧等,在COPD的发生上,作为独立的因素,可能起的作用较小,但可以引起COPD的急性加重。

2.易感性

包括易感基因和后天获得的易感性。

(1)易感基因:比较明确的是表达先天性 α_1-抗胰蛋白酶缺乏的基因,是COPD的一个致病原因,但这种病在我国还未见报道,有报道COPD在一个家庭中多发,但迄今尚未发现明确的基因,COPD的表型较多,很可能是一种多基因疾病,流行病学调查发现吸烟者与早期慢支患者,其 FEV_1 逐年下降率与气道反应性有关,气道反应性高者,其 FEV_1 下降率加速,因此认为气道高反应性也是COPD发病的危险因素。某些研究资料表明气道高反应性与基因有关,总之基因与COPD的关系,尚待深入研究。

(2)出生低体重:学龄儿童调查发现出生低体重者肺功能较差,这些儿童以后若吸烟,可能是COPD的一个易感因素。

(3)儿童时期下呼吸道感染:许多调查报告表明儿童时期下呼吸道感染与成年后COPD的发病有关,如果这些患病的儿童以后吸烟,则COPD的发病率显著增加,如果不吸烟,则对COPD的发生无明显影响,上述结果提示儿童时期下呼吸道感染可能是吸烟者发生COPD的易感因素,因儿童时期肺组织尚在发育,下呼吸道感染对肺组织的结构与功能均会发生不利影响,如果再吸烟,气道就更容易受到损害而发生COPD,这种因果关系尚有待今后更多的研究资料证实。

(4)气道高反应性:气道高反应性是 COPD 的一个危险因素。气道高反应性除与基因有关外也可以是后天获得,继发于环境因素,例如氧化应激反应,可使气道反应性增高。

(二)病理

1.病理变化

COPD 特征性的病理变化见于中央气道、周围气道、肺实质和肺血管,存在着慢性炎症,在普通的吸烟者,也可以看到这种慢性炎症,是对吸入的有害物质的正常防御反应,但在 COPD 患者,这种炎症反应被放大而且持久,这种异常的炎症反应可能是由易感基因决定的。COPD 在不同的部位,有不同的炎症细胞,气道腔内中性粒细胞增多,气道腔、气道壁、肺实质巨噬细胞增加,气道壁和肺实质 $CD8^+$ T 淋巴细胞增加,反复的组织损伤和修复导致气道结构的重塑和狭窄。

(1)中央气道(气管和内径>2 mm 的支气管)。①炎症细胞:巨噬细胞增多,$CD8^+$(细胞毒)T 淋巴细胞增多,气腔内中性粒细胞增多。②结构变化:杯状细胞增多,黏膜下腺体增大(二者致黏液分泌增多),上皮鳞状化生。

(2)周围气道(细支气管内径<2 mm)。①炎症细胞:巨噬细胞增多,T 淋巴细胞($CD8^+$>$CD4^+$)增多,B 淋巴细胞,淋巴滤泡,成纤维细胞增多,气腔内中性粒细胞增多。②结构变化:气道壁增厚,支气管壁纤维化,腔内炎性渗出,气道狭窄(阻塞性细支气管炎)炎性反应和渗出随病情加重而加重。

(3)肺实质(呼吸性细支气管和肺泡)。①炎症细胞:巨噬细胞增多,$CD8^+$ T 淋巴细胞增多,肺泡腔内中性粒细胞增多。②结构变化:肺泡壁破坏,上皮细胞和内皮细胞凋亡。

(4)肺血管。①炎症细胞:巨噬细胞增多,T 淋巴细胞增多。②结构变化:内膜增厚,内皮细胞功能不全。平滑肌增厚导致肺动脉高压。

2.病理分类

(1)小叶中心型肺气肿:呼吸性细支气管的破坏和扩张,常见于吸烟者和肺上部。

(2)全小叶型肺气肿:肺泡囊与呼吸性细支气管的破坏和融合,常见于先天性 α_1-抗胰蛋白酶缺乏者,也可见于吸烟者。

(3)隔旁肺气肿:为小叶远端肺泡导管、肺泡囊、肺泡的破坏与融合,位于肺内叶间隔或靠近胸壁的胸膜旁,常与以上两种肺气肿并存。

(4)肺大疱:肺气肿可伴有肺大疱,为直径>1 cm 的扩张的肺气肿气腔。肺气肿应与其他肺泡过度充气相鉴别,支气管哮喘由于支气管痉挛狭窄,远端肺泡腔残气增加,肺泡扩张,但并无肺泡壁的破坏,并非肺气肿。

(5)代偿性肺气肿也是正常的肺泡过度扩张,不同于 COPD 中的肺气肿。

(6)老年性肺气肿,部分老年患者也可见到肺泡腔扩张,肺容量增加,主要是肺泡壁的弹性组织退行性变,肺泡弹性降低所致,并无肺泡壁的破坏,也无明显的症状。

三、慢性阻塞性肺疾病的发病机制

近年来对 COPD 的研究已有了很大进展,但对其发病机制至今尚不完全明了。

(一)气道炎症

香烟的烟雾与大气中的有害物质能激活气道内的肺泡巨噬细胞,巨噬细胞处在 COPD 慢性炎症的关键位置,它被激活后释放各种细胞因子,包括白介素-8(IL-8)、肿瘤坏死因子-α

（TNF-α）、干扰素诱导性蛋白-10（IP-10）、单核细胞趋化肽-1（MCP-1）与白三烯 B_4（LTB_4）。IL-8 与 LTB_4 是中性粒细胞的趋化因子，MCP-1 是巨噬细胞的趋化因子，IP-10 是 $CD8^+$ T 淋巴细胞的趋化因子，这些炎症细胞被募集至气道后，在其与组织细胞相互作用下，发生了慢性炎症。TNF-α 能上调血管内皮细胞间黏附分子-1（ICAM-1）的表达，使中性粒细胞黏附于血管壁并移行至血管外并向气道内聚集，巨噬细胞与中性粒细胞释放的弹性蛋白酶与 TNF-α 均能损伤气道上皮细胞，使其释放更多的 IL-8，进一步加剧了气道炎症，蛋白酶还可刺激黏液腺增生肥大，使黏液分泌增多，上皮细胞损伤后脱纤毛及免疫球蛋白受到蛋白酶的破坏，都能削弱气道的防御功能，容易继发感染，气道潜在的腺病毒感染，可以激活上皮细胞内的核因子 NF-κB 的转录，产生 IL-8 与 ICAM-1，吸引更多的中性粒细胞，使炎症持久不愈，这也可以解释为何 COPD 患者在戒烟以后，病情仍持续进展。$CD8^+$ T 淋巴细胞也是重要的炎症细胞，其释放的 TNF-α、穿孔素等能使肺泡细胞溶解和凋亡，导致肺气肿。

气道炎症引起的分泌物增多，使气道狭窄，炎症细胞释放的介质可引起气道平滑肌的收缩，使其增生肥厚，上皮细胞与黏膜下组织损伤后的修复过程可导致气道壁的纤维化与气道重塑，以上的病理改变共同导致阻塞性通气障碍。

（二）蛋白酶与抗蛋白酶的失平衡

香烟等有害气体与颗粒除了引起支气管、细支气管的炎症以外，还可引起肺泡的慢性炎症，肺泡腔内有多量的巨噬细胞与中性粒细胞聚集，前者可产生半胱氨酸蛋白酶与基质金属蛋白酶，后者可产生丝氨酸蛋白酶与基质金属蛋白酶，它们可水解肺泡壁中的弹性蛋白与胶原蛋白，使肺泡壁溶解破裂，许多小的肺泡腔融合成大的肺泡腔，产生肺气肿，在呼吸性细支气管，则可引起呼吸性细支气管的破坏、融合，产生小叶中心型肺气肿。

在正常情况下，由于抗蛋白酶的存在，可与蛋白酶保持平衡，使其不致对组织产生过度的破坏，血浆中的 $α_2$ 巨球蛋白、$α_1$-抗胰蛋白酶能与中性粒细胞释放的丝氨酸蛋白酶结合而使其失去活性，此外气道的黏液细胞、上皮细胞尚可分泌低分子的分泌型白细胞蛋白酶抑制药，能够抑制中性粒细胞释放的弹性蛋白酶的活性。许多组织能产生半胱氨酸蛋白酶抑制药与组织基质金属蛋白酶抑制药使这两种蛋白酶失活，但在 COPD 患者，可能由于基因的多态性，影响了某些抗蛋白酶的产量或功能，使其不足以对抗蛋白酶的破坏作用而发生肺气肿。

（三）氧化与抗氧化的不平衡

香烟的烟雾中含有许多活泼的氧化物，包括氮氧化物、氧自由基等，此外炎症细胞如巨噬细胞与中性粒细胞均可产生氧自由基，它们可氧化抗蛋白酶，使其失去活性，氧化物还可激活上皮细胞中的 NF-κB，促使其进入细胞核，加强了某些炎前因子的转录，如 IL-8 与 TNF-α 等，加重了气道的炎症。中性粒细胞释放的活性氧还可以上调黏附分子的表达和增加气道的反应性，放大慢性炎症。

四、慢性阻塞性肺疾病的病理生理

COPD 的主要病理生理变化是气流受限，肺泡过度充气和通气灌注比例（V/Q）不平衡。

（一）气流受限

支气管炎症导致黏膜水肿增厚，分泌物增多，支气管痉挛，平滑肌肥厚和气管壁的纤维化使支气管狭窄，阻力增加，流速变慢。

肺气肿时由于肺泡壁的弹性蛋白减少，弹性压降低，呼气时驱动压降低，故流速变慢，此外由于细支气管壁上,均有许多肺泡附着,肺泡壁的弹力纤维对其有牵拉扩张作用,当弹性蛋白减少时,扩张作用减弱,故细支气管壁萎陷,气流受限。

在 COPD 患者,由于肺泡弹性压的降低,支气管阻力的增加,最大呼气流速也明显受限。

正常人在用力呼气时的流速容积曲线,同样也显示,开始 1/3 是用力依赖性的,后 2/3 是非用力依赖性的,但在 COPD 患者,由于肺泡弹性压降低,气道阻力增加,等压点向上游移位,比正常人更靠近肺泡侧,常常在小气道,在用力呼气时,气道容易过早地陷闭,使 RV 加大,而且在相同肺容积情况下,其 V_{max} 比正常人为小,在 MEFV 曲线上,表现为降支呈勺状向内凹陷。

(二)肺泡过度充气

在 COPD 患者常有 RV 和功能残气量的增加,由于肺泡弹性压的降低和气道阻力的增加,呼气时间延长,在用力呼气末,肺泡气往往残留较多,因而 RV 增加,前述用力呼气时,小气道过早地陷闭,也是 RV 增加的原因,FRC 是潮气呼气末的肺容积,此时向外的胸壁弹性压和向内的肺泡弹性压保持平衡,肺气肿时,肺泡弹性压降低,向外扩张的力强,因而 FRC 增加,COPD 患者在潮气呼吸(平静呼吸)时,由于气道阻力的增加和呼吸频率的增快,呼气时间不够长,往往不足以排出过多的肺泡气,就要开始下一次吸气,因此 FRC 越来越高,这种情况称为动态性过度充气,随着 FRC 的增加,肺泡弹性压也增加,在呼气末,肺泡压可大于大气压,所增加的压力称为内源性呼气末正压,在下一次吸气时,胸膜腔的负压必须先抵消 PEEPi 后,才能有空气吸入,因而增加了呼吸功。

由于肺容积增加,横膈低平,在吸气开始时,横膈肌的肌纤维缩短,不在原始位置,因而收缩力减弱,容易发生呼吸肌疲劳。

由以上的病理生理可见,中重度 COPD 患者由于动态性肺泡过度充气,肺泡内源性 PEEP,吸气时对膈肌不利的几何学位置,在吸气时均会加重呼吸功,因此感到呼吸困难,特别是体力活动时,需要增加通气量,更感呼吸困难,最后导致呼吸肌疲劳和呼吸衰竭。

COPD 患者,呼气的时间常数延长,时间常数=肺顺应性×气道阻力,COPD 患者常有肺顺应性与气道阻力的增加,所以时间常数延长,呼气时间常常不足以排出过多的肺泡气,使肺容积增加,肺容积过高时,肺顺应性反而降低,以致呼吸功增加,肺泡通气量减少,但若肺泡的血流灌注量更少,肺气肿区仍然是通气大于灌注,存在无效腔通气,无效腔通气是无效通气,徒然增加呼吸功。

(三)通气灌注比例不平衡

COPD 患者的各个肺区肺泡顺应性和气道阻力常有差异,因而时间常数也不一致,造成肺泡通气不均,有的肺泡区通气高于血流灌注(高 V/Q 区),有的肺泡区通气低于血流灌注(低 V/Q 区),高 V/Q 区有部分气体是无效通气(无效腔通气),低 V/Q 区则流经肺泡的血液得不到充分的氧合,即进入左心,产生低氧血症,这种低氧血症发生的机制是由于 V/Q 比例不平衡所致。慢性低氧血症会引起肺血管收缩,血管内皮、平滑肌增生和管壁重塑与继发性红细胞增多,产生肺动脉高压和肺源性心脏病。

五、慢性阻塞性肺疾病的临床表现

早期患者,即使肺功能持续下降,可毫无症状,及至中晚期,出现咳嗽、咳痰、气短等症状,痰量因人而异,为白色黏液痰,合并细菌感染后则变为黏液脓性。在长期患病过程中,反复急性加重和缓解是本病的特点,病毒或细菌感染常常是急性加重的重要诱因,常发生于冬季,咯血不常见，但痰中可带血丝，如咯血量较多，则应进一步检查，以除外肺癌和支气管扩张，晚期患者气短症状常非常明显，即使是轻微的活动，都不能耐受。进行性的气短，提示肺气肿的存在。

晚期患者可见缩唇呼吸，呼气时嘴唇呈吹口哨状，以增加气道内压，使肺泡气缓慢地呼出，避免小气道过早地萎陷，以减少 RV。患者常采取上身前倾，两手支撑在椅上的特殊体位，此种姿势，可固定肩胛带，使胸大肌和背阔肌活动度增加，以协助肋骨的运动。患者胸廓前后径增加，肺底下移，呈桶状胸，呼吸运动减弱，叩诊为过清音，呼吸音减弱，肺底可有少量湿啰音，如湿啰音较多，则应考虑合并支气管扩张，肺炎，左心衰竭等。COPD 在急性加重期，肺部可听到哮鸣音，表示支气管痉挛或黏膜水肿，黏液堵塞，但其程度常不如支气管哮喘那样严重而广泛。患者缺氧时，可出现发绀，如果有杵状指，则应考虑其他原因所致，如合并肺癌或支气管扩张等，因 COPD 或缺氧本身。并不会发生杵状指。合并肺源性心脏病时，可见颈静脉怒张，伴三尖瓣收缩期反流杂音，肝大、下肢水肿等，但水肿并不一定表示都有肺源性心脏病，因 COPD 呼吸衰竭伴低氧血症和高碳酸血症时，肾小球滤过率减少也可发生水肿。单纯肺源性心脏病心衰时，很少有胸腔积液，如有胸腔积液则应进一步检查，以除外其他原因所致，如合并左心衰竭或肿瘤等，呼吸衰竭伴膈肌疲劳时可出现胸腹矛盾呼吸运动，即在吸气时，胸廓向外，腹部内陷，呼气时相反。并发肺性脑病时，患者可出现嗜睡，神志障碍，与严重的低氧血症和高碳酸血症有关。

COPD 可分两型，即慢支型和肺气肿型。慢支型又称紫肿型（blue bloater，BB），因缺氧发绀较重，常常合并肺源性心脏病，水肿明显；肺气肿型又称红喘型（pink puffer，PP），因缺氧相对较轻，发绀不明显，而呼吸困难、气喘较重。大多数患者，兼具这两型的特点，但临床上以某型的表现为主，确可见到。两型的特点见表 5-3。

表 5-3　COPD 慢支型与肺气肿型临床特点的比较

鉴别点	慢支型	肺气肿型
气短	轻	重
咳痰	多	少
支气管感染	频繁	少
呼吸衰竭	反复出现	终末期表现
胸部 X 线检查	纹理增重，心脏大	肺透光度增加、肺大疱、心界小
PaO_2（mmHg）	<60	>60
$PaCO_2$（mmHg）	>50	<45
血细胞比容	高	正常
肺源性心脏病	常见	少见或终末期表现
气道阻力	高	正常至轻度
弥散能力	正常	降低

六、慢性阻塞性肺疾病的实验室检查

（一）胸部 X 线与 CT 检查

慢支可见肺纹理增多；如果病变以肺气肿为主，可见肺透光度增加，肺纹理稀少，肋间隙增宽，横膈低平，有时可见肺大疱，普通 X 线对肺气肿的诊断阳性率不高，即使在中重度肺气肿，其阳性率也只有 40%。薄层（1.0～1.5 mm）高分辨 CT 阳性率比较高，与病理表现高度相关，CT

上可见到低密度的肺泡腔、肺大疱与肺血管减少,并可区别小叶中心型肺气肿,全小叶型肺气肿或隔旁肺气肿。胸部 X 线检查的另一重要功能在于发现其他肺疾病或心脏疾病,有助于 COPD 的鉴别诊断和并发症的诊断。

(二)肺功能

COPD 的特点是慢性气流受限,要证实有无气流受限,只能依靠肺功能检查,最常用的指标是一秒钟用力呼气容积占其预计值的百分比(FEV$_1$% 预计值)和 FEV$_1$ 与其用力肺活量。后者是检出早期 COPD 一项敏感的指标,而 FEV$_1$% 预计值对中晚期 COPD 的检查比较可靠,因中晚期 COPD,FVC 的降低比 FEV$_1$ 的降低可相对更多,如果以 FEV$_1$/FVC 作为检测指标,则其比值可以不低或高。在诊断 COPD 时,必须以使用支气管舒张药以后测定的 FEV$_1$ 为准,FEV$_1$ <80% 预计值,和/或 FEV$_1$/FVC<70% 可认为存在气流受限,FEV$_1$ 值要求是使用支气管舒张药以后测定的,是为了去除可逆因素的影响,反映的是基础 FEV$_1$ 值,如果基础值低于正常,则证明该气流受限不完全可逆。因 FEV$_1$ 可反映大小气道功能,且其重复性好,最为常用,呼气峰流速(PEF)的重复性比 FEV$_1$ 差,一般不常用。

中晚期 COPD 患者常有 TLC、FRC、RV 与 RV/TLC 比例的增加,但这些改变均非特异性的,不能区别慢支和肺气肿。

肺气肿时由于肺泡壁破坏,肺血管床面积减少,因此肺一氧化碳弥散量降低,降低的程度与肺气肿的严重程度大致平行,如果有 DL$_{CO}$ 的降低,则提示有肺气肿存在,但无 DL$_{CO}$ 的降低,不能排除有肺气肿,因 DL$_{CO}$ 不是一项敏感的指标。

肺顺应性(CL)可以用肺泡弹性压(Pel)与肺容积(V)相对应的变化表示,即 CL=△V/△Pel(L/cmH$_2$O),肺气肿时,Pel 降低,CL 增加,可作为肺气肿的一个标志,但测定 Pel,需先测定胸膜腔内压,需放置食管气囊,实际工作中不易实行。

中重度 COPD 患者,常常伴有明显的气短和活动耐力的降低,但气短症状与 FEV$_1$、FVC 的降低常常不平行,因此许多学者认为现在 COPD 轻重程度的分级,仅根据肺功能是不全面的,还应参考呼吸困难程度(分级)、营养状况[体质指数=体重(kg)/身高^2(m^2)]、运动耐力(6 分钟步行试验)等指标,但也应指出,现在的肺功能分级,仅根据 FEV$_1$、FVC 的改变也是不全面的,COPD 的气短常常与肺泡的动态性过度充气,内源性 PEEP 等有关,而 FEV$_1$、FVC 并不是反映肺泡动态性过度充气的指标,深吸气量(inspiratory capacity,IC)=TLC-FRC,因 TLC 在短期内变化不大,IC 与 FRC 成反比,IC 能间接反映 FRC 的大小,而 FRC 代表肺泡的充气程度,当肺泡过度充气时,FRC 增加,IC 减少,过度充气改善时,FRC 减少,IC 增加,它是反映气短和活动耐力程度较好的指标,当 IC 降至 40% 正常预计值以下时,常有明显的气短和活动耐力的下降,IC 的改变也可作为评价 COPD 治疗反应和预后的重要指标。

(三)动脉血气

测定的指标包括动脉氧分压(arterial oxygen partial pressure,PaO$_2$)、二氧化碳分压、酸碱度。平静时在海平面吸空气情况下,PaO$_2$<8.0 kPa(60 mmHg),PaCO$_2$≤6.0 kPa(45 mmHg),表示 COPD 伴有 I 型呼吸衰竭;PaO$_2$<8.0 kPa(60 mmHg),PaCO$_2$>6.7 kPa(50 mmHg),表示伴有 II 型呼吸衰竭,pH 的正常范围为 7.35~7.45,其测定可帮助判断有无酸碱失衡。

当 PaO$_2$ 低于正常值时,FEV$_1$ 常在 50% 预计值以下,肺源性心脏病时,FEV$_1$ 常在 30% 预计值以下,PaO$_2$ 常在 7.3 kPa(55 mmHg)以下,慢性呼吸衰竭可导致肺源性心脏病的发生,当有肺源性心脏病的临床表现时,即使 FEV$_1$>30% 预计值,也提示属于第 IV 级极重度 COPD。

（四）血红蛋白

当 PaO_2 ＜7.3 kPa(55 mmHg)时,常伴有红细胞的增多与血红蛋白浓度的增加,因此血红蛋白浓度高时,提示有慢性缺氧的存在。

七、慢性阻塞性肺疾病的诊断与鉴别诊断

（一）诊断

COPD 是一种渐进性疾病,经过多年的发展才发生症状,因此发病年龄多在 40 岁以后,大多数患者有吸烟史或有害气体粉尘接触史,晚期患者根据其年龄、病史、症状、体征、胸部 X 线、肺功能、血气检查结果不难做出诊断,但在诊断上应注意以下几点。

（1）COPD 患者早期可无任何症状,要做到早期诊断,必须做肺功能检查,正常人自 25 岁以后,肺功能呈自然下降趋势,FEV_1 每年下降 20～30 mL,但 COPD 患者每年下降 40～80 mL,甚至更多,如果一个吸烟者经随访数年(3～4 年),FEV_1 逐年下降明显,即应认为是在向 COPD 发展,应劝患者戒烟。FEV_1/FVC 对早期 COPD 的诊断是一个较敏感的指标。在 20 世纪 70 年代至 80 年代早期,小气道功能检查曾风靡一时,如闭合容积/N 活量％(CV/VC％),50％肺活量时最大呼气流速(V_{50}),25％肺活量时最大呼气流速(V_{25}),Ⅲ 相斜率（AN2/L）等,当时认为这些指标的异常是早期 COPD 的表现,但经多年的观察,这些指标的异常并不能预测 COPD 的发生,而应以使用支气管舒张药后 FEV_1/FVC,FEV_1％预计值异常作为 COPD 早期诊断的指标,如果 FEV_1/FVC＜70％,而 FEV_1≥80％预计值,则是早期气流受限的指征。

（2）慢支的诊断标准是每年咳嗽、咳痰时间在 3 个月以上,连续 2 年以上,并能除外其他心肺疾病,但这个时间标准是为做流行病学调查而人为制订的,对个体患者,要了解有无慢性气流受限及其程度,则必须做肺功能检查,如果已有肺功能异常,虽然咳嗽,咳痰时间未达到上述标准,亦应诊断为 COPD,反之,咳嗽、咳痰时间虽然达到了上述标准,但肺功能正常,亦不能诊断为 COPD,而应随访观察。

（3）COPD 患者中,绝大多数慢支与肺气肿并存,但二者的严重程度各异,肺气肿的诊断实际上是一个解剖学诊断,因根据其定义,必须有广泛的气腔壁的破坏,但在实际工作中,要求解剖诊断是不可能的,而慢支与肺气肿都可引起慢性气流受限,二者在肺功能上较难区别,如果 DL_{CO} 减少,肺顺应性增加,则有助于肺气肿的诊断,胸部薄层高分辨率 CT 对肺气肿的诊断也有帮助。但应注意吸烟者中有相当一部分人胸部高分辨率 CT 可见肺气肿的影像,只有在肺功能检查时出现气流受限,才能诊断为 COPD。

（4）COPD 轻重程度肺功能的分级（表 5-4）。

表 5-4 COPD 轻重程度肺功能的分级(FEV_1:吸入支气管舒张药后值)

级别	肺功能
Ⅰ级（轻度）	FEV_1/FVC＜70％,FEV_1≥80％预计值
Ⅱ级（中度）	FEV_1/FVC＜70％,50％≤FEV_1＜80％预计值
Ⅲ级（重度）	FEV_1/FVC＜70％,30％≤FEV_1＜50％预计值
Ⅳ级（极重度）	FEV_1/FVC＜70％,FEV_1＜30％预计值或30％≤FEV_1＜50％预计值,伴有慢性呼吸衰竭

（5）COPD 发展过程中,根据病情可分为急性加重期和稳定期。急性加重期是指患者在其自然病程中咳嗽、咳痰、气短急性加重,超越了平常日与日间的变化,需要改变经常性治疗者。急性

加重的诱因,主要是支气管病毒或细菌的感染和空气污染,但也有 1/3 原因不明,急性加重时,痰量增加,变为脓性或黏液脓性,肺部可出现哮鸣音或伴发热等,合并肺炎时,虽然也可诱发急性加重,但肺炎本身并不属于急性加重的范畴;稳定期患者咳嗽、咳痰、气短等症状稳定或症状轻微。

(6)晚期支气管哮喘和支气管扩张患者,肺功能可类似 COPD,不应诊断为 COPD,但可合并有 COPD。在诊断 COPD 时必须除外其他可能引起气流受限的疾病。

(二)鉴别诊断

COPD 应注意与支气管扩张、肺结核、支气管哮喘、特发性间质性肺炎等鉴别。前二者根据其临床表现和胸部 X 线不难鉴别,而 COPD 与支气管哮喘的鉴别有时比较困难,二者均有 FEV_1 的降低,通常是以慢性气流受限的可逆程度协助诊断,具体方法如下。

支气管舒张试验:①试验时患者应处于临床稳定期,无呼吸道感染。试验前 6 小时、12 小时分别停用短效与长效 β_2 受体激动药,试验前 24 小时停用茶碱制剂。②试验前休息 15 分钟,然后测定 FEV_1 共3次,取其最高值,吸入沙丁胺醇,或特布他林 2～4 喷,10～15 分钟后再测定 FEV_1 3次,取其最高值。③计算 FEV_1 改善值,如果,且 FEV_1 绝对值在吸药后增加 200 mL 以上,为支气管舒张试验阳性,表示气流受限可逆性较大,支持支气管哮喘的诊断;如吸药后 FEV_1 改善率＜15％则支持 COPD 的诊断。本试验在吸药后 FEV_1 改善率越大,则对阳性的判断可靠性越大,如果吸药后 FEV_1 绝对值的改善＞400 mL,则更有意义。

因有 10％～20％的 COPD 患者支气管舒张试验也可出现阳性,故单纯根据这一项检查来鉴别是哮喘或 COPD 是不可取的,还应结合临床表现,综合判断才比较可靠。

在临床工作中经常遇到的是关于慢性喘息型支气管炎(慢喘支)的鉴别诊断问题,慢喘支与支气管哮喘很难区别,所谓慢喘支可能包括两种情况,一种是 COPD 合并了支气管哮喘,另一种是 COPD 急性加重期时,肺部出现了哮鸣音。如果一个 COPD 患者,出现了典型的支气管哮喘症状,例如接触某些变应原或刺激性气体后,肺部出现广泛的哮鸣音,过敏性体质,皮肤变应原试验阳性,支气管舒张试验阳性,对皮质激素治疗反应良好,则应诊断为 COPD 合并支气管哮喘。哮鸣音并非支气管哮喘所独有,某些 COPD 患者在急性加重时亦可出现哮鸣音,如果不具备以上哮喘发作的特点,则不应诊断为 COPD 合并哮喘,而应诊断为单纯的 COPD。慢性喘息型支气管炎这一名词以不用为宜,因应用这一名词,容易与 COPD 合并支气管哮喘发生混淆。

COPD 还应与特发性间质性肺炎相鉴别,因二者均有慢性咳嗽,气短等症状,后者胸部 X 线检查上的网状纹理容易误认为是慢支,但如果注意到其他特点则不难鉴别,COPD 的肺容积增加而特发性间质性肺炎肺容积减小,前者肺功能为阻塞性通气障碍而后者为限制性通气障碍,胸部高分辨率 CT 更容易将二者区别开来。应当注意的是 COPD 合并特发性间质性肺炎或其他限制性肺疾病时,其肺功能则兼具阻塞性通气障碍和限制性通气障碍的特点,因二者 FEV_1、FVC 都可以降低,此时诊断阻塞性通气障碍主要是根据 FEV_1/FVC 的降低,而限制性通气障碍主要是根据 TLC 的减少。

八、慢性阻塞性肺疾病的治疗

治疗原则:①缓解症状;②预防疾病进展;③改善活动的耐受性;④改善全身状况;⑤预防治疗并发症;⑥预防治疗急性加重;⑦降低病死率。

（一）稳定期的治疗

1.戒烟

COPD与吸烟的关系十分密切,应尽一切努力劝患者戒烟,戒烟以后,咳嗽、咳痰可有很大程度的好转,对已有肺功能损害的患者,即使肺功能不能逆转,但戒烟后也可以明显延缓病情的发展,提高生存率,对每一个COPD患者,劝其戒烟是医师应尽的职责,也是一项重要的治疗,据调查经医师3分钟的谈话,可使5%～10%的患者终身戒烟,其效果是可观的。

2.预防治疗感染

病毒与细菌感染常是病情加重的诱因,因寄生于COPD患者下呼吸道的细菌经常为肺炎链球菌与流感嗜血杆菌,如痰色变黄,提示细菌感染,可选用阿莫西林、羟氨苄青霉素/克拉维酸、头孢克洛、头孢呋辛等,重症患者可根据痰培养结果,给予抗生素治疗。为预防流感与肺炎,可行流感疫苗与肺炎链球菌疫苗的预防注射,流感疫苗能减少COPD的重症和病死率50%左右,效果显著;肺炎链球菌疫苗可减少肺炎的发生,对65岁以上的老年人或肺功能较差者推荐应用。

3.排痰

COPD患者的咳嗽是因痰多引起,因此应助其排痰而不是单纯镇咳,有些患者痰液黏稠,不易咳出,不仅影响通气功能,还会增加感染机会,可口服沐舒坦、氯化铵或中药祛痰药等,也可超声雾化吸入,注意补充液体,入量过少则会使痰液干燥黏稠,不易咳出。

4.抗胆碱能药物

COPD患者的迷走神经张力较高,而支气管基础口径是由迷走神经张力决定的,迷走神经张力越高,则支气管基础口径越窄。此外各种刺激,均能刺激迷走神经末梢,反射性地引起支气管痉挛,抗胆碱能药物可与迷走神经末梢释放的乙酰胆碱竞争性地与平滑肌细胞表面的胆碱能受体相结合,因而可阻断乙酰胆碱所致的支气管平滑肌收缩,对COPD患者有舒张支气管的作用,并可与β_2受体激动药合用,比单一制剂作用更强。

抗胆碱能药物吸入剂有溴化异丙托品,它是阿托品的四胺衍生物,难溶于脂质,因此与阿托品不同,经呼吸道或胃肠道黏膜吸收的量很少,从而可避免吸入后类似阿托品的一些不良反应。用定量吸入器(MDI)每天喷3～4次,每次2喷,每喷20 μg,必要时每次可喷40～80 μg,水溶液用雾化器雾化吸入,每次剂量可用0.025%水溶液2 mL(0.5 mg),用生理盐水1 mL稀释,吸入后起效时间为5分钟,30～60分钟达高峰,维持4～6小时,由于此药不良反应较少,可长期吸入,但溴化异丙托品的作用时间短,疗效也不是很理想。

新近研制的长效抗胆碱能药噻托溴铵,一次吸入后,其作用>24小时。胆碱能的受体为毒蕈碱受体,在人体主要有M_1、M_2、$M_3$3种亚型,M_1存在于副交感神经节,能介导乙酰胆碱的传递,M_3分布在气道平滑肌细胞上,可能还分布在黏膜下腺体细胞上,能介导乙酰胆碱的作用,故M_1、M_3能促进气道平滑肌收缩和黏液腺分泌,M_2分布在胆碱能神经末梢上,能反馈性地抑制乙酰胆碱的释放,故能部分地抵消M_1、M_3的作用。噻托溴铵能够竞争性地阻断乙酰胆碱与以上受体的结合,其对M_1、M_3的亲和力,比溴化异丙托晶强10倍,而其解离速度则慢100倍,对M_2的亲和力,虽然噻托溴铵也比溴化异丙托品强10倍,但二者与M_2的解离速度都比与M_1、M_3的解离速度快得多,因此噻托溴铵对M受体具有选择性,对乙酰胆碱的阻断作用比溴化异丙托品强而且持久,每天吸入18 μg,作用持续>24小时,能够有效地舒张支气管,减少肺泡动态性过度充气,缓解呼吸困难,其治疗作用6周达到高峰,能够减少COPD的急性加重和住院率。噻托溴铵的缺点是起效时间稍慢,约为30分钟,吸入后3小时作用达高峰,因此在急性加重期,不宜于

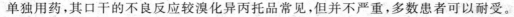

单独用药,其口干的不良反应较溴化异丙托品常见,但并不严重,多数患者可以耐受。

5.β₂ 受体激动药

其能舒张支气管,并有刺激支气管上皮细胞纤毛运动以利排痰的作用,可以预防各种刺激引起的支气管痉挛。常用的气雾剂有沙丁胺醇、特布他林等。前者每次吸入 $100\sim200~\mu g$(即喷吸 $1\sim2$ 次),每天 $3\sim4$ 次,后者每次吸入 $250\sim500~\mu g$,每天 $3\sim4$ 次,吸入后起效时间为 5 分钟,1 小时作用达高峰,维持 $4\sim6$ 小时。

6.氨茶碱

其有舒张支气管,加强支气管上皮细胞纤毛运动,改善膈肌收缩力的作用,根据病情缓急,可口服或静脉滴注,但后者可使心率增快,宜慎用,目前有长效茶碱控释片,每天 2 次,一次 1 片,可维持疗效 24 小时。茶碱血浓度监测对估计疗效和不良反应有一定意义,$>5~mg/L$ 即有治疗作用,$>15~mg/L$ 时,不良反应明显增加。

7.糖皮质激素

长期吸入皮质激素并不能改变 COPD 患者 FEV_1 下降的趋势,但对 $FEV_1<50\%$ 预计值并有症状和反复发生急性加重的 COPD 患者,规则地每天吸入布地奈德/福莫特罗,或沙美特罗/氟地卡松联合制剂可减少急性加重的发作。前者干粉每吸的剂量为 $160~\mu g/4.5~\mu g$,后者干粉每吸的剂量为 $50~\mu g/250~\mu g$,每次 $1\sim2$ 吸,每天 2 次。

8.氧疗

氧疗的指征:①$PaO_2\leqslant7.3~kPa$(55 mmHg)或动脉血氧饱和度(SaO_2)$\leqslant88\%$,有或无高碳酸血症;②PaO_2 $7.3\sim8.0~kPa$(55~60 mmHg),或 $SaO_2<89\%$,并有肺动脉高压、心力衰竭水肿或红细胞增多症(血细胞比容$>55\%$)。COPD 呼吸衰竭患者除低氧血症外,常伴有二氧化碳潴留,吸入氧浓度(FiO_2)过高,会加重二氧化碳潴留,对呼吸衰竭患者应控制性给氧,氧流量 $1\sim2~L/min$。呼吸衰竭患者最大的威胁为低氧血症,因会造成脑缺氧的不可逆性损害,因此对 COPD 合并明显的低氧血症患者,应首先给氧,但氧疗的目标是在静息状态下,将 PaO_2 提高到 $8.0\sim10.0~kPa$(60~75 mmHg),或使 SaO_2 升至 $90\%\sim92\%$,如果要求更高,则需加大 FiO_2,容易发生二氧化碳麻醉。

对 COPD 所致的慢性低氧血症患者,使用长期的家庭氧疗,每天吸氧$\geqslant15$ 小时,生存率有所改善。长期吸氧可以缓解患者的呼吸困难,改善生活质量,树立生活信心,对肺源性心脏病患者可以降低肺动脉压,改善心功能,因此应作为一个重要的治疗手段。

9.强心药与血管扩张药

对肺源性心脏病患者除伴有左心衰竭或室上性快速心律失常需用洋地黄外,一般不宜用,因缺氧时容易发生洋地黄中毒,对肺源性心脏病的治疗主要依靠纠正低氧血症和高碳酸血症,改善通气,控制感染,适当利尿等。近年来使用血管扩张药以降低肺动脉压的报道很多,其目的是减少右心室的后负荷,增加心排血量,改善氧合和组织的供氧,但使用血管扩张药后,有些患者的 PaO_2 反而下降,因 COPD 患者缺氧的主要原因,是肺内的 V/Q 比例不平衡,低 V/Q 区因为流经肺泡的血液不能充分氧合,势必降低 PaO_2,出于机体的自我保护机制,低 V/Q 区的供血小动脉发生反射性痉挛,以维持 V/Q 比例的平衡,使用血管扩张药后,低 V/Q 区的供血增加,又恢复了 V/Q 比例的不平衡,故 PaO_2 下降,而这部分增加的供血,则是由正常 V/Q 区或高 V/Q 区转来,使这两个区域的 V>Q,增加了无效腔通气,使 $PaCO_2$ 增加。一氧化碳吸入是选择性肺血管扩张药,但对 COPD 的缺氧治疗同样无效,还会增加 V/Q 比例的不平衡,而对急性呼吸窘迫综合征(ARDS)治疗有效,是因后者的缺氧机制是肺内分流,而前者的缺氧机制是 V/Q 比例不平衡,故吸入一氧化碳对 COPD 不宜。

10.肺减容手术(lung volume reduction surgery,LVRS)

对非均匀性肺气肿,上叶肺气肿较重而活动耐力下降的患者,切除过度扩张的部分,保留较轻的部分,可以减少 TLC、FRC,改善肺的弹性压与呼吸肌功能,改善生活质量,但由于费用昂贵,又是一种姑息手术,只能有选择地用于某些患者。

11.肺移植

对晚期 COPD 患者,经过适当的选择,肺移植可改善肺功能和生活质量,但肺移植的并发症多,成功率低,费用高,目前很难推广。

12.呼吸锻炼

对 COPD 患者应鼓励其做缓慢的深吸气深呼气运动,胸腹动作要协调,深呼气时要缩唇,以增加呼气时的阻力,防止气道萎陷,每天要有适合于自身体力的运动,以增加活动的耐力。

13.营养支持

重度 COPD 患者常有营养不良表现,可影响呼吸肌功能和呼吸道的防御功能,因此饮食中应含足够的热量和营养成分,接受呼吸机治疗的 COPD 患者,如果输入碳水化合物过多,会加重高碳酸血症,但对非呼吸机治疗患者则不必过多地限制碳水化合物,因减少碳水化合物,必然要增加脂肪含量,会引起患者厌食,营养支持是否能减少重症的发作和病死率,尚有待进一步的研究。

总之,稳定期 COPD 的治疗应根据病情而异,其分级治疗,表 5-5 可供参考。

表 5-5　稳定期 COPD 患者的推荐治疗

分期	特征	治疗方案
Ⅰ级(轻度)	$FEV_1/FVC<70\%$,$FEV_1\geq80\%$预计值	避免危险因素;接种流感疫苗;按需使用支气管扩张药
Ⅱ级(中度)	$FEV_1/FVC<70\%$,$50\%\leq FEV_1<80\%$预计值	在上一级治疗的基础上,规律应用一种或多种长效支气管扩张药,康复治疗
Ⅲ级(重度)	$FEV_1/FVC<70\%$,$30\%\leq FEV_1<50\%$预计值	在上一级治疗的基础上,反复急性发作,可吸入糖皮质激素
Ⅳ级(极重度)	$FEV_1/FVC<70\%$,$FEV_1<30\%$预计值或$30\%\leq FEV_1<50\%$预计值,伴有慢性呼吸衰竭	在上一级治疗的基础上,如有呼吸衰竭、长期氧疗,可考虑外科治疗

(二)急性加重期的治疗

(1)重症患者应测动脉血气,如果 pH 失代偿,说明患者的病情是近期内加重,肾脏还未来得及代偿。应当详细了解过去急性加重的诱因、频率和治疗情况,稳定期和加重期的血气情况,以作为此次治疗的参考。

(2)去除诱因:COPD 急性加重的诱因常见的有呼吸道感染(病毒或细菌)、空气污染,其他如使用镇静药、吸氧浓度过高或其他并发症,也可使病情加重,其中吸氧浓度过高,可抑制呼吸,$PaCO_2$ 上升,以致发生神志障碍,甚为常见,必须仔细询问病史,当 $PaCO_2$ 在 12.0 kPa(90 mmHg)以上,又有吸氧史,常常提示吸氧浓度过高,应采用控制性给氧。肺源性心脏病患者因使用利尿药或皮质激素,均容易造成低钾、低氯性代谢性碱中毒,代谢性碱中毒可抑制呼吸,脑血管收缩和氧解离曲线左移,加重缺氧,去除诱因后,病情自然会有所好转。其他肺炎、肺血栓栓塞、左心衰竭、自发性气胸等所产生的症状也很类似 COPD 急性加重,必须仔细鉴别,予以相应的治疗。

(3)低流量氧吸入,每分钟氧流量不大于 2 L,氧疗的目标是保持 PaO_2 在 $8.0 \sim 10.0$ kPa($60 \sim 75$ mmHg),或 SaO_2 $90\% \sim 92\%$,吸氧后 $30 \sim 60$ 分钟应再测血气,如果 PaO_2 上升且 pH 下降不明显,或病情好转,说明给氧适当,如果 $PaO_2 > 10.0$ kPa(75 mmHg),就有可能加重二氧化碳潴留和酸中毒。

(4)重症患者可经雾化器吸入支气管舒张药,0.025%溴化异丙托品水溶液 2 mL(0.5 mg)加生理盐水 1 mL 和/或 0.5%沙丁胺醇 0.5 mL 加生理盐水 2 mL 吸入,$4 \sim 6$ 小时一次,雾化器的气源应使用压缩空气,而避免用氧气,因使用雾化器时,气源的流量近 $5 \sim 7$ L/min,可使 $PaCO_2$ 急剧升高,但在用雾化器时,应同时给予低流量氧吸入。在急性加重期也可联合糖皮质激素和 β_2 受体激动药治疗,或短效支气管舒张药,加用噻托溴铵。

(5)酌情静脉滴注氨茶碱 $500 \sim 750$ mg/d,速度宜慢,在可能条件下应动态监测氨茶碱血清浓度,使其保持在 $10 \sim 15$ μg/mL。

(6)应用广谱抗生素和祛痰药。

(7)如无糖尿病、溃疡、高血压等禁忌证,可口服强的松 $30 \sim 40$ mg/d,或静脉滴注其他相当剂量的糖皮质激素,共 $7 \sim 10$ 天。延长疗程并不会增加疗效,反而增加不良反应。

(8)如有肺源性心脏病心衰体征,可适当应用利尿药。

(9)机械通气治疗:目的是通过机械通气,支持生命,降低病死率,缓解症状,同时争取时间,通过药物等其他治疗使病情得到逆转。机械通气包括有创或无创,近年来通过随机对照研究,证明无创通气治疗急性呼吸衰竭的成功率,能达 $80\% \sim 85\%$,能够降低 $PaCO_2$,改善呼吸性酸中毒,减少呼吸频率和呼吸困难,缩短住院时间,因为减少了插管有创通气,避免了并发症,也就降低了病死率,但无创通气并非适合所有患者,其适应证和禁忌证见表 5-6。有创性机械通气的适应证见表 5-7。

表 5-6　无创性正压通气在 COPD 加重期的应用指征

适应证(至少符合其中两项)

中至重度呼吸困难,伴辅助呼吸肌参与呼吸并出现胸腹矛盾呼吸运动

中至重度酸中毒(pH 7.30~7.35)和高碳酸血症[$PaCO_2$ 6.0~8.0 kPa(45~60 mmHg)]

呼吸频率>25/min

禁忌证(符合下列条件之一)

呼吸抑制或停止

心血管系统功能不稳定(低血压、心律失常、心肌梗死)

嗜睡、意识障碍或不合作者

易误吸者(吞咽反射异常、严重上消化道出血)

痰液黏稠或有大量气道分泌物

近期曾行面部或胃食管手术

头面部外伤,固有的鼻咽部异常

极度肥胖

严重的胃肠胀气

表 5-7 有创性机械通气在 COPD 加重期的应用指征

严重呼吸困难,辅助呼吸肌参与呼吸,并出现胸腹矛盾呼吸运动
呼吸频率,每分钟>35 次
危及生命的低氧血症[PaO_2<5.3 kPa(40 mmHg)或 PaO_2/FiO_2<26.7 kPa(200 mmHg)]
严重的呼吸性酸中毒(pH<7.25)及高碳酸血症
呼吸抑制或停止
嗜睡、意识障碍
严重心血管系统并发症(低血压、休克、心力衰竭)
其他并发症(代谢紊乱、脓毒血症、肺炎、肺血栓栓塞、气压伤、大量胸腔积液)
无创性正压通气治疗失败或存在无创性正压通气的使用禁忌证

机械通气的目标是使 PaO_2 维持在 8.0～10.0 kPa(60～75 mmHg),或 SaO_2 90%～92%,$PaCO_2$ 也不必降至正常范围,而是使其恢复至稳定期水平,pH 保持正常即可,如果要使 $PaCO_2$ 降至正常,则会增加脱机的困难,同时 $PaCO_2$ 下降过快,肾脏没有足够的时间代偿,排出体内过多的 HCO_3 由呼吸性酸中毒转为代谢性碱中毒,对机体极为不利。

(10)呼吸兴奋药:COPD 呼吸衰竭急性加重期患者,是否应使用呼吸兴奋药,尚有不同意见,呼吸衰竭患者大多有呼吸中枢兴奋性增高,对这类患者使用呼吸兴奋药,徒然增加全身的氧耗,弊多利少。

(三)预后

影响预后的因素很多,但据观察,与预后关系最为密切的是患者的年龄与初始 FEV_1 值,年龄越大、初始 FEV_1 值越低,则预后越差,长期家庭氧疗已被证明可改善预后。COPD 的预后,在个体间的差异较大,因此对一个具体患者,预言其生存时间的长短是不明智的。

(代建瑞)

第六节 肺 脓 肿

肺脓肿是由化脓性病原体引起肺组织坏死和化脓,导致肺实质局部区域破坏的化脓性感染。通常早期呈肺实质炎症。后期出现坏死和化脓。如病变区和支气管交通则有空洞形成(通常直径大于 2 cm),内含由微生物感染引致的坏死碎片或液体,其外周环绕炎症肺组织。和一般肺炎相比,其特点是引致的微生物负荷量多(如急性吸入),局部清除微生物能力下降(如气道阻塞),以及受肺部邻近器官感染的侵及。如肺内形成多发的较小脓肿(直径小于 2 cm)则称为坏死性肺炎。肺脓肿和坏死性肺炎病理机制相同,其分界是人为的。

肺脓肿通常由厌氧、需氧和兼性厌氧菌引起,也可由非细菌性病原体,如真菌、寄生虫等所致。应注意类似的影像学表现也可由其他病理改变产生,如肺肿瘤坏死后空洞形成或肺囊肿内感染等。

在抗生素出现前,肺脓肿自然病程常表现为进行性恶化,死亡率曾达 50%,患者存活后也往往遗留明显的临床症状,需要手术治疗,预后不理想。自有效抗生素应用后,肺脓肿的疾病过程得到显著改善。但近年来随着肾上腺皮质激素、免疫抑制药及化疗药物的应用增加,造成口咽部内环境的改变,条件致病的肺脓肿发病率又有增多的趋势。

一、病因和发病机制

化脓性病原体进入肺内可有几种途径,最主要的途径是口咽部内容物的误吸。

(一)呼吸道误吸

口腔、鼻腔、口咽和鼻咽部隐匿着复杂的菌群,形成口咽微生态环境。健康人唾液中的细菌含量约 $10^8/mL$,半数为厌氧菌。在患有牙病或牙周病的人群中厌氧菌可增加 1 000 倍,易感个体中还可有多种需氧菌株定植。采用放射活性物质技术显示,45% 健康人睡眠时可有少量唾液吸入气道。在各种因素引起的不同程度神智改变的人群中,约 75% 在睡眠时会有唾液吸入。

临床上特别易于吸入口咽分泌物的因素有全身麻醉、过度饮酒或使用镇静药物、头部损伤、脑血管意外、癫痫、咽部神经功能障碍、糖尿病昏迷或其他重症疾病,包括使用机械通气者。呼吸机治疗时,虽然人工气道上有气囊保护,但在气囊上方的积液库内容物常有机会吸入到下呼吸道。当患者神智状态进一步受到影响时,胃内容物也可吸入,酸性液体可引起化学性肺炎,促进细菌性感染。

牙周脓肿和牙龈炎时,因有高浓度的厌氧菌进入唾液可增加吸入性肺炎和肺脓肿的发病。相反,仅 10%~15% 厌氧菌肺脓肿可无明显的牙周疾病或其他促使吸入的因素。没有吸入因素者常需排除肺部肿瘤的可能性。

误吸后肺脓肿形成的可能性取决于吸入量、细菌数量、吸入物的 pH 和患者的防御机制。院内吸入将涉及革兰菌,特别是在医院获得的抗生素耐药菌株。

(二)血液循环途径

通常由在体内其他部位的感染灶,经血液循环播散到肺内,如腹腔或盆腔及牙周脓肿的厌氧菌感染可通过血液循环播散到肺。

感染栓子也可起自下肢和盆腔的深静脉的血栓性静脉炎或表皮蜂窝织炎,或感染的静脉内导管,吸毒者静脉用药也可引起。感染性栓子可含金黄色葡萄球菌、化脓性链球菌或厌氧菌。

(三)其他途径

其他途径比较少见。

(1)慢性肺部疾病者,可在下呼吸道有化脓性病原菌定植,如支气管扩张症、囊性纤维化,而并发症肺脓肿。

(2)在肺内原有空洞基础上(肿胀或陈旧性结核空洞)合并感染,不需要有组织的坏死,空洞壁可由再生上皮覆盖。局部阻塞可在周围肺组织产生支扩或肺脓肿。

(3)邻近器官播散,如胃肠道。

(4)污染的呼吸道装置,如雾化器有可能携带化脓性病原体进入易感染着肺内。

(5)先天性肺异常的继发感染,如肺隔离症、支气管囊肿。

二、病原学

肺脓肿可由多种病原菌引起,多为混合感染.厌氧菌和需氧菌混合感染占 90%。社区获得性感染和院内获得性感染的细菌出现频率不同。社区获得性感染中,厌氧菌为 70%,而在院内获得性感染中,厌氧菌和铜绿假单胞菌起重要作用。

（一）厌氧菌

厌氧菌是正常菌群的主要组成部分，但可引起身体任何器官和组织感染。近年来由于厌氧菌培养技术的改进，可以及时得到分离和鉴定。在肺脓肿感染时，厌氧菌是常见的病原体。

引起肺脓肿感染的致病性厌氧菌主要指专性厌氧菌。专性厌氧菌只能在无氧或低于正常大气氧分压条件下才能生存或生长。厌氧菌分为革兰阳性厌氧球菌、革兰阴性厌氧球菌、革兰阳性厌氧杆菌、革兰阴性厌氧杆菌。其中革兰阴性厌氧杆菌包括类杆菌属和梭杆菌属，类杆菌属是最主要的病原菌，以脆弱类杆菌和产黑素类杆菌最常见。革兰阳性厌氧球菌主要为消化球菌属和消化链球菌属。革兰阴性厌氧球菌主要为产碱韦荣球菌。革兰阳性厌氧杆菌中产芽孢的有梭状芽孢杆菌属和产气荚膜杆菌；不产芽孢的为放线菌属、真杆菌属、丙酸杆菌属、乳酸杆菌属和双歧杆菌属。外源性厌氧菌肺炎较少见。

（二）需氧菌

需氧菌常形成坏死性肺炎，部分区域发展成肺脓肿，因而其在影像学上比典型的厌氧菌引起的肺脓肿病变分布弥散。

金黄色葡萄球菌是引起肺脓肿的主要革兰阳性需氧菌，是社区获得的呼吸道病原菌之一。通常健康人在流感后可引起严重的金黄色葡萄球菌肺炎，导致肺脓肿形成，并伴薄壁囊性气腔和肺大疱，后者多见于儿童。金黄色葡萄球菌是儿童肺脓肿的主要原因，也是老年人在基础疾病上并发院内获得性感染的主要病原菌。金黄色葡萄球菌也可由体内其他部位的感染灶经血液循环播散，在肺内引起多个病灶，形成血源性肺脓肿，有时很像是肿瘤转移。其他可引起肺脓肿的革兰阳性菌是化脓性链球菌（甲型链球菌，乙型B溶血性链球菌）。

最常引起坏死性肺炎伴肺脓肿的革兰阴性需氧菌为肺炎克雷伯杆菌，这种肺炎形成一到多个脓肿者占25%，同时常伴菌血症。但需注意有时痰培养结果可能是口咽定植菌，该病病死率高，多见于老年人和化疗患者，肾上腺皮质激素应用者，糖尿病患者也多见。铜绿假单胞菌也影响类似的人群，如免疫功能低下患者、有严重并发症者。铜绿假单胞菌在坏死性过程中形成多发小脓肿。

其他由流感嗜血杆菌、大肠埃希菌、鲍曼不动杆菌、变形杆菌、军团菌等所致坏死性肺炎引起脓肿则少见。

三、病理

肺脓肿时，细支气管受感染物阻塞，病原菌在相应区域形成肺组织化脓性炎症，局部小血管炎性血栓形成、血供障碍，在实变肺中出现小区域散在坏死，中心逐渐液化，坏死的白细胞及死亡细菌积聚，形成脓液，并融合形成1个或多个脓肿。当液化坏死物质通过支气管排出，形成空洞、形成有液平的脓腔，空洞壁表面残留坏死组织。当脓肿腔直径达到2cm，则称为肺脓肿。炎症累及胸膜可发生局限性胸膜炎。如果在早期及时给予适当抗生素治疗，空洞可完全愈合，胸部X线片可不留下破坏残余或纤维条索影。但如治疗不恰当，引流不畅，炎症进展，则进入慢性阶段。脓肿腔有肉芽组织和纤维组织形成，空洞壁可有血管瘤。脓肿外周细支气管变形和扩张。

四、分类

肺脓肿可按病程分为急性和慢性，或按发生途径分为原发性和继发性。急性肺脓肿通常少于6周，病程迁延3个月以上则为慢性肺脓肿。大多数肺脓肿是原发性，通常有促使误吸的因素,或由正常宿主肺炎感染后在肺实质炎症的坏死过程演变而来。而继发性肺脓肿则为原有局部病灶基础上出现的并发症,如支气管内肿瘤、异物或全身性疾病引起免疫功能低下所致。细菌性栓子通过血液循环引致的肺脓肿也为继发性。膈下感染经横膈直接通过淋巴管或膈缺陷进入胸腔或肺实质,也可引起肺脓肿。

五、临床表现

肺脓肿患者的临床表现差异较大。由需氧菌(金黄色葡萄球菌或肺炎克雷伯菌)所致的坏死性肺炎形成的肺脓肿病情急骤、严重,患者有寒战、高热、咳嗽、胸痛等症状。儿童在金黄色葡萄球菌肺炎后发生的肺脓肿也多呈急性过程。一般原发性肺脓肿患者首先表现吸入性肺炎症状,有间歇发热、畏寒、咳嗽、咳痰、胸痛、体重减轻、全身乏力、夜间盗汗等,和一般细菌性肺炎相似,但病程相对慢性化,症状较轻,可能和其吸入物质所含病原体致病力较弱有关。甚至有的起病隐匿,到病程后期多发性肺坏死、脓肿形成,与支气管相交通,则可出现大量脓性痰,如为厌氧菌感染则伴有臭味。但痰无臭味并不能完全排除厌氧菌感染的可能性,因为有些厌氧菌并不产生导致臭味的代谢终端产物,也可能是病灶尚未和气管支气管交通。咯血常见,偶尔可为致死性的。

继发性肺脓肿先有肺外感染症状(如菌血症、心内膜炎、感染性血栓静脉炎、膈下感染),然后出现肺部症状。在原有慢性气道疾病和支气管扩张的患者则可见痰量显著改变。

体格检查无特异性,阳性体征出现与脓肿大小和部位有关。如脓肿较大或接近肺的表面,则可有叩诊浊音,呼吸音降低等实变体征,如涉及胸膜则可闻胸膜摩擦音或胸腔积液体征。

六、诊断

肺脓肿诊断的确立有赖于特征性临床表现及影像学和细菌学检查结果。

(一)病史

原发性肺脓肿有促使误吸因素或口咽部炎症和鼻实炎的相关病史。继发性肺脓肿则有肺内原发病变或其他部位感染病史。

(二)症状与体征

由需氧菌等引起的原发性肺脓肿呈急性起病,如以厌氧菌感染为主者则呈亚急性或慢性化过程,脓肿破溃与支气管相交通后则痰量增多,出现脓痰或脓性痰,可有臭味,此时临床诊断可成立。体征则无特异性。

(三)实验室检查

1.血常规检查

血白细胞和中性粒细胞升高,慢性肺脓肿可有血红蛋白和红细胞减少。

2.胸部影像学检查

影像学异常开始表现为肺大片密度增深、边界模糊的浸润影,随后产生1个或多个比较均匀低密度阴影的圆形区。当与支气管交通时,出现空腔,并有气液交界面(液平),形成典型的肺脓肿。有时仅在肺炎症渗出区出现多个小的低密度区,表现为坏死性肺炎。需氧菌引起的肺脓肿周围常有较多的浓密炎性浸润影,而以厌氧菌为主的肺脓肿外周肺组织则较少见浸润影。

病变多位于肺的低垂部位和发病时的体位有关,侧位胸X线片可帮助定位。在平卧位时吸入者75%病变见于下中位背段及后基底段,侧卧位时则位于上叶后外段(由上叶前段和后段分支形成,又称腋段)。右肺多于左肺,这是受重力影响吸入物最易进入的部位。在涉及的肺叶中,病变多分布于近肺胸膜处,室间隔鼓出常是肺炎克雷伯杆菌感染的特征。病变也可引起胸膜反应、脓胸或气胸。

当肺脓肿愈合时,肺炎性渗出影开始吸收,同时脓腔壁变薄,脓腔逐渐缩小,最后消失。在71例肺脓肿系列观察中,经适当抗生素治疗,13%脓腔在2周消失,44%为4周,59%为6周,3个月内脓腔消失可达70%,当有广泛纤维化发生时,可遗留纤维条索影。慢性肺脓肿脓腔周围有纤维组织增生,脓腔壁增厚,周围细支气管受累,继发变形或扩张。

血源性肺脓肿则见两肺多发炎性阴影,边缘较清晰,有时类似转移性肿瘤,其中可见透亮区和空洞形成。

胸部CT检查对病变定位,坏死性肺炎时肺实质的坏死、液化的判断,特别是对引起继发性肺脓肿的病因诊断均有很大的帮助。

3.微生物学监测

微生物学监测的标本包括痰液、气管吸引物、经皮肺穿刺吸引物和血液等。

(1)痰液及气管分泌物培养:在肺脓肿感染中,需氧菌所占比例正在逐渐增加,特别是在院内感染中。虽然有口咽菌污染的机会,但重复培养对确认致病菌还是有意义的。由于口咽部厌氧菌内环境,痰液培养厌氧菌无意义,但脓肿性痰标本培养阳性,而革兰染色却见到大量细菌,且形态较一致,则可能提示厌氧菌感染。

(2)应用防污染技术对下呼吸道分泌物标本采集:是推荐的方法,必要时可采用。厌氧菌培养标本不能接触空气,接种后应放入厌氧培养装置和仪器以维持厌氧环境。气相色谱法检查厌氧菌的挥发脂肪酸,迅速简便,可用于临床用药选择的初步参考。

(3)血液标本培养:因为在血源性肺脓肿时常可有阳性结果,需要进行血培养,但厌氧菌血培养阳性率仅5%。

4.其他

(1)CT引导下经胸壁脓肿穿刺吸引物厌氧菌及需氧菌培养,以及其他无菌体腔标本采集及培养。

(2)纤维支气管镜检查,除通过支气管镜进行下呼吸道标本采集外,也可用于鉴别诊断,排除支气管肺癌、异物等。

七、鉴别诊断

(一)细菌性肺炎

肺脓肿早期表现和细菌性肺炎相似,但除由一些需氧菌所致的肺脓肿外,症状相对较轻,病程相对慢性化。后期脓肿破溃与支气管相交通后则痰量增多,出现脓痰或脓性痰,可有臭味,此时临床诊断则可成立。胸部影像学检查,特别是CT检查,容易发现在肺炎症渗出区出现多个小的低密度区。当与支气管交通时,出现空腔,肝有气液交界面(液平),形成典型的肺脓肿。

(二)支气管肺癌

在50岁以上男性出现肺空洞性病变时,肺癌(通常为鳞癌)和肺脓肿的鉴别常需考虑。由支气管肺癌引起的空洞性病变(癌性空洞),无吸入病史,其病灶也不一定发生在肺的低垂部位。而肺脓肿则常伴有发热、全身不适、脓性痰、血白细胞和中性粒细胞升高,对抗生素治疗反应好。影像学上显示偏心空洞,空洞壁厚,内壁不规则,则常提示恶性病变。痰液或支气管吸引物的细胞学检查以及微生物学涂片和培养对鉴别诊断也有帮助。如对于病灶的诊断持续存在疑问,情况允许时,也可考虑手术切除病灶及相应肺叶。其他肺内恶性病变,包括转移性肺癌和淋巴瘤也可形成空洞病变。

需注意的是肺癌和肺脓肿可能共存,特别在老年人中。因为支气管肿瘤可使其远端引流不畅,分泌物潴留。引起阻塞性肺炎和肺脓肿。一般病程较长,有反复感染史,脓痰量较少。纤维支气管镜检查对确定诊断很有帮助。

(三)肺结核

空洞继发感染肺结核常伴空洞形成,胸部 X 线检查空洞壁较厚,病灶周围有密度不等的散在结节病灶。合并感染时空洞内可有少量液平,临床出现黄痰,但整个病程长,起病缓慢,常有午后低热、乏力、盗汗、慢性咳嗽、食欲缺乏等慢性症状,经治疗后痰中常可找到结核杆菌。

(四)局限性脓胸

局限性脓胸常伴支气管胸膜漏和肺脓肿有时在影像学上不易区别。典型的脓胸在侧位胸片呈"D"字阴影,从后胸壁向前方鼓出。CT 对疑难病例有帮助,可显示脓肿壁有不同厚度,内壁边缘和外表面不规则;而脓胸腔壁则非常光滑,液性密度将增厚的壁层胸膜和受压肺组织下的脏层胸膜分开。

(五)大疱内感染

患者全身症状较胸 X 线片显示状态要轻。在平片和 CT 上常可见细而光滑的大疱边缘,和肺脓肿相比其周围肺组织清晰。以往胸片将有助于诊断。大疱内感染后有时可引起大疱消失,但很少见。

(六)先天性肺病变继发感染

支气管脓肿及其他先天性肺囊肿可能无法和肺脓肿鉴别,除非有以往胸 X 线片进行比较。支气管囊肿未感染时,也不和气管支气管交通,但囊肿最后会出现感染,形成和气管支气管的交通,气体进入囊肿,形成含气囊肿,可呈单发或多发含气空腔,壁薄而均一;合并感染时,其中可见气液平面。如果患者一开始就表现为感染性支气管囊肿,通常清晰的边界就会被周围肺实质炎症和实变所遮掩。囊肿的真正本质只有在周围炎症或渗血消散吸收后才能显示出来。

先天性肺隔离症感染也会同样出现鉴别诊断困难,可通过其所在部位(多位于下叶)及胸部 CT 扫描和磁共振成像(MRI)及造影剂增强帮助诊断,并可确定异常血管供应来源,对手术治疗有帮助。

(七)肺挫伤血肿和肺撕裂

胸部刺伤或挤压伤后,影像学可出现空洞样改变,临床无典型肺脓肿表现,有类似的创伤病史常提示此诊断。

(八)膈疝

通常在后前位胸部 X 线片可显示"双重心影",在侧位上在心影后可见典型的胃泡,并常有液平。如有疑问可进行钡剂及胃镜检查。

(九)包囊肿和其他肺寄生虫病

包囊肿可穿破,引起复合感染,曾在羊群牧羊分布的区域居住者需考虑此诊断。乳胶凝聚试验,补体结合和酶联免疫吸附试验,也可检测血清抗体,帮助诊断。寄生虫中如肺吸虫也可有类似症状。

(十)真菌和放线菌感染

肺脓肿并不全由厌氧菌和需氧菌所致,真菌、放线菌也可引起肺脓肿。临床鉴别诊断时也需考虑。

(十一)其他

易和肺脓肿混淆的还有空洞型肺栓塞、Wegener 肉芽肿、结节病等,偶尔也会形成空洞。

八、治疗

肺脓肿的治疗应根据感染的微生物种类及促使产生感染的有关基础或伴随疾病而确定。

(一)抗感染治疗

抗生素应用已有半个世纪,肺脓肿在有效抗生素合理应用下,加上脓液通过和支气管交通向体外排出,因而大多数对抗感染治疗有效。

近年来,某些厌氧菌已产生 β-内酰胺酶,在体外或临床上对青霉素耐药,故应结合细菌培养及药敏结果,及时合理选择药物。但由于肺脓肿患者很难及时得到微生物学的阳性结果,故可根据临床表现,感染部位和涂片染色结果分析可能性最大的致病菌种类,进行经验治疗。由于大多数和误吸相关,厌氧菌感染起重要作用,因而青霉素仍是主要治疗药物,但近年来情况已有改变,特别是院内获得感染的肺脓肿。常为多种病原菌的混合感染,故应联合应用对需氧菌有效的药物。

1.青霉素 G

(1)青霉素 G 为首选药物,对厌氧菌和革兰阳性球菌等需氧菌有效。

(2)用法:24×10^5 U/d 肌内注射或静脉滴注;严重病例可加量至 10×10^6 U/d 静脉滴注,分次使用。

2.克林霉素

(1)克林霉素是林可霉素的半合成衍生物,但优于林可霉素,对大多数厌氧菌有效,如消化球菌、消化链球菌、类杆菌梭形杆菌、放线菌等。目前,有 $10\% \sim 20\%$ 的脆弱类杆菌及某些梭形杆菌对克林霉素耐药。主要不良反应是假膜性肠炎。

(2)用法:0.6~1.8 g/d,分 2~3 次静脉滴注,然后序贯改口服。

3.甲硝唑

(1)该药是杀菌药,对革兰厌氧菌,如脆弱类杆菌有作用。多为联合应用,不单独使用。通常和青霉素、克林霉素联合用于厌氧菌感染。

(2)对微需氧菌及部分链球菌如密勒链球菌效果不佳。

(3)用法:根据病情,一般 6~12 g/d,可加量到 24 g/d。

4.β-内酰胺类抗生素

(1)某些厌氧菌如脆弱类杆菌可产生 β-内酰胺酶,故青霉素、羧苄西林、三代头孢中的头孢噻肟、头孢哌酮效果不佳。对其活性强的药物有碳青霉烯类、替卡西林克拉维酸、头孢西丁等,加酶联合制剂作用也强,如阿莫西林克拉维酸或联合舒巴坦等。

(2)院内获得性感染形成的肺脓肿,多数为需氧菌,并行耐药菌株出现,故需选用 β-内酰胺抗生素的第二代、第三代头孢菌素,必要时联合氨基糖苷类。

(3)血源性肺脓肿致病菌多为金黄色葡萄球菌,且多数对青霉素耐药,应选用耐青霉素酶的半合成青霉素的药物,对耐甲氧西林的金黄色葡萄球菌(MRSA),则应选用糖肽类及利奈唑胺等。

(4)给药途径及疗程尚未有大规模的循证医学证据,但一般先以静脉途径给药。

(5)和非化脓性肺炎相比,其发热呈逐渐下降,7天达到正常。如果1周未能控制体温,则需再新评估。影像学改变时间长,有时达数周,并有残余纤维化改变。

(6)治疗成功率与治疗开始时症状、存在的时间及空洞大小有关。对治疗反应不好者,还需注意有无恶性病变存在。总的疗程要4～6周,可能需要3个月,以防止反复。

(二)引流

(1)痰液引流对于治疗肺脓肿非常重要,体位,引流有助于痰液排出。纤维支气管镜除作为诊断手段,确定继发性脓肿原因外,还可用来经气道内吸引及冲洗,促进引流,利于愈合。有时脓肿大、脓液量多时,需要硬质支气管镜进行引流,以便于保证气道通畅。

(2)合并脓胸时,除全身使用抗生素外,应局部胸腔抽脓或肋间置入导管水封并引流。

(三)外科手术处理

内科治疗无效,或疑及有肿瘤者为外科手术适应证。包括治疗4～6周脓肿不关闭、大出血、合并气胸、支气管胸膜瘘。在免疫功能低下、脓肿进行性扩大时也需考虑手术处理。有效抗生素应用后,目前需外科处理病例已减少,小于10%。手术时要防止脓液进入对侧,麻醉时要置入双腔导管,否则可引起对侧肺脓肿和ARDS。

九、预后

预后取决于基础病变或继发的病理改变,治疗及时、恰当者,预后良好。厌氧菌和革兰杆菌引起的坏死性肺炎,多表现为脓腔大(直径>6 cm),多发性脓肿,临床多发于有免疫功能缺陷、年龄大的患者。并发症主要为脓胸、脑脓肿、大咯血等。

十、预防

应注意加强个人卫生,保持口咽内环境稳定,预防各种促使误吸的因素。

(代建瑞)

第六章

消化内科疾病

第一节　胃食管反流病

一、概说

胃食管反流病(GERD)是指胃内容物反流入食管,引起不适症状和/或并发症的一种疾病。如酸(碱)反流导致的食管黏膜破损称为反流性食管炎(RE)。常见症状有胸骨后疼痛或烧灼感、反酸、胃灼热、恶心、呕吐、咽下困难,甚至吐血等。

本病经常和慢性胃炎,消化性溃疡或食管裂孔疝等病并存,但也可单独存在。广义上讲,凡能引起胃食管反流的情况,如进行性系统性硬化症、妊娠呕吐,以及任何原因引起的呕吐,或长期放置胃管、三腔管等,均可导致胃食管反流,引起继发性反流性食管炎。长期反复不愈的食管炎可致食管瘢痕形成、食管狭窄,或裂孔疝、慢性局限性穿透性溃疡,甚至发生癌变。

中国胃食管反流病共识意见中提出 GERD 可分为非糜烂性反流病(NERD)、糜烂性食管炎(EE)和 Barrett 食管(BE)三种类型,也可称为 GERD 相关疾病。有人认为 GERD 的三种类型相对独立,相互之间不转化或很少转化,但有些学者则认为这三者之间可能有一定相关性。①NERD 系指存在反流相关的不适症状,但内镜下未见 BE 和食管黏膜破损。②EE 系指内镜下可见食管远段黏膜破损。③BE 系指食管远端的鳞状上皮被柱状上皮所取代。

在 GERD 的三种疾病形式中,NERD 最为常见,EE 可合并食管狭窄、溃疡和消化道出血,BE 有可能发展为食管腺癌。这三种疾病形式之间相互关联和进展的关系需作进一步研究。

蒙特利尔共识意见对 GERD 进行了分类,将 GERD 的表现分为食管综合征和食管外综合征,食管外综合征再分为明确相关和可能相关。食管综合征包括以下两种。①症状综合征:典型反流综合征,反流性胸痛综合征。②伴食管破损的综合征:反流性食管炎,反流性食管狭窄,Barrett 食管,食管腺癌。食管外综合征包括以下两种:明确相关的,反流性咳嗽综合征、反流性喉炎综合征、反流性哮喘综合征和反流性牙侵蚀综合征;可能相关的,咽炎、鼻窦炎、特发性肺纤维化和复发性中耳炎。广泛使用 GERD 蒙特利尔定义中公认的名词将会使 GERD 的研究更加全球化。

在正常情况下,食管下端与胃交界线上 3～5 cm 范围内,有一高压带(LES)构成一个压力屏障,能防止胃内容物反流入食管。当食管下端括约肌关闭不全时,或食管黏膜防御功能破坏时,不能防止胃十二指肠内容物反流到食管,以致胃酸、胃蛋白酶、胆盐和胰酶等损伤食管黏膜,均可促使发生胃食管反流病。其中尤以 LES 功能失调引起的反流性食管炎为主要机制。

二、诊断

(一)临床表现

本病初起,可不出现症状,但有胃食管明显反流者,常出现下列自觉症状。

1.胸骨后烧灼感或疼痛

此为最早最常见的症状,表现为在胸骨后感到烧灼样不适,并向胸骨上切迹、肩胛部或颈部放射,在餐后 1 小时躺卧或增高腹内压时出现,严重者可使患者于夜间醒来,口服抗酸剂后迅速缓解,但一部分长期有反流症状的患者,亦可伴有挤压性疼痛,与体位或进食无关,抗酸剂不能使之缓解,进酸性或热性液体时,则反使疼痛加重。

但胃灼热亦可在食管运动障碍或心、胆囊及胃十二指肠疾病中出现,确诊仍有赖于其他客观检查。

2.胃、食管反流

胃、食管反流表现为酸性或苦味液体反流到口腔,偶尔有食物从胃反流到口内,若严重者夜间出现反酸,可将液体或食物吸入肺内,引起阵发性咳嗽、呼吸困难及非季节性哮喘等。

3.咽下困难

初期多因炎症而有咽下轻度疼痛和阻塞不顺之感觉,进而食管痉挛,多有间歇性咽下梗阻,后期食管狭窄则咽下困难,甚至有进食后不能咽下的间断反吐现象,严重病例可呈间歇性咽下困难,伴有咽下疼痛,此时,不一定有食管狭窄,可能为食管远端的运动功能障碍,继发食管痉挛所致。慢性患者由于持续的咽下困难,饮食减少,摄取营养不足,体重明显下降。

4.出血

严重的活动性炎症,由于黏膜糜烂出血,可出现大便潜血阳性,或吐出物带血,或引起轻度缺铁性贫血,饮酒后,出血更重。

5.消化道外症状

Delahuntg 综合征即发生慢性咽炎,慢性声带炎和气管炎等综合征。这是由于胃食管的经常性反流,对咽部和声带产生损伤性炎症,引起咽部灼酸苦辣感觉;还可以并发 Zenker 憩室和"唇烧灼"综合征,即发生口腔黏膜糜烂和舌、唇、口腔的烧灼感;反流性食管炎还可导致反复发作的咳嗽、哮喘、夜间呼吸暂停、心绞痛样胸痛。

反流性食管炎出现症状的轻重,与反流量,伴发裂孔疝的大小及内镜所见的组织病变程度均无明显的正相关,而与反流物质和食管黏膜接触时间有密切关系。症状严重者,反流时食管 pH 在 4.0 以下,而且酸清除时间明显延长。

(二)辅助检查

1.上消化道内镜检查

上消化道内镜检查有助于确定有无反流性食管炎及有无并发症,如食管裂孔疝、食管炎性狭窄、食管癌等,结合病理活检有利于明确病变性质。但内镜下的食管炎不一定均有反流所致,还有其他病因如吞服药物、真菌感染、腐蚀剂等,需除外。一般来说,远端食管炎常常由反流引起。

2.钡餐检查

反流性食管炎患者的食管钡餐检查可显示下段食管黏膜皱襞增粗、不光滑,可见浅龛影或伴有狭窄等,食管蠕动可减弱。有时可显示食管裂孔疝,表现为贲门增宽,胃黏膜疝入食管内,尤其在头低位时,钡剂可向食管反流。卧位时如吞咽小剂量的硫酸钡,则显示多数 GERD 患者的食管体部和 LES 排钡延缓。一般来说,此项检查阳性率不高,有时难以判断病变性质。

3.食管 pH 监测

24 小时食管 pH 监测能详细显示酸反流、昼夜酸反流规律、酸反流与症状的关系以及患者对治疗的反应,使治疗个体化。其对 EE 的阳性率＞80％,对 NERD 的阳性率为 50％～75％。此项检查虽能显示过多的酸反流,也是迄今为止公认的金标准,但也有假阴性。

4.食管测压

食管测压能显示 LESP 低下,一过性 LES 松弛情况。尤其是松弛后蠕动压低以及食管蠕动收缩波幅低下或消失,这些正是胃食管反流的运动病理基础。在 GERD 的诊断中,食管测压除帮助食管 pH 电极定位、术前评估食管功能和预测手术外,还能预测抗反流治疗的疗效和是否需长期维持治疗。

5.食管胆汁反流监测

其方法是将光纤导管的探头放置 LES 上缘之上 5 cm 处,以分光光度法监测食管反流物内的胆红素含量,并将结果输回光电子系统。胆汁是十二指肠内容物的重要成分。其中含有的胆红素是胆汁中的主要的色素成分,在 453 nm 处有特殊的吸收高峰,可间接表明食管暴露于十二指肠内容物的情况。此项检查虽能间接反映十二指肠胃食管的反流情况,但有其局限性,一是胆红素不是唯一的有害物质,二是反流物中的黏液、食物颗粒、血红蛋白等的影响可出现假阳性的结果。

6.其他

对食管黏膜超微结构的研究可了解反流存在的病理生理学基础;无线食管 pH 测定可提供更长时间的酸反流检测;腔内阻抗技术的应用可监测所有反流事件,明确反流物的性质(气体、液体或气体液体混合物),与食管 pH 监测联合应用可明确反流物为酸性或非酸性以及反流物与反流症状的关系。

三、临床诊断

(一)GERD 诊断

1.临床诊断

(1)有典型的胃灼热和反流症状,且无幽门梗阻或消化道梗阻的证据,临床上可考虑为 GERD。

(2)有食管外症状,又有反流症状,可考虑是反流相关或可能相关的食管外症状,如反流相关的咳嗽、哮喘。

(3)如仅有食管外症状,但无典型的胃灼热和反流症状,尚不能诊断为 GERD。宜进一步了解食管外症状发生的时间、与进餐和体位的关系以及其他诱因。需注意有无重叠症状(如同时有 GERD 和肠易激综合征或功能性消化不良)、焦虑、抑郁状态、睡眠障碍等。

2.上消化道内镜检查

由于我国是胃癌、食管癌的高发国家,内镜检查已广泛开展,因此,对于拟诊患者一般先进行内镜检查,特别是症状发生频繁、程度严重,伴有报警征象,或有肿瘤家族史,或患者很希望内镜检查时。上消化道内镜检查有助于确定有无反流性食管炎及有无并发症,如食管裂孔疝、食管炎性狭窄以及食管癌等;有助于 NERD 的诊断;先行内镜检查比先行诊断性治疗,能够有效地缩短诊断时间。对食管黏膜破损者,可按洛杉矶会议提出的分级标准,将内镜下食管病变严重程度分为 A~D 级。A 级:食管黏膜有一个或几个<5 mm 的黏膜损伤。B 级:同 A 级外,连续病变黏膜损伤>5 mm。C 级:非环形的超过两个皱襞的黏膜融合性损伤(范围<75%食管周径)。D 级:广泛黏膜损伤,病灶融合,损伤范围>75%食管周径或全周性损伤。

3.诊断性治疗

对拟诊患者或疑有反流相关食管外症状的患者,尤其是上消化道内镜检查阴性时,可采用诊断性治疗。

质子泵抑制剂(PPI)诊断性治疗(PPI 试验)已被证实是行之有效的方法。建议服用标准剂量 PPI 一天 2 次,疗程 1~2 周。服药后如症状明显改善,则支持酸相关 GERD 的诊断;如症状改善不明显,则可能有酸以外的因素参与或不支持诊断。

PPI 试验不仅有助于诊断 GERD,同时还启动了治疗。其本质在于 PPI 阳性与否充分强调了症状与酸之间的关系,是反流相关的检查。PPI 阴性有以下几种可能:①抑酸不充分;②存在酸以外因素诱发的症状;③症状不是反流引起的。

PPI 试验具有方便、可行、无创和敏感性高的优点,缺点是特异性较低。

(二)NERD 诊断

1.临床诊断

NERD 主要依赖症状学特点进行诊断,典型的症状为胃灼热和反流。患者以胃灼热症状为主诉时,如能排除可能引起胃灼热症状的其他疾病,且内镜检查未见食管黏膜破损,可作出 NERD 的诊断。

2.相关检查

内镜检查对 NERD 的诊断价值在于可排除 EE 或 BE 及其他上消化道疾病,如溃疡或胃癌。

3.诊断性治疗

PPI 试验是目前临床诊断 NERD 最为实用的方法。PPI 治疗后,胃灼热等典型反流症状消失或明显缓解提示症状与酸反流相关,如内镜检查无食管黏膜破损的证据,临床可诊断为 NERD。

(三)BE 诊断

1.临床诊断

BE 本身通常不引起症状,临床主要表现为 GERD 的症状,如胃灼热、反流、胸骨后疼痛、吞咽困难等。但约 25%的患者无 GERD 症状,因此在筛选 BE 时不应仅局限于有反流相关症状的人群,行常规胃镜检查时,对无反流症状的患者也应注意有无 BE 存在。

2.内镜诊断

BE 的诊断主要根据内镜检查和食管黏膜活检结果。如内镜检查发现食管远端有明显的柱状上皮化生并得到病理学检查证实时,即可诊断为 BE。按内镜下表现分型如下。①全周型:红色黏膜向食管延伸,累及全周,与胃黏膜无明显界限,游离缘距 LES 在 3 cm 以上。②岛型:齿状线 1 cm 以上出现斑片状红色黏膜。③舌型:与齿状线相连,伸向食管呈火舌状。

按柱状上皮化生长度分为以下 2 种。①长段 BE:上皮化生累及食管全周,且长度≥3 cm。②短段 BE:柱状上皮化生未累及食管全周,或虽累及全周,但长度<3 cm。

内镜表现如下。①SCJ 内镜标志:食管鳞状上皮表现为淡粉色光滑上皮,胃柱状上皮表现为橘红色,鳞、柱状上皮交界处构成的齿状 Z 线,即为 SCJ。②EGJ内镜标志:为管状食管与囊状胃的交界处,其内镜下定位的标志为最小充气状态下胃黏膜皱襞的近侧缘和/或食管下端纵行栅栏样血管末梢。③明确区分 SCJ 及 EGJ：这对于识别 BE 十分重要，因为在解剖学上 EGJ 与内镜观察到的 SCJ 并不一致，且反流性食管炎黏膜在外观上可与 BE 混淆，所以确诊 BE 需病理活检证实。④BE 内镜下典型表现：EGJ 近端出现橘红色柱状上皮，即 SCJ 与 EGJ 分离。BE 的长度测量应从 EGJ 开始向上至 SCJ。内镜下亚甲蓝染色有助于对灶状肠化生的定位，并能指导活检。

3.病理学诊断

（1）活检取材：推荐使用四象限活检法，即常规从 EGJ 开始向上以 2 cm 的间隔分别在 4 个象限取活检；对疑有 BE 癌变者应向上每隔 1 cm 在 4 个象限取活检对有溃疡、糜烂、斑块、小结节狭窄和其他腔内异常者，均应取活检行病理学检查。

（2）组织分型。①贲门腺型：与贲门上皮相似，有胃小凹和黏液腺，但无主细胞和壁细胞。②胃底腺型：与胃底上皮相似，可见主细胞和壁细胞，但 BE 上皮萎缩较明显，腺体较少且短小，此型多分布于 BE 远端近贲门处。③特殊肠化生型：又称Ⅲ型肠化生或不完全小肠化生型，分布于鳞状细胞和柱状细胞交界处，化生的柱状上皮中可见杯状细胞为其特征性改变。

（3）BE 的异型增生。①低度异型增生（LGD）：由较多小而圆的腺管组成，腺上皮细胞拉长，细胞核染色质浓染，核呈假复层排列，黏液分泌很少或不分泌，增生的细胞可扩展至黏膜表面。②高度异型增生（HGD）：腺管形态不规则，呈分支或折叠状，有些区域失去极性。与 LGD 相比，HGD 细胞核更大、形态不规则且呈簇状排列，核膜增厚，核仁呈明显双嗜性，间质无浸润。

四、鉴别诊断

（一）反流性食管炎

两病可合并存在，在临床上，两者均可出现反流性症状，如胃灼热感、反酸、咽下困难及出血等。也可因腹内压或胃内压增高而加重症状。但反流性食管炎症状仅限于胃食管反流现象。而食管裂孔疝不但影响食管，也侵及附近神经，甚至影响心肺功能，故其反流症状较重，胸骨后可出现明显疼痛，也可出现咽部异物感和阵发性心律不齐。而在诊断上，食管裂孔疝主要依靠 X 线钡餐，而反流性食管炎主要依靠内镜。

（二）食管贲门黏膜撕裂综合征

前者最典型的病史是先有干呕或呕吐正常胃内容物一次或多次，随后呕吐新鲜血液，诊断主要靠内镜。由于浅表的撕裂病损，在出血后 48～72 小时内多数已愈合，因此应及时做内镜检查。

（三）食管贲门失弛缓症

这是一种食管的神经肌肉功能障碍性疾病，也可出现如反流性食管炎样的食物反流、吞咽困难及胸骨后疼痛等症状。但本症多见于 20～40 岁的年轻患者，发病常与情绪波动及冷饮有关。X 线钡餐检查，可见鸟嘴状及钡液平面等特征性改变。食管压力测定可观察到食管下端 2/3 无蠕动，吞咽时 LES 压力比静止压升高 1.33 kPa，并松弛不完全，必要时可做内镜检查，以排除其他疾病。

（四）弥漫性食管痉挛

弥漫性食管痉挛也可伴有吞咽困难和胸骨后疼痛，是一种食管下端 2/3 无蠕动而又强烈收缩的疾病，一般不常见，可发生在任何年龄。食管钡餐检查可见"螺旋状食管"，即食管收缩时食管外观呈锯齿状。食管测压试验可观察到反复非蠕动性高幅度持久的食管收缩。

(五)食管癌

食管癌以进行性咽下困难为典型症状,出现胃灼热和反酸的症状较少,但若由于癌瘤的糜烂及溃疡形成或伴有食管炎症,亦可见到胸骨后烧灼痛,一般进行食管 X 线钡餐检查,或食管镜检查,不难与反流性食管炎作出鉴别。

五、并发症

(一)食管并发症

1.反流性食管炎

反流性食管炎是内镜下可见远段食管黏膜的破损,甚至出现溃疡,是胃食管反流病食管损伤的最常见后果和表现。

2.Barrett 食管

Barrett 食管多发生于鳞状上皮与柱状上皮交界处。蒙特利尔定义认为,当内镜疑似食管化生活检发现柱状上皮时,应诊断为 Barrett 食管,并具体说明是否存在肠型化生。

3.食管狭窄和出血

反流性食管狭窄是严重反流性疾病的结果。长期食管炎症由于瘢痕形成而致食管狭窄,表现为吞咽困难,反胃和胸骨后疼痛,狭窄多发生于食管下段。GERD 引起的出血罕见,主要见于食管溃疡者。

4.食管腺癌

蒙特利尔共识意见明确指出食管腺癌是 GERD 的并发症,食管腺癌的危险性与胃灼热的频率和时间成正比,慢性 GERD 症状增加食管腺癌的危险性。长节段 Barrett 食管伴化生是食管腺癌最重要的、明确的危险因素。

(二)食管外并发症

反流性食管炎由于反流的胃液侵袭咽部、声带和气管,引起慢性咽炎、声带炎和气管炎,甚至吸入性肺炎。

六、治疗

(一)改变生活方式

抬高床头、睡前 3 小时不再进食、避免高脂肪食物、戒烟酒、减少摄入可以降低食管下段括约肌(LES)压力的食物(如巧克力、薄荷、咖啡、洋葱、大蒜等)。减轻体质量可减少 GERD 患者反流症状。

(二)抑制胃酸分泌

抑制胃酸的药物包括 H_2 受体阻滞剂(H_2-RA)和质子泵抑制剂(PPI)等。

1.初始治疗

(1)H_2-RA 仅适用于轻至中度 GERD 治疗。H_2-RA(西咪替丁、雷尼替丁、法莫替丁等)治疗反流性 GERD 的食管炎愈合率为 $50\%\sim60\%$,胃灼热症状缓解率为 50%。

(2)PPI 是 GERD 治疗中最常用的药物,伴有食管炎的 GERD 治疗首选。临床奥美拉唑、兰索拉唑、泮托拉唑、雷贝拉唑和埃索美拉唑可供选用。在标准剂量下,新一代 PPI 具有更强的抑酸作用。PPI 治疗糜烂性食管炎的内镜下 4 周、8 周愈合率分别为 80% 和 90% 左右,PPI 推荐采用标准剂量,疗程 8 周。部分患者症状控制不满意时可加大剂量或换一种 PPI。

(3)非糜烂性反流病(NERD)治疗的主要药物是PPI。由于NERD发病机制复杂,PPI对其症状疗效不如糜烂性食管炎,但PPI是治疗NERD的主要药物,治疗的疗程应不少于8周。

2.维持治疗是巩固疗效、预防复发的重要措施

GERD是一种慢性疾病,停药后半年的食管炎与症状复发率分别为80%和90%,故经初始治疗后,为控制症状、预防并发症,通常需采取维持治疗。

目前维持治疗的方法有3种:维持原剂量或减量、间歇用药、按需治疗。采取哪一种维持治疗方法,主要根据患者症状及食管炎分级来选择药物与剂量,通常严重的糜烂性食管炎(LAC-D级)需足量维持治疗,NERD可采用按需治疗。H_2-RA长期使用会产生耐受性,一般不适合作为长期维持治疗的药物。

(1)原剂量或减量维持:维持原剂量或减量使用PPI,每天1次,长期使用以维持症状持久缓解,预防食管炎复发。

(2)间歇治疗:PPI剂量不变,但延长用药周期,最常用的是隔天疗法。3天1次或周末疗法因间隔太长,不符合PPI的药代动力学,抑酸效果较差,不提倡使用。在维持治疗过程中,若症状出现反复,应增至足量PPI维持。

(3)按需治疗:按需治疗仅在出现症状时用药,症状缓解后即停药。按需治疗建议在医师指导下,由患者自己控制用药,没有固定的治疗时间,治疗费用低于维持治疗。

3.Barrett食管(BE)治疗

虽有文献报道PPI能延缓BE的进程,尚无足够的循证依据证实其能逆转BE。BE伴有糜烂性食管炎及反流症状者,采用大剂量PPI治疗,并长期维持治疗。

4.控制夜间酸突破(NAB)

NAB指在每天早、晚餐前服用PPI治疗的情况下,夜间胃内pH<4持续时间>1小时。控制NAB是治疗GERD的措施之一。治疗方法包括调整PPI用量、睡前加用H_2-RA、应用血浆半衰期更长的PPI等。

(三)对GERD可选择性使用促动力药物

在GERD的治疗中,抑酸药物治疗效果不佳时,考虑联合应用促动力药物,特别是对于伴有胃排空延迟的患者。

(四)手术与内镜治疗应综合考虑,慎重决定

GERD手术与内镜治疗的目的是增强LES抗反流作用,缓解症状,减少抑酸剂的使用,提高患者的生活质量。

BE伴高度不典型增生、食管严重狭窄等并发症,可考虑内镜或手术治疗。

(王桂玲)

第二节　贲门失弛缓症

贲门失弛缓症是一种食管运动障碍性疾病,以食管缺乏蠕动和食管下括约肌(LES)松弛不良为特征。临床上贲门失弛缓症表现为患者对液体和固体食物均有吞咽困难、体重减轻、餐后反食、夜间呛咳以及胸骨后不适或疼痛。本病曾称为贲门痉挛。

一、流行病学

贲门失弛缓症是一种少见疾病。欧美国家较多,发病率每年为(0.5～8)/10 万,男女发病率接近,约为 1∶1.15。本病多见于 30～40 岁的成年人,其他年龄亦可发病。

二、病因和发病机制

病因可能与基因遗传、病毒感染、自身免疫及心理-社会因素有关。贲门失弛缓症的发病机制有先天性、肌源性和神经源性学说。先天性学说认为本病是常染色体隐性遗传;肌源性学说认为贲门失弛缓症 LES 压力升高是由 LES 本身病变引起,但最近的研究表明,贲门失弛缓症患者的病理改变主要在神经而不在肌肉,目前人们广泛接受的是神经源性学说。

三、临床表现

患者主要症状为吞咽困难、反食、胸痛,也可有呼吸道感染、贫血、体重减轻等表现。

(一)吞咽困难

几乎所有的患者均有程度不同的吞咽困难。起病多较缓慢,病初吞咽困难时有时无,时轻时重,后期则转为持续性。吞咽困难多呈间歇性发作,常因与人共餐、情绪波动、发怒、忧虑、惊骇或进食过冷和辛辣等刺激性食物而诱发。大多数患者吞咽固体和液体食物同样困难,少部分患者吞咽液体食物较固体食物更困难,故以此征象与其他食管器质性狭窄所产生的吞咽困难相鉴别。

(二)反食

多数患者合并反食症状。随着咽下困难的加重,食管的进一步扩张,相当量的内容物可潴留在食管内达数小时或数天之久,而在体位改变时反流出来。尤其是在夜间平卧位更易发生。从食管反流出来的内容物因未进入过胃腔,故无胃内呕吐物酸臭的特点,但可混有大量黏液和唾液。

(三)胸痛

胸痛是发病早期的主要症状之一,发生率为 40%～90%,性质不一,可为闷痛、灼痛或针刺痛。疼痛部位多在胸骨后及中上腹,疼痛发作有时酷似心绞痛,甚至舌下含化硝酸甘油片后可获缓解。疼痛发生的原因可能是食管平滑肌强烈收缩,或食物滞留性食管炎所致。随着吞咽困难的逐渐加剧,梗阻以上食管的进一步扩张,疼痛反而逐渐减轻。

(四)体重减轻

此症与吞咽困难的程度相关。严重吞咽困难可有明显的体重下降,但很少有恶病质样变。

(五)呼吸道症状

由于食物反流,尤其是夜间反流,误入呼吸道引起吸入性感染。出现刺激性咳嗽、咳痰、气喘等症状。

(六)出血和贫血

患者可有贫血表现。偶有出血,多为食管炎所致。

(七)其他

在后期病例,极度扩张的食管可压迫胸腔内器官而产生干咳、气急、发绀和声音嘶哑等。患者很少发生呃逆,为本病的重要特征。

（八）并发症

本病可继发食管炎、食管溃疡、巨食管症、自发性食管破裂、食管癌等。贲门失弛缓症患者患食管癌的风险为正常人的14～140倍。有研究报道,贲门失弛缓症治疗30年后,19%的患者死于食管癌。因其合并食管癌时,临床症状可无任何变化,临床诊断比较困难,容易漏诊。

四、实验室及其他检查

（一）X线检查

X线检查是诊断本病的首选方法。

1.胸部平片检查

本病初期,胸片可无异常。随着食管扩张,可在后前位胸片见到纵隔右上边缘膨出。在食管高度扩张、伸延与弯曲时,可见纵隔增宽而超过心脏右缘,有时可被误诊为纵隔肿瘤。当食管内潴留大量食物和气体时,食管内可见液平面。大部分病例可见胃泡消失。

2.食管钡餐检查

动态造影可见食管的收缩具有紊乱和非蠕动性质,吞咽时LES不松弛,钡餐常难以通过贲门部而潴留于食管下端,并显示远端食管扩张、黏膜光滑,末端变细呈鸟嘴形或漏斗形。

（二）内镜检查

内镜下可见食管体部扩张呈憩室样膨出,无张力,蠕动差。食管内见大量食物和液体潴留,贲门口紧闭,内镜通过有阻力,但均能通过。若不能通过则要考虑有无其他器质性原因所致狭窄。

（三）食管测压

本病最重要的特点是吞咽后LES松弛障碍,食管体部无蠕动收缩,LES压力升高[>4.0 kPa(30 mmHg)],不能松弛、松弛不完全或短暂松弛(<6秒),食管内压高于胃内压。

（四）放射性核素检查

用^{99m}Tc标记液体后吞服,显示食管通过时间和节段性食管通过时间,同时也显示食管影像。立位时,食管通过时间平均为7秒,最长不超过15秒。卧位时比立位时要慢。

五、诊断

根据病史有典型的吞咽困难、反食、胸痛等临床表现,结合典型的食管钡餐影像及食管测压结果即可确诊本病。

六、鉴别诊断

（一）反流性食管炎伴食管狭窄

本病反流物有酸臭味,或混有胆汁,胃灼热症状明显,应用质子泵抑制剂治疗有效。食管钡餐检查无典型的"鸟嘴样"改变,LES压力降低,且低于胃内压力。

（二）恶性肿瘤

恶性肿瘤细胞侵犯肌间神经丛,或肿瘤环绕食管远端压迫食管,可见与贲门失弛缓症相似的临床表现,包括食管钡餐影像。常见的肿瘤有食管癌、贲门胃底癌等,内镜下活检具有重要的鉴别作用。如果内镜不能达到病变处则应行扩张后取活检,或行CT检查以明确诊断。

(三)弥漫性食管痉挛

本病亦为食管动力障碍性疾病,与贲门失弛缓症有相同的症状。但食管钡餐显示为强烈的不协调的非推进型收缩,呈现串珠样或螺旋状改变。食管测压显示为吞咽时食管各段同期收缩,重复收缩,LES压力大部分是正常的。

(四)继发性贲门失弛缓症

锥虫病、淀粉样变性、特发性假性肠梗阻、迷走神经切断术后等也可以引起类似贲门失弛缓症的表现,食管测压无法区别病变是原发性或继发性。但这些疾病均累及食管以外的消化道或其他器官,借此与本病鉴别。

七、治疗

目前尚无有效的方法恢复受损的肌间神经丛功能,主要是针对LES,不同程度解除LES的松弛障碍,降低LES压力,预防并发症。主要治疗手段有药物治疗、内镜下治疗和手术治疗。

(一)药物治疗

目前可用的药物有硝酸甘油类和钙通道阻滞剂,如硝酸甘油0.6 mg,每天3次,餐前15分钟舌下含化,或硝酸异山梨酯10 mg,每天3次,或硝苯地平10 mg,每天3次。由于药物治疗的效果并不完全,且作用时间较短,一般仅用于贲门失弛缓症的早期、老年高危患者或拒绝其他治疗的患者。

(二)内镜治疗

1.内镜下LES内注射肉毒毒素

肉毒毒素是肉毒梭状杆菌产生的外毒素,是一种神经肌肉胆碱能阻断剂。它能与神经肌肉接头处突触前胆碱能末梢快速而强烈地结合,阻断神经冲动的传导而使骨骼肌麻痹,还可抑制平滑肌的活动,抑制胃肠道平滑肌的收缩。内镜下注射肉毒毒素是一种简单、安全且有效的治疗手段,但由于肉毒毒素在几天后降解,其对神经肌肉接头处突触前胆碱能末梢的作用减弱或消失,因此,若要维持疗效,需要反复注射。

2.食管扩张

球囊扩张术是目前治疗贲门失弛缓症最为有效的非手术疗法,它的近期及远期疗效明显优于其他非手术治疗,但并发症发生率较高,尤以穿孔最为严重,发生率为1%～5%。球囊扩张的原理主要是通过强力作用,使LES发生部分撕裂,解除食管远端梗阻,缓解临床症状。

3.手术治疗

Heller肌切开术是迄今治疗贲门失弛缓症的标准手术,其目的是降低LES压力,缓解吞咽困难。同时保持一定的LES压力,防止食管反流的发生。手术方式分为开放性手术和微创性手术两种,开放性手术术后症状缓解率可达80%～90%,但10%～46%的患者可能发生食管反流。因此大多数学者主张加做防反流手术。尽管开放性手术的远期效果是肯定的,但是由于其创伤大、术后恢复时间长、费用昂贵,一般不作为贲门失弛缓症的一线治疗手段,仅在其他治疗方法失败,且患者适合手术时才选用开放性手术。

(王桂玲)

第三节 消化性溃疡

消化性溃疡主要指发生在胃和十二指肠的慢性溃疡，即胃溃疡（GU）和十二指肠溃疡（DU），因溃疡形成与胃酸/胃蛋白酶的消化作用有关而得名。溃疡的黏膜缺损超过黏膜肌层，不同于糜烂。

一、流行病学

消化性溃疡是全球性常见病。西方国家资料显示，自20世纪50年代以后，消化性溃疡发病率呈下降趋势。我国临床统计资料提示，消化性溃疡患病率在近十多年来亦开始呈下降趋势。本病可发生于任何年龄，但中年最为常见，DU多见于青壮年，而GU多见于中老年，后者发病高峰比前者约迟10年。男性患病比女性较多。临床上，DU比GU为多见，两者之比为（2~3）：1，但有地区差异，在胃癌高发区GU所占的比例有所增加。

二、病因和发病机制

在正常生理情况下，胃十二指肠黏膜经常接触有强侵蚀力的胃酸和在酸性环境下被激活、能水解蛋白质的胃蛋白酶。此外，还经常受摄入的各种有害物质的侵袭，但却能抵御这些侵袭因素的损害，维持黏膜的完整性，这是因为胃十二指肠黏膜具有一系列防御和修复机制。目前认为，胃十二指肠黏膜的这一完善而有效的防御和修复机制，足以抵抗胃酸/胃蛋白酶的侵蚀。一般而言，只有当某些因素损害了这一机制才可能发生胃酸/胃蛋白酶侵蚀黏膜而导致溃疡形成。近年的研究已经明确，幽门螺杆菌和非甾体抗炎药是损害胃十二指肠黏膜屏障从而导致消化性溃疡发病的最常见病因。少见的特殊情况，当过度胃酸分泌远远超过黏膜的防御和修复作用也可能导致消化性溃疡发生。现将这些病因及其导致溃疡发生的机制分述如下。

（一）幽门螺杆菌

确认幽门螺杆菌为消化性溃疡的重要病因主要基于两方面的证据：①消化性溃疡患者的幽门螺杆菌检出率显著高于对照组的普通人群，在DU的检出率约为90%、GU为70%~80%（幽门螺杆菌阴性的消化性溃疡患者往往能找到NSAIDs服用史等其他原因）；②大量临床研究肯定，成功根除幽门螺杆菌后溃疡复发率明显下降，用常规抑酸治疗后愈合的溃疡年复发率为50%~70%，而根除幽门螺杆菌可使溃疡复发率降至5%以下，这就表明去除病因后消化性溃疡可获治愈。至于何以在感染幽门螺杆菌的人群中仅有少部分人（约15%）发生消化性溃疡，一般认为，这是幽门螺杆菌、宿主和环境因素三者相互作用的不同结果。

幽门螺杆菌感染导致消化性溃疡发病的确切机制尚未阐明。目前比较普遍接受的一种假说试图将幽门螺杆菌、宿主和环境3个因素在DU发病中的作用统一起来。该假说认为，胆酸对幽门螺杆菌生长具有强烈的抑制作用，因此正常情况下幽门螺杆菌无法在十二指肠生存，十二指肠球部酸负荷增加是DU发病的重要环节，因为酸可使结合胆酸沉淀，从而有利于幽门螺杆菌在十二指肠球部生长。幽门螺杆菌只能在胃上皮组织定植，因此在十二指肠球部存活的幽门螺杆菌只有当十二指肠球部发生胃上皮化生才能定植下来，而据认为十二指肠球部的胃上皮化生是十二指肠对酸负荷的一种代偿反应。十二指肠球部酸负荷增加的原因,一方面与幽门螺杆菌感染引起慢性胃窦炎有关,幽门螺杆菌感染直接或间接作用于胃窦 D、G 细胞,削弱了胃酸分泌的负反馈调节,从而导致餐后胃酸分泌增加;另一方面,吸烟、应激和遗传等因素均与胃酸分泌增加有关。定植在十二指肠球部的幽门螺杆菌引起十二指肠炎症,炎症削弱了十二指肠黏膜的防御和修复功能,在胃酸/胃蛋白酶的侵蚀下最终导致 DU 发生。十二指肠炎症同时导致十二指肠黏膜分泌碳酸氢盐减少,间接增加十二指肠的酸负荷,进一步促进 DU 的发生和发展过程。

对幽门螺杆菌引起 GU 的发病机制研究较少,一般认为是幽门螺杆菌感染引起的胃黏膜炎症削弱了胃黏膜的屏障功能,胃溃疡好发于非泌酸区与泌酸区交界处的非泌酸区侧,反映了胃酸对屏障受损的胃黏膜的侵蚀作用。

(二)非甾体抗炎药(NSAIDs)

NSAIDs 是引起消化性溃疡的另一个常见病因。大量研究资料显示,服用 NSAIDs 患者发生消化性溃疡及其并发症的危险性显著高于普通人群。临床研究报道,在长期服用 NSAIDs 患者中 10%~25%可发现胃或十二指肠溃疡,有 1%~4%的患者发生出血、穿孔等溃疡并发症。NSAIDs 引起的溃疡以 GU 较 DU 多见。溃疡形成及其并发症发生的危险性除与服用 NSAIDs 种类、剂量、疗程有关外,尚与高龄、同时服用抗凝血药、糖皮质激素等因素有关。

NSAIDs 通过削弱黏膜的防御和修复功能而导致消化性溃疡发病,损害作用包括局部作用和系统作用两方面,系统作用是主要致溃疡机制,主要是通过抑制环加氧酶(COX)而起作用。COX 是花生四烯酸合成前列腺素的关键限速酶,COX 有两种异构体,即结构型 COX-1 和诱生型 COX-2。COX-1 在组织细胞中恒量表达,催化生理性前列腺素合成而参与机体生理功能调节;COX-2 主要在病理情况下由炎症刺激诱导产生,促进炎症部位前列腺素的合成。传统的NSAIDs 如阿司匹林、吲哚美辛等旨在抑制 COX-2 而减轻炎症反应,但特异性差,同时抑制了COX-1,导致胃肠黏膜生理性前列腺素 E 合成不足。后者通过增加黏液和碳酸氢盐分泌、促进黏膜血流增加、细胞保护等作用在维持黏膜防御和修复功能中起重要作用。

NSAIDs 和幽门螺杆菌是引起消化性溃疡发病的两个独立因素,至于两者是否有协同作用则尚无定论。

(三)胃酸/胃蛋白酶

消化性溃疡的最终形成是由于胃酸/胃蛋白酶对黏膜自身消化所致。因胃蛋白酶活性是pH 依赖性的,在 pH>4 时便失去活性,因此,在探讨消化性溃疡发病机制和治疗措施时主要考虑胃酸。无酸情况下罕有溃疡发生及抑制胃酸分泌药物能促进溃疡愈合的事实均确证胃酸在溃疡形成过程中的决定性作用,是溃疡形成的直接原因。胃酸的这一损害作用一般只有在正常黏膜防御和修复功能遭受破坏时才能发生。

DU 患者中约有 1/3 存在五肽胃泌素刺激的最大酸排量(MAO)增高,其余患者 MAO 多在正常高值,DU 患者胃酸分泌增高的可能因素及其在 DU 发病中的间接及直接作用已如前述。GU 患者基础酸排量(BAO)及 MAO 多属正常或偏低。对此,可能解释为 GU 患者多伴多灶萎缩性胃炎,因而胃体壁细胞泌酸功能已受影响,而 DU 患者多为慢性胃窦炎,胃体黏膜未受损或受损轻微因而仍能保持旺盛的泌酸能力。少见的特殊情况如胃泌素瘤患者,极度增加的胃酸分泌的攻击作用远远超过黏膜的防御作用,而成为溃疡形成的起始因素。近年来,非幽门螺杆菌、非 NSAIDs(也非胃泌素瘤)相关的消化性溃疡报道有所增加,这类患者病因未明,是否与高酸分泌有关尚有待研究。

（四）其他因素

下列因素与消化性溃疡发病有不同程度的关系。

1.吸烟

吸烟者消化性溃疡发生率比不吸烟者高,吸烟影响溃疡愈合和促进溃疡复发。吸烟影响溃疡形成和愈合的确切机制未明,可能与吸烟增加胃酸分泌、减少十二指肠及胰腺碳酸氢盐分泌、影响胃十二指肠协调运动、黏膜损害性氧自由基增加等因素有关。

2.遗传

遗传因素曾一度被认为是消化性溃疡发病的重要因素,但随着幽门螺杆菌在消化性溃疡发病中的重要作用得到认识,遗传因素的重要性受到挑战。例如,消化性溃疡的家族史可能是幽门螺杆菌感染的"家庭聚集"现象;O 型血胃上皮细胞表面表达更多黏附受体而有利于幽门螺杆菌定植。因此,遗传因素的作用尚有待进一步研究。

3.急性应激

可引起应激性溃疡已是共识。但在慢性溃疡患者,情绪应激和心理障碍的致病作用却无定论。临床观察发现长期精神紧张、过劳,确实易使溃疡发作或加重,但这多在慢性溃疡已经存在时发生,因此情绪应激可能主要起诱因作用,可能通过神经内分泌途径影响胃十二指肠分泌、运动和黏膜血流的调节。

4.胃十二指肠运动异常

研究发现部分 DU 患者胃排空增快,这可使十二指肠球部酸负荷增大;部分 GU 患者有胃排空延迟,这可增加十二指肠液反流入胃,加重胃黏膜屏障损害。但目前认为,胃肠运动障碍不大可能是原发病因,但可加重幽门螺杆菌或 NSAIDs 对黏膜的损害。

概言之,消化性溃疡是一种多因素疾病,其中幽门螺杆菌感染和服用 NSAIDs 是已知的主要病因,溃疡发生是黏膜侵袭因素和防御因素失平衡的结果,胃酸在溃疡形成中起关键作用。

三、病理

DU 发生在球部,前壁比较常见;GU 多在胃角和胃窦小弯。组织学上,GU 大多发生在幽门腺区(胃窦)与泌酸腺区(胃体)交界处的幽门腺区一侧。幽门腺区黏膜可随年龄增长而扩大[假幽门腺化生和/或肠化生],使其与泌酸腺区之交界线上移,故老年患者 GU 的部位多较高。溃疡一般为单个,也可多个,呈圆形或椭圆形。DU 直径多<10 mm,GU 要比 DU 稍大。亦可见到直径>2 cm 的巨大溃疡。溃疡边缘光整、底部洁净,由肉芽组织构成,上面覆盖有灰白色或灰黄色纤维渗出物。活动性溃疡周围黏膜常有炎症水肿。溃疡浅者累及黏膜肌层,深者达肌层甚至浆膜层,溃破血管时引起出血,穿破浆膜层时引起穿孔。溃疡愈合时周围黏膜炎症、水肿消退,边缘上皮细胞增生覆盖溃疡面,其下的肉芽组织纤维转化,变为瘢痕,瘢痕收缩使周围黏膜皱襞向其集中。

四、临床表现

上腹痛是消化性溃疡的主要症状,但部分患者可无症状或症状较轻以致不为患者所注意,而以出血、穿孔等并发症为首发症状。典型的消化性溃疡有如下临床特点:①慢性过程,病史可达数年至数十年;②周期性发作,发作与自发缓解相交替,发作期可为数周或数月,缓解期亦长短不一,短者数周、长者数年;发作常有季节性,多在秋冬或冬春之交发病,可因精神情绪不良或过劳而诱发;③发作时上腹痛呈节律性,表现为空腹痛即餐后 2～4 小时和/或午夜痛,腹痛多为进食或服用抗酸药所缓解,典型节律性表现在 DU 多见。

(一)症状

上腹痛为主要症状,性质多为灼痛,亦可为钝痛、胀痛、剧痛或饥饿样不适感。多位于中上腹,可偏右或偏左。一般为轻至中度持续性痛。疼痛常有典型的节律性如上述。腹痛多在进食或服用抗酸药后缓解。

部分患者无上述典型表现的疼痛,而仅表现为无规律性的上腹隐痛或不适。具或不具典型疼痛者均可伴有反酸、嗳气、上腹胀等症状。

(二)体征

溃疡活动时上腹部可有局限性轻压痛,缓解期无明显体征。

五、特殊类型的消化性溃疡

(一)复合溃疡

复合溃疡指胃和十二指肠同时发生的溃疡。DU 往往先于 GU 出现。幽门梗阻发生率较高。

(二)幽门管溃疡

幽门管位于胃远端,与十二指肠交界,长约 2 cm。幽门管溃疡与 DU 相似,胃酸分泌一般较高。幽门管溃疡上腹痛的节律性不明显,对药物治疗反应较差,呕吐较多见,较易发生幽门梗阻、出血和穿孔等并发症。

(三)球后溃疡

DU 大多发生在十二指肠球部,发生在球部远段十二指肠的溃疡称球后溃疡。多发生在十二指肠乳头的近端。具 DU 的临床特点,但午夜痛及背部放射痛多见,对药物治疗反应较差,较易并发出血。

(四)巨大溃疡

巨大溃疡指直径>2 cm 的溃疡。对药物治疗反应较差、愈合时间较慢,易发生慢性穿透或穿孔。胃的巨大溃疡注意与恶性溃疡鉴别。

(五)老年人消化性溃疡

近年,老年人发生消化性溃疡的报道增多。临床表现多不典型,GU 多位于胃体上部甚至胃底部,溃疡常较大,易误诊为胃癌。

(六)无症状性溃疡

约 15% 的消化性溃疡患者可无症状,而以出血、穿孔等并发症为首发症状。可见于任何年龄,以老年人较多见;NSAIDs 引起的溃疡近半数无症状。

六、实验室和其他检查

(一)胃镜检查

胃镜检查是确诊消化性溃疡首选的检查方法。胃镜检查不仅可对胃十二指肠黏膜直接观察、摄像,还可在直视下取活组织作病理学检查及幽门螺杆菌检测,因此胃镜检查对消化性溃疡的诊断及胃良、恶性溃疡鉴别诊断的准确性高于 X 线钡餐检查。例如,在溃疡较小或较浅时钡餐检查有可能漏诊;钡餐检查发现十二指肠球部畸形可有多种解释;活动性上消化道出血是钡餐检查的禁忌证;胃的良、恶性溃疡鉴别必须由活组织检查来确定。

内镜下消化性溃疡多呈圆形或椭圆形,也有呈线形,边缘光整,底部覆有灰黄色或灰白色渗出物,周围黏膜可有充血、水肿,可见皱襞向溃疡集中。内镜下溃疡可分为活动期(A)、愈合期(H)和瘢痕期(S)3个病期,其中每个病期又可分为1和2两个阶段。

(二)X线钡餐检查

X线钡餐检查适用于对胃镜检查有禁忌或不愿接受胃镜检查者。溃疡的X线征象有直接和间接两种:龛影是直接征象,对溃疡有确诊价值;局部压痛、十二指肠球部激惹和球部畸形、胃大弯侧痉挛性切迹均为间接征象,仅提示可能有溃疡。

(三)幽门螺杆菌检测

幽门螺杆菌检测应列为消化性溃疡诊断的常规检查项目,因为有无幽门螺杆菌感染决定治疗方案的选择。检测方法分为侵入性和非侵入性两大类。前者需通过胃镜检查取胃黏膜活组织进行检测,主要包括快呋塞米素酶试验、组织学检查和幽门螺杆菌培养;后者主要有^{13}C或^{14}C尿素呼气试验、粪便幽门螺杆菌抗原检测及血清学检查(定性检测血清抗幽门螺杆菌IgG抗体)。

快呋塞米素酶试验是侵入性检查的首选方法,操作简便、费用低。组织学检查可直接观察幽门螺杆菌,与快呋塞米素酶试验结合,可提高诊断准确率。幽门螺杆菌培养技术要求高,主要用于科研。^{13}C或^{14}C尿素呼气试验检测幽门螺杆菌敏感性及特异性高而无须胃镜检查,可作为根除治疗后复查的首选方法。

应注意,近期应用抗生素、质子泵抑制剂、铋剂等药物,因有暂时抑制幽门螺杆菌作用,会使上述检查(血清学检查除外)呈假阴性。

(四)胃液分析和血清胃泌素测定

胃液分析和血清胃泌素测定一般仅在疑有胃泌素瘤时做鉴别诊断之用。

七、诊断和鉴别诊断

慢性病程、周期性发作的节律性上腹疼痛,且上腹痛可为进食或抗酸药所缓解的临床表现是诊断消化性溃疡的重要临床线索。但应注意,一方面有典型溃疡样上腹痛症状者不一定是消化性溃疡,另一方面部分消化性溃疡患者症状可不典型甚至无症状。因此,单纯依靠病史难以做出可靠诊断。确诊有赖胃镜检查。X线钡餐检查发现龛影亦有确诊价值。

鉴别诊断本病主要临床表现为慢性上腹痛,当仅有病史和体检资料时,需与其他有上腹痛症状的疾病如肝、胆、胰、肠疾病和胃的其他疾病相鉴别。功能性消化不良临床常见且临床表现与消化性溃疡相似,应注意鉴别。如做胃镜检查,可确定有无胃十二指肠溃疡存在。

胃镜检查如见胃十二指肠溃疡,应注意与引起胃十二指肠溃疡的少见特殊病因或以溃疡为主要表现的胃十二指肠肿瘤鉴别。其中,与胃癌、胃泌素瘤的鉴别要点如下。

(一)胃癌

内镜或X线检查见到胃的溃疡,必须进行良性溃疡(胃溃疡)与恶性溃疡(胃癌)的鉴别。Ⅲ型(溃疡型)早期胃癌单凭内镜所见与良性溃疡鉴别有困难,放大内镜和染色内镜对鉴别有帮助,但最终必须依靠直视下取活组织检查鉴别。恶性溃疡的内镜特点:①溃疡形状不规则,一般较大;②底凹凸不平、苔污秽;③边缘呈结节状隆起;④周围皱襞中断;⑤胃壁僵硬、蠕动减弱(X线钡餐检查亦可见上述相应的X线征)。活组织检查可以确诊,但必须强调,对于怀疑胃癌而一次活检阴性者,必须在短期内复查胃镜进行再次活检;即使内镜下诊断为良性溃疡且活检阴性,仍有漏诊胃癌的可能,因此对初诊为胃溃疡者,必须在完成正规治疗的疗程后进行胃镜复查,胃镜复查溃疡缩小或愈合不是鉴别良、恶性溃疡的最终依据,必须重复活检加以证实。

(二)胃泌素瘤

胃泌素瘤亦称 Zollinger-Ellison 综合征,是胰腺非 β 细胞瘤分泌大量胃泌素所致。肿瘤往往很小(直径<1 cm),生长缓慢,半数为恶性。大量胃泌素可刺激壁细胞增生,分泌大量胃酸,使上消化道经常处于高酸环境,导致胃十二指肠球部和不典型部位(十二指肠降段、横段、甚或空肠近端)发生多发性溃疡。胃泌素瘤与普通消化性溃疡的鉴别要点是该病溃疡发生于不典型部位,具难治性特点,有过高胃酸分泌(BAO 和 MAO 均明显升高,且 BAO/MAO>60%)及高空腹血清胃泌素(>200 pg/mL,常>500 pg/mL)。

八、并发症

(一)出血

溃疡侵蚀周围血管可引起出血。出血是消化性溃疡最常见的并发症,也是上消化道大出血最常见的病因(约占所有病因的 50%)。

(二)穿孔

溃疡病灶向深部发展穿透浆膜层则并发穿孔。溃疡穿孔临床上可分为急性、亚急性和慢性 3 种类型,以第一种常见。急性穿孔的溃疡常位于十二指肠前壁或胃前壁,发生穿孔后胃肠的内容物漏入腹腔而引起急性腹膜炎。十二指肠或胃后壁的溃疡深至浆膜层时已与邻近的组织或器官发生粘连,穿孔时胃肠内容物不流入腹腔,称为慢性穿孔,又称穿透性溃疡。这种穿透性溃疡改变了腹痛规律,变得顽固而持续,疼痛常放射至背部。邻近后壁的穿孔或游离穿孔较小,只引起局限性腹膜炎时称亚急性穿孔,症状较急性穿孔轻而体征较局限,且易漏诊。

(三)幽门梗阻

幽门梗阻主要是由 DU 或幽门管溃疡引起。溃疡急性发作时可因炎症水肿和幽门部痉挛而引起暂时性梗阻,可随炎症的好转而缓解;慢性梗阻主要由于瘢痕收缩而呈持久性。幽门梗阻临床表现为餐后上腹饱胀、上腹疼痛加重,伴有恶心、呕吐,大量呕吐后症状可以改善,呕吐物含发酵酸性宿食。严重呕吐可致失水和低氯低钾性碱中毒。可发生营养不良和体重减轻。体检可见胃型和胃蠕动波,清晨空腹时检查胃内有振水声。进一步做胃镜或 X 线钡剂检查可确诊。

(四)癌变

少数 GU 可发生癌变,DU 则否。GU 癌变发生于溃疡边缘,据报道癌变率在 1% 左右。长期慢性 GU 病史、年龄在 45 岁以上、溃疡顽固不愈者应提高警惕。对可疑癌变者,在胃镜下取多点活检做病理检查;在积极治疗后复查胃镜,直到溃疡完全愈合;必要时定期随访复查。

九、治疗

治疗的目的是消除病因、缓解症状、愈合溃疡、防止复发和防治并发症。针对病因的治疗如根除幽门螺杆菌,有可能彻底治愈溃疡病,是近年消化性溃疡治疗的一大进展。

(一)一般治疗

生活要有规律,避免过度劳累和精神紧张。注意饮食规律,戒烟、酒。服用 NSAIDs 者尽可能停用,即使未用亦要告诫患者今后慎用。

（二）治疗消化性溃疡的药物及其应用

治疗消化性溃疡的药物可分为抑制胃酸分泌的药物和保护胃黏膜的药物两大类，主要起缓解症状和促进溃疡愈合的作用，常与根除幽门螺杆菌治疗配合使用。现就这些药物的作用机制及临床应用分别简述如下。

1.抑制胃酸药物

溃疡的愈合与抑酸治疗的强度和时间成正比。抗酸药具中和胃酸作用，可迅速缓解疼痛症状，但一般剂量难以促进溃疡愈合，故目前多作为加强止痛的辅助治疗。H_2 受体阻滞剂（H_2RA）可抑制基础及刺激的胃酸分泌，以前一作用为主，而后一作用不如 PPI 充分。使用推荐剂量各种 H_2RA 溃疡愈合率相近，不良反应发生率均低。西咪替丁可通过血-脑屏障，偶有精神异常不良反应；与雄激素受体结合而影响性功能；经肝细胞色素 P450 代谢而延长华法林、苯妥英钠、茶碱等药物的肝内代谢。雷尼替丁、法莫替丁和尼扎替丁上述不良反应较少。已证明 H_2RA 全天剂量于睡前顿服的疗效与 1 天 2 次分服相仿。由于该类药物价格较 PPI 便宜，临床上特别适用于根除幽门螺杆菌疗程完成后的后续治疗，及某些情况下预防溃疡复发的长程维持治疗。质子泵抑制剂（PPI）作用于壁细胞胃酸分泌终末步骤中的关键酶 H^+/K^+-ATP 酶，使其不可逆失活，因此抑酸作用比 H_2RA 更强且作用持久。与 H_2RA 相比，PPI 促进溃疡愈合的速度较快、溃疡愈合率较高，因此特别适用于难治性溃疡或 NSAIDs 溃疡患者不能停用 NSAIDs 时的治疗。对根除幽门螺杆菌治疗，PPI 与抗生素的协同作用较 H_2RA 好，因此是根除幽门螺杆菌治疗方案中最常用的基础药物。使用推荐剂量的各种 PPI，对消化性溃疡的疗效相仿，不良反应均少。

2.保护胃黏膜药物

硫糖铝和胶体铋目前已少用作治疗消化性溃疡的一线药物。枸橼酸铋钾（胶体次枸橼酸铋）因兼有较强抑制幽门螺杆菌作用，可作为根除幽门螺杆菌联合治疗方案的组分，但要注意此药不能长期服用，因会过量蓄积而引起神经毒性。米索前列醇具有抑制胃酸分泌、增加胃十二指肠黏膜的黏液及碳酸氢盐分泌和增加黏膜血流等作用，主要用于 NSAIDs 溃疡的预防，腹泻是常见不良反应，因会引起子宫收缩，故孕妇忌服。

（三）根除幽门螺杆菌治疗

对幽门螺杆菌感染引起的消化性溃疡，根除幽门螺杆菌不但可促进溃疡愈合，而且可预防溃疡复发，从而彻底治愈溃疡。因此，凡有幽门螺杆菌感染的消化性溃疡，无论初发或复发、活动或静止、有无并发症，均应予以根除幽门螺杆菌治疗。

1.根除幽门螺杆菌的治疗方案

已证明在体内具有杀灭幽门螺杆菌作用的抗生素有克拉霉素、阿莫西林、甲硝唑（或替硝唑）、四环素、呋喃唑酮、某些喹诺酮类如左氧氟沙星等。PPI 及胶体铋体内能抑制幽门螺杆菌，与上述抗生素有协同杀菌作用。目前尚无单一药物可有效根除幽门螺杆菌，因此必须联合用药。应选择幽门螺杆菌根除率高的治疗方案力求一次根除成功。研究证明以 PPI 或胶体铋为基础加上两种抗生素的三联治疗方案有较高根除率。这些方案中，以 PPI 为基础的方案所含 PPI 能通过抑制胃酸分泌提高口服抗生素的抗菌活性从而提高根除率，再者 PPI 本身具有快速缓解症状和促进溃疡愈合作用，因此是临床中最常用的方案。而其中，又以 PPI 加克拉霉素再加阿莫西林或甲硝唑的方案根除率最高。幽门螺杆菌根除失败的主要原因是患者的服药依从性问题和幽门螺杆菌对治疗方案中抗生素的耐药性。因此，在选择治疗方案时要了解所在地区的耐药情况,近年世界不少国家和我国一些地区幽门螺杆菌对甲硝唑和克拉霉素的耐药率在增加,应引起注意。呋喃唑酮(200 mg/d,分2次)耐药性少见、价廉,国内报道用呋喃唑酮代替克拉霉素或甲硝唑的三联疗法亦可取得较高的根除率,但要注意呋喃唑酮引起的周围神经炎和溶血性贫血等不良反应。治疗失败后地再治疗比较困难,可换用另外两种抗生素(阿莫西林原发和继发耐药均极少见,可以不换)如PPI加左氧氟沙星(500 mg/d,每天1次)和阿莫西林,或采用PPI和胶体铋合用再加四环素(1 500 mg/d,每天2次)和甲硝唑的四联疗法。

2.根除幽门螺杆菌治疗结束后的抗溃疡治疗

在根除幽门螺杆菌疗程结束后,继续给予一个常规疗程的抗溃疡治疗(如DU患者予PPI常规剂量,每天1次,总疗程2～4周,或H_2RA常规剂量、疗程4～6周;GU患者PPI常规剂量、每天1次、总疗程4～6周,或H_2RA常规剂量、疗程6～8周)是最理想的。这在有并发症或溃疡面积大的患者尤为必要,但对无并发症且根除治疗结束时症状已得到完全缓解者,也可考虑停药以节省药物费用。

3.根除幽门螺杆菌治疗后复查

治疗后应常规复查幽门螺杆菌是否已被根除,复查应在根除幽门螺杆菌治疗结束至少4周后进行,且在检查前停用PPI或铋剂2周,否则会出现假阴性。可采用非侵入性的^{13}C或^{14}C尿素呼气试验,也可通过胃镜在检查溃疡是否愈合的同时取活检做尿素酶及(或)组织学检查。对未排除胃恶性溃疡或有并发症的消化性溃疡应常规进行胃镜复查。

(四)NSAIDs溃疡的治疗、复发预防及初始预防

对服用NSAIDs后出现的溃疡,如情况允许应立即停用NSAIDs,如病情不允许可换用对黏膜损伤少的NSAIDs如特异性COX-2抑制剂(如塞来昔布)。对停用NSAIDs者,可予常规剂量常规疗程的H_2RA或PPI治疗;对不能停用NSAIDs者,应选用PPI治疗(H_2RA疗效差)。因幽门螺杆菌和NSAIDs是引起溃疡的两个独立因素,因此应同时检测幽门螺杆菌,如有幽门螺杆菌感染应同时根除幽门螺杆菌。溃疡愈合后,如不能停用NSAIDs,无论幽门螺杆菌阳性还是阴性都必须继续PPI或米索前列醇长程维持治疗以预防溃疡复发。对初始使用NSAIDs的患者是否应常规给药预防溃疡的发生仍有争论。已明确的是,对于发生NSAIDs溃疡并发症的高危患者,如既往有溃疡病史、高龄、同时应用抗凝血药(包括低剂量的阿司匹林)或糖皮质激素者,应常规予抗溃疡药物预防,目前认为PPI或米索前列醇预防效果较好。

(五)溃疡复发的预防

有效根除幽门螺杆菌及彻底停服NSAIDs,可消除消化性溃疡的两大常见病因,因而能大大减少溃疡复发。对溃疡复发同时伴有幽门螺杆菌感染复发(再感染或复燃)者,可予根除幽门螺杆菌再治疗。下列情况则需用长程维持治疗来预防溃疡复发:①不能停用NSAIDs的溃疡患者,无论幽门螺杆菌阳性还是阴性(如前述);②幽门螺杆菌相关溃疡,幽门螺杆菌感染未能被根除;③幽门螺杆菌阴性的溃疡(非幽门螺杆菌、非NSAIDs溃疡);④幽门螺杆菌相关溃疡,幽门螺杆菌虽已被根除,但曾有严重并发症的高龄或有严重伴随病患者。长程维持治疗一般以H_2RA或PPI常规剂量的半量维持,而NSAIDs溃疡复发的预防多用PPI或米索前列醇,已如前述。

(六)外科手术指征

由于内科治疗的进展,目前外科手术主要限于少数有并发症者,包括:①大量出血经内科治疗无效;②急性穿孔;③瘢痕性幽门梗阻;④胃溃疡癌变;⑤严格内科治疗无效的顽固性溃疡。

十、预后

由于内科有效治疗的发展,预后远较过去为佳,病死率显著下降。死亡主要见于高龄患者,死亡的主要原因是并发症,特别是大出血和急性穿孔。

（王桂玲）

第四节 急 性 胃 炎

急性胃炎是由多种不同的病因引起的急性胃黏膜炎症,包括急性单纯性胃炎、急性糜烂出血性胃炎和吞服腐蚀物引起的急性腐蚀性胃炎与胃壁细菌感染所致的急性化脓性胃炎。其中,临床意义最大和发病率最高的是以胃黏膜糜烂、出血为主要表现的急性糜烂出血性胃炎。

一、流行病学

迄今为止,目前国内外尚缺乏有关急性胃炎的流行病学调查。

二、病因

急性胃炎的病因众多,大致有外源性和内源性两大类,包括急性应激、化学性损伤(如药物、酒精、胆汁、胰液)和急性细菌感染等。

(一)外源性因素

1.药物

各种非甾体抗炎药(NSAIDs),包括阿司匹林、吲哚美辛、吡罗昔康和多种含有该类成分复方药物。另外,糖皮质激素和某些抗生素及氯化钾等均可导致胃黏膜损伤。

2.酒精

主要是大量酗酒可致急性胃黏膜胃糜烂甚至出血。

3.生物性因素

沙门菌、嗜盐菌和葡萄球菌等细菌或其毒素可使胃黏膜充血水肿和糜烂。Hp 感染可引起急、慢性胃炎,发病机制类似,将在慢性胃炎节中叙述。

4.其他

某些机械性损伤(包括胃内异物或胃柿石等)可损伤胃黏膜。放射疗法可致胃黏膜受损。偶可见因吞服腐蚀性化学物质(强酸或强碱或甲酚及氯化汞、砷、磷等)引起的腐蚀性胃炎。

(二)内源性因素

1.应激因素

多种严重疾病如严重创伤、烧伤或大手术及颅脑病变和重要脏器功能衰竭等可导致胃黏膜缺血、缺氧而损伤。通常称为应激性胃炎,如果是脑血管病变、头颅部外伤和脑手术后引起的胃十二指肠急性溃疡称为 Cushing 溃疡,而大面积烧灼伤所致溃疡称为 Curling 溃疡。

2.局部血供缺乏

局部血供缺乏主要是腹腔动脉栓塞治疗后或少数因动脉硬化致胃动脉的血栓形成或栓塞引

起供血不足。另外,还可见于肝硬化门静脉高压并发上消化道出血者。

3.急性蜂窝织炎或化脓性胃炎

此两者甚少见。

三、病理生理学和病理组织学

(一)病理生理学

胃黏膜防御机制包括黏膜屏障、黏液屏障、黏膜上皮修复、黏膜和黏膜下层丰富的血流、前列腺素和肽类物质(表皮生长因子等)和自由基清除系统。上述结果破坏或保护因素减少,使胃腔中的 H^+ 逆弥散至胃壁,肥大细胞释放组胺,则血管充血甚或出血、黏膜水肿及间质液渗出,同时可刺激壁细胞分泌盐酸、主细胞分泌胃蛋白酶原。若致病因子损及腺颈部细胞,则胃黏膜修复延迟、更新受阻而出现糜烂。

严重创伤、大手术、大面积烧伤、脑血管意外和严重脏器功能衰竭及休克或者败血症等所致的急性应激的发生机制:急性应激→皮质-垂体前叶-肾上腺皮质轴活动亢进、交感-副交感神经系统失衡→机体的代偿功能不足→不能维持胃黏膜微循环的正常运行→黏膜缺血、缺氧→黏液和碳酸氢盐分泌减少及内源性前列腺素合成不足→黏膜屏障破坏和氢离子反弥散→降低黏膜内 pH→进一步损伤血管与黏膜→糜烂和出血。

NSAIDs 所引起者则为抑制环加氧酶(COX)致使前列腺素产生减少,黏膜缺血缺氧。氯化钾和某些抗生素或抗肿瘤药等则可直接刺激胃黏膜引起浅表损伤。

乙醇可致上皮细胞损伤和破坏,黏膜水肿、糜烂和出血。另外,幽门关闭不全、胃切除(主要是 Billroth Ⅱ 式)术后可引起十二指肠-胃反流,则此时由胆汁和胰液等组成的碱性肠液中的胆盐、溶血磷脂酰胆碱、磷脂酶 A 和其他胰酶可破坏胃黏膜屏障,引起急性炎症。

门静脉高压可致胃黏膜毛细血管和小静脉扩张及黏膜水肿,组织学表现为只有轻度或无炎症细胞浸润,可有显性或非显性出血。

(二)病理学改变

急性胃炎主要病理和组织学表现以胃黏膜充血、水肿,表面有片状渗出物或黏液覆盖为主。黏膜皱襞上可见局限性或弥漫性陈旧性或新鲜出血与糜烂,糜烂加深可累及胃腺体。

显微镜下则可见黏膜固有层多少不等的中性粒细胞、淋巴细胞、浆细胞和少量嗜酸性粒细胞浸润,可有水肿。表面的单层柱状上皮细胞和固有腺体细胞出现变性与坏死。重者黏膜下层亦有水肿和充血。

对于腐蚀性胃炎若接触了高浓度的腐蚀物质且长时间,则胃黏膜出现凝固性坏死、糜烂和溃疡,重者穿孔或出血甚至腹膜炎。

另外少见的化脓性胃炎可表现为整个胃壁(主要是黏膜下层)炎性增厚,大量中性粒细胞浸润,黏膜坏死。可有胃壁脓性蜂窝织炎或胃壁脓肿。

四、临床表现

(一)症状

部分患者可有上腹痛、腹胀、恶心、呕吐和嗳气及食欲缺乏等。如伴胃黏膜糜烂出血,则有呕血和/或黑便,大量出血可引起出血性休克。有时上腹胀气明显。细菌感染导致者可出现腹泻等。并有疼痛、吞咽困难和呼吸困难(由于喉头水肿)。腐蚀性胃炎可吐出血性黏液,严重者可发生食管或胃穿孔,引起胸膜炎或弥漫性腹膜炎。化脓性胃炎起病常较急,有上腹剧痛、恶心和呕吐、寒战和高热,血压可下降,出现中毒性休克。

(二)体征

上腹部压痛是常见体征,尤其多见于严重疾病引起的急性胃炎出血者。腐蚀性胃炎因口腔黏膜、食管黏膜和胃黏膜都有损害,口腔、咽喉黏膜充血、水肿和糜烂。化脓性胃炎有时体征酷似急腹症。

五、辅助检查

急性糜烂出血性胃炎的确诊有赖于急诊胃镜检查,一般应在出血后 24～48 小时内进行,可见到以多发性糜烂、浅表溃疡和出血灶为特征的急性胃黏膜病损。黏液糊或者可有新鲜或陈旧血液。一般急性应激所致的胃黏膜病损以胃体、胃底部为主,而 NSAIDs 或酒精所致的则以胃窦部为主。注意 X 线钡剂检查并无诊断价值。出血者做呕吐物或大便隐血试验,红细胞计数和血红蛋白测定。感染因素引起者,做白细胞计数和分类检查、大便常规检查和培养。

六、诊断和鉴别诊断

主要由病史和症状做出拟诊,经胃镜检查可得以确诊。但吞服腐蚀物质者禁忌胃镜检查。有长期服用 NSAIDs、酗酒及临床重危患者,均应想到急性胃炎的可能。对于鉴别诊断,腹痛为主者,应通过反复询问病史与急性胰腺炎、胆囊炎和急性阑尾炎等急腹症甚至急性心肌梗死相鉴别。

七、治疗

(一)基础治疗

基础治疗包括给予镇静、禁食、补液、解痉、止吐等对症支持治疗。此后给予流质或半流质饮食。

(二)针对病因治疗

针对病因治疗包括根除 Hp、去除 NSAIDs 或乙醇等诱因。

(三)对症处理

表现为反酸、上腹隐痛、烧灼感和嘈杂者,给予 H_2 受体拮抗药或质子泵抑制剂。以恶心、呕吐或上腹胀闷为主者可选用甲氧氯普胺、多潘立酮或莫沙必利等促动力药。以痉挛性疼痛为主者,可给予莨菪碱等药物进行对症处理。

有胃黏膜糜烂、出血者,可用抑制胃酸分泌的 H_2 受体阻滞剂或质子泵抑制剂外,还可同时应用胃黏膜保护药如硫糖铝或铝碳酸镁等。

对于较大量的出血则应采取综合措施进行抢救。当并发大量出血时,可以冰水洗胃或在冰水中加去甲肾上腺素(每 200 mL 冰水中加 8 mL),或同管内滴注碳酸氢钠,浓度为 1 000 mmol/L,24 小时滴 1 L,使胃内 pH 保持在 5 以上。凝血酶是有效的局部止血药,并有促进创面愈合作用,大剂量时止血作用显著。常规的止血药,如卡巴克络、抗血栓溶芳酸和酚磺乙胺等可静脉应用,但效果一般。内镜下止血往往可收到较好效果。

八、并发症的诊断、预防和治疗

急性胃炎的并发症包括穿孔、腹膜炎、水、电解质紊乱和酸碱失衡等。为预防细菌感染者选用抗生素治疗,因过度呕吐致脱水者及时补充水和电解质,并适时检测血气分析,必要时纠正酸碱平衡紊乱。对于穿孔或腹膜炎者,则必要时行外科治疗。

九、预后

病因去除后,急性胃炎多在短期内恢复正常。相反病因长期持续存在,则可转为慢性胃炎。由于绝大多数慢性胃炎的发生与 Hp 感染有关,而 Hp 自发清除少见,故慢性胃炎可持续存在,但多数患者无症状。流行病学研究显示,部分 Hp 相关性胃窦炎(<20%)可发生十二指肠溃疡。

(王桂玲)

第五节 慢 性 胃 炎

慢性胃炎是由各种病因引起的胃黏膜慢性炎症。慢性胃炎分为非萎缩性(浅表性)胃炎及萎缩性胃炎两大基本类型和一些特殊类型胃炎。

一、流行病学

幽门螺杆菌(Hp)感染为慢性非萎缩性胃炎的主要病因。大致上说来,慢性非萎缩性胃炎发病率与 Hp 感染情况相平行,慢性非萎缩性胃炎流行情况因不同国家、不同地区 Hp 感染情况而异。一般 Hp 感染率发展中国家高于发达国家,感染率随年龄增加而升高。我国属 Hp 高感染率国家,估计人群中 Hp 感染率为 40%~70%。慢性萎缩性胃炎是原因不明的慢性胃炎,在我国是一种常见病、多发病,在慢性胃炎中占 10%~20%。

二、病因

(一)慢性非萎缩性胃炎的常见病因

1.Hp 感染

Hp 感染是慢性非萎缩性胃炎最主要的病因,两者的关系符合 Koch 提出的确定病原体为感染性疾病病因的 4 项基本要求,即该病原体存在于该病的患者中,病原体的分布与体内病变分布一致,清除病原体后疾病可好转,在动物模型中该病原体可诱发与人相似的疾病。

研究表明,80%~95%的慢性活动性胃炎患者胃黏膜中有 Hp 感染,5%~20%的 Hp 阴性率反映了慢性胃炎病因的多样性;Hp 相关胃炎者,Hp 胃内分布与炎症分布一致;根除 Hp 可使胃黏膜炎症消退,一般中性粒细胞消退较快,但淋巴细胞、浆细胞消退需要较长时间;志愿者和动物模型中已证实 Hp 感染可引起胃炎。

Hp 感染引起的慢性非萎缩性胃炎中胃窦为主全胃炎患者胃酸分泌可增加,十二指肠溃疡发生的危险度较高;而胃体为主全胃炎患者胃溃疡和胃癌发生的危险性增加。

2.胆汁和其他碱性肠液反流

幽门括约肌功能不全时含胆汁和胰液的十二指肠液反流入胃,可削弱胃黏膜屏障功能,使胃黏膜遭到消化液的刺激作用,产生炎症、糜烂、出血和上皮化生等病变。

3.其他外源性因素

酗酒、服用 NSAIDs 等药物、某些刺激性食物等均可反复损伤胃黏膜。这类因素均可各自或与 Hp 感染协同作用而引起或加重胃黏膜慢性炎症。

（二）慢性萎缩性胃炎的主要病因

1973 年，Strickland 将慢性萎缩性胃炎分为 A、B 两型，A 型是胃体弥漫性萎缩，导致胃酸分泌下降，影响维生素 B_{12} 及内因子的吸收，因此常合并恶性贫血，与自身免疫有关；B 型在胃窦部，少数人可发展成胃癌，与幽门螺杆菌、化学损伤（胆汁反流、非皮质激素消炎药、吸烟、酗酒等）有关，在我国，80％以上的属于第二类。

胃内攻击因子与防御修复因子失衡是慢性萎缩性胃炎发生的根本原因。具体病因与慢性非萎缩性胃炎相似。包括 Hp 感染；长期饮浓茶、烈酒、咖啡，食用过热、过冷、过于粗糙的食物，可导致胃黏膜的反复损伤；长期大量服用非甾体抗炎药如阿司匹林、吲哚美辛等可抑制胃黏膜前列腺素的合成，破坏黏膜屏障；烟草中的尼古丁不仅影响胃黏膜的血液循环，还可导致幽门括约肌功能紊乱，造成胆汁反流；各种原因的胆汁反流均可破坏黏膜屏障造成胃黏膜慢性炎症改变。比较特殊的是壁细胞抗原和抗体结合形成免疫复合体在补体参与下，破坏壁细胞；胃黏膜营养因子（如胃泌素、表皮生长因子等）缺乏；心力衰竭、动脉粥样硬化、肝硬化合并门脉高压、糖尿病、甲状腺病、慢性肾上腺皮质功能减退、尿毒症、干燥综合征、胃血流量不足及精神因素等均可导致胃黏膜萎缩。

三、病理生理学和病理学

（一）病理生理学

1.Hp 感染

Hp 感染途径为粪-口或口-口途径，其外壁靠黏附素而紧贴胃上皮细胞。Hp 感染的持续存在，致使腺体破坏，最终发展成为萎缩性胃炎。而感染 Hp 后胃炎的严重程度则除了与细菌本身有关外，还决定与患者机体情况和外界环境。如带有空泡毒素（VacA）和细胞毒相关基因（CagA）者，胃黏膜损伤明显较重。患者的免疫应答反应强弱、其胃酸的分泌情况、血型、民族和年龄差异等也影响胃黏膜炎症程度。此外，患者饮食情况也有一定作用。

2.自身免疫机制

研究早已证明，以胃体萎缩为主的 A 型萎缩性胃炎患者血清中，存在壁细胞抗体（PCA）和内因子抗体（IFA）。前者的抗原是壁细胞分泌小管微绒毛膜上的质子泵 H^+/K^+-ATP 酶，它破坏壁细胞而使胃酸分泌减少。而 IFA 则对抗内因子（壁细胞分泌的一种糖蛋白），使食物中的维生素 B_{12} 无法与后者结合被末端回肠吸收，最后引起维生素 B_{12} 吸收不良，甚至导致恶性贫血。IFA 具有特异性，几乎仅见于胃萎缩伴恶性贫血者。

造成胃酸和内因子分泌减少或丧失，恶性贫血是 A 型萎缩性胃炎的终末阶段，是自身免疫性胃炎最严重的标志。当泌酸腺完全萎缩时称为胃萎缩。

另外，近年发现 Hp 感染者中也存在着自身免疫反应，其血清抗体能与宿主胃黏膜上皮及黏液起交叉反应，如菌体 LewisX 和 LewisY 抗原。

3.外源性损伤因素破坏胃黏膜屏障

碱性十二指肠液反流等，可减弱胃黏膜屏障功能。致使胃腔内 H^+ 通过损害的屏障，反弥散入胃黏膜内，使炎症不易消散。长期慢性炎症，又加重屏障功能的减退，如此恶性循环使慢性胃炎久治不愈。

4.生理因素和胃黏膜营养因子缺乏

萎缩性变化和肠化生等皆与衰老相关,而炎症细胞浸润程度与年龄关系不大。这主要是老龄者的退行性变-胃黏膜小血管扭曲,小动脉壁玻璃样变性,管腔狭窄导致黏膜营养不良、分泌功能下降引起的。

新近研究证明,某些胃黏膜营养因子(胃泌素、表皮生长因子等)缺乏或胃黏膜感觉神经终器对这些因子不敏感可引起胃黏膜萎缩。如手术后残胃炎原因之一是 G 细胞数量减少,而引起胃泌素营养作用减弱。

5.遗传因素

萎缩性胃炎、维生素 B_{12} 吸收不良的患病率和 PCA、IFA 的阳性率很高,提示可能有遗传因素的影响。

(二)病理学

慢性胃炎病理变化是由胃黏膜损伤和修复过程所引起。病理组织学的描述包括活动性慢性炎症、萎缩和化生及异型增生等。此外,在慢性炎症过程中,胃黏膜也有反应性增生变化,如胃小凹上皮过形成、黏膜肌增厚、淋巴滤泡形成、纤维组织和腺管增生等。近几年对于慢性胃炎尤其是慢性萎缩性胃炎的病理组织学,有不少新的进展。

1.萎缩的定义

新悉尼系统把萎缩定义为"腺体的丧失",这是模糊而易产生歧义的定义,反映了当时肠化是否属于萎缩,病理学家有不同认识。其后国际上一个病理学家的自由组织——萎缩联谊会进行了 3 次研讨会,并发表了对萎缩的新分类,12 位学者中有 8 位也曾是悉尼系统的执笔者,故此意见可认为是悉尼系统的补充和发展,有很高的权威性。

萎缩联谊会把萎缩新定义为"萎缩是胃固有腺体的丧失",将萎缩分为 3 种情况:无萎缩、未确定萎缩和萎缩,进而将萎缩分两个类型:非化生性萎缩和化生性萎缩。前者特点是腺体丧失伴有黏膜固有层中的纤维化或纤维肌增生;后者是胃黏膜腺体被化生的腺体所替换。这两类萎缩的程度分级仍用最初悉尼系统标准和新悉尼系统的模拟评分图,分为 4 级,即无、轻度、中度和重度萎缩。国际的萎缩新定义对我国来说不是新的,我国学者早年就认为"肠化或假幽门腺化生不是胃固有腺体,因此尽管胃腺体数量未减少,但也属萎缩",并在"全国第一届慢性胃炎共识会议"中做了说明。

对于上述第 2 个问题,答案显然是肯定的。这是因为多灶性萎缩性胃炎的胃黏膜萎缩呈灶状分布,即使活检块数少,只要病理活检发现有萎缩,就可诊断为萎缩性胃炎。在此次全国慢性胃炎共识意见中强调,需注意取材于糜烂或溃疡边缘的组织易存在萎缩,但不能简单地视为萎缩性胃炎。此外,活检组织太浅、组织包埋方向不当等因素均可影响萎缩的判断。

"未确定萎缩"是国际新提出的观点,认为黏膜层炎症很明显时,单核细胞密集浸润造成腺体被取代、移置或隐匿,以致难以判断这些"看来似乎丧失"的腺体是否真正丧失,此时暂先诊断为"未确定萎缩",最后诊断延期到炎症明显消退(大部分在 Hp 根除治疗 3～6 个月后),再取活检时做出。对萎缩的诊断采取了比较谨慎的态度。

目前,我国共识意见并未采用此概念。因为:①炎症明显时腺体被破坏、数量减少,在这个时点上,病理按照萎缩的定义可以诊断为萎缩,非病理不能。②一般临床希望活检后有病理结论,病理如不做诊断,会出现临床难做出诊断、对治疗效果无法评价的情况。尤其是在临床研究上,设立此诊断项会使治疗前或后失去相当一部分统计资料。慢性胃炎是个动态过程,炎症可以有两个结局:完全修复和不完全修复(纤维化和肠化),炎症明显期病理无责任预言今后趋向哪个结局。可以预料对萎缩采用的诊断标准不一,治疗有效率也不一,采用"未确定萎缩"的研究课题,因为事先去除了一部分可逆的萎缩,萎缩的可逆性就低。

2.肠化分型的临床意义与价值

用 AB-PAS 和 HID-AB 黏液染色能区分肠化亚型,然而,肠化分型的意义并未明了。传统观念认为,肠化亚型中的小肠型和完全型肠化无明显癌前病变意义,而大肠型肠化的胃癌发生危险性增高,从而引起临床的重视。支持肠化分型有意义的学者认为化生是细胞表型的一种非肿瘤性改变,通常在长期不利环境作用下出现。这种表型改变可以是干细胞内出现体细胞突变的结果,或是表现遗传修饰的变化导致后代细胞向不同方向分化的结果。胃内肠化生部位发现很多遗传改变,这些改变甚至可出现在异型增生前。他们认为肠化生中不完全型结肠型者,具有大多数遗传学改变,有发生胃癌的危险性。但近年,越来越多的临床资料显示其预测胃癌价值有限而更强调重视肠化范围,肠化分布范围越广,其发生胃癌的危险性越高。10 多年来罕有从大肠型肠化随访发展成癌的报道。另一方面,从病理检测的实际情况看,肠化以混合型多见,大肠型肠化的检出率与活检块数有密切关系,即活检块数越多,大肠型肠化检出率越高。客观地讲,该型肠化生的遗传学改变和胃不典型增生(上皮内瘤)的改变相似。因此,对肠化分型的临床意义和价值的争论仍未有定论。

3.关于异型增生

异型增生(上皮内瘤变)是重要的胃癌癌前病变,分为轻度和重度(或低级别和高级别)两级。异型增生和上皮内瘤变是同义词,后者是 WHO 国际癌症研究协会推荐使用的术语。

4.萎缩和肠化发生过程是否存在不可逆转点

胃黏膜萎缩的产生主要有两种途径:一是干细胞区室和/或腺体被破坏;二是选择性破坏特定的上皮细胞而保留干细胞。这两种途径在慢性 Hp 感染中均可发生。

萎缩与肠化的逆转报道已经不在少数,但是否所有病患均有逆转可能,是否在萎缩的发生与发展过程中存在某一不可逆转点。这一转折点是否可能为肠化生,已明确 Hp 感染可诱发慢性胃炎,经历慢性炎症→萎缩→肠化→异型增生等多个步骤最终发展至胃癌(Correa 模式)。可否通过根除 Hp 来降低胃癌发生危险性始终是近年来关注的热点。多数研究表明,根除 Hp 可防止胃黏膜萎缩和肠化的进一步发展,但萎缩、肠化是否能得到逆转尚待更多研究证实。

Mera 和 Correa 等最新报道了一项长达 12 年的大型前瞻性随机对照研究,纳入 795 例具有胃癌前病变的成人患者,随机给予他们抗 Hp 治疗和/或抗氧化治疗。他们观察到萎缩黏膜在 Hp 根除后持续保持阴性 12 年后可以完全消退,而肠化黏膜也有逐渐消退的趋向,但可能需要随访更长时间。他们认为通过抗 Hp 治疗来进行胃癌的化学预防是可行的策略。

但是,部分学者认为在考虑萎缩的可逆性时,需区分缺失腺体的恢复和腺体内特定细胞的再生。在后一种情况下,干细胞区室被保留,去除有害因素可使壁细胞和主细胞再生,并完全恢复腺体功能。当腺体及干细胞被完全破坏后,腺体的恢复只能由周围未被破坏的腺窝单元来完成。

当萎缩伴有肠化生时,逆转机会进一步减小。如果肠化生是对不利因素的适应性反应,而且不利因素可以被确定和去除,此时肠化生有可能逆转。但是,肠化生还有很多其他原因,如胆汁反流、高盐饮食、乙醇。这意味着即使在 Hp 感染个体,感染以外的其他因素亦可以引发或加速化生的发生。如果肠化生是稳定的干细胞内体细胞突变的结果,则改变黏膜的环境也许不能使肠化生逆转。

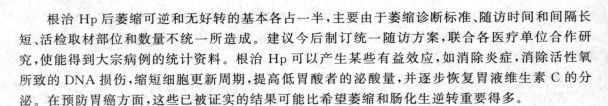
根治 Hp 后萎缩可逆和无好转的基本各占一半,主要由于萎缩诊断标准、随访时间和间隔长短、活检取材部位和数量不统一所造成。建议今后制订统一随访方案,联合各医疗单位合作研究,使能得到大宗病例的统计资料。根治 Hp 可以产生某些有益效应,如消除炎症,消除活性氧所致的 DNA 损伤,缩短细胞更新周期,提高低胃酸者的泌酸量,并逐步恢复胃液维生素 C 的分泌。在预防胃癌方面,这些已被证实的结果可能比希望萎缩和肠化生逆转重要得多。

四、临床表现

流行病学研究表明,多数慢性非萎缩性胃炎患者无任何症状。少数患者可有上腹痛或不适、上腹胀、早饱、嗳气、恶心等非特异性消化不良症状。某些慢性萎缩性胃炎患者可有上腹部灼痛、胀痛、钝痛或胀闷且以餐后为著,食欲缺乏、恶心、嗳气、便秘或腹泻等症状。内镜检查和胃黏膜组织学检查结果与慢性胃炎患者症状的相关分析表明,患者的症状缺乏特异性,且症状之有无及严重程度与内镜所见及组织学分级并无肯定的相关性。

伴有胃黏膜糜烂者,可有少量或大量上消化道出血,长期少量出血可引起缺铁性贫血。胃体萎缩性胃炎可出现恶性贫血,常有全身衰弱、疲软、神情淡漠、隐性黄疸,消化道症状一般较少。

体征多不明显,有时上腹轻压痛,胃体胃炎严重时可有舌炎和贫血。

慢性萎缩性胃炎的临床表现不仅缺乏特异性,而且与病变程度并不完全一致。

五、辅助检查

(一)胃镜及活组织检查

1.胃镜检查

随着内镜器械的长足发展,内镜观察更加清晰。内镜下慢性非萎缩性胃炎可见红斑(点状、片状、条状),黏膜粗糙不平,出血点(斑),黏膜水肿及渗出等基本表现,尚可见糜烂及胆汁反流。萎缩性胃炎则主要表现为黏膜色泽白,不同程度的皱襞变平或消失。在不过度充气状态下,可透见血管纹,轻度萎缩时见到模糊的血管,重度时看到明显血管分支。内镜下肠化黏膜呈灰白色颗粒状小隆起,重者贴近观察有绒毛状变化。肠化也可以呈平坦或凹陷外观的。如果喷撒亚甲蓝色素,肠化区可能出现被染上蓝色,非肠化黏膜不着色。

胃黏膜血管脆性增加可致黏膜下出血,谓之壁内出血,表现为水肿或充血胃黏膜上见点状、斑状或线状出血,可多发、新鲜和陈旧性出血相混杂。如观察到黑色附着物常提示糜烂等致出血。

值得注意的是,少数 Hp 感染性胃炎可有胃体部皱襞肥厚,甚至宽度达到 5 mm 以上,且在适当充气后皱襞不能展平,用活检钳将黏膜提起时,可见帐篷征,这是和恶性浸润性病变鉴别点之一。

2.病理组织学检查

萎缩的确诊依赖于病理组织学检查。萎缩的肉眼与病理之符合率仅为 38%~78%,这与萎缩或肠化甚至 Hp 的分布都是非均匀的,或者说多灶性萎缩性胃炎的胃黏膜萎缩呈灶状分布有关。当然,只要病理活检发现有萎缩,就可诊断为萎缩性胃炎。但如果未能发现萎缩,却不能轻易排除之。如果不取足够多的标本或者内镜医师并未在病变最重部位(这也需要内镜医师的经验)活检,则势必可能遗漏病灶。反之,当在糜烂或溃疡边缘的组织活检时,即使病理发现了萎缩,却不能简单地视为萎缩性胃炎,这是因为活检组织太浅、组织包埋方向不当等因素均可影响萎缩的判断。还有,根除 Hp 可使胃黏膜活动性炎症消退,慢性炎症程度减轻。一些因素可影响结果的判断,如:①活检部位的差异。②Hp 感染时胃黏膜大量炎症细胞浸润,形如萎缩;但根除Hp 后胃黏膜炎症细胞消退,黏膜萎缩、肠化可望恢复。然而在胃镜活检取材多少问题上,病理学家的要求与内镜医师出现了矛盾。从病理组织学观点来看,5 块或更多则有利于组织学的准确判断,然而,就内镜医师而言,考虑到患者的医疗费用,主张 2～3 块即可。

（二）Hp 检测

活组织病理学检查时可同时检测 Hp,并可在内镜检查时多取 1 块组织做快呋塞米素酶检查以增加诊断的可靠性。其他检查 Hp 的方法:①胃黏膜直接涂片或组织切片,然后以 Gram 或Giemsa 或Warthin-Starry 染色（经典方法）,甚至 HE 染色,免疫组化染色则有助于检测球形Hp。②细菌培养为金标准;需特殊培养基和微需氧环境,培养时间 3～7 天,阳性率可能不高但特异性高,且可做药物敏感试验。③血清 Hp 抗体测定:多在流行病学调查时用。④尿素呼吸试验:是一种非侵入性诊断法,口服 ^{13}C 或 ^{14}C 标记的尿素后,检测患者呼气中的 $^{13}CO_2$ 或 $^{14}CO_2$ 量,结果准确。⑤聚合酶联反应法（PCR 法）能特异地检出不同来源标本中的 Hp。

根除 Hp 治疗后,可在胃镜复查时重复上述检查,亦可采用非侵入性检查手段,如 ^{13}C 或 ^{14}C尿素呼气试验、粪便 Hp 抗原检测及血清学检查。应注意,近期使用抗生素、质子泵抑制剂、铋剂等药物,因有暂时抑制 Hp 作用,会使上述检查（血清学检查除外）呈假阴性。

（三）X 线钡剂检查

X 线钡剂检查主要是很好地显示胃黏膜相的气钡双重造影。对于萎缩性胃炎,常常可见胃皱襞相对平坦和减少。但依靠 X 线诊断慢性胃炎价值不如胃镜和病理组织学。

（四）实验室检查

1.胃酸分泌功能测定

非萎缩性胃炎胃酸分泌常正常,有时可以增高。萎缩性胃炎病变局限于胃窦时,胃酸可正常或低酸,低酸是由于泌酸细胞数量减少和 H^+ 向胃壁反弥散所致。测定基础胃液分泌量（BAO）及注射组胺或五肽胃泌素后测定最大泌酸量（MAO）和高峰泌酸量（PAO）以判断胃泌酸功能,有助于萎缩性胃炎的诊断及指导临床治疗。A 型慢性萎缩性胃炎患者多无酸或低酸,B 型慢性萎缩性胃炎患者可正常或低酸,往往在给予酸分泌刺激药后,亦不见胃液和胃酸分泌。

2.胃蛋白酶原（PG）测定

胃体黏膜萎缩时血清 PG Ⅰ 水平及 PG Ⅰ/Ⅱ 比例下降,严重者可伴餐后血清 G-17 水平升高;胃窦黏膜萎缩时餐后血清 G-17 水平下降,严重者可伴 PG Ⅰ 水平及 PG Ⅰ/Ⅱ 比例下降。然而,这主要是一种统计学上的差异。

日本学者发现无症状胃癌患者,本法 85% 阳性,PG Ⅰ 或比值降低者,推荐进一步胃镜检查,以检出伴有萎缩性胃炎的胃癌。该试剂盒用于诊断萎缩性胃炎和判断胃癌倾向在欧洲国家应用要多于我国。

3.血清胃泌素测定

如果以放射免疫法检测血清胃泌素,则正常值应低于 100 pg/mL。慢性萎缩性胃炎胃体为主者,因壁细胞分泌胃酸缺乏、反馈性地 G 细胞分泌胃泌素增多,致胃泌素中度升高。特别是当伴有恶性贫血时,该值可达 1 000 pg/mL 或更高。注意此时要与胃泌素瘤相鉴别,后者是高胃酸分泌。慢性萎缩性胃炎以胃窦为主时,空腹血清胃泌素正常或降低。

4.自身抗体

血清 PCA 和 IFA 阳性对诊断慢性胃体萎缩性胃炎有帮助,尽管血清 IFA 阳性率较低,但胃液中 IFA 的阳性,则十分有助于恶性贫血的诊断。

5.血清维生素 B_{12} 浓度和维生素 B_{12} 吸收试验

慢性胃体萎缩性胃炎时,维生素 B_{12} 缺乏,常低于 200 ng/L。维生素 B_{12} 吸收试验(Schilling 试验)能检测维生素 B_{12} 在末端回肠吸收情况且可与回盲部疾病和严重肾功能障碍相鉴别。同时服用 ^{58}Co 和 ^{57}Co(加有内因子)标记的氰钴素胶囊。此后收集 24 小时尿液。如两者排出率均 ＞10％则正常,若尿中 ^{58}Co 排出率低于 10％,而 ^{57}Co 的排出率正常则常提示恶性贫血;而两者均降低的常常是回盲部疾病或者肾衰竭者。

六、诊断和鉴别诊断

(一)诊断

鉴于多数慢性胃炎患者无任何症状,或即使有症状也缺乏特异性体征,因此根据症状和体征难以做出慢性胃炎的正确诊断。慢性胃炎的确诊主要依赖于内镜检查和胃黏膜活检组织学检查,尤其是后者的诊断价值更大。

按照悉尼胃炎标准要求,完整的诊断应包括病因、部位和形态学三方面。例如,诊断为"胃窦为主慢性活动性 Hp 胃炎"和"NSAIDs 相关性胃炎"。当胃窦和胃体炎症程度相差 2 级或以上时,加上"为主"修饰词,如"慢性(活动性)胃炎,胃窦显著"。当然这些诊断结论最好是在病理报告后给出,实际的临床工作中,胃镜医师可根据胃镜下表现给予初步诊断。病理诊断则主要依据新悉尼胃炎系统,如图 6-1 所示。

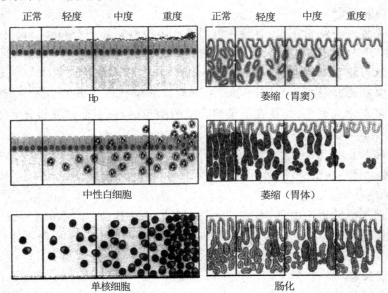

图 6-1 新悉尼胃炎系统

对于自身免疫性胃炎诊断,要予以足够的重视。因为胃体活检者甚少,或者很少开展 PCA 和 IFA 的检测,诊断该病者很少。为此,如果遇到以全身衰弱和贫血为主要表现,而上消化道症状往往不明显者,应做血清胃泌素测定和/或胃液分析,异常者进一步做维生素 B_{12} 吸收试验,血

清维生素 B_{12} 浓度测定可获确诊。注意不能仅仅凭活检组织学诊断本病,特别标本数少时,这是因为 Hp 感染性胃炎后期,胃窦肠化,Hp 上移,胃体炎症变得显著,可与自身免疫性胃炎表现相重叠,但后者胃窦黏膜的变化很轻微。另外,淋巴细胞性胃炎也可出现类似情况,而其并无泌酸腺萎缩。A 型、B 型萎缩性胃炎特点见表 6-1。

表 6-1　A 型和 B 型慢性萎缩性胃炎的鉴别

项目	A 型慢性萎缩性胃炎	B 型慢性萎缩性胃炎
部位		
胃窦	正常	萎缩
胃体	弥漫性萎缩	多然性
血清胃泌素	明显升高	不定,可以降低或不变
胃酸分泌	降低	降低或正常
自身免疫抗体(内因子抗体和壁细胞抗体)阳性率	90%	10%
恶性贫血发生率	90%	10%
可能的病因	自身免疫,遗传因素	幽门螺杆菌、化学损伤

(二)鉴别诊断

1.功能性消化不良

《中国慢性胃炎共识意见》将消化不良症状与慢性胃炎做了对比:一方面慢性胃炎患者可有消化不良的各种症状;另一方面,一部分有消化不良症状者如果胃镜和病理检查无明显阳性发现,可能仅仅为功能性消化不良。当然,少数功能性消化不良患者可同时伴有慢性胃炎。这样在慢性胃炎与消化不良症状功能性消化不良之间形成较为错综复杂的关系。但一般说来,消化不良症状的有无和严重程度与慢性胃炎的内镜所见或组织学分级并无明显相关性。

2.早期胃癌和胃溃疡

几种疾病的症状有重叠或类似,但胃镜及病理检查可鉴别。重要的是,如遇到黏膜糜烂,尤其是隆起性糜烂,要多取活检和及时复查,以排除早期胃癌。这是因为即使是病理组织学诊断,也有一定局限性。原因主要是:①胃黏膜组织学变化易受胃镜检查前夜的食物(如某些刺激性食物加重黏膜充血)性质、被检查者近日是否吸烟、胃镜操作者手法的熟练程度、患者恶心反应等诸种因素影响。②活检是点的调查,而慢性胃炎病变程度在整个黏膜面上并非一致,要多点活检才能做出全面估计,判断治疗效果时,尽量在黏膜病变较重的区域或部位活检,如系治疗前后比较,则应在相同或相近部位活检。③病理诊断易受病理医师主观经验的影响。

3.慢性胆囊炎与胆石症

其与慢性胃炎症状十分相似,同时并存者也较多。对于中年女性诊断慢性胃炎时,要仔细询问病史,必要时行胆囊 B 超检查,以了解胆囊情况。

4.其他

慢性肝炎和慢性胰腺疾病等,也可出现与慢性胃炎类似症状,在详询病史后,行必要的影像学检查和特异的实验室检查。

七、预后

慢性萎缩性胃炎常合并肠上皮化生。慢性萎缩性胃炎绝大多数预后良好,少数可癌变,其癌变率为1%～3%。目前认为慢性萎缩性胃炎若早期发现，及时积极治疗，病变部位萎缩的腺体是可以恢复的，其可转化为非萎缩性胃炎或被治愈，改变了以往人们对慢性萎缩性胃炎不可逆转的认识。根据萎缩性胃炎每年的癌变率为0.5%～1%，那么，胃镜和病理检查的随访间期定位多长才既提高早期胃癌的诊断率，又方便患者和符合医药经济学要求。这也一直是不同地区和不同学者分歧较大的问题。在我国，城市和乡村由不同胃癌发生率和医疗条件差异。如果纯粹从疾病进展和预防角度考虑，一般认为，不伴有肠化和异型增生的萎缩性胃炎可1～2年做内镜和病理随访1次；活检有中重度萎缩伴有肠化的萎缩性胃炎1年左右随访1次。伴有轻度异型增生并剔除取于癌旁者，根据内镜和临床情况缩短至6～12个月随访1次；而重度异型增生者需立即复查胃镜和病理，必要时手术治疗或内镜下局部治疗。

八、治疗

慢性非萎缩性胃炎的治疗目的是缓解消化不良症状和改善胃黏膜炎症。治疗应尽可能针对病因，遵循个体化原则。消化不良症状的处理与功能性消化不良相同。无症状、Hp阴性的非萎缩性胃炎无须特殊治疗。

（一）一般治疗

慢性萎缩性胃炎患者，不论其病因如何，均应戒烟、忌酒，避免使用损害胃黏膜的药物（如NSAIDs等），及避免对胃黏膜有刺激性的食物和饮品，如过于酸、甜、咸、辛辣和过热、过冷食物，浓茶、咖啡等，饮食宜规律，少吃油炸、烟熏、腌制食物，不食腐烂变质的食物，多吃新鲜蔬菜和水果，所食食品要新鲜并富于营养，保证有足够的蛋白质、维生素（如维生素C和叶酸等）及铁质摄入，精神上乐观，生活要规律。

（二）针对病因或发病机制的治疗

1.根除Hp

慢性非萎缩性胃炎的主要症状为消化不良，其症状应归属于功能性消化不良范畴。目前，国内外均推荐对Hp阳性的功能性消化不良行根除治疗。因此，有消化不良症状的Hp阳性慢性非萎缩性胃炎患者均应根除Hp。另外，如果伴有胃黏膜糜烂，也该根除Hp。大量研究结果表明，根除Hp可使胃黏膜组织学得到改善；对预防消化性溃疡和胃癌等有重要意义；对改善或消除消化不良症状具有费用-疗效比优势。

2.保护胃黏膜

关于胃黏膜屏障功能的研究由来已久。1964年，美国密歇根大学Horace Willard Davenport博士首次提出"胃黏膜具有阻止H^+自胃腔向黏膜内扩散的屏障作用"。1975年，美国密歇根州Upjohn公司的A.Robert博士发现前列腺素可明显防止或减轻NSAIDs和应激等对胃黏膜的损伤，其效果呈剂量依赖性。从而提出细胞保护的概念。1996年，加拿大的Wallace教授较全面阐述胃黏膜屏障，根据解剖和功能将胃黏膜的防御修复分为5个层次——黏液-HCO_3^-屏障、单层柱状上皮屏障、胃黏膜血流量、免疫细胞-炎症反应和修复重建因子作用等。至关重要的上皮屏障主要包括胃上皮细胞顶膜能抵御高浓度酸、胃上皮细胞之间紧密连接、胃上皮抗原呈递，免疫探及并限制潜在有害物质，并且它们大约每72小时完全更新一次。这说明它起着关键作用。

近年来，有关前列腺素和胃黏膜血流量等成为胃黏膜保护领域的研究热点。这与NSAIDs药物的广泛应用带来的不良反应日益引起学者的重视有关。美国加州大学戴维斯分校的Tarnawski教授的研究显示，前列腺素保护胃黏膜抵抗致溃疡及致坏死因素损害的机制不仅是抑制胃酸分泌。当然表皮生长因子(EGF)、成纤维生长因子(bFGF)和血管内皮生长因子(VEGF)及热休克蛋白等都是重要的黏膜保护因子,在抵御黏膜损害中起重要作用。

然而,当机体遇到有害因素强烈攻击时,仅依靠自身的防御修复能力是不够的,强化黏膜防卫能力,促进黏膜的修复是治疗胃黏膜损伤的重要环节之一。具有保护和增强胃黏膜防御功能或者防止胃黏膜屏障受到损害的一类药物统称为胃黏膜保护药。包括铝碳酸镁、硫糖铝、胶体铋剂、地诺前列酮、替普瑞酮、吉法酯、谷氨酰胺类、瑞巴派特等药物。另外,吉法酯能增加胃黏膜更新,提高细胞再生能力,增强胃黏膜对胃酸的抵抗能力,达到保护胃黏膜作用。

3.抑制胆汁反流

促动力药如多潘立酮可防止或减少胆汁反流;胃黏膜保护药,特别是有结合胆酸作用的铝碳酸镁制剂,可增强胃黏膜屏障、结合胆酸,从而减轻或消除胆汁反流所致的胃黏膜损害。考来烯胺可络合反流至胃内的胆盐,防止胆汁酸破坏胃黏膜屏障,方法为每次 3～4 g,每天3～4 次。

(三)对症处理

消化不良症状的治疗由于临床症状与慢性非萎缩性胃炎之间并不存在明确关系,因此症状治疗事实上属于功能性消化不良的经验性治疗。慢性胃炎伴胆汁反流者可应用促动力药(如多潘立酮)和/或有结合胆酸作用的胃黏膜保护药(如铝碳酸镁制剂)。

(1)有胃黏膜糜烂和/或以反酸、上腹痛等症状为主者,可根据病情或症状严重程度选用抗酸药、H_2 受体拮抗药或质子泵抑制剂(PPI)。

(2)促动力药如多潘立酮、马来酸曲美布汀、莫沙必利、盐酸伊托必利主要用于上腹饱胀、恶心或呕吐等为主要症状者。

(3)胃黏膜保护药如硫糖铝、瑞巴派特、替普瑞酮、吉法酯、依卡倍特适用于有胆汁反流、胃黏膜损害和/或症状明显者。

(4)抗抑郁药或抗焦虑治疗:可用于有明显精神因素的慢性胃炎伴消化不良症状患者,同时应予耐心解释或心理治疗。

(5)助消化治疗:对于伴有腹胀、食欲缺乏等消化不良症状而无明显上述胃灼热、反酸、上腹饥饿痛症状者,可选用含有胃酶、胰酶和肠酶等复合酶制剂治疗。

(6)其他对症治疗:包括解痉止痛、止吐、改善贫血等。

(7)对于贫血,若为缺铁,应补充铁剂。大细胞贫血者根据维生素 B_{12} 或叶酸缺乏分别给予补充。

(曹 莉)

第七章

肾内科疾病

第一节　肝肾综合征

肝肾综合征(HRS)通常是指严重或急性肝脏疾病导致的功能性肾衰竭,它是肝功能衰竭综合征临床表现之一。本病病变多发生于失代偿肝硬化,重症肝炎,急性重型肝炎和肝癌晚期等严重的肝病患者。晚期肝硬化40%～80%可发生肝肾综合征,病情多呈进行性发展。

一、病因病机

(一)发病原因

肝肾综合征常继发于各种类型的失代偿期肝硬化、突发性肝衰竭、重症病毒性肝炎、妊娠性脂肪肝、原发性和继发性等严重肝病。HRS是各种肝病终末期的表现,是一种临床危重病。对于肝硬化合并大量腹水患者,是临床发生HRS最常见的表现,是急性肾前性功能衰竭的一个严重类型。患者多有诱因引发,最常见的诱因是上消化道大出血;大量放腹水,利尿过度;感染,腹泻;外科手术后,应激状态下等,但也有部分患者可在无明显的诱因下发生HRS。

(二)发病机制

HRS的发病机制复杂,目前一般认为主要因严重的肝损害导致肾脏的血流动力学改变所致。其表现为肾血管收缩和肾内分流致肾血流量(RBF)减少,从而使肾小球滤过率(GFR)下降,引起肾衰竭。

另外,其细胞与分子生物学基础涉及多种生物活性物质,以及某些激素的紊乱和内毒素存在等因素有关。

1.有效循环血流量减少,肾交感神经张力增高

肾脏的质量为每个150 g,占体重的0.5%,血流灌注占心排血量的20%,以质量计算是脑的7倍,冠状动脉的5倍。肾脏血流灌注的作用,除了提供肾组织的营养外,最关键的作用还是尿液的形成。在肝硬化腹水时,可导致血容量减少,引起心排血量减少和肾灌注量减少。另外,加之上消化道出血,或大量放腹水,大量利尿剂应用及严重的腹泻均可导致有效循环血容量进一步降低和肾血流量急剧减少。反射性引起交感-肾上腺髓质系统兴奋性增高,使小球动脉收缩。肾素的合成和分泌增多,血中儿茶酚胺浓度升高,肾前列腺素合成减少,血栓素 A_2 增加,内毒素增加,肾小球滤过率明显降低,出现急性肾衰竭。

2.内毒素血症

内毒素血症（FTM）是严重肝病患者发生 HRS 的重要因素。在肝硬化患者出现 HRS 时,血中及腹水中内毒素的阳性率非常高。在未出现 HRS 时内毒素的检测大多数为阴性。严重肝病时,由于肠道功能紊乱,肠道内革兰阳性细菌太多繁殖而可产生大量内毒素,肠道对内毒素的吸收明显增加。

在肝硬化时,由于肝网状内皮细胞功能降低,不能彻底灭活从肠道重吸收的内毒素,加上肝细胞的解毒功能降低,这些内毒素可通过肝脏,或侧支循环大量进入体循环而出现内毒素血症。如果再合并感染,内毒素血症更加严重。内毒素血症不仅能加重肝损害,而且还可引起肾内血管特别是入球小动脉的强烈收缩,使肾内血流重新分配,肾皮质血流量减少,RBF 及 GFR 降低,导致少尿和氮质血症。

（三）病理改变

多数无明显的形态学改变,部分并发胆汁性肾病,肝性肾小球硬化,偶见肾小管上皮细胞坏死。

二、临床表现

肝肾综合征主要表现在原有肝病的基础上,肝功能进一步恶化,随即出现急性肾衰竭的表现。根据临床特点可分以下 4 期。

（一）氮质血症前期

氮质血症前期指内生肌酐清除率已降低,但血尿素氮和血肌酐在正常范围内尿钠明显减少。

（二）氮质血症

肝功能进一步恶化,黄疸加深,有出血倾向;腹水增多,低钠血症出现;血尿素氮和血肌酐已增高;表现为烦躁不安;皮肤及口舌干燥,乏力,嗜睡,脉搏细快,血压偏低,脉压差小。

（三）后期

上述症状更趋严重,并出现恶心,呕吐,精神淡漠和昏睡;血尿素氮和肌酐显著升高,肾小球滤过率明显降低,出现少尿或无尿。

（四）末期

除肝肾衰竭外,多数患者出现肝性脑病和昏迷。

三、实验室检查

（1）尿液检查:蛋白阴性或微量,尿沉渣正常或有少量红细胞、白细胞、透明颗粒管型尿,比重常>1.020,尿渗透压>450 mmol/L,尿/血渗透压<1.5,尿钠通常<10 mmol/L。

（2）血生化检查:低钠血症,血氯低,BUN 和 Scr 升高。

（3）肝功能检查:ALT 升高,清蛋白降低,胆红素升高,胆固醇降低,血氨升高。

四、诊断与鉴别诊断

（一）诊断

根据病因、病史和临床表现,结合实验室检查结果,HRS 的诊断一般并不难。

（1）有肝脏疾病的证据及肝功能衰竭的表现。

（2）原无肾脏疾病病史（或肾功能正常）。

(3)24 小时尿量＜500 mL,持续 2 天以上,伴 BUN 升高。

(二)鉴别诊断

HRS 的鉴别诊断首先要与单纯肾前性氮质血症进行鉴别;其次要区分 HRS 是功能性还是器质性的。肾前性因素,如严重低血压、大量利尿、失血和大量放腹水,此种情况下试验性补液后,肾功能可迅速恢复。补液试验在鉴别上尤其重要。

进入器质性肾功能损害的 HRS 虽然在实验指标上与急性肾小管坏死相似,但其病情严重,多与进入昏迷期、预后恶劣、鉴别不难。

1.急性肾小管坏死

临床检验尿钠＞40 mmol/L,尿/血肌酐＜10,尿/血渗透压之比＜1,尿比重低＜1.015。尿常规有较多蛋白,细胞管型和颗粒管型。

2.假性肝肾综合征

如毒物中毒,严重败血症,或弥散性血管内凝血,可同时损害肝和肾,诊为"假性肝肾综合征",但它并非由重症肝病引起,鉴别不难。

五、诊断标准

1996 年国际腹水俱乐部提出的诊断标准。

(一)主要条件

(1)肾小球滤过率(GFR)降低,血肌酐＞132.6 $\mu mol/L$,或内生肌酐清除率＜40 mL/min。

(2)无休克,无细菌感染,无体液丧失,以及应用肾毒性药物的历史。

(3)若停用利尿药,予以 1.5 L 的血浆补液进行扩容,不能使肾功能得到持续性的改善。

(4)24 小时尿蛋白定量＜0.5 g,肾脏超声检查无实质性或梗阻性疾病的证据。

(二)次要条件

(1)尿量＜500 mL/24 h。

(2)尿钠＜10 mmol/L。血钠＜130 mmol/L。

(3)尿渗透压大于血渗透压。

(4)尿红细胞计数每高倍视野＜50 个。

凡慢性肝病、肝硬化患者具备上述主要条件,伴或不伴次要条件者,可诊断为肝肾综合征。

(三)HRS 的临床分型诊断标准

国际腹水俱乐部 1996 年将 HRS 分为两型。

1.HRS Ⅰ型

HRS Ⅰ型是 HRS 的急性型。严重肝病患者迅速发生肾衰竭,并迅速进展。其肾功能急剧恶化为其主要特征。其标准为 2 周内 Scr 超过原来水平的 2 倍,甚至达到 225 $\mu mol/L$ 以上,或者肌酐清除率下降超过 50%,或下降至 20 mL/min 以下。HRS Ⅰ型预后极差,2 周病死率在 80% 以上。若肝功能得到恢复,则肾功能自发恢复的可能性也大。HRS Ⅰ型多见于急性肝功能衰竭,或酒精性肝炎患者,以及肝硬化基础上发生急性失代偿性患者。这些患者常伴有显著的凝血障碍与黄疸。最终死亡的原因多由于肝功能衰竭合并肾衰竭,或肝功能衰竭合并内脏出血。

2.HRS Ⅱ型

HRS Ⅱ型通常发生于利尿剂抵抗的顽固性腹水患者。肾功能下降相对比较缓慢,恶化过程可能超过数月。一般来说,HRS Ⅱ型患者的平均存活率时间长于Ⅰ型患者,但预后仍然十分险恶。临床表现 GFR 中等度或持续性降低为特征，BUN 与 Scr 常分别＜6.2 mmol/L 和 155 μmol/L，常发生于有一定肝功能的患者。

六、治疗

HRS 预后凶险，无特殊治疗法与十分有效的治疗方法。鉴于 HRS 是一种继发于严重肝病的肾衰竭，因此，肝功能改善是肾功能恢复的关键前提。故对肝病及其并发症的治疗，改善和恢复肝功能是必要的。

（一）祛除急性肾衰竭的诱因

祛除诱因对于防治 HRS 的意义重大。目前被公认的诱因有包括以下几项，这些诱因可引起低血容量，或促使肾血管收缩，减低肾的流量，加重和明显增加 HRS 的发生率。

（1）上消化道出血，肝癌破裂出血。

（2）大量排放腹水，严重腹泻者。

（3）严重并发感染者。

（4）应用肾毒性抗生素和非甾类抗炎药物，以及大剂量应用利尿剂。

严重电解质紊乱和酸碱失衡等。

（二）原发性肝脏疾病的治疗

因为本病肾衰竭为功能性的，故积极治疗肝病和改善肝功能，是改善肾功能的前提，如肝硬化、慢性活动性肝炎、重症肝炎、肝癌等。进行抗病毒治疗，免疫调节治疗，促进肝细胞再生，防治肝性脑病，以及控制感染，保肝，合理应用利尿剂；或在条件允许的情况下，应积极采取手术、放疗、化疗、介入治疗等。

（三）对症支持治疗

支持治疗与对症处理有重要价值，停用任何诱发氮质血症及损害肝脏的药物，给予低蛋白、高糖饮食，减轻氮质血症及肝性脑病的发生。一般 HRS 患者因存在稀释性低钠血症，要限制钠的摄入。对于长期使用利尿剂的患者，则可适当补充。同时使用保肝降酶药物。

（四）纠正内毒素血症

HRS 时，内毒素血症可使肾功能进一步恶化，并可直接作用于肾小动脉，引起少尿性、急性肾衰竭，故设法控制减少肠内毒素生成十分重要。口服新霉素、阿莫西林、甲硝唑等抑制或杀灭肠道内杆菌或厌氧杆菌，以及服用考来烯胺干扰肠道内毒素的吸收来减轻内毒素血症。在服用抗生素时，也可应用湿热解毒中药，每天清洁灌肠和保留灌肠治疗。

（五）扩容治疗

多数学者认为，有效血容量不足是 HRS 的启动因素，故仍主张扩容治疗，包括使用全血、血浆、清蛋白、右旋糖酐、血浆制品，适量输入等渗盐水，该疗法仅对有明显的容量丢失的患者有一定效果。但容量补充过快会出现食管静脉曲张破裂出血，肺水肿等，大量输液也可使腹水增加，从而压迫腔静脉和肾静脉，导致肾的循环障碍等不良反应，故扩容治疗时应严密观察。

（六）血管活性药物的应用

应用具有血管舒张活性的药物，可降低肾血管内阻力，可使肾血浆流量增加，如前列腺素（PGs），或前列腺素衍生物，多巴胺，酚妥拉明，山莨菪碱，内皮素-A 受体等制剂有保护肾功能的作用。

(七)纠正水电解质及酸碱平衡

在补充有效血容量的基础上增加尿量及尿钠排泄,积极纠正 K^+、Na^+、Cl^-、Mg^{2+} 及酸碱失衡。

(八)替代治疗

近年来血液净化技术高度发展,不但大大推动了肾功能不全的治疗,并已成功地应用于重症感染自身免疫性疾病、中毒,以及严重的心力衰竭等疾病的治疗。血液净化技术种类繁多,用于 HRS 的主要技术为血液透析与分子吸附再循环系统(MARS)等措施。

1.血液透析(HD)治疗

当肾衰竭严重,以及应用改善肾功能措施无效时,需进行血液透析治疗。在目前肝脏再生无望,以及不适合肝移植的 HRS 患者,没有必要进行维持性透析治疗。进行透析的基本特征包括不能控制的高钾血症、肺水肿、严重的酸中毒和尿毒症、体液过多。肝功能可望好转者有一定的疗效,但应注意其出血、低血压等并发症。

2.血液灌注(HP)治疗

此法主要治疗肝性脑病患者,作用机制清除某些致肝性脑病物质。

(九)外科手术治疗

外科手术治疗包括门腔或脾肾静脉吻合术、肝移植术。其中肝移植手术是对晚期肝硬化,尤其是肝肾综合征的最佳治疗方法,可大大提高患者的存活率,提高生存质量。

(许维涛)

第二节　急性肾小管间质性肾炎

对于肾小管间质性肾炎(tubulointerstitial nephritis,TIN)的认识,最早可追溯到 1792 年。当时有 1 位患者死于肾衰竭、高血压,尸体解剖时发现肾间质有明显炎症改变,推测与饮用船上含铅较高的淡水有关。TIN 是由多种病因引起、发病机制各异以肾小管间质病变为主的一组疾病,按其肾脏病理变化的特点分为以肾间质水肿、炎性细胞浸润为主的急性肾小管间质性肾炎(acute tubulointerstitial nephritis,ATIN)和以肾间质纤维化、肾小管萎缩为主的慢性肾小管间质性肾炎(chronic tubulointerstitial nephritis,CTIN)。文献报道 10%～15% 的急性肾损伤和 25% 的慢性肾衰竭是分别由急、慢性 TIN 引起,因此 TIN 已日益受到重视。

文献报道,在蛋白尿和/或血尿肾活检的病例中 ATIN 约占 1%,而在急性肾损伤患者进行肾活检的病例中 ATIN 所占比例为 5%～15%。ATIN 如能早期诊断、及时治疗,肾功能多可完全恢复或显著改善。因此,重视 ATIN 的早期诊断和治疗对提高肾脏疾病的整体防治水平具有重要意义。

一、病因及发病机制研究现状

(一)病因

原发性 ATIN 的病因主要为药物及感染。历史上感染相关性 ATIN 十分常见,近代由于疫苗及大量抗微生物药物问世,许多感染都已能有效预防和/或迅速控制,所以感染相关性 ATIN

患病率已显著下降;相反,近代由于大量新药上市,药物过敏日益增多,它已成为 ATIN 的首要病因。除此而外,尚有少数病因不明者,被称为"特发性 ATIN",不过其后某些特发性 ATIN 如肾小管间质性肾炎-葡萄膜炎综合征(tubulointerstitial nephritis and uveitis syndrome,TINU)病因已基本明确,是自身抗原导致的免疫反应致病。

(二)发病机制的研究现状

1.药物过敏性 ATIN

药物已成为 ATIN 最常见的病因,免疫反应是其发病的主要机制。大多数研究显示本病主要由细胞免疫引起,但是也有研究在少数病例的肾活检标本中见到抗肾小管基底膜(TBM)抗体沉积,提示体液免疫也可能参与致病。所以不同患者及不同药物的发病机制可能有所不同。

(1)细胞免疫反应:有如下证据提示细胞免疫参与药物所致 ATIN 的发病。①肾间质呈现弥漫性淋巴细胞、单核-巨噬细胞和嗜酸性粒细胞浸润;②免疫组化检查显示肾间质浸润细胞是以 T 细胞为主;③肾间质中出现非干酪性肉芽肿,提示局部存在迟发型超敏反应。

目前认为参与药物过敏性 ATIN 发病的细胞免疫反应主要是 T 细胞直接细胞毒反应及抗原特异性迟发型超敏反应。多数药物过敏性 ATIN 的肾间质浸润细胞是以 $CD4^+$ 细胞为主,$CD4^+/CD8^+>1$,而西咪替丁和 NSAID 诱发的 ATIN 却以 $CD8^+$ 为主,$CD4^+/CD8^+<1$。药物(半抗原)与肾小管上皮细胞蛋白(载体)结合形成致病抗原,经肾小管上皮细胞抗原递呈作用,使肾间质浸润 T 细胞(包括 $CD4^+$ 和 $CD8^+$)致敏,当再次遇到此相应抗原时,$CD4^+$ 细胞就可通过Ⅱ类主要组织相容性复合物、$CD8^+$ 细胞通过Ⅰ类主要组织相容性复合物限制性地识别小管上皮细胞,诱发 T 细胞直接细胞毒反应和迟发型超敏反应($CD8^+$ 细胞主要介导前者,而 $CD4^+$ 细胞主要介导后者),损伤肾小管,导致肾间质炎症(包括非干酪性肉芽肿形成)。

这些活化的 T 细胞还可以合成及释放大量细胞因子,包括 γ 干扰素、白细胞介素-2(IL-2)、白细胞介素-4(IL-4)、肿瘤坏死因子 α(TNFα)参与致病。同时细胞毒 T 细胞所产生的粒酶、穿孔素等物质,也具有细胞毒作用而损伤肾小管。此外,肾间质中激活的单核-巨噬细胞也能释放蛋白溶解酶、活性氧等物质加重肾小管间质损伤,并能分泌转化生长因子-β(TGF-β)活化肾间质成纤维细胞,促进细胞外基质合成,导致肾间质病变慢性化。

非甾体抗炎药(NSAID)在引起 ATIN 同时还可能引起 MCD,其发病也与 T 细胞功能紊乱有关。NSAID 抑制环氧化酶,使前列腺素合成受抑制,花生四烯酸转为白三烯增加,后者激活 T 细胞。激活的辅助性 T 细胞通过释放细胞因子而使肾小球基膜通透性增加,引起肾病综合征。

(2)体液免疫反应:药物及其代谢产物可作为半抗原与宿主体内蛋白(即载体,如肾小管上皮细胞蛋白)结合形成致病抗原,然后通过如下体液免疫反应致病。①Ⅰ型超敏反应:部分患者血清 IgE 升高,外周血嗜酸性粒细胞计数增多、出现嗜酸性粒细胞尿,病理显示肾间质嗜酸性粒细胞浸润,提示Ⅰ型超敏反应致病。②Ⅱ型超敏反应:部分患者血中出现抗 TBM 抗体,免疫病理显示 TBM 上有 IgG 及 C3 呈线样沉积,提示Ⅱ型超敏反应致病。这主要见于甲氧西林(methicillin,又称二甲氧苯青霉素及新青霉素Ⅰ)所致 ATIN,也可见于苯妥英钠、别嘌呤醇、利福平等致病者。目前认为这种抗 TBM 疾病的靶抗原是3M-1糖蛋白,由近曲小管分泌黏附于肾小管基底膜的外表面,相对分子质量为 48 kDa。正常人对此蛋白具有免疫耐受,但是药物半抗原与其结合形成一种新抗原时,免疫耐受即消失,即能诱发抗 TBM 抗体产生,导致 ATIN。此外,从前报道Ⅲ型超敏反应(循环免疫复合物致病)也可能参与药物过敏性 ATIN 发病,其实基本见不到

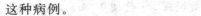

这种病例。

2.感染相关性 ATIN

广义上的感染相关性 ATIN 也包括病原微生物直接侵袭肾间质导致的 ATIN 如急性肾盂肾炎。此处所讲感染相关性 ATIN 仅指感染诱发免疫反应导致的 ATIN。

一般认为,感染相关性 ATIN 也主要是由细胞免疫反应致病,理由:①肾组织免疫荧光检查阴性,不支持体液免疫致病;②肾间质中有大量淋巴细胞和单核细胞浸润;③免疫组化检查显示肾间质中浸润的淋巴细胞主要是 T 细胞。

3.TINU 综合征

TINU 综合征是一个 ATIN 合并眼色素膜炎的综合征,临床较少见。1975 年首先由 Dinrin 等报道,迄今报道 300 余例。此综合征的病因及发病机制至今尚不完全明确,但与机体免疫功能紊乱及遗传因素影响相关,简述如下。

(1)细胞免疫:目前较公认的发生机制是细胞免疫致病。主要依据:①患者的皮肤试验反应能力降低;②外周血中 T 细胞亚群(CD3$^+$、CD4$^+$、CD8$^+$)异常,CD4$^+$/CD8$^+$ 比值降低,CD56$^+$ 的 NK 细胞增高;③肾脏病理检查可见肾间质中有大量 CD3$^+$、CD4$^+$、CD8$^+$ 淋巴细胞浸润,多数报道以 CD4$^+$ 细胞为主,并长期存在。④在部分患者肾间质中可见非干酪性肉芽肿,提示局部存在迟发型超敏反应。

(2)体液免疫:目前有证据表明,TINU 综合征也可存在体液免疫的异常。依据:①患者存在多克隆高丙种球蛋白血症,尤以血 IgG 水平升高明显;②在部分 TINU 综合征患儿肾组织中检测出抗肾小管上皮细胞抗体成分。Wakaki 等对 1 例 13 岁女孩肾组织匀浆中的 IgG 纯化后测得 125 kDa 抗体成分,证实为抗肾小管上皮细胞抗体,并通过免疫组化法明确该抗体存在于皮质区肾小管上皮细胞的胞质中。③少数病例血清检测出抗核抗体、类风湿因子、抗肾小管及眼色素膜抗体等自身抗体及循环免疫复合物,提示体液免疫异常在部分 TINU 综合征中起作用,并可能是一种自身免疫性疾病。

(3)遗传因素:有关单卵双生兄弟、同胞姐妹共患 TINU 综合征,以及 TINU 综合征患者母亲患有肉芽肿病的报道,均强烈显示出本症具有遗传倾向。已有报道证实 TINU 综合征与人类白细胞抗原(HLA)系统有着密切关联,主要集中在 *HLA-DQA*1 和 *DQB*1,以及 *DR*6、*DR*14 等位基因。

二、临床及病理表现、诊断与鉴别诊断

(一)临床表现及辅助检查

1.临床表现

(1)药物过敏性 ATIN。①用药史:患者发病前均有明确的用药史。20 世纪 80 年代前,青霉素、半合成青霉素、磺胺类等抗菌药物是诱发 ATIN 的主要药物;而 20 世纪80 年代后,国内外文献报道诱发 ATIN 最多的药物是 NSAID 和头孢菌素类抗生素。②药物过敏表现:常为药物热及药疹(常为小米至豆大斑丘疹或红斑,弥漫对称分布,伴瘙痒)。③肾损害:患者常在用药后一至数天出现尿化验异常和肾小球及肾小管功能损害,少尿性(病情较重者)或非少尿性(病情较轻者)急性肾损伤十分常见。

但是,NSAID 引起的过敏性 ATIN 常有如下独特表现:①虽然有患者在用药后 1 至数天出现肾损害,但是有的却可在用药后数周至数月才发病;②临床常无药物过敏的全身表现,如药物

热及药疹;③在导致 ATIN 的同时,又能引起 MCD,临床出现肾病综合征。若不认识它的这些特点,即易导致误漏诊。

(2)感染相关性 ATIN:常首先出现与感染相关的全身表现,而后才呈现尿化验异常、急性肾损伤及肾小管功能异常。既往此 ATIN 常由细菌感染引起,而现代病毒等微生物引起者更常见。

(3)TINU 综合征:常发生于青少年,女性居多。病前常有乏力、食欲减退、体重下降及发热等非特异症状,而后出现肾损害(尿化验异常、急性肾损伤及肾小管功能异常)及眼色素膜炎(虹膜睫状体炎或全色素膜炎,常两侧同时发生)。少数患者眼色素膜炎出现在肾损害前,多数同时出现,或眼色素膜炎出现在肾损害后(一个月到数月)。患者常伴随出现血沉增快、血清 C-反应蛋白及 γ 球蛋白增高。

2.实验室检查

(1)尿常规化验:常表现为轻度蛋白尿(<1 g/d,以小分子性蛋白尿为主),镜下血尿(甚至肉眼血尿),无菌性白细胞尿(早期尚能见嗜酸性粒细胞尿),以及管型尿(包括白细胞管型)。

(2)血常规化验:一般无贫血,偶尔出现轻度贫血。30%～60%的药物过敏性 ATIN 患者外周血嗜酸性粒细胞计数增多。

(3)肾小管损伤指标及肾小管功能检查:患者尿 N-乙酰-β-D-氨基葡萄糖苷酶(NAG)、γ-谷氨酰转肽酶(γ-GT)及亮氨酸氨基肽酶(LAP)增多,提示肾小管上皮细胞损伤。尿 $β_2$ 微球蛋白、$α_1$ 微球蛋白、视黄醇结合蛋白及溶菌酶常增多,提示近端肾小管重吸收功能障碍;尿比重和尿渗透压减低,提示远端肾小管浓缩功能减退。患者有时还能出现肾性尿糖,甚至 Fanconi 综合征,以及肾小管酸中毒。

近年,一些能反映早期急性肾损害的尿生物标记物检验已开始应用于临床,这对早期发现及诊断 ATIN 很有帮助,如尿中性粒细胞明胶酶相关脂质运载蛋白(neutrophil gelatinase-associated lipocalin,NGAL)检验、尿肾脏损伤分子-1(kidney injury molecule-1,KIM-1)检验,以及尿白细胞介素-18(interliukin 18,IL-18)检验等。

(4)肾小球功能检查:患者出现急性肾损伤时,血肌酐及尿素氮将迅速升高,血清胱抑素 C 水平也升高。

(5)其他检验:对疑及药物诱发抗 TBM 抗体的患者,应进行血清抗 TBM 抗体检测。

3.影像学检查

超声等影像学检查显示 ATIN 患者的肾脏体积正常或增大,若能除外淀粉样变肾病及糖尿病肾病,肾脏体积增大对提示急性肾损伤很有意义。

4.^{67}镓核素扫描

20 世纪 70 年代末即有报道 ATIN 患者肾脏摄取核素^{67}镓(^{67}Ga)明显增多,因此认为^{67}Ga 核素扫描有助 ATIN 诊断。但是,在此后的研究中发现^{67}Ga 核素扫描诊断 ATIN 的敏感性仅58%～68%,特异性也不高。因此,^{67}Ga 同位素扫描并不是理想的 ATIN 检测指标,临床上很少应用。不过,文献报道急性肾小管坏死患者极少出现^{67}Ga 核素扫描阳性,因此认为此检查对鉴别 ATIN 与急性肾小管坏死仍有一定意义。

(二)病理表现

1.光学显微镜检查

ATIN 的病理特点主要是肾间质炎细胞浸润及水肿。无论药物过敏性 ATIN、感染相关性

ATIN 或 TINU 综合征,肾间质中弥漫浸润的炎细胞均以淋巴细胞(主要是 T 细胞)及单核细胞为主,常伴不同程度的嗜酸性粒细胞(药物过敏性 ATIN 最明显),并偶见中性粒细胞。可见肾小管炎(炎细胞趋化至肾小管周围,并侵入肾小管壁及管腔)。此外,在部分药物过敏性 ATIN 及 TINU 综合征患者的肾间质中,还可见上皮样细胞肉芽肿。肾小管上皮细胞常呈不同程度的退行性变,可见刷状缘脱落,细胞扁平,甚至出现灶状上皮细胞坏死及再生。肾小球及肾血管正常。

2.电子显微镜检查

无特殊诊断意义。NSAID 引起 ATIN 同时可伴随出现 MCD,此时可见肾小球足细胞足突广泛融合。

3.免疫荧光检查

多呈阴性。但是药物(如甲氧西林)诱发抗 TBM 抗体致病者,能在 TBM 上见到 IgG 及 C3 呈线样沉积。

(三)诊断与鉴别诊断

1.诊断

原发性 ATIN 确诊需要依靠肾组织病理检查,但是在此基础上还必须结合临床表现才能进行准确分类。

(1)药物过敏性 ATIN:若有明确用药史,典型药物过敏表现(药疹、药物热、血嗜酸性粒细胞计数增多等),尿检验异常(轻度蛋白尿、血尿、无菌性白细胞尿及管型尿),急性肾损伤及肾小管功能损害(肾性糖尿及低渗透压尿等),一般认为临床即可诊断药物过敏性 ATIN(当然,能进行肾组织病理检查确认更好)。如果上述表现不典型(尤其是无全身药物过敏表现,常见于 NSAID 致病者),则必须进行肾穿刺病理检查才能确诊。

(2)感染相关性 ATIN:若有明确感染史,而后出现 ATIN 肾损害表现(轻度尿检验异常、急性肾损伤及肾小管功能损害)即应疑及此病,及时进行肾活检病理检查确诊。

(3)TINU 综合征:在出现 ATIN 肾损害表现前后,又出现眼色素膜炎(虹膜睫状体炎或全色素膜炎),即应高度疑及此病,及时做肾活检病理检查确诊。

2.鉴别诊断

应该与各种能导致急性肾损伤的疾病鉴别,与肾小球及肾血管疾病鉴别不难,此处不拟讨论。只准备在此讨论如下两个疾病。

(1)药物中毒性急性肾小管坏死:应与药物过敏性 ATIN 鉴别,尤其是无全身药物过敏表现的 ATIN。两者均有用药史,尿常规检验均改变轻微(轻度蛋白尿,少许红、白细胞及管型),都常出现少尿性或非少尿性急性肾损伤。但是,药物中毒性急性肾小管坏死具有明确的肾毒性药物用药史,发病与用药剂量相关,而无药物过敏表现;尿检验无或仅有少许白细胞,无嗜酸性粒细胞;除某些肾毒性中药(如含马兜铃酸的中药)致病者外,很少出现肾性糖尿等近端肾小管功能损害。上述临床实验室表现可资初步鉴别。此外,正如前述,有学者认为 ^{67}Ga 同位素扫描对两者鉴别也有意义,而肾活检病理检查可以明确将两者区分。

(2)IgG4 相关性 TIN:这是近年才认识的一个自身免疫性疾病。此病能累及多个器官系统,被称为 IgG4 相关性疾病,但是也有约 5% 患者仅表现为 IgG4 相关 TIN,而无全身系统表现。此病仅表现为 TIN 且出现急性肾损伤时,则需要与原发性 ATIN 鉴别。IgG4 相关 TIN 具有特殊的临床病理表现,如血清 IgG4 水平增高,补体 C3 水平下降,肾活检病理检查在肾间质中可见大量 IgG4 阳性浆细胞浸润，并伴随轻重不等的席纹样纤维化等。这些表现均与原发性 ATIN 不同，鉴别并不困难。

三、治疗对策、预后及防治展望

(一)去除病因

早期诊断，去除病因是治疗的关键。对药物过敏性 ATIN 患者及时停用致敏药物，对感染相关性 ATIN 患者有效控制感染，都是治疗的关键。许多患者在去除上述病因后病情可自行好转，轻者甚至可以完全恢复。

(二)糖皮质激素治疗

一些较小型的非随机对照临床试验结果显示，糖皮质激素治疗药物过敏性 ATIN 疗效明显，与单纯停用致敏药物比较，ATIN 的完全缓解率更高，缓解时间缩短；但是，另外一些小型临床试验却未获得上述效果，认为与单纯停用致敏药物相比疗效无异。由于缺乏高质量大样本的前瞻随机对照临床试验证据，故目前尚难下确切结论。

根据主张用激素治疗学者的意见，对药物过敏性 ATIN 患者用激素治疗的指征为：①ATIN 病情严重，如肾功能急剧恶化需要透析治疗，和/或病理检查肾间质炎症严重或肉芽肿形成；②停用致敏药后数天肾功能无明显改善者。若治疗过晚(往往 ATIN 病期已超过 3 周)，病理检查已发现肾间质明显纤维化时，激素则不宜应用。

若拟用糖皮质激素进行治疗，那么激素起始剂量应多大、全部疗程应多长，目前也无指南推荐意见或建议。美国经典肾脏病专著《The Kidney(第 9 版)》认为可用泼尼松 1 mg/(kg·d)作起始剂量口服，3～4 周后逐渐减量，再过 3～4 周停药。国内不少单位主张泼尼松起始剂量宜小，30～40 mg/d 即可，减停药方法与上基本相同。另外，如果应用糖皮质激素正规治疗 4 周无效时(这常见于治疗过晚病例)，也应停用激素。

感染相关性 ATIN 是否也适用糖皮质激素治疗意见更不统一。不少学者都主张仅给予抗感染治疗，而不应用激素，尤其在感染未被充分控制时。但是，某些感染相关性 ATIN(如汉坦病毒导致的出血热肾综合征)病情极重，感染控制后 ATIN 恢复十分缓慢，很可能遗留下慢性肾功能不全。有学者对这种患者应用了激素治疗，并发现其中部分病例确能有促进疾病缓解和减少慢性化结局的疗效，所以他们认为，在特定条件下，感染相关性 ATIN 在感染控制后仍可考虑激素治疗。

至于 TINU 综合征，由于它是一个自身免疫性疾病，故必须使用糖皮质激素治疗。TINU 综合应用激素治疗的疗效往往很好，对个别疗效较差者和/或肾间质出现上皮样细胞肉芽肿者，必要时还可加用免疫抑制剂治疗。

(三)免疫抑制剂治疗

药物过敏性 ATIN 一般不需要使用免疫抑制剂治疗。但是，也有报道认为，若激素治疗 2 周无效时，仍可考虑加用免疫抑制剂如环磷酰胺或吗替麦考酚酯。环磷酰胺的常用量为 1～2 mg/(kg·d)，一般仅用 4～6 周，不宜过长；而文献报道的吗替麦考酚酯用量为 0.5～1.0 g，每天 2 次，应该服用多久，尚无统一意见。

另外，当药物诱发抗 TBM 抗体致病时，除需用激素及免疫抑制剂积极治疗外，必要时还要配合进行血浆置换治疗。不过自从甲氧西林被弃用后，现在抗 TBM 抗体所致 ATIN 已很难遇到。

（四）透析治疗

当 ATIN 患者出现急性肾损伤达到透析指征时，就应及时进行透析，以清除代谢废物，纠正水电解质及酸碱平衡紊乱，维持生命，赢得治疗时间。

（五）ATIN 的预后

药物过敏性 ATIN 的大系列研究资料显示，约 64.1％的患者治疗后疾病能完全缓解，23.4％能部分缓解，而 12.5％将进入终末肾衰竭需依靠肾脏替代治疗维持生命。另一篇文献统计，约 36％的药物过敏性 ATIN 将最终转变成慢性肾脏病。

影响疾病预后的因素：①治疗是否及时，这是影响疾病预后的关键因素。一般认为发病＞3 周未及时停用致敏药物进行治疗者，往往预后差。②年龄，老年患者预后差。③病理检查，肾间质纤维化（常伴肾小管萎缩及肾小管周毛细血管消失）程度重者、出现上皮样细胞肉芽肿者预后差。但是血清肌酐峰值高低、病理检查肾间质炎细胞浸润轻重及是否存在肾小管炎，与疾病预后无关。

感染相关性 ATIN 的预后与感染是否被及时有效控制及肾损害严重程度密切相关。而 TINU 综合征从总体上讲预后较好，不过疾病（尤其眼色素膜炎）较易复发。

（六）对 ATIN 治疗的思考及期望

正如前述，影响药物过敏性 ATIN 预后的首要因素是有否及时停用致敏药物，停药不及时的患者往往预后差。为此早期识别此病进而及时停用致敏药非常重要。既往在讲述本病临床表现时，很强调发热、皮疹及关节痛"三联征"，这"三联征"的描述最早来自甲氧西林所致 ATIN 的报道，在甲氧西林被弃用后，近年已很少出现（文献报道仅呈现在约 10％患者中）。为此在识别药物过敏性 ATIN 时，对"三联征"不宜过度强调，否则必将导致 ATIN 诊断延误。应该说，对所有用药后出现急性肾损伤及尿检验异常（轻度蛋白尿，伴或不伴血尿及无菌性白细胞尿）的患者，均应及时做肾活检病理检查，看是否药物过敏性 ATIN。这对于临床无全身过敏表现的 ATIN 患者（常见于 NSAID 致病时）尤为重要。

至今，对药物过敏性 ATIN 是否该用糖皮质激素治疗看法仍未统一；而对某些感染相关性 ATIN 重症病例，在感染控制后能否应用激素去减轻病情、改善预后争论更大。即使应用激素治疗，治疗方案（药物起始剂量，持续用药时间及停药指征等）应如何制订也没有一致意见。这主要是由于对上述 ATIN 治疗，一直缺乏高质量的前瞻随机对照临床试验证据。ATIN 的发病率不是很高，正如前述，在血尿和/或蛋白尿进行肾活检的患者中其所占比例仅 1％左右，因此欲组织大样本的临床试验去验证某一治疗方案对 ATIN 的疗效，会有一定困难。但是这项工作必须去做，可能需要众多医疗单位参与的多中心研究去完成，我们期望在不久的将来能看到这种高质量的临床试验证据。

（许维涛）

第三节　慢性肾小管间质性肾炎

慢性肾小管间质性肾炎（慢性 TIN）是由许多不同因素引起的一种临床综合征。其病理变化是以肾小管萎缩和肾间质纤维化等病变为主要表现的综合征。肾小球及血管病变轻微。早期以肾小管功能损害为主,后期表现为慢性进展性肾衰竭。临床上多起病隐匿,疾病早期不出现水肿、高血压、血尿及大量蛋白尿等肾小球损害的特征表现,而突出表现为肾小管功能不全。至发病晚期,则表现为慢性进行性肾衰竭,肾小球滤过率降低。由于本病病因广泛,表现隐匿,往往发病率没有得到重视。在终末期肾脏疾病中,慢性 TIN 引起的肾衰竭占 10%～30%。

一、病因病机与临床表现

(一)病因病机

引起慢性 TIN 的病因很多而较复杂。在我国除常见的慢性肾盂肾炎引起的慢性感染性间质性肾炎外,其他如尿路梗阻反流、药物、免疫性疾病、代谢性疾病、血液系统疾病对引起本综合征的发病特点与病因关系非常密切。若为感染所致,好发于中年女性,药物性者与服药,尤其是止痛药为多。地区差异、种族、气候、饮食习惯与本病发生有关。预后与肾功能受损程度及高血压程度有关,不佳预后主要来自尿毒症及高血压。

1.病因

(1)感染:在慢性 TIN 发病中,感染引起的慢性肾盂肾炎中占 79%,其中主要有反流性肾病和尿路梗阻合并感染而引起。可引起感染的致病微生物包括细菌、病毒、分枝杆菌及真菌等。

(2)药物和毒素:药物常见于长期滥用止痛药,及某些肾毒性的抗生素,包括非甾体消炎药、氨基苷类抗生素、两性霉素 B、环孢素 A、普卡霉素等。

另外,还有部分中药,如关木通、汉防己、马兜铃等含有马兜铃酸的中药;重金属有镉、铝、锂、金、铍等;化学毒物和生物、毒素:顺铂、甲醛、乙二醇、蜂毒、蕈毒、蛇毒、鱼胆毒等。

(3)免疫性疾病:如干燥综合征、系统性红斑狼疮、血管炎结节病、慢性异体肾移植排斥反应、冷球蛋白血症等均可引起慢性 TIN。

(4)血液系统疾病:如异常的蛋白血症、淋巴增生性疾病、多发性骨髓瘤、阵发性睡眠性血红蛋白尿,由于异常蛋白或异常细胞对肾脏的直接侵袭,引起慢性 TIN。

(5)代谢性疾病:如尿酸性肾病、低钾性肾病、糖尿病、淀粉样变性病、胱氨酸尿症、高钙血症时肾内钙质沉着等也常出现肾间质病变。

(6)梗阻和反流性肾损害:如尿路阻塞、结石、肿瘤、膀胱输尿管反流。

(7)遗传性疾病:肾髓质囊肿病,肾髓质海绵肾,遗传性多囊肾,遗传性肾炎。

(8)其他:如放射性肾炎,高血压肾动脉硬化,动脉粥样栓塞肾病,特发性慢性肾小管间质性肾炎等均可引发慢性 TIN。

2.病机

各种因素引起的慢性 TIN,主要可致肾间质免疫损伤而肾小管萎缩,间质纤维化,白细胞浸润。

3.病理检查

慢性肾盂肾炎或反流性肾脏病引起的慢性 TIN,双肾大小不一,表面凹凸不平;常见粗或细的瘢痕,部分与包膜粘连;肾盂肾盏改变可有可无;有细菌感染时,可见肾盂肾盏增厚,扩张。其他病因引起的慢性 TIN 双肾大小相等,体积缩小。

光镜检查:病理特征小管细胞萎缩,上皮细胞扁平化,小管扩张,间质纤维化;小管间质单核细胞浸润,间质细胞浸润主要由淋巴细胞和单核细胞组成,中性粒细胞、浆细胞及嗜酸性粒细胞偶见,间质水肿、出血。

慢性间质性肾炎肾小球结构在长时间内保持正常,随着病变的进展,肾小球逐渐发生病理性改变,出现球周纤维化,节段性硬化,最终全球硬化。

免疫荧光检查:偶见 C3 或免疫球蛋白沿肾小管基底膜沉积。典型病例呈线型分布,肾小球多呈阴性,偶有系膜区节段性 C3 及 IgM 微弱阳性。

(二)临床表现

慢性肾小管间质性肾炎起病隐匿,也可为急性间质性肾炎延续而来。

1.临床全身表现

慢性 TIN 者,在相当长时间内无任何临床症状。患者多在体检时或由其他疾病就医时,发现尿检和肾功能异常,贫血,高血压。当患者出现临床症状时,可表现为原发病的全身症状,也可表现为慢性肾功能不全的非特异症状,如疲倦、乏力、贫血、呕恶、食欲缺乏、夜尿增多、睡眠障碍等。症状的轻重与肾衰的严重程度密切相关。慢性 TIN 患者贫血发生相对较早,可能是产生红细胞生长素的间质细胞较早受到破坏有关。

疾病晚期,由于肾小球硬化,患者可出现水肿及高血压。超过 50% 的患者可发生高血压,个别患者发生急性肾乳头坏死时,常有寒战、高热、肉眼血尿、腰痛,尿沉渣中可找到坏死的组织碎片。

2.肾功能减退的特点

(1)病变早期不出现水肿,高血压,大量蛋白尿等肾小球病变的特征性表现。

(2)小管间质病变导致的主要表现为小管功能不全,这也是被称为慢性小管间质性肾病,而非慢性小管间质性肾炎的原因。慢性 TIN 时,肾小管功能的下降与肾小球滤过率下降不成比例。在氮质血症前肾小管功能障碍已发生,其表现为肾小管破坏及间质纤维化的部位和程度有关。

(3)在近端肾小管功能损害时,主要表现为重吸收功能障碍,出现碳酸氢根、糖、尿酸、磷酸盐、氨基酸重吸收减少,排出增多。

(4)远端肾小管功能受损,受到尿酸化功能障碍,造成失盐、低钠、贮钾、酸碱失衡、多尿、夜尿增多,严重时可出现容量不足及高钾血症。

(5)晚期当发生明显的肾小球硬化时,临床上可出现大量蛋白尿、水肿、高血压、血清尿酸水平降低,可能为肾小管功能障碍,尿酸重吸收减少所致。

3.实验室尿检验

主要表现非肾病性蛋白尿,镜下血尿,白细胞尿及糖尿。尿蛋白常为小分子量的肾小管性蛋白尿。

(1)尿常规检查:尿蛋白±~+,比重 1.015 以下,pH>6.5。

(2)尿蛋白定量:≤1.5 g/24 h,低分子蛋白尿。

(3)尿溶菌酶及尿 β_2-微球蛋白增多:如出现大量蛋白尿时,则提示肾小球严重受损,预后大多不佳,25% 患者可出现尿糖。有临床资料报道,28% 的患者尿细菌培养阳性。

二、诊断、鉴别诊断与诊断标准

(一)诊断

本病起病隐匿,病因多样,临床表现缺乏特异性,诊断往往不及时,常易被漏诊误诊。

当出现临床症状时,长期用药史,争取尽量早期找到病因,早期作出诊断尤为重要。本病早期无肾小球损伤的特征表现,当出现以肾小管功能障碍为主要表现时,应考虑本病可能。如有无慢性肾盂肾炎史、尿路梗阻、长期应用肾毒性药物、免疫性疾病、代谢性疾病等原发性病史,当不能明确诊断时,进行肾活检以于确诊。

早中期多表现为夜尿增多,尿比重低,尿沉渣变化较少,常仅有少量细胞,蛋白尿较轻。尿蛋白为肾小管性低分子蛋白尿,β_2-微球蛋白增高,蛋白定量一般 1.5 g/24 h 以下,肾小球滤过率可正常。但部分患者在就诊时,已有不同程度的肾小球滤过功能障碍等。

辅助检查:B 超、X 线、放射线等检查,可见双肾体积缩小或正常,回声粗乱等表现。

肾活检:主要可见不同程度的间质纤维化,肾小管萎缩,间质弥漫淋巴细胞和单核细胞浸润;部分患者肾小动脉内膜增厚,管腔狭窄,肾小球缺血性皱缩及硬化。

（二）鉴别诊断

1.慢性肾小球肾炎

慢性肾小球肾炎有肾小球损害的特征性表现,如水肿、高血压、肾小球性蛋白尿等。慢性 TIN 在疾病早期无肾小球损害特征性表现,而主要表现,为肾小管功能不全,如尿量增多,夜尿增多,无水肿等。

2.急 TIN

急性 TIN 和慢性 TIN 在病因上有重叠,且即使同一损害,也可表现为连续的过程,需根据病史及典型的临床表现二者不难鉴别,必要时行肾活检确诊。

（三）诊断标准

（1）病史:有慢性肾盂肾炎病史,反流病变及尿路梗阻病史,长期接触肾毒素或用药史。

（2）肾小管损伤:有肾小管功能障碍,尿量增多,夜尿增多表现。

（3）贫血,乏力,夜眠不安等。

（4）有肾功能损害:但无高血压、水肿、轻度蛋白尿、尿 β_2-微球蛋白增多。

（5）影像学检查:B 超提示双肾大小不一致,回声粗乱,皮质髓质界限不清。

（6）肾活检:呈慢性小管间质纤维化,伴小球硬化。

三、治疗

（一）一般治疗

血压高者积极控制高血压,首选血管紧张素转化酶抑制剂,纠正电解质和酸碱平衡紊乱,尤其注意纠正代谢性酸中毒。出现贫血时,及早应用促红细胞生成素。当出现尿量、夜尿增多时,容易引起血容量不足,严重时可引起肾小球滤过率下降,此时注意液体的补充。

（二）病因治疗

病因治疗主指对原发病的治疗,以及祛除致病因素。

（1）药物引起的及时停用相关药物。

（2）接触重金属和有害毒物者,及时停止接触。

（3）梗阻者应尽早解除梗阻。

（4）感染引起者选用敏感的抗生素。

由于免疫性疾病、造血性疾病、血管性疾病、代谢性疾病引起的慢性间质性肾病,则应积极治疗原发病。

（三）替代治疗

当慢性间质性肾病发展至肾衰竭、尿毒症时,应积极尽早进行血液透析治疗。

（许维涛）

第四节　溶血性尿毒症综合征

一、发病机制

溶血性尿毒症综合征属于经典的血栓性微血管病之一,最早于 1955 年由 Gasser 等人报道,临床上主要表现为微血管病性溶血性贫血、血小板减少及急性肾损伤三联征。病因涉及基因异常、病原体侵袭及药物损害等多种因素。目前对其发病机制的研究主要涉及以下几个方面。

(一)细菌感染

1.大肠埃希菌(产志贺毒素菌株)

腹泻相关 HUS(D＋HUS)由产志贺毒素(Shiga toxin,Stx)的细菌引起,主要是大肠埃希菌 O157：H7(60％)或其他产 Stx 的细菌(40％)。志贺毒素分为两种,即志贺毒性 1(Stx1)(以 O157：H7 为主)和志贺毒性 2(Stx2)(如 2011 年在欧洲引起流行性 HUS 的 O104：H4)。上述细菌通过粪口途径引起肠道感染,临床表现为腹泻。细菌黏附在肠道黏膜表面,分泌 Stx,后者一旦通过损伤肠黏膜进入血循环,可以迅速与血液循环中的中性粒细胞结合,到达损伤的靶器官,由于肾脏肾小球内皮细胞能高表达 Stx 受体,故肾脏受累常较突出。

Stx 引起血管内皮细胞损伤是 D＋HUS 发病的中心环节,其具体机制如下:Stx 由 1 个亚单位 A 及 5 个亚单位 B 组成。亚单位 A 与细菌的细胞毒作用相关,其解离后从高尔基体转移到内质网并进一步剪切为亚单位 A1 和 A2。亚单位 A1 通过与 60 秒的核糖体亚单位结合而抑制蛋白质合成从而发挥其细胞毒效应。亚单位 B 可以与细胞膜上特异的 N-脂酰鞘氨醇三己糖糖脂受体相结合。该毒素与细胞膜受体结合后可以进入细胞内,使细胞表达各种炎性因子如白介素-1(IL-1)和肿瘤坏死因子-α(TNF-α)。这些因子可以上调内皮细胞的糖鞘脂 Gb3 受体,从而使内皮细胞更易与 Stx 结合。随后发生的不同靶器官的微血管损伤则引起不同的临床表现:与肠道黏膜血管网内皮细胞结合则引起出血性结肠炎,与血管内皮细胞结合则引起溶血及血小板减少,与肾脏微血管内皮细胞结合则引起急性肾损伤等。内皮细胞损伤后,内皮下基质暴露,凝血系统及补体系统被激活,进一步造成炎症反应、血小板黏附聚集及纤维素沉积。红细胞通过受损的毛细血管时易发生机械损伤,进而发生溶解。同时,受损的内皮细胞由于失去正常的抗凝功能,最终导致微血栓的形成。

2.侵袭性肺炎链球菌

侵袭性肺炎链球菌相关的 HUS 发病机制主要为 Thomsen-Friedenreich 抗原(TF 抗原)的暴露。在生理状态下,TF 抗原存在于人体红细胞、血小板及肾小球内皮细胞的表面,并被 N-乙酰神经氨酸覆盖。如患者感染了产神经氨酸酶的肺炎链球菌,细菌分泌的神经氨酸酶可以分解细胞表面的 N-乙酰神经氨酸,使 TF 抗原暴露。TF 抗原暴露后,机体会产生针对 TF 抗原的自身抗体,引发免疫反应,造成红细胞、血小板及肾小球内皮细胞的损伤,最终导致 HUS 的发生。

(二)补体调节分子异常

补体系统是人类天然免疫系统的重要组成成分,补体活化后可识别并清除外源微生物、机体凋亡组织及免疫复合物。同时,机体还存在抑制补体活化的调节蛋白,从而避免了补体过度激活而导致对机体自身的损伤。如果补体调节蛋白的功能出现异常,则会导致相关疾病。

在生理情况下,血管内皮细胞可以通过多种补体调节蛋白来避免补体介导的损伤,如 H 因子(CFH)、I 因子(CFI)、膜辅助蛋白(MCP)等。当上述因子出现异常(如基因突变或机体产生针对补体调节蛋白的自身抗体)或补体活化分子基因突变后功能增强(即不再受补体调节蛋白的调节作用)时,均可引起补体在内皮细胞表面出现不适当的过度激活,从而引起内皮细胞损伤,导致 HUS。由于肾脏对补体活化异常敏感,故此类患者肾脏受累突出。以下就常见补体调节蛋白或相关因子功能异常所致 HUS 的机制做一详述。

1.H 因子

CFH 是血清中浓度最高的补体调节蛋白之一,由 20 个独立的能折叠的结构域组成,这些结构域称为短一致重复片段(SCRs)。CFH 基因位于 1q32,是 1213 个氨基酸残基组成的 150 kDa 的糖蛋白,主要由肝脏合成,肾脏的系膜细胞、足细胞、血小板、外周血单个核细胞、视网膜色素上皮细胞、神经胶质细胞、成纤维细胞、内皮细胞等也有部分表达。CFH 能够与多个配体如 C_{3b}、肝素、C 反应蛋白(CRP)等相互作用,提示 CFH 功能的复杂性。目前已知 CFH 有 3 个与 C_{3b} 结合的位点,分别位于 SCR1-4、11-14 和 19~20;3 个与肝素结合的位点,分别位于 SCR7、13 和 20;3 个与 CRP 结合的位点,分别位于 7~8、11~13 和 16~20。CFH 在补体旁路途径活化的早期起着重要的调节作用,一方面可以作为 CFI 的辅助因子降解 C_{3b},转化成 iC_{3b};另一方面可以通过与 B 因子的裂解产物 Bb 竞争性结合 C_{3b} 使 C_3 转化酶生成减少,同时加速已形成的 C_3 转化酶的降解。

在非典型的溶血性尿毒症综合征(aHUS)患者中近 30%~50%存在 CFH 水平降低或缺如,目前认为主要原因包括 CFH 基因纯合/杂合缺陷或存在抗 CFH 的自身抗体。纯合突变时血清 CFH 缺乏,通常在正常水平的 10%以下,患者可表现为散发 aHUS 或有家族史,通常在婴幼儿期发病。杂合缺陷的患者血清补体水平正常或接近正常,CFH 水平为正常水平的 50%左右。CFH 的基因突变主要发生于 SCR19-20,多为单个氨基酸的突变,使 CFH 与相应配体及内皮细胞的结合能力下降,从而引起临床病变。另外,6%~10%的 aHUS 患者中存在抗 CFH 的自身抗体。

2.I 因子

CFI 是另一种由肝脏合成的补体调节因子,由一条重链与轻链组成,主要在循环(液相)中发挥作用。其生物学功能是通过降解 C_{3b} 及 C_{4b} 而抑制 C_3 转化酶的形成,从而抑制补体的激活。CFI 生物学功能的发挥依赖于与其他辅助因子如 CFH、C_4 结合蛋白(C_4BP)及 MCP 的相互作用。

CFI 的基因编码位于 4 号染色体长臂 2 区 5 带。CFI 基因缺陷外显率较低,故大多为散发病例而非家族遗传。CFI 基因缺陷时,补体活化不受控制,其结果类似于 CFH 基因缺陷,最终会导致 TMA 的发生。

3.膜辅助蛋白

MCP 又称 CD46,是一类广泛表达于细胞表面的跨膜补体调节因子。除红细胞外,MCP 几乎表达于体内的所有细胞。其生物学功能为辅助 CFI 降解沉积于细胞表面的 C_{3b} 和 C_{4b}。其编码基因毗邻 CFH 编码基因,基本结构单位也为 SCR 结构域。

与 CFH 基因突变相似,MCP 基因缺陷可导致其表达量减少、与 C_{3b} 的结合能力降低及 CFI 辅助活性降低,引起补体在细胞表面的过度激活从而致病。MCP 基因缺陷能以常染色体显性遗传或常染色体隐性遗传方式遗传。但单纯 MCP 基因缺陷并不一定致病,携带 MCP 基因缺陷者病情也较轻,这可能与其他因素的参与有关。

4.B 因子

B 因子(CFB)是补体旁路激活途径的固有成分之一,具有旁路途径转化酶的酶切位点。aHUS 患者中 B 因子基因突变的报道较少。研究认为 CFB 突变可增加 $C_{3b}B$ 的合成或使 $C_{3b}Bb$ 不易被促衰变因子或 CFH 降解,故可使酶活性增强,使更多补体成分沉积于肾小球内皮细胞而致病。

5.其他补体相关因子

有报道血栓调节蛋白(thrombomodulin,TM)的基因缺陷可引发 aHUS。TM 是一种普遍存在于内皮细胞表面的糖蛋白,具有抗凝、抗炎和细胞保护等多重作用。其可在补体辅助因子(CFH 和 C_4BP)存在的条件下辅助 CFI 降解 C_{3b},还可激活羧肽酶原 B,加速过敏毒素 C_{3a} 和 C_{5a} 的降解。TM 还可以激活蛋白 C,从而发挥其抗凝及促纤溶的作用。若 TM 基因缺陷可影响其与配体的结合,从而影响其对补体的调节功能而导致血栓形成。

二、分类

根据病因学及临床特征等的不同,可将 HUS 分为两大类:一类是典型 HUS,也称腹泻相关型 HUS(D+HUS),另一类为无腹泻的 HUS(D-HUS),也称不典型溶血性尿毒症综合征(aHUS)。

近年来也有学者提出应根据不同的发病机制对 HUS 进行分类,如病因明确者如细菌感染、补体系统异常等及疾病相关者如肿瘤、移植、妊娠、自身免疫性疾病所致等,可能更有助于临床的诊治。

三、表现

(一)临床表现

HUS 主要表现为微血管病性溶血、血小板减少和急性肾损伤,肾受累常较为严重,而不同类型的 HUS 又各具特点。

1.D+HUS

D+HUS 多见于儿童,常先有前驱腹泻症状,后发生急性肾损伤。有文献报道,其总体发病率为每年 2.1/10 万人,小于 5 岁的儿童发病率最高达每年 6.1/10 万,而 50～59 岁成人发病率最低为每年 0.5/10 万人。

(1)前驱症状:近 90% 的患者有前驱症状,大多为"胃肠炎"表现,如腹痛、腹泻、呕吐及食欲缺乏,伴中度发热。腹泻严重者可为脓血便,类似溃疡性结肠炎,少数病例以呼吸道感染为前驱症状。前驱期可持续数天至数周,其后常有一段无症状间歇期。

(2)贫血及血小板减少:常在前驱期后 5～10 天(也有长至数周)突然发病,以微血管病溶血所致贫血及血小板减少所致出血为突出表现。患者常表现为面色苍白、黄疸(占 15%～30%)、皮肤黏膜出血(皮肤出血点、瘀斑甚至血肿)、呕血、便血及血尿,部分重症患者还可出现贫血相关性心力衰竭。患者肝脾常增大。

(3)急性肾衰竭:与贫血几乎同时发生。患者肾功能急剧恶化、出现水电解质平衡紊乱和酸中毒,严重时进展至少尿或无尿。常伴发高血压。

此外,部分患者还可以出现中枢神经系统症状,如头痛、嗜睡、性格异常、抽搐、昏迷及共济失调等。

2.aHUS

与 D+HUS 相比,aHUS 患者更好发于成人。虽无腹泻症状,但也常伴其他胃肠道表现。患者迅速出现少尿或无尿性急性肾衰竭及恶性高血压,其中约 50% 患者可进展至终末期肾脏病(ESRD)。儿童中最为常见的 aHUS 为产神经氨酸酶肺炎链球菌感染相关的 HUS,临床可表现为肺炎和脑脊髓膜炎,严重者发生呼吸窘迫综合征和败血症。应注意的是该组患者的临床表现常可因血浆疗法而加重,需要警惕。

值得一提的是,随着现代遗传学及免疫学技术的发展,近年在 aHUS 中又分出一个亚类,名为 DEAP-HUS,该类患者存在 CFH 相关蛋白 1 和 3 基因的缺失并存在血清抗 CFH 的自身抗体,好发于年轻人,男女比例相近,可有较为突出的非腹泻的胃肠道症状。

(二)实验室检查

微血管溶血性贫血和血小板减少是 HUS 实验室检查的标志性特点,特别是后者即使在正常范围,若呈进行性下降趋势,临床意义也很大。HUS 患者贫血一般较为严重,为微血管病性溶血,外周血涂片可见到>2%的破碎红细胞。而发生微血管病性溶血时,血管内溶血的指标如血清乳酸脱氢酶(LDH)上升、血和尿游离血红蛋白升高及血清结合珠蛋白降低等,以及血管内、外溶血共有的表现如血清总胆红素及间接胆红素升高、外周血网织红细胞升高等也都阳性。抗人球蛋白试验(Coomb'stest)阴性,但在系统性红斑狼疮和侵袭性肺炎链球菌感染引起的 HUS 中可能阳性。需要特别指出的有以下两点。①外周血涂片寻找破碎红细胞的比例非常重要,正常范围<0.5%,若处于0.5%~2.0%则要高度怀疑微血管溶血,如>2%则基本可以确诊。但由于该检查的准确性较大程度依赖于实验室技术人员的检测水平,故各个实验室的可靠性差异较大。为此,国际血液病破碎红细胞标准化工作组(ICSH)于2012年制订了最新的关于判断外周血破碎红细胞的标准诊断流程,可供参考。②LDH 升高对发现 HUS 最敏感,但特异性不强,其升高并不只见于 HUS,在一些其他疾病如心肌梗死、横纹肌溶解综合征、肿瘤及重症感染时也可以见到,故需要结合患者实际状态进行判断。

D^+ HUS 常有外周血白细胞数升高伴核左移,但 aHUS 则白细胞数多正常。多数患者的凝血酶原时间(PT)、部分凝血活酶时间(APTT)、V 因子、Ⅷ因子和纤维蛋白原都在正常范围。部分患者存在纤维蛋白降解产物升高和凝血酶时间(TT)延长。

HUS 患者肾脏受累的临床表现与其肾脏病理受损的部位有关,如累及肾小球时,则突出表现为血尿、蛋白尿,严重时出现大量蛋白尿及血肌酐升高;如以肾血管受累为主,则尿中的有形成分不明显,临床上多表现为恶性高血压及血肌酐升高等。严重的血小板减少可导致非变形红细胞血尿。

其他实验室检查包括大便培养(大肠埃希菌或志贺痢疾杆菌),Stx 检测或通过聚合酶链式反应(PCR)检测 Stx 的基因;痰培养;血浆补体成分及调节蛋白水平的测定(包括 C_3、C_4、CFB、CFH、CFI、外周血单核细胞表面 MCP 的表达)、补体基因筛查等,但部分检查步骤较为复杂,价格昂贵,尚不能广泛应用于临床。

(三)肾脏病理表现

肾活检病理在明确 TMA 诊断、协助提示病因、与其他疾病鉴别、指导治疗及判断患者长期预后方面有很大帮助。

导致 TMA 的中心环节是血管内皮细胞损伤,从而出现了一系列病变。

1.肾小球

光镜检查急性期肾小球病理表现:依据肾小动脉的损伤程度,可见程度不等、发病各异的毛细血管襻缺血性皱缩;肾小球毛细血管内皮细胞增生、肿胀;节段性毛细腔内微血栓形成;因基底膜内疏松层增宽而出现基底膜不规则增厚,并可出现假双轨征;因节段性系膜溶解,可出现毛细血管瘤样扩张;在病变慢性期可出现系膜基质增生导致系膜增宽,系膜细胞可不同程度的插入,毛细血管内皮细胞和系膜细胞产生的基底膜样物质导致肾小球毛细血管襻真双轨征样改变。在 HUS 的终末期,肾小球硬化和缺血性硬化,部分呈现膜增殖性肾炎样改变。

免疫荧光检查对 HUS 病变无决定性诊断价值,有时在肾小球内出现非特异性 IgM 弱阳性,纤维蛋白强弱不等的阳性,有微血栓形成时,更明显。

电镜检查对 HUS 病变的诊断,有一定意义。急性期最常见的病变是肾小球毛细血管基底膜内疏松层增宽,内皮细胞肿胀,有时可见血栓形成。

2.肾脏小动脉

光镜下急性期小动脉的病变在 D⁻ HUS 患者更常见。在疾病早期,肾脏小动脉表现为内皮细胞肿胀,内膜水肿,进而黏液变性,节段性血栓形成。慢性期随着疾病进展,受累小动脉内膜进一步增厚,纤维和胶原纤维增生,以血管腔为中心呈同心圆状排列,或称葱皮状增生。原来的血栓逐渐机化。

电镜下急性期小动脉内皮细胞的病变和肾小球内皮细胞病变类似,急性期血管基底膜内疏松层增宽。慢性期可见内膜胶原纤维增生。

3.肾小管和肾间质

HUS 的肾小管和肾间质均为肾血管和肾小球病变的继发性病变。肾小管上皮细胞多少不等的刷状缘脱落、萎缩,肾间质水肿及轻重不等的淋巴和单核细胞浸润及纤维化。

四、诊断

图 7-1 是对临床疑诊 TMA(其中包括 HUS 和 TTP)患者的诊断流程。

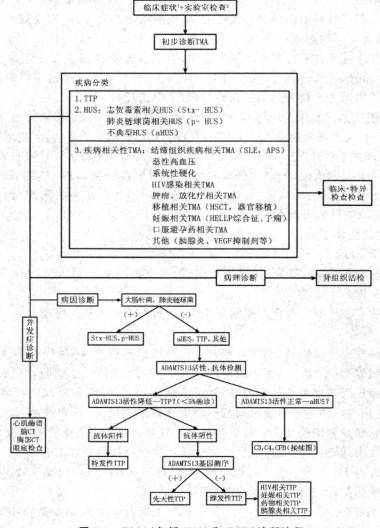

图 7-1　TMA(包括 HUS 和 TTP)诊断流程

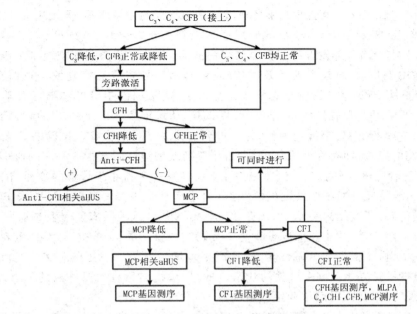

图 7-1 TMA(包括 HUS 和 TTP)诊断流程(续)

注:(1)临床症状:①儿童常见 HUS,成人常见 TTP;②神经系统症状:头痛、嗜睡、意识模糊、局灶性神经损害、抽搐、昏迷;③贫血、出血症状:紫癜、黏膜出血、月经增多等;④肾功能损害症状(主要是 HUS):血尿、蛋白尿、急肾衰竭;⑤胃肠道、上呼吸道或其他前驱感染症状;⑥非特异症状:发热、乏力、苍白、肌痛、关节痛。(2)实验室检查:①常规检查:血常规(血小板重度减少(10~30)×10⁹/L 和贫血 HB 80~100 g/L)、尿常规、粪常规、肝功、肾功、感染筛查等。②外周血涂片(破碎红细胞>1%)、网织红细胞计数(升高)、骨髓巨细胞(减少)、凝血功能(正常)、Coombs 实验(阴性,在 SLE 或 p-HUS 中可阳性)、其他溶血筛查(非结合胆红素升高、LDH 升高、网织红细胞计数、血清珠蛋白、血尿游离血红蛋白)。TMA.血栓性微血管病;HUS.溶血性尿毒症综合征;SLE.系统性红斑狼疮;APS.抗磷脂抗体综合征;HIV.人获得性免疫缺陷病毒;HSCT.造血干细胞移植;VEGF.血管内皮生长因子;Stx.志贺毒素;TTP.血栓性血小板减少性紫癜;CT.计算机断层扫描;CFB.补体 B 因子;C₃.补体第 3 成分;C₄.补体第 4 成分;CFH.补体 H 因子;Anti-CFH.抗补体 H 因子抗体;MCP.膜辅助蛋白;CFI.补体 I 因子;MLPI.多重连接依赖探针扩增术

五、治疗及预后

经典大肠埃希菌感染引起的 D⁺HUS 的治疗通常遵循急性肾损伤的治疗原则,即以支持治疗为主,最大限度地降低急性期的死亡率,如针对容量负荷重、电解质紊乱及氮质血症等及时进行肾脏替代治疗。其他支持治疗主要包括输注悬浮红细胞、血小板(血红蛋白水平小于 60 g/L 是输注悬浮红细胞的指征;在有活动性出血或拟进行有创检查时可输注血小板)。近期研究表明应用促红细胞生成素治疗可能会减少悬浮红细胞的输注量。对于应用抗生素目前尚存在争议,而止泻药物可能会增加中毒性巨结肠的可能,应慎用。目前研究中的新型治疗药物包括针对细菌黏附素、Stx 和其他蛋白抗原的活疫苗,高亲和力的口服毒素受体类似物、表达受体的益生菌、中和毒素的单克隆抗体及针对 Stx 介导的内皮损伤和组织损伤下游效应的小分子生物制剂等。该类疾病患者多数预后较好,肾功能可以完全恢复,仅少数发展至 ESRD。

补体调节蛋白基因突变引起的 aHUS 治疗首选血浆置换(但 MCP 基因突变者无效)及定期输注血浆治疗;如因抗补体调节蛋白抗体引起的 aHUS 可选择血浆置换、糖皮质激素和免疫抑制剂治疗,如上述治疗效果差,可考虑使用抗 CD20 单克隆抗体(利妥昔单抗)及抗 C₅ 单克隆抗

体(依库珠单抗)。血浆疗法虽会暂时维持血液学检测指标的正常水平,但无法治疗潜在的病因,故近年来生物制剂,特别是抗 C_5 单抗的使用逐渐受到关注。抗 C_5 单抗自 2007 年成功在全球 40 多个国家批准用于治疗阵发性睡眠性血红蛋白尿后,现已被美国和欧盟地区批准用于 aHUS 的治疗,特别适用于儿童、血浆置换无效或依赖、肾移植后预防或治疗复发、预后较差的 aHUS 患者。2013 年 6 月,新英格兰医学杂志发表了如下工作:法国巴黎市巴黎第五大学和内克尔医院的 Legendre 博士等人开展了两项前瞻性 2 期试验,纳入年龄不小于 12 岁的 aHUS 患者,受试者接受了为期 26 周的抗 C_5 单抗的治疗,并于扩展期接受了长期治疗。试验一纳入了血小板计数减少伴肾损伤的患者,而存在肾损伤、但在血浆置换或输注期间至少 8 周内的血小板计数下降不超过 25% 的患者则进入试验二。试验一中主要终点事件为血小板计数的变化,试验二中的主要终点事件则为维持无 TMA 事件发生的状态(血小板计数下降不超过 25%,未予血浆置换或输注,未开始透析)。研究结果显示,总共有 37 例患者(其中试验一有 17 例,试验二有 20 例)接受了抗 C_5 单抗的治疗,治疗中位时间分别为 64 周和 62 周。抗 C_5 单抗治疗后,患者血小板计数增加,在试验一中,血小板计数从基线至 26 周时平均增加量为 $73 \times 10^9/L(P < 0.001)$。在试验二中,80% 的患者维持在无 TMA 事件的状态。抗 C_5 单抗与所有次要终点的显著改善相关,肾小球滤过率表现为持续性、时间依赖性的增加。

在试验一,5 例患者中有 4 例摆脱透析。对于肾小球滤过率预估值而言,较早进行抗 C_5 单抗干预可带来更显著的改善。抗 C_5 单抗还与健康相关生活质量改善相关。在整个扩展治疗期内,均未见治疗的累积毒性或严重的感染相关不良事件(包括脑膜炎球菌感染)的发生。因此该研究得出结论:抗 C_5 单抗可抑制补体介导的 TMA,并且可使得 aHUS 患者出现时间依赖性的、显著的肾功能改善。aHUS 患者预后多较差,3 年内约 53% 的患者死亡或发展至 ESRD。其中 CFH、C_3 和 CFB 基因突变者预后最差,肾移植后复发率很高;MCP 基因突变者预后最好,可自发缓解,理论上肾移植后无复发;CFI 基因突变者预后居中。

(许维涛)

第五节　高血压肾病

高血压肾病是导致患者终末期肾病(ESRD)进行透析最常见的原发病之一。无论高血压是原发的或是继发的,肾循环持续暴露于血管腔内高压使得肾动脉出现损伤(玻璃样动脉硬化),从而导致肾功能的丧失(肾硬化)。高血压小动脉肾硬化可以分为 2 种:良性和恶性(或称为加速性)。

一、诊断要点

(一)肾动脉硬化(高血压肾硬化)的诊断线索

(1)存在长期原发性高血压病史,远早于肾脏病发病(出现蛋白尿)。

(2)肾硬化同时存在全身性高血压导致心肌肥厚,可能合并充血性心力衰竭和脑血管并发症的相关症状,视网膜血管改变(动脉狭窄及火焰状出血)。

(3)患者夜尿增多,容易出现高尿酸血症。

(4)疾病晚期肾功能不全时出现尿毒症相关症状。

(二)肾动脉硬化(高血压肾硬化)的实验室检查

(1)尿检发现镜下血尿和轻度蛋白尿、微量清蛋白尿、β_2-微球蛋白和 N-乙酰-D-葡萄糖氨基酶(NAG)排出增加;轻度或中度血清肌酐升高,容易出现高尿酸血症。

(2)可以发现输液后尿钠排泄增加。除非肾血流降低,良性肾硬化的患者可以维持接近正常的 GFR。

(三)恶性高血压的诊断线索

(1)大部分发生于以往有高血压的患者,中年男性最多。

(2)首先出现的往往是神经系统症状,表现为头晕、头痛、视物模糊、意识状态改变。此后表现为心源性呼吸困难和肾衰竭。

(四)恶性高血压的实验室检查

(1)表现为快速升高的血清肌酐、血尿、蛋白尿,以及尿沉渣中红、白细胞管型。肾病综合征可能存在。

(2)早期由于低钾性代谢性碱中毒引起血浆醛固酮水平升高。

(五)形态学检查

肾脏活检可以明确诊断。

二、治疗原则

针对高血压肾损害的病理生理机制,干预治疗应从三方面着手:①降低血压。②降低传导到肾小血管的压力。③阻断或降低局部致组织损伤和纤维化的细胞/分子途径。

三、治疗策略

(一)控制血压和/或控制蛋白尿,防治 CVD 并发症

1.ACEI

(1)贝那普利:10～20 mg,口服,每天一次。

(2)福辛普利:10～20 mg,口服,每天一次。

(3)赖诺普利:10～20 mg,口服,每天一次。

(4)培多普利:4～8 mg,口服,每天一次。

(5)雷米普利:5 mg,口服,每天一次。

(6)卡托普利:12.5～25 mg,口服,每天三次。

2.ARB

(1)氯沙坦钾:50～100 mg,口服,每天一次。

(2)缬沙坦胶囊:80～160 mg,口服,每天一次。

(3)厄贝沙坦:150～300 mg,口服,每天一次。

(4)替米沙坦:80 mg,口服,每天一次。

(5)氯沙坦钾/氢氯噻嗪:50 mg/12.5 mg,口服,每天一次。

3.钙通道阻滞剂(CCB)

(1)氨氯地平:5 mg,口服,每天一次。

(2)非洛地平缓释片:5 mg,口服,每天一次。

（3）硝苯地平控释片：30 mg，口服，每天一次。

（4）贝尼地平：4 mg，口服，每天一次。

4.β受体阻滞剂

（1）美托洛尔：25～50 mg，口服，每天两次。

（2）阿罗洛尔：5～10 mg，口服，每天两次。

（3）卡维地洛：12.5 mg，口服，每天两次。

5.利尿剂

（1）氢氯噻嗪：12.5～25 mg，口服，每天一次或每天三次。

（2）呋塞米：20～40 mg，口服，每天一次或每天三次。

（3）螺内酯：20～40 mg，口服，每天一次或每天三次。

6.其他降压药物

盐酸可乐定：75 μg，口服，每天三次。

（二）动脉粥样硬化治疗

应同时使用调节血脂治疗和抗血小板治疗。

四、诊治说明

（1）无论良性或恶性病变，控制高血压是首要的治疗目标。开始治疗的时间、治疗的有效性，以及患者的并发症是影响良性肾硬化病程的关键因素，大多数未治疗的患者出现高血压的肾外并发症。不同的是，恶性高血压是一种急症，几乎所有死亡原因都是尿毒症。应该进行更多的监测以控制急性肾衰竭导致的神经系统、心脏和其他器官的并发症。但是最根本的治疗是积极努力迅速控制血压，如果成功则可能逆转大多数患者的所有并发症。

（2）JNC7的血压控制目标为普通人群血压小于 18.7/12.0 kPa（140/90 mmHg），可以降低心血管并发症，而对于合并糖尿病、肾病的患者，血压应该小于 17.3/10.7 kPa（130/80 mmHg）。2007 年欧洲高血压治疗指南则在此基础上提出如果尿蛋白大于 1 g/d，可以将血压降得更低。K/DOQI 针对慢性肾脏病患者高血压的控制也提出了治疗目标，除了降低血压，延缓肾病进展外，保护心血管也是很重要的一个方面。通常的治疗方法包括生活方式改变、药物治疗等。

（3）健康的生活方式包括低盐饮食（每天钠摄入小于等于 2.4 g）、有氧锻炼（每天至少 30 分钟）、减肥和控制饮酒，除了直接降低血压外，也可以增加降压药物的敏感性，是控制高血压、减少并发症最基本的方法。改变生活方式后血压不能控制时应考虑加用药物。目前关于控制高血压的治疗指南均更强调降低血压本身的作用。JNC7 推荐对于普通人群各类药物的降低血压的作用相似。但从效益-费用比来看，虽然利尿剂氢氯噻嗪激活肾脏肾素-血管紧张素-醛固酮系统，仍推荐其作为药物治疗的首选药物，也是多种药物联合治疗高血压的基础药物。但对于肾病患者来说，JNC7 推荐肾素-血管紧张素-醛固酮系统阻断剂（包括 ACEI 和 ARB）应该作为首选药物使用。ADA 指南和 K/DOQI 指南也明确提出，对于糖尿病肾病患者，ACEI 或 ARB 是首选药物。对于非糖尿病肾病的患者，如果尿蛋白/肌酐大于 200 mg/g，ACEI 和 ARB 也应该是首选药物。

（4）ACEI 为基础的降压治疗可以减少进展到终末期肾病和死亡率约 22%。ACEI 或 ARB治疗的另一个优点在于可以更好地控制蛋白尿，ACEI 或 ARB 降低蛋白尿的效果一般是剂量依赖性的，因此当血压和蛋白尿控制不佳时，可以增加 ACEI 或 ARB 至最大剂量。但当 ACEI 或 ARB 剂量改变时，仍应密切监测其在肾功能和血钾方面的不良反应。通常，血清肌酐水平较基础值增加大于 30％时应该减量甚至停药。

（5）对于合并肾脏病的高血压患者来说,降血压药物的剂量通常较普通人群大。中到大剂量的高血压药物或者联合使用降血压药物非常常见。同样,由于慢性肾病患者肾脏清除药物的能力可能减退,药物的不良反应可能也比较明显。肾动脉硬化的患者如果使用最大剂量的 ACEI 或 ARB 仍未能控制血压,则应该考虑加用其他降血压药物。通常首先考虑加用利尿剂,普通人群可以选择噻嗪类或袢利尿剂,而慢性肾脏疾病 3～5 期患者则首选袢利尿剂。如联合使用 ACEI 或 ARB 和利尿剂仍不能控制血压,下一步可以根据情况加用 β 受体阻滞药或钙通道阻滞剂,必要时也可以使用 α 受体阻滞药或中枢性降压药物。特别对于已存在心血管疾病的患者,卡维地洛(α、β 受体双通道阻断剂)有比较好的保护心血管的作用,可以更早期地使用。无论选择何种降血压治疗方案,将血压控制于目标范围是最终的目标之一。

（6）对于恶性高血压患者来说,应积极控制血压,但过快地降低血压可能超过肾脏或脑的自身调节范围而产生严重的并发症。因此,在疾病的急性期必须使用静脉降血压药物,应在 12～36 小时内逐步降低舒张压至 12.0 kPa(90 mmHg),病情稳定后加用口服降压药。由于此类患者水钠负荷并没有显著增加,血压升高主要由于血管收缩导致,因此选用扩血管药物为主。可同时使用 β 受体阻滞剂防止扩血管后的心率增快。对于一些药物引起的水钠潴留,可以加用利尿剂。

（张玲玲）

第六节　肾动脉狭窄

肾动脉狭窄是终末期肾病(ESRD)的病因之一,占 5％～8％。其定义是肾动脉主干或其分支的狭窄。成人肾动脉狭窄主要由于动脉粥样硬化引起,少部分患者由于肾动脉肌纤维发育不良,儿童肾动脉狭窄是由于肌纤维发育不良导致。显著的肾动脉狭窄解剖学定义为肾动脉腔狭窄大于 50％。如果狭窄大于 75％,血流动力学受到明显的影响,从而进一步导致肾血管性高血压或缺血性肾病。

一、诊断要点

（一）肾动脉狭窄的诊断线索

（1）年龄大于 55 岁或小于 30 岁,以前没有高血压史的患者出现高血压,或者原先控制良好的高血压患者出现高血压加重,均应该考虑肾动脉狭窄的可能。

（2）其他提示存在肾动脉狭窄的表现,包括在没有使用利尿剂治疗时出现低钾血症和代谢性碱中毒。

（3）外周血管病的症状和体征,伴有无法解释的进行性肾功能不全。

（4）反复发生肺水肿;双侧肾脏大小不等,以及体检时发现腹部杂音。

（二）实验室检查

（1）尿液分析可以发现少量蛋白尿。

（2）肾功能检查尿素氮和肌酐水平出现变化。

（3）肾静脉肾素测定和卡托普利肾图彩色多普勒超声检查可以用于检测继发于肾动脉狭窄

的肾脏功能异常。

(4)血脂、血管检查了解存在动脉粥样硬化的血管损伤,风湿病检查了解血管炎的可能性,都有助于明确诊断。

(三)影像学检查

(1)传统的血管造影通常是确诊的方法。

(2)螺旋 CT 血管成像、磁共振血管成像等非创伤的方法日益得到重视。

(四)其他并发症的表现

1.高血压

长期升高的血压可以导致包括神经系统、心血管系统的各种临床症状,如高血压脑病、心力衰竭(通常表现为急性左心衰竭)的临床表现。

2.动脉粥样硬化性血管病变

动脉粥样硬化性血管病变包括外周血管病变如动脉栓塞等,也可以表现为冠状动脉粥样硬化的表现如心绞痛甚至心肌梗死,颈或脑动脉损伤可能是脑缺血或者缺血性卒中的主要原因之一。这些疾病相应的临床表现都可能发生。

二、治疗原则

肾动脉狭窄的治疗目标是通过恢复肾脏血流灌注以控制血压和稳定肾功能。对于肾动脉狭窄的患者怎样才是最好的治疗存在极大的争论,治疗方案往往需要肾科医师、血管外科医师,以及介入治疗医师共同讨论制定。治疗方案包括经皮腔内肾血管成形术(PTRA)、经皮腔内肾动脉支架安置术(PTRAS)、外科血管成形术和保守药物治疗。

三、治疗策略

(一)药物治疗

1.抗动脉粥样硬化的治疗

(1)调节脂代谢紊乱。

降低胆固醇——他汀类药物(HMG-CoA 还原酮抑制剂):①普伐他汀,20 mg,口服,每晚一次。②阿托伐他汀,10~40 mg,口服,每晚一次。③氟伐他汀,20~40 mg,口服,每晚一次。④辛伐他汀,20~40 mg,口服,每晚一次。

降低三酰甘油——贝特类药物:①非诺贝特,0.05~0.1 g,口服,每天三次。②吉非贝特,0.3~0.6 g,口服(餐前 30 分钟),每天两次。

降低三酰甘油——烟酸类药物。阿昔莫司:250 mg,口服(餐后),每天两次。

其他类型药物:①ω-脂肪酸,0.9~1.8 g,口服,每天三次。②泛硫乙胺,0.2 g,口服,每天三次。③血脂康,0.6 g,口服,每天一次。

(2)抗血小板药物:①拜阿司匹林肠溶片,100 mg,口服,每晚一次。②氯吡格雷,75 mg,口服,每晚一次。③双嘧达莫,25~50 mg,口服,每天三次(饭前服用)。④噻氯匹定,250 mg,口服,每天两次。

2.抗高血压药物

(1)钙通道阻滞剂(CCB):①氨氯地平,5 mg,口服,每天一次。②非洛地平缓释片,5 mg,口服,每天一次。③硝苯地平控释片,30 mg,口服,每天一次。④贝尼地平,4 mg,口服,每天一次。

（2）β受体阻滞剂：①美托洛尔，12.5～25 mg，口服，每天两次。②阿罗洛尔，5～10 mg，口服，每天两次。③卡维地洛，12.5 mg，口服，每天两次。

（3）利尿剂：①氢氯噻嗪，12.5～25 mg，口服，每天一次或每天三次。②呋塞米，20～40 mg，口服，每天一次或每天三次。③螺内酯，20～40 mg，口服，每天一次或每天三次。

（4）ACEI：此类药物和ARB应用于存在肾动脉狭窄的患者应非常谨慎，密切观察肾功能变化。如果短期内血清肌酐水平较基础值升高大于30%，应停药。①贝那普利（洛汀新），10～20 mg，口服，每天一次。②福辛普利，10～20 mg，口服，每天一次。③赖诺普利，10～20 mg，口服，每天一次。④培多普利，4～8 mg，口服，每天一次。⑤雷米普利，5 mg，口服，每天一次。⑥卡托普利，12.5～25 mg，口服，每天三次。

（5）ARB：①氯沙坦钾，50～100 mg，口服，每天一次。②缬沙坦胶囊，80～160 mg，口服，每天一次。③厄贝沙坦，150～300 mg，口服，每天一次。④替米沙坦，80 mg，口服，每天一次。⑤氯沙坦钾/氢氯噻嗪，50 mg/12.5 mg，口服，每天一次。

（二）非药物治疗

非药物治疗包括PTRA、PTRAS、外科血管成形术或自体肾移植；如果血压难以控制，也可以考虑行单侧肾切除术。特别针对肌纤维发育不良导致的肾动脉狭窄，通常药物治疗效果不好，进行非药物治疗有比较强烈的指征。

1.血管成形术和支架术后需要进行抗凝治疗

（1）抗血小板药物。

（2）低相对分子质量肝素：①达肝素钠，5 000 U，皮下注射，每天一次，用7～10天。②依诺肝素钠，4 000 U，皮下注射，每天一次，用7～10天。③那屈肝素钙，4100 U，皮下注射，每天一次，用7～10天。

（3）华法林。华法林钠：2.5 mg，口服，每天一次（根据INR调整用药剂量）。

2.自体肾移植后常用药物

（1）糖皮质激素：①泼尼松，5～60 mg，口服，每天一次。②甲泼尼松，4～48 mg，口服，每天一次。

（2）钙调蛋白抑制剂：①环孢素，25～100 mg，口服，每天两次。②他克莫司，2～5 mg，口服，每天两次。

（3）吗替麦考酚酯：250～1 000 mg，口服，每天两次。

（4）硫唑嘌呤：50 mg，口服，每天1～3次。

四、诊治说明

（1）目前诊断肾动脉狭窄的金标准还是肾动脉造影，而缺血性肾病的诊断目前还没有统一的标准。诊断缺血性肾病和肾血管性高血压有很多相似之处，但值得重视的是两者有根本的差异。肾血管性高血压患者往往至少有一个正常功能的肾脏，而缺血性肾病患者双肾功能都有显著的异常。双侧和单侧肾动脉狭窄引起高血压的发病机制不尽相同，缺血性肾病的发病机制也不清楚，因此影响内科治疗时方案的选择。

（2）由于大多数肾动脉狭窄是由于动脉粥样硬化造成的，单纯的血管扩张术和裸支架置入术后有极高的再狭窄发生率，因此不推荐在动脉粥样硬化导致的肾动脉狭窄患者进行。但如果明确存在动脉肌纤维发育不良，那么血管扩张术是非常理想的选择。

（3）对于动脉粥样硬化导致的肾动脉狭窄，调节血脂、使用抗血小板药物阻止斑块发展可能是目前能采取的唯一措施。

（4）关于肾动脉狭窄导致的高血压的治疗，一般认为 ACEI 或 ARB 比其他降压药更能有效地控制肾血管性高血压，并且改善了这些患者（包括存在严重动脉粥样硬化的患者）的生存率。但是 ACEI 或 ARB 治疗肾血管性高血压患者往往引起肾小球滤过压降低，导致急性肾功能不全。原先存在肾功能不全、充血性心力衰竭，以及长期使用利尿剂、血管扩张药和 NSAIDs 治疗是 ACEI 导致肾功能不全的危险因素。使用 ACEI 或 ARB 治疗高危患者（双侧肾动脉狭窄或单侧功能肾肾动脉狭窄的患者）约 1/3 出现血清肌酐升高，一般于停药后 7 天肌酐恢复到基础水平。只有很少的报道提示 ACEI 导致的肾功能不全是不可逆的，大多数医师认为这种治疗导致的肾功能不全可能不是因为 ACEI 所致，任何降压治疗都可能引起肾脏低灌注导致肾衰竭。

（5）对于缺血性肾病几乎没有有效的药物可以治疗，即使成功地进行了血管成形术，但进行性肾衰竭仍会发生。同样哪些患者应该进行血管成形术，应该使用何种血管成形术，也没有形成共识。很多临床医师不鼓励进行血管成形术，除非患者双侧肾动脉狭窄且肌酐水平升高。但基础肾功能与患者死亡率相关。基础血清肌酐每升高 88 $\mu mol/L$，围术期、晚期死亡和肾衰竭的危险升高 2～3 倍。基础肌酐大于 133 $\mu mol/L$ 是最强烈的独立的预测晚期死亡的因子（RR＝5.0）。已经存在严重肾衰竭的患者，下列因素提示肾血管成形术可能改善或恢复肾功能：①侧支循环对远端肾动脉床的充盈。②血管造影术中可以看见肾盂分泌显影。③肾活检中肾小球和肾间质没有纤维化。④肾长度大于 9 cm。⑤近期升高的血清肌酐，血清肌酐小于 354 $\mu mol/L$。⑥肾内血管阻力指数小于 0.8。⑦使用 ACEI 或 ARB 治疗时 GFR 下降。但这些条件并非绝对。

（6）治疗肾动脉狭窄的患者必须个体化，依据患者的临床特点如年龄、已有的疾病状态、治疗肾动脉狭窄后改善血压和肾功能的可能性，以及侵袭性干预可能带来的危险等因素进行调整。最根本的治疗目标是保护肾功能。

（张玲玲）

第七节　肾静脉血栓形成

肾静脉血栓形成是肾静脉主干和/或分支内血栓形成，可为单侧或双侧，左右侧无明显差别。当出现双侧肾静脉血栓形成时，常同时有下腔静脉血栓形成。其发病率高低不等，2%～62%。肾移植后肾静脉血栓形成的发病率为 0.3%～3%，婴幼儿为 0.05%～0.5%。本病起病可急可缓，常与肾病综合征同时存在。

一、病理特点

（一）发病常与以下因素有关

1.高凝状态

（1）肾病综合征。

（2）结节性多动脉炎。

（3）严重脱水的婴幼儿。

（4）妊娠妇女。

（5）口服避孕药。

2.肾静脉受压

（1）胡桃夹现象。

（2）肿瘤压迫。

（3）外伤后血肿。

3.肾静脉血管壁受损

（1）外伤。

（2）肿瘤侵犯。

（二）临床常见表现

1.急性型

（1）全身表现：如寒战、发热，部分患者可出现高血压、恶心、呕吐等。

（2）局部表现：如一过性腰、胁部剧痛或腹痛，肾区叩痛，可伴有肉眼血尿。

（3）肾静脉完全阻塞时出现患侧肾脏肿大，双侧肾脏受累临床可出现少尿型急性肾衰竭。

2.慢性型

（1）常为肾静脉不完全阻塞，多伴有侧支循环的建立。

（2）一般无明显症状，但蛋白尿持续不缓解或加重，肾功能减退。

3.其他部位血栓

可先后或同时发生，如下肢深静脉、肝静脉、门静脉、视网膜静脉等，出现相应的临床表现。

4.血栓脱落

当血栓脱落常引起肺栓塞，患者出现胸痛、呼吸困难、咯血等症状。

二、体检要点

病肾增大，可有触、叩痛。

三、实验室检查

（一）尿液检查

常有镜下血尿、蛋白尿。尿红细胞＋～＋＋＋、尿蛋白＋～＋＋＋，24小时尿蛋白定量常增加，达 2 g/24 h 以上者占 70％。

（二）肾功能检查

急性肾静脉血栓形成常伴血尿素氮及血清肌酐升高，两者水平分别高于 8.6 mmol/L 和 115 μmol/L，肌酐清除率下降。双侧急性肾静脉血栓形成时甚至出现少尿或急性肾衰竭。

（三）肾小管功能检查

慢性肾静脉血栓形成可出现肾小管功能障碍，表现为肾性糖尿和肾小管酸中毒，尿 pH＞7，甚至引起 Fanconi 综合征、低血钾、低血磷、低血钙和高氯性代谢性酸中毒等，但比较少见。一般肾小管功能检查不作为常规检查。

（四）血常规

肾静脉血栓形成时 9％～17％的患者有发热，血白细胞计数增高；血小板计数增加且活性增强，血小板计数常超过 300×10^9/L；红细胞亦增多。

(五)血小板黏附试验

肾静脉血栓形成时,血小板黏附试验值增高,大于 0.79。

(六)凝血筛选试验

凝血时间、凝血酶时间、凝血酶原时间和活性部分凝血酶原时间均缩短,分别少于 4 分钟,16 秒,11 秒和 25 秒。

(七)促凝血及辅助因子

肾静脉血栓形成时凝血因子Ⅷ、Ⅶ、Ⅴ、Ⅱ、Ⅰ活性升高,凝血因子Ⅷ活性升高超过正常参考值 2 倍。

(八)纤维蛋白原

持续升高,常超过 4 g/L,有高达 10 g/L 者。

(九)抗心磷脂抗体

抗心磷脂抗体是一种自身免疫性抗体,广泛存在于 SLE 等结缔组织疾病中。其存在有导致血栓形成的倾向。有学者对肾病综合征患者抗心磷脂抗体的阳性率及其与肾静脉血栓形成的关系进行了观察,发现抗心磷脂抗体与肾病综合征的高凝状态和肾静脉血栓形成密切相关。

(十)血浆 D-二聚体

有研究结果提示,血浆 D-二聚体浓度增高与肾病综合征合并肾静脉血栓形成有密切关系。检测这项指标有助于肾静脉血栓形成的诊断,在排除其他部位血栓的情况下,应考虑肾静脉血栓形成。

(十一)B 超及彩色多普勒

肾静脉血栓形成时(急性期),B 超显示病侧肾脏体积增大,肾实质回声相对减低,皮、髓质界限不清,内部形态改变及肾窦回声移位等,并可直接显示肾静脉,发现存在于下腔静脉或肾静脉内的实性血栓回声,还可见阻塞处近端肾静脉扩张。

肾主动脉血栓形成,彩色多普勒显示肾主动脉远端管腔扩张,栓塞的静脉内血流充盈缺损、紊乱或消失。

肾内小静脉栓塞表现为肾脏增大,肾内血流彩色束变细减少,测不到静脉血流信号;与之伴行的小动脉收缩期流速升高,舒张期血流流速下降甚至缺失。平卧位横切二联声像图有时可显示肾静脉内血栓所在。

(十二)计算机 X 线体层扫描

肾静脉血栓形成时(急性期),大多数病例不需注射造影剂,借助于腹膜后和肾周围脂肪的对比,可显示肾静脉。

注射造影剂后这些血管可显示更清楚。肾静脉血栓形成时可见增大的肾脏延迟或持续显影,或不能显示肾盂、肾盏,并可见肾静脉内低密度血栓影,肾静脉直径增大。

在肾静脉血栓形成的慢性阶段,受累肾静脉由于血块退缩而变细,这种血块沿近段和中段输尿管平行或围绕肾脏血管而存在。单侧肾静脉血栓形成时,同侧肾脏增大、肾窦和肾周围血肿,可出现肾放射状粗条纹减少,肾实质和肾盂增强,软组织影变弱,有时可发现肾静脉血栓的赘生物。螺旋 CT 使扫描时间缩短,可进行三维图像重建。肾静脉在 CT 图像上为轴向断面图像,呈长条状,注射造影剂后这些血管可显示更清楚。肾静脉血栓形成时对照增强 CT 可显示伴或不伴扩张的厚壁肾静脉中血栓进入下腔静脉。

(十三)磁共振

在反映血管方面磁共振优于 CT。肾静脉血栓形成时可见肾脏肿大、皮髓界限不清,并能极好地显示肾静脉,能发现肾静脉及下腔静脉内血栓。

(十四)放射性核素扫描

肾静脉血栓形成时可表现为肾影增大,但灌注和吸收功能减低,乙二烯三胺五乙酸在肾皮质内的滞留时间延长。肾静脉主干血栓形成时,可有近乎无灌注无功能的表现。

以上检查方法简单、无创伤,可作为常规筛选方法,但对发现肾静脉血栓欠特异,仅对显示肾静脉主干大血栓有帮助,对肾静脉分支血栓显示不满意。

(十五)肾静脉造影

肾静脉造影是诊断肾静脉血栓形成的最准确的方法,特异性高。特别是数字减影肾静脉血管造影。

肾静脉有血栓时可见肾静脉管腔内充盈缺损或管腔截断。血栓在肾静脉主干内未造成管腔完全阻塞时,不规则充盈缺损位于管腔一侧;血栓在各分支内常造成完全性阻断,呈典型杯口状缺损,凸面常指向下腔静脉;远端小分支不显影。

急性肾静脉血栓形成时除病变支外,其余各支因瘀血而增粗,肾外形增大,无侧支循环形成;慢性肾静脉血栓形成时,除病变支特点外,肾外形增大不太明显,常可见到侧支循环形成,表现为精索静脉或卵巢静脉异常增粗。

如果肾静脉栓塞发生突然且完全,静脉肾盂造影可发现肾脏肿大和不显影。如有侧支循环代偿尚未完全栓塞者,常表现为肾盂肾盏被牵拉、扭曲、模糊和由侧支循环的扩张静脉压迫引起输尿管压迹等。

四、肾脏病理

(1)肾脏外观肿大、色泽深红。

(2)肾静脉主干及分支可发现血栓,镜下可见肾间质高度水肿,肾小球毛细血管伴瘀血扩张,可有微血栓形成,有时可见中性粒细胞节段性浸润于毛细血管壁。

(3)长期迁延不愈者,可出现肾小管萎缩和肾间质纤维化。

五、诊断要点

(1)有引起本病的病因,如肾病综合征等。

(2)突发剧烈腰痛,血尿、蛋白尿突然增多,肾功能突然下降。

(3)肾外栓塞的症状和体征。

(4)下腔静脉造影和选择性肾静脉造影帮助确诊,或 CT、MRI、超声多普勒检查辅助诊断。

六、治疗

(一)抗凝治疗

(1)需抗凝 3～6 个月。

(2)普通肝素:一般将肝素 25 mg 加生理盐水或 5% 葡萄糖盐水溶液静脉滴注或皮下注射,4～6 小时 1 次,用药期间监测部分凝血酶原时间(APTT),使其保持在正常值的 2 倍左右。

(3)低分子肝素:80～120 U/(kg·d)皮下注射或静脉滴注,连用 4 周。有效、安全。

(4)口服抗凝剂:华法林一般成人首剂 15～20 mg,次日 5～10 mg,3 天后改维持量每天2.5～5 mg。用药期间需监测 INR 值,维持在 2 左右。

(二)溶栓治疗

(1)尿激酶:一般用 3 万～5 万单位加入 5％葡萄糖溶液 100 mL 静脉滴注,每天 1 次,2 周为 1 个疗程。有活动性出血或 2 个月内发生过脑出血的患者禁用。

(2)重组组织型纤溶酶原激活剂(rt-PA):100 mg,一次性静脉滴注 2 小时。

(三)抗血小板药物

可防止血栓形成和发展。常用药物有双嘧达莫、阿司匹林。

(四)手术摘除血栓

(1)摘除血栓仅适用于急性肾静脉大血栓保守治疗无效者。

(2)如 3～6 个月后该肾无功能并发生高血压,则应行患侧肾切除。

七、诊疗中注意问题

(1)绝大多数慢性型患者无任何临床表现,应提高警惕。

(2)对出现不对称性下肢水肿、不明原因的血尿、蛋白尿加重或肾功能急剧减退、反复发生肺栓塞的肾病综合征患者应高度怀疑本病,及时行影像学检查,以免延误病情。

(3)肾静脉造影为一种比较安全方便的确诊肾静脉血栓形成的方法,但它是一种有创性检查,费用高,不适合对无症状的高危人群做常规筛查,而对有临床表现提示可能为急性肾静脉血栓形成、不能解释的快速肾功能恶化或有急性血栓栓塞症状的患者,可进行选择性肾静脉造影。还应注意可能造成的某些严重并发症,如肾静脉血栓脱落引起肺栓塞、脑梗死等,以及造影剂对肾脏的损害,甚至可致少尿、无尿、肾小管坏死和肾衰竭。因此,必须严格掌握适应证。

(4)造影前后要大量饮水和输液,操作者动作要轻柔,造影后应常规给予抗凝治疗,并尽可能使用数字减影肾静脉造影,减少肾损害。

(5)溶栓治疗注意事项:①急性肾静脉血栓予以溶栓,以肾动脉插管局部给药效果最好,也可以静脉滴注。应用静脉插管给药,很难在血栓处保持高浓度。②早用药:一般在血栓形成后 3～4 天内给药,可望溶栓成功。③首次用药一般用负荷剂量,以中和体内可能存在的抗体和部分抗纤溶物质。④本疗法为短期突击治疗,急性期一般用药 1～3 天,多至 1 周。⑤治疗结束后应给予抗血小板药物及抗凝药。⑥治疗过程中监测 FDP、FIB、APTT、PT 等。⑦高龄、有肝病或原有脑出血、缺血性脑部疾病者应注意用药剂量不宜过多,对无并发症者总的原则是年纪轻者剂量偏大,年纪大者剂量偏小。

(6)如能早期诊断,且溶栓治疗有效,预后尚可。如合并肾外栓塞(尤其是肺栓塞)及肾功能受损,则预后较差。

(张玲玲)

第八节 多 囊 肾

多囊肾是一种遗传性疾病,其特点是双侧肾脏有多个囊肿致使肾脏体积增大而其功能性肾组织减少。一般分为常染色体显性遗传型多囊肾和常染色体隐性遗传型多囊肾。

多囊肾的病因是在胚胎发育过程中,肾小管和集合管间连接不良,使尿液排出受阻,形成肾小管潴留性囊肿。病变绝大多数为双侧,肾脏明显增大,布满大小不等的囊肿,囊内液为浅黄色。随着病程的进展,肾实质逐渐受压变薄,最终不能维持正常的肾功能。肾脏受累的特点是肾单位各部包括 Bowman 囊呈囊性扩张。囊肿沿上皮排列,所含囊液来自肾小球滤过液,受肾小管上皮细胞的作用变更。多囊肾的发生及囊肿进行性增大的机制尚不清楚。两种类型的肾脏囊肿在子宫亦有发现。

一、常染色体显性遗传型多囊肾

ADPKD 是最常见的遗传疾病之一,主要表现为多发双侧肾囊性病变。发病率约为1/1 000,其外显率近乎100%,这使得所有活到 80 岁以上的携带者均显示出本病的某些征象。5%～10%终末期肾衰是由 ADPKD 导致。ADPKD 按基因定位不同分为Ⅰ、Ⅱ、Ⅲ型。约85%的 APDKD 家族中,与疾病相关 ADPKD1 基因突变定位于 16p 上。它具有两个特异性标志:α 球蛋白复合体及磷酸甘油酸激酶的基因。其余的家族中大多数可发现在 4 号染色体(ADPKD2)上有基因缺陷,占所有 ADPKD 家系的 5%～10%。ADPKD3 基因型的患者所占比例更少。

(一)临床表现

ADPKD 起初常无症状,但可在童年时经超声检查而被发现。随着年龄的增长,囊肿的数目和大小均逐步增加。但多年内进展缓慢,一般在 30～40 岁出现症状,也有的直到尸检时才被发现。患者年轻时,肾脏的功能尚能维持机体需要,无明显症状和体征。囊肿随年龄增长可进行性增大,进一步压迫本已缺乏的肾实质,从而使患者逐渐出现肾衰竭。症状常与囊肿的影响有关,主要有腰痛或不适、血尿、腰部肿块及尿路感染。腰痛常由肾和囊肿增大、肾包膜张力增加或牵引肾蒂血管神经引起。20%～30%的患者发生肾结石,常是腰痛的原因。血尿常呈发作性,可为镜下或肉眼血尿,主要原因是囊壁血管牵扯破裂所致,发作时腰痛常加重。女性患者易发生急性肾盂肾炎,肾实质和肾囊肿均可继发感染。肾功能不全可有尿毒症症状。往往并存慢性感染,并加重肾功能不全进展。临床表现除泌尿系统外,可有心血管及消化等系统的症状。疾病早期即可出现高血压,血压水平可直接影响预后。ADPKD 常合并多种脏器异常。约33%的患者肝脏也有囊肿,但不影响肝功能。25%～30%的 ADPKD 患者由心脏超声检查可发现瓣膜异常,最常见的是二尖瓣脱垂及主动脉反流。虽然多数心脏受累的患者无症状,但心脏损害可逐渐进展,并严重到需要换瓣。伴瓣膜脱垂者可合并脑栓塞,亦可合并感染性心内膜炎。查体时可触及双侧腹部肿物,为肿大的肾脏。

(二)诊断

早期患者尿常规无异常,中、晚期可见不同程度的血尿,但红细胞管型不常见,部分患者可出现轻度蛋白尿。如伴结石和感染时,也可有脓尿出现。白细胞尿比较多见,不一定意味着尿路感染。由于囊肿破裂或结石移动也可有发作性的明显肉眼血尿。在病程早期即可出现肾浓缩功能受损表现,此表现的出现要早于肾小球滤过率降低。当囊肿数目增多,肾脏增大,肾浓缩功能受损更加明显。最大尿渗透压测量是肾功能受损的敏感指标,与肾功能不全程度一致。

腹平片显示肾影增大,外形不规则。若囊肿感染或有肾周围炎,肾影及腰大肌影不清晰。IVU 检查具有特征性,表现为有多个囊肿,以及由此引起的肾脏肿大,外形不规则,并且因为囊肿压迫肾盏、漏斗和肾盂,呈蜘蛛状,肾盏扁平而宽,肾盏颈拉长变细,常呈弯曲状。B 超示双肾有为数众多的液性暗区。CT 显示双肾增大,外形呈分叶状,有多数充满液体的薄壁囊肿。由于囊肿取代功能性组织,故在肝、肾的超声检查和 CT 扫描中可显示典型的"虫蚀"状。因此在静脉尿路造影未显示典型改变之前,这些检查可作为该病早期诊断的手段。家族史可以协助诊断。应尽量避免尿路器械检查,以免继发感染。

需与该病相鉴别的是尚未造成足够肾实质损害导致尿毒症的单个或多发性囊肿。由于本病的自然史和100％的显性率,所以必须筛查家族成员。

(三)治疗

本病治疗应采用对症及支持疗法,主要是控制高血压和预防感染。早、中期多囊肾患者可采用囊肿去顶减压手术。对肾衰竭终末期患者可考虑长期透析,晚期多囊肾患者有条件的应做同种异体肾移植。

1.对症及支持治疗

无症状患者可以如正常人饮食起居,不必过多地限制活动。肾明显肿大者,应注意防止腰、腹部外伤,以免发生肾囊肿破裂。高血压时,应限制钠盐摄入,选择降压药物治疗。血管紧张素转换酶抑制剂是首选的降压药物。高血压的控制情况在保护肾功能中能起决定性作用。当有血尿时,首先应减少活动或卧床休息,尽快明确血尿原因,并给予相应治疗。严重血尿不能控制时可采用肾动脉栓塞。发生肾实质或囊内感染,应采取积极的抗感染等措施。病原菌以大肠埃希菌、葡萄球菌为主,也有可能为厌氧菌感染。应用广谱抗生素如青霉素、头孢菌素类、喹诺酮类药物,感染严重时,可以联合用药。若确定为囊内感染,施行B超引导下穿刺引流及囊液细菌学检查,确定病原菌,有利于抗生素的选用。多囊肾合并梗阻性结石难以单独处理结石,由于囊肿的压迫、囊肿的数目多,肾盏扩张程度和肾内的通道不如所希望的那样通畅,碎石或内镜取石都有技术上的困难。任何器械操作都可能引起囊肿感染,结石是反复感染的主要原因,使感染不易控制。因此,患者不能自行排出结石则应考虑手术治疗。

2.囊肿减压术

囊肿减压术曾被较广泛采用,但对这种手术能否改善肾功能和延长生命,一直有争论。囊肿减压术保护了余下的正常肾单位免遭挤压和进一步损害,使肾缺血状况有所改善,部分肾单位的功能得到恢复,延缓了疾病的发展。它对表浅而较大的囊肿,尤其伴有顽固性疼痛、进展性高血压或进展性肾功能不全者,疗效不错。其优点为对早、中期患者有降低血压、减轻疼痛、改善肾功能、提高生命质量、延缓进入肾衰竭终末期等作用。手术效果取决于病例的选择,对无意中发现的无症状者一般不做手术治疗,应定期检查和随访。如病情进展加快、症状明显、肾功能下降、血压持续性增高,应及早施行手术。手术时用冰盐水局部冲洗降温以减轻灼热对肾脏的损害。囊肿减压时大囊肿必须减压,小囊肿和深层囊肿也不摒弃。晚期患者减压治疗已无意义,手术可加重肾功能损害。两侧手术间隔时间以3～6个月为宜。多囊肝不宜同时处理。近年亦有采用腹腔镜囊肿减压术治疗多囊肾者,由于多囊肾布满大小不等、数目甚多的囊肿和微创手术范围的限制,不能彻底减压所有囊肿,故不宜常规采用,仅适合处理多囊肾大或较大的囊肿,以改善部分肾功能和症状。

3.透析与移植

患者如进入肾衰竭终末期,应按尿毒症相应的治疗原则处理,透析治疗是必需的。本病的血液透析存活率,以及肾移植后患者和肾的存活率都与非ADPKD非糖尿病患者相同。由于肾和肝大,不宜腹膜透析,而应采用血液透析。多囊肾囊壁能产生多量红细胞生成素,患者一般没有贫血,因此血透能维持较长时间,疗效较佳。患者的血细胞比容和血黏度相对较高,易形成血栓,故应采取相应措施避免瘘管堵塞。晚期多囊肾患者适宜时可做同种异体肾移植术。若供肾来自亲属,必须确定供者不是风险患者,最好应用基因诊断技术确定。多囊肾患者同时伴发的疾病如脑动脉瘤、结肠憩室、胰腺囊肿或瘤等,增加了术后处理的困难,影响移植效果。患肾是否切除至今仍有分歧。大多数学者认为以下情况应考虑肾移植前切除患肾:①严重的出血或感染。②伴重度高血压。③伴发肾肿瘤。④压迫下腔静脉。⑤难以控制的疼痛。

4.预后

有无症状及发病年龄对患者的预后有较大关系。女性患者在病程早期并不妨碍妊娠及生育过程,但病程较晚则易并发高血压。约50%的具有PKD1基因突变的患者在55~60岁发展到尿毒症。而非PKD1基因突变的要到70岁才发生。少数ADPKD患者在少儿时就出现临床表现,但其父母可能为成年后方才发病的患者。预示该病进展较快的因素包括年幼时即诊断、男性、肾脏体积较大、高血压、肝囊肿(女性患者)、肉眼血尿及尿路感染(男性)。如未进行透析或肾移植,患者常死于尿毒症或高血压并发症,约10%的患者死于动脉瘤破裂引起的颅内出血。多囊肾属遗传病,患者的子女出生时携带致病基因的可能性为50%,在青年期以后宜做各种非侵入性检查,包括家属调查及基因诊断,以及早发现风险患者。

二、常染色体隐性遗传型多囊肾

ARPKD又称婴儿型多囊肾(IPKD),主要发生于婴幼儿,临床上少见,可同时见于兄弟姐妹中而父母则无表现。多数患儿在生后不久死亡,极少数较轻类型的患者可存活至儿童期或成年。

(一)分型

ARPKD是常染色体隐性遗传性疾病,其致病基因位于6号染色体。Blyth和Ochenden将ARPKD分为围产期型、新生儿型、婴儿型及少年型四种类型。常伴发门静脉周围纤维增殖性病变,随着年龄的增长而加重。发病年龄越小肾损害越重,而肝损害则相对越轻。症状出现越晚,发展相应越慢。

(1)围产期型:围产期时已有严重的肾囊性病变,90%集合管受累,并有少量门静脉周围纤维增殖。死亡于围产期。

(2)新生儿型:出生后1个月出现症状,肾囊肿病变累及60%集合小管,伴轻度门静脉周围纤维增殖。几个月后由于肾衰竭而死亡。

(3)婴儿型:出生后3~6个月出现症状,肾囊性病变累及25%肾小管,表现为双肾肿大,肝脾大伴中度门静脉周围纤维增殖。于儿童期因肾衰竭死亡。

(4)少年型:肾损害相对轻微,仅有10%以下的肾小管发生囊性变,肝门静脉区严重纤维性变。一般于20岁左右因肝脏并发症、门静脉高压死亡,偶见肾衰竭。

(二)临床表现

因发病时期及类型而不完全相同。主要病变在肝和肾,表现为不同程度的肾集合管扩张、肝纤维化和胆管扩张。起病极早者,出生时即肝、肾明显肿大,腹部膨胀。肾体积相对巨大,质硬,表面光滑。在新生儿期常因巨大的肝、肾妨碍横膈活动造成呼吸困难而死亡。有时也伴有肺发育不全。肾衰竭也是此阶段死亡的原因。患儿往往死于肾和呼吸联合衰竭。婴儿期除患肾程度进展外,常有贫血、肾性胃萎缩和高血压,生长发育不良。6月龄前确诊者,大多数死亡,预后极不佳。存活到学龄儿童,则肝损害明显,门静脉周围纤维化程度增加,可发生门脉高压症、肝功能不全和食管、胃底静脉曲张明显。继发于门静脉高压的脾肿大和脾功能亢进表现为白细胞、血小板减少和贫血。有时伴有肝内主要胆管扩张(Caroli征)。

（三）诊断

通过病史、体检及影像学检查，一般均能作出诊断，其中当怀疑 ARPKD 时，应仔细询问三代家族史，应符合常染色体隐性遗传的特点。

B 超显示围产期型子宫内羊水过少，对胎儿和新生儿显像可见增大的肾脏，呈均质的高回声，尤其与肝回声比较更明显。正常新生儿肾、肝内回声相同。随患病时间延长，肾功能损害加重，ARPDK 肾脏会缩小，而不是增大。IVU 表现为肾影延迟显像，而肾盏、肾盂、输尿管不显影。

应与双肾积水、多囊性肾发育异常、先天性肝纤维增殖和肾母细胞瘤鉴别。双肾积水在儿童常因肾、输尿管、膀胱或尿道畸形为多见。多囊性肾发育异常不伴有肝病变；先天性肝纤维增殖症无肾病变；而肾母细胞瘤大多为单侧，双侧仅占 5%～10%，肾功能存在，B 超表现为不均质肿块，髓质为低回声。为进一步明确诊断可 CT 证实。

（四）治疗

本病至今无特殊治疗方法，预后极为不良。出现高血压及水肿时应限制钠盐摄入，应用降压药、祥利尿剂等。门静脉高压症引起上消化道出血常危及生命。由于患儿常有肾功能不全和感染，不宜施行引流术。由于肾、肝同时损害，血液透析和肾移植往往亦不能达到预期的治疗效果。

（张玲玲）

第九节　急性肾衰竭

一、概述

急性肾衰竭是指各种原因引起的双肾泌尿功能在短期内急剧障碍，导致代谢产物在体内迅速积聚，水电解质和酸碱平衡紊乱，出现氮质血症和代谢性酸中毒，并由此发生的机体内环境严重紊乱的临床综合征。多数患者的一个重要临床表现是少尿（成人每天尿量＜400 mL）或无尿（成人每天尿量＜100 mL），即少尿型急性肾衰竭（oliguric ARF）。也有一部分患者尿量不减少，称为非少尿型急性肾衰竭（nonoliguric ARF）。临床工作中要注意避免以少（无）尿作为考虑或诊断急性肾衰竭综合征的错误认识，不然会导致失去对急性肾衰竭早期及预防性治疗的时机。2005 年 9 月，由国际肾脏病学会（ISN）、美国肾脏病学会（ASN）、美国肾脏病基金会（NKF）及急诊医学专业来自全球多个国家的专家们共同组成了急性肾损伤的专家组（AKIN），拟将以往所称的急性肾衰竭（ARF）更名为急性肾损伤（AKI），并讨论了有关 AKI 的定义和分级（表 7-1），以强调对这一综合征的早期诊断、早期处置的重要性。

表 7-1　AKI 的分级

	血清肌酐	尿量
Ⅰ	升高≥26.5 μmol/L(0.3 mg/dL)或增至 150%～200%	＜0.5 mL/(kg·h),6 h
Ⅱ	增至 200%～300%	＜0.5 mL/(kg·h),12 h
Ⅲ	增至＞300%或 354 μmol/L(0.4 mg/dL)	＜0.3 mL/(kg·h),24 h 或无尿 12 h

二、急性肾衰竭的分类与病因

(一)急性肾衰竭的分类

急性肾衰竭的病因多样,根据发病环节可分为肾前性、肾性和肾后性三大类,但又常相继出现,如:肾前性急性肾衰竭和缺血性急性肾小管坏死(肾实质性急性肾衰竭)发生在一个相同的连续的病理生理过程中,当严重或持续的肾脏血流低灌注时肾小管上皮细胞发生严重的损伤,即使纠正了低灌注也难以改善这些病变,临床上就是急性肾小管坏死。

1.肾前性急性肾衰竭

肾前性肾衰竭是指肾脏血液灌流量急剧减少所致的急性肾衰竭。肾脏无器质性病变,一旦肾灌流量恢复,则肾功能也迅速恢复。所以这种肾衰竭又称功能性肾衰竭或肾前性氮质血症。

2.肾性急性肾衰竭

肾性肾衰竭是由于各种原因引起肾实质病变而产生的急性肾衰竭,又称器质性肾衰竭。

3.肾后性急性肾衰竭

由肾以下尿路(即从肾盏到尿道口任何部位)梗阻引起的肾功能急剧下降称肾后性急性肾衰竭,又称肾后性氮质血症。

(二)急性肾衰竭的常见病因

见表 7-2。

表 7-2　急性肾衰竭的病因分类

1.肾前性(肾脏低灌注)	
血容量不足	细胞外液丢失(烧伤、腹泻、呕吐、消化道大出血、盐消耗性肾病、利尿、尿崩症、原发性肾上腺皮质功能不全)细胞外液重新分布(烧伤、挤压伤、胰腺炎、营养不良、肾病综合征、严重肝脏病)
心搏出量下降	心肌功能下降(心肌梗死、心律不齐、缺血性心脏病、心肌病、瓣膜病、高血压性心脏病、肺心病)
周围血管扩张	药物引起(抗高血压药物、麻醉药、药物中毒),脓毒血症,其他:肝衰竭、过敏、肾上腺皮质功能不全、低氧血症、低磷血症
肾脏血管收缩、扩张失衡	脓毒血症,药物:NSAIDs,ACE 抑制剂,α 肾上腺受体拮抗剂,肝肾综合征
肾动脉机械性阻塞	夹层形成,外伤(血肿压迫、血管创伤)
2.肾实质性(肾脏本身疾病)	
肾小球疾病	各型急性肾炎,急性感染后肾小球肾炎
肾小管坏死	缺血性(肾前性 ARF 迁延而至),肾毒性(药物、造影剂、高渗性肾病、重金属或有机溶剂等),色素尿(肌红蛋白尿、血红蛋白尿)
肾间质疾病	药物,自身免疫,感染,肿瘤细胞浸润(淋巴瘤、肉瘤白血病、结节病)
肾血管疾病	小血管炎常表现为急性肾炎Ⅲ型),血栓性微血管病(恶性高血压、溶血性尿毒症综合征、硬皮病肾脏危象、弥散性血管内凝血等),肾梗死(肾动脉栓塞、动脉粥样硬化性肾动脉闭塞、肾小动脉胆固醇栓塞综合征)
3.肾后性(尿路梗阻)	
肾内梗阻	骨髓瘤、轻链病、尿酸和/或草酸钙、磺胺、阿昔洛韦等药物结晶
双侧肾盂、输尿管梗阻	管腔内梗阻:肿瘤、结石、血块、组织块或脓块、脱落肾乳头、霉菌团块。管腔外压迫:肿瘤、肿大淋巴结、后腹膜纤维化、误结扎
膀胱及以下部位	结石、肿瘤、血块、神经性膀胱,前列腺肿大(恶性或良性),尿道狭窄(外伤、肿瘤)严重的包茎

1.肾前性肾衰竭

（1）低血容量：见于大量失血、外科手术、创伤、烧伤、严重的呕吐、腹泻等引起的低血容量性休克。

（2）心力衰竭：见于急性心肌梗死、严重心律失常、心脏压塞等引起的心源性休克，造成心排血量急剧下降时。

（3）血管床容量扩大，使有效循环血量减少：血管床容量扩大，使有效循环血量减少，见于过敏性休克及败血症休克时血管床容量扩大，血液淤滞。

（4）其他各种外科因素等引起的肾血流障碍：上述因素直接影响血压和肾灌流，当血压低于10.7 kPa（80 mmHg）时，肾小球毛细血管压低于 6.4 kPa（48 mmHg），引起肾灌流减少和肾缺血。

由于肾前性急性肾衰竭主要是有效循环血量减少和肾血管收缩，导致肾小球滤过率急剧降低，而肾小管功能尚属正常；同时，因继发性醛固酮和抗利尿激素分泌增加，又可加强远曲小管和集合管对钠的重吸收，因而其临床特点有少尿（尿量＜400 mL/d），尿钠浓度低（＜20 mmol/L），尿比重较高（＞1.020）和氮质血症，血浆肌酐和血液尿素氮明显升高，尿肌酐/血肌酐比值＞40。

2.肾性肾衰竭

（1）肾小球、肾间质和肾血管疾病。如急性肾小球肾炎、狼疮性肾炎、急进型高血压病、急性肾盂肾炎、坏死性肾乳头炎和肾动脉粥样栓塞都能引起急性肾衰竭。

（2）急性肾小管坏死。急性肾小管坏死（acute tubular necrosis，ATN）是临床上引起 ARF 的最常见也是最重要的原因，它所引起的 ARF 占所有 ARF 的 40%～50%。引起 ATN 的因素主要有以下几种。①急性肾缺血：肾前性肾衰竭的各种病因（如休克），在早期未能得到及时的抢救，因持续的肾缺血而引起 ATN，即由功能性肾衰竭转为器质性肾衰竭。目前研究认为，急性肾缺血损伤更容易出现在再灌注之后，其中再灌注产生的氧自由基可能是导致 ATN 的主要因素之一。②急性肾中毒：引起肾中毒的毒物包括药物、重金属和生物毒素。药物如氨基糖苷类抗生素、四环素族和两性霉素 B 等，静脉注射或口服 X 线造影剂也可直接损伤肾小管；有机溶剂：如四氯化碳、乙二醇和甲醇等。重金属如汞、铋、铅、锑、砷等化合物。生物毒素如生鱼胆、蛇毒、蜂毒等。上述这些毒物随肾小球滤液流经肾小管时，均能引起肾小管损害。③血红蛋白和肌红蛋白对肾小管的阻塞及损害：这也是引起 ATN 的常见病因，如输血时血型不合或葡萄糖-6-磷酸脱氢酶（G-6-PD）缺乏和疟疾引起的溶血、挤压综合征、创伤和外科引起的横纹肌溶解症，过度运动、中暑、妊娠高血压综合征、长期昏迷、病毒性心肌炎引起非创伤性横纹肌溶解症，从红细胞和肌肉分别释出的血红蛋白和肌红蛋白，经肾小球滤过而形成肾小管色素管型，堵塞并损害肾小管，引起 ATN。④传染性疾病：如流行性出血热、钩端螺旋体病等引起的急性肾小管坏死。其中流行性出血热最常见，约占急性肾衰竭总发病率 18.6%。出血热的病理基础主要是肾小球和肾小管基底膜有免疫复合物沉积；外周循环障碍，血压降低，导致肾缺血，加重肾小管损害。

ATN 的病情虽然很严重，但是只要处理得当，情况是可以逆转的，因为坏死发生后 3～4 天就开始修复过程，坏死的肾小管上皮细胞逐渐被再生的肾小管上皮细胞所取代，肾功能和内环境也可望逐渐恢复正常。

由于肾小管有器质性损伤使浓缩和稀释功能丧失，尿比重固定在 1.010 左右，称为等渗尿；同时也因重吸收钠的能力降低，尿钠浓度增高（＞40 mmol/L）；尿常规可发现血尿，镜检有多种细胞和管型（色素管型、颗粒管型和细胞管型）。血液尿素氮和血浆肌酐进行性升高，肌酐与尿素从尿中排出障碍,尿肌酐/血肌酐<20,与功能性肾衰竭有明显区别。

肾性肾衰竭临床分为少尿型和非少尿型两种,前者多见。少尿型一般出现少尿甚至无尿,非少尿型尿量>400 mL/d。

3.肾后性肾衰竭

见于结石、肿瘤或坏死组织引起的输尿管内梗阻;肿瘤、粘连和纤维化引起的输尿管外梗阻;膀胱以下梗阻见于前列腺肥大、盆腔肿瘤等压迫。由于肾有强大的代偿功能,膀胱以上的梗阻(肾盏、肾盂、输尿管梗阻)是双侧性完全梗阻才能导致肾衰竭,如一侧通畅即可排除肾后性肾衰竭。

尿路梗阻可引起肾盂积水,肾间质压力升高,肾小球囊内压升高,导致肾小球有效滤过压下降,直接影响肾小球滤过率。

若患者尿量突然由正常转变为完全无尿(<100 mL/d),梗阻部位以上尿潴留,氮质血症日益加重。可用 X 线、肾图或超声检查,查明病因及梗阻部位,解除梗阻,肾功能可迅速恢复正常。如长期梗阻,可发展到尿毒症而死亡。

三、急性肾衰竭的发病机制

急性肾衰竭的发病机制十分复杂,至今尚未完全阐明。不同原因引起的急性肾衰竭,其发病机制不尽相同。本节主要围绕急性肾小管坏死(acute tubular necrosis,ATN)引起的肾衰竭,而且主要针对其少尿型的发病机制进行论述。

(一)肾血管及血流动力学的改变

临床和动物实验研究表明,在急性肾衰竭的初期,有肾血流量减少和肾内血液分布异常,表现为肾皮质外层血流严重缺乏及肾髓质淤血,而且肾缺血的程度与形态学损害及功能障碍之间存在着平行关系,因此现在多数学者肯定肾缺血是急性肾衰竭初期的主要发病机制。

1.肾灌注压降低

当动脉血压波动在 10.7～21.3 kPa(80～160 mmHg)范围内时,通过肾脏的自身调节,肾血流量和 GFR 可维持相对恒定。但当全身血压低于 10.7 kPa(80 mmHg)时,肾脏血液灌流量即明显减少,并有肾小动脉的收缩,因而可使 GFR 降低。

2.肾血管收缩

肾皮质血管收缩的机制主要与以下因素有关。

(1)交感-肾上腺髓质系统兴奋。在 ATN 时,因有效循环血量减少或毒物的作用,致使交感-肾上腺髓质系统兴奋,血中儿茶酚胺水平升高,通过刺激 α 受体使肾血管收缩,肾血流量减少,GFR 降低。皮质肾单位分布在肾皮质外 1/3,其入球小动脉对儿茶酚胺敏感,因而皮质呈缺血改变。动物实验证明:在肾动脉灌注肾上腺素后再作肾动脉造影,肾皮质血管不显影,而髓质血管显影正常。这与急性肾衰竭患者少尿期肾动脉造影相似。

(2)肾素-血管紧张素系统(renin-angiotenin system,RAS)激活:有效循环血量减少使肾血管灌注压降低,以及交感神经兴奋,均可刺激入球小动脉球旁细胞分泌肾素。此外,在肾缺血和肾中毒时,因近曲小管和髓袢升支粗段受损,对 Na^+ 和 Cl^- 重吸收减少,到达远曲小管致密斑处的 NaCl 增多,可通过管-球反馈作用刺激肾素分泌。肾素产生增多,促使肾内血管紧张素 Ⅱ (angiotensin,Ang Ⅱ)生成增加,引起入球小动脉及出球小动脉收缩。因肾皮质中的肾素含量丰富,故 RAS 系统激活,致使肾皮质缺血更甚。一般认为,该系统激活既是引起也是维持肾血管收缩

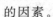

的因素。

管-球反馈作用:管-球反馈调节是肾单位的自身调节活动之一,即当肾小管液中的溶质浓度改变时,其信号通过致密斑和肾小球旁器感受、放大和传递,从而改变肾小球的灌流和 GFR,达到新的球-管平衡。肾缺血或肾毒物对肾小管各段损伤的程度不同,近曲小管和髓袢容易受到损害,因而对 Na^+ 和 Cl^- 的重吸收减少,使远曲小管内液中的 NaCl 浓度升高,刺激远曲小管起始部的致密斑,从而引起肾小球旁器分泌肾素,促进 Ang Ⅱ 生成并收缩入球小动脉及出球小动脉,使 GFR 降低。然而,Ang Ⅱ 可能并不是介导管-球反馈调节,以及持续降低 GFR 的唯一机制。有学者提出,腺苷也可能作为管-球反馈作用的介导因子,腺苷作用于 A_1 受体使入球小动脉收缩,而作用于 A_2 受体则扩张出球小动脉,该发现促使人们研究其在 ATN 发病中的作用。肾小管细胞受损时,释放大量的腺苷,从而收缩入球小动脉和扩张出球小动脉,因此明显降低 GFR。腺苷还可刺激肾小球旁器的肾素促进 Ang Ⅱ 的产生,加重入球小动脉收缩,但其收缩出球小动脉的效应可因腺苷通过 A_2 受体介导的作用被拮抗,因此加重了 GFR 下降。这种腺苷的产生直至肾小管上皮细胞功能和结构完整性恢复后方可恢复正常,因而可持续降低。

(3)前列腺素产生减少:肾是产生前列腺素的主要器官,肾内产生的 PGE_2 和 PGI_2 具有抑制血管平滑肌收缩,扩张血管的作用。许多实验证明 PG 与急性肾衰竭有密切关系。如庆大霉素引起的肾中毒,在 GFR 下降前,PGE_2 减少。使用 PG 合成抑制剂(如吲哚美辛),可引起血管收缩,加重甘油所致的急性肾衰竭。

(4)内皮细胞源性收缩及舒张因子的作用:多年来不少学者强调血管内皮源性收缩因子(如内皮素,endothelin,ET)病理性分泌增多,以及血管内皮源性舒张因子(如一氧化氮,NO)释放障碍对 ATN 血流动力学改变起重要作用。在 ATN 时,血浆内皮素水平的增高程度与血浆肌酐上升水平相一致。在缺血缺氧情况下,肾细胞膜上的内皮素受体结合 ET 的能力亦明显增强。ET 不仅能直接引起肾血管收缩,而且具有间接的缩血管效应:①通过系膜细胞收缩,使 Kf 下降,GFR 减少。②通过受体介导的细胞内磷酸肌醇途径,促使肌浆网中 Ca^{2+} 释放,激活花生四烯酸代谢途径。③促进肾素分泌,诱发儿茶酚胺分泌增多。正常血管内皮尚能释放舒张因子(如NO),协同调节血流量以维持血液循环,对肾脏则有增加血流量、降低入球与出球小动脉阻力的作用。ATN 早期血管内皮舒张因子 NO 的释放即有障碍,缺血-再灌注后氧自由基增多亦影响舒张因子的释放。在肾缺血所致急性肾衰竭大鼠模型中,分别给予 NO 合酶抑制剂,非选择性ET 受体拮抗剂和血管紧张素受体阻断剂,可观察到阻断 NO 生成对肾脏的损害作用远超过后两者,推测在此情况下 NO 对肾血流动力学改变的影响可能较为突出。目前认为内皮细胞收缩与舒张因子调节失衡可能对某些类型 ATN 的发生和发展起重要作用。

3.肾毛细血管内皮细胞肿胀

肾缺血、缺氧及肾中毒时,肾脏细胞代谢受影响,使 ATP 生成不足,Na^+,K^+-ATP 酶活性减弱,细胞内钠、水潴留,细胞发生水肿。随着细胞水肿的发生,细胞膜通透性改变,大量的 Ca^{2+} 涌入细胞内,形成细胞内 Ca^{2+} 超载。同时,Ca^{2+}-ATP 酶活性减弱也使肌浆网摄取 Ca^{2+} 受限,以及细胞内钙泵出减少,引起细胞质内游离钙增加。细胞内游离钙增加又可妨碍线粒体的氧化磷酸化功能,使 ATP 生成更加减少,从而形成恶性循环。此外,由于缺氧时大量增加的 ADP 可由线粒体进入胞质并直接抑制 Na^+,K^+-ATP 酶的活性,而且肾毒物(如氨基甙类抗生素)也可直接使 Na^+,K^+-ATP 酶活性减弱,这更加重了细胞内 Na^+、水潴留及细胞水肿,妨碍细胞的代谢与功能。当肾细胞水肿,特别是肾毛细血管内皮细胞肿胀,可使血管管腔变窄,血流阻力增加,肾血流量减少。

4.肾血管内凝血

急性肾衰竭患者血液黏度升高,血和尿中纤维蛋白降解产物(FDP)增多,部分患者的肾小球毛细血管内有纤维蛋白和血小板沉积。应用抗凝剂(肝素)对某些急性肾衰竭患者有一定疗效。这些,都提示肾内DIC可能在急性肾衰竭的发病机制中起一定作用。

(二)肾小管损伤

1.肾小管细胞损伤的特征

肾小管细胞损伤主要包括坏死性损伤和凋亡性损伤。

(1)坏死性损伤:主要有两种形式,分别为肾小管破裂性损伤和肾毒性损伤。肾小管破裂性损伤表现为肾小管上皮细胞坏死,脱落,基底膜也被破坏,可见于肾中毒和肾持续缺血。肾毒性损伤则主要损伤近球小管,可累及所有肾单位,肾小管上皮细胞呈大片状坏死,但基底膜完整,主要见于肾中毒。然而,有研究报道并非所有的肾持续缺血和肾中毒引起的ARF患者都出现这样典型的病理改变,有些没肾小管上皮细胞坏死。电镜观察显示,肾小球系膜细胞及内皮细胞等在ARF时也可出现明显病变。近来的研究证明,除了极少数ATN病例(如大剂量氯化汞中毒和严重的持续肾缺血)有广泛的肾小管细胞坏死外,大多数病例及实验模型均不出现明显的肾小管细胞坏死。即便肾小管发生病理形态改变也十分轻微,如近球小管细胞刷状缘脱落和细胞膜膜蛋白方向性改变等。过去常见的典型病理改变可能与当时尸检材料处理有关。因此,肾缺血和肾中毒对肾小管上皮细胞的损伤更常表现为细胞功能紊乱而不是坏死。如果细胞坏死或出现形态结构病理改变,表明损伤的程度十分严重。

(2)凋亡性损伤:在肾缺血和肾中毒中,细胞凋亡明显增加,而且常发生在远端肾小管。其病理特征表现为微绒毛的消失,细胞核染色质固缩,胞质浓缩,核断裂,出现凋亡小体。在急性缺血性ARF模型,细胞内DNA断裂及凋亡小体在再灌流12小时即可检出。再灌流24小时后,肾小管上皮可出现大量的凋亡小体。

无论是功能紊乱还是结构破坏,肾小管细胞损伤并不均一,有些细胞受损较轻,有些则较重甚至坏死,而另一些则可正常。这种功能或形态结构损伤的异质性或多样性对受损肾小管功能的可复性有重要影响。因为非致死性受损的细胞功能与结构恢复和正常细胞的分化、发育与增生可修复坏死脱落的上皮,从而使肾小管作为器官功能单位的完整性得以恢复。肾小管上皮细胞损伤的程度,尤其是损伤的不均一性不仅受致病因素作用时间与强度的影响,也受多种肾内因素影响,这些因素包括肾脏的氧供应特点,肾小管各段的功能分布特点,以及内源性调节因子等(如腺苷、NO等)。

此外,在肾缺血时,肾小管对肾毒物的敏感性增加;反之,肾毒物也可加重肾缺血损伤,其机制可能包括:①毒物直接引起肾血流动力学变化,导致缺氧性损伤。②毒物引起的膜损伤和线粒体内氧化磷酸化脱耦联,可加重缺氧性细胞损伤。

2.肾小管细胞损伤的发生机制

(1)ATP合成减少和离子泵失灵:①缺血时氧和代谢底物不足,缺血和中毒可致线粒体功能障碍,两者均可引起ATP合成减少,生物膜(细胞膜、线粒体膜和肌浆网膜)的离子泵(Na^+,K^+-ATP酶,Ca^{2+},Mg^{2+}-ATP酶)失灵,并造成细胞膜通透性增加。上述这些因素可导致细胞内水钠潴留、细胞肿胀和细胞内钙超载,使细胞结构及功能严重障碍。②在放射造影剂和肾脏移植诱导的ARF,钙超载是致死性细胞损伤的重要原因。ARF时细胞内Ca^{2+}调节自稳机制出现紊乱,细胞

膜 Ca^{2+} 屏障作用受损引起胞内 Ca^{2+} 增加。在肾缺血-再灌注模型中,肾血管平滑肌细胞、肾小球系膜细胞及肾小管细胞内 Ca^{2+} 浓度都明显升高,使用 Ca^{2+} 通道阻滞剂能减轻肾功能障碍。此外,有文献报道,缺血缺氧导致的细胞内 Ca^{2+} 的增加,可激活 Ca^{2+} 依赖性核酸限制性内切酶,将核 DNA 裂解成 $180\sim200$ bp 的片段,造成细胞凋亡。

(2)自由基增多:肾缺血-再灌注时自由基产生增多和清除减少;有些肾毒物,如氯化汞、丁烯二酸等,也可以促进自由基产生。这些改变导致机体氧化-抗氧化失调,自由基在组织和细胞内明显增多,引起细胞膜性结构、蛋白质和细胞内其他成分广泛的脂质过氧化损伤,导致肾脏各种细胞成分受损。

(3)还原型谷胱甘肽减少:还原型谷胱甘肽(reduced glutathione,GSH)具有重要的生理功能:①作为谷胱甘肽过氧化物酶的底物,通过提供还原当量,可将 H_2O_2 还原成水而清除自由基。②通过与膜蛋白反应维持膜蛋白中巯基与二硫化物的正常比例,确保细胞膜功能(如离子转运)和线粒体功能的发挥。③作为细胞保护剂,可防止磷脂酶激活。肾缺血和肾中毒时,肾组织 GSH 显著减少,使细胞抗氧化能力减弱,磷脂酶可被激活,从而破坏细胞的膜性结构乃至细胞溶解。

(4)磷脂酶活性增高:当细胞内 Ca^{2+} 增加和 GSH 减少时,磷脂酶 A_2 活性增高,分解膜磷脂,使细胞骨架结构解体,释放大量脂肪酸,其中花生四烯酸在脂加氧酶和环加氧酶作用下生成的 PG、白三烯(leukotriene,LT)等,可影响血管张力、血小板聚集及肾小管上皮细胞的功能。

(5)细胞骨架结构改变:细胞骨架在维持细胞的正常形态结构、功能和信息转导中发挥重要作用。肾缺血和肾中毒时,由于 ATP 产生减少,细胞骨架可发生明显改变,例如,调控微绒毛重吸收面积的肌动蛋白(actin)脱耦联,肌丝网与膜的连接破坏,锚蛋白和血影蛋白的相互作用发生改变,这些将导致细胞主体结构及膜极性发生异常,细胞膜面积减少和肾小管上皮连续性破坏。

(6)细胞凋亡的激活:ARF 时肾小管细胞凋亡明显增加。细胞凋亡是细胞的程序性死亡过程,受多种基因和蛋白的调控。调节细胞凋亡的因素主要包括各种死亡受体如 Fas 和 TNF-α 激活的信号通路,以及线粒体依赖性 caspase 机制。近年来,Bcl-2 基因家族、PI_3K/AKT 等多种因子的调控作用引起了学者的关注。Bcl-2 具有抗细胞凋亡的作用。PI_3K 可激活 AKT,后者通过促使 Bcl-2 发生磷酸化、激活 forkhead 蛋白和其他因素而促其抗细胞凋亡作用。Caspase-3 则可水解 Bcl-2 蛋白,促发凋亡。此外,还有许多基因参与缺血-再灌注损伤时细胞凋亡的调节,如 mCd59a 基因的缺失可引起缺血-再灌注时更为严重的细胞凋亡、坏死和浸润。

(7)炎性反应与白细胞浸润:近来,在 ARF 研究领域炎性反应在细胞损伤中的作用引起相当的重视。尤其在肾缺血-再灌注损伤过程中,肾小管上皮细胞和肾实质细胞所产生的肿瘤坏死因子、白介素-1、IL-6、IL-18 等炎性因子和活性氧可以使一些黏附分子如细胞黏附分子-1、血管黏附分子-1,以及 P-选择素等的表达增强,从而介导白细胞与内皮细胞的黏附作用。此外,尚可产生趋化因子,并激活补体。在细胞因子、趋化因子和黏附分子的共同作用下,中性粒细胞被激活,并向损伤部位聚集而产生炎性反应。中性粒细胞活化聚集后进一步产生的细胞因子和活性氧则加重细胞损伤。

3.肾小管损伤造成 GFR 持续降低和少尿的机制

(1)肾小管阻塞:ATN 的病理组织切片检查发现,肾小管管腔中被管型和坏死脱落的上皮细胞碎片阻塞,近端小管扩张。在急性肾衰竭动物模型中发现,微穿刺测定的近曲小管内压力比正常升高 3 倍左右,由于管内压升高,从而使肾小球有效滤过压降低而发生少尿。血管内急性溶血、挤压综合征等所引起的 ATN,分别为血红蛋白和肌红蛋白管型阻塞。其他如磺胺结晶、尿酸盐结晶等均可阻塞肾小管。目前一般认为,肾小管阻塞可能在某些急性肾衰竭持续少尿中是导致 GFR 降低的重要因素。

(2)原尿返漏:许多临床和实验研究表明,在缺血和中毒所致的急性肾衰竭中可发现肾小管上皮细胞广泛坏死,甚至基底膜断裂,原尿经受损的部位进入间质,并向管周血管系统返漏入血。未进入血管的液体使间质水肿,间质压升高,从而压迫肾小管和管周毛细血管。这不仅加重肾小管阻塞和进一步降低 GFR,而且还使肾血流进一步减少,并加重肾损害,形成恶性循环。在人类严重的急性肾衰竭中,有20%～50%存在肾小管原尿返漏;但在轻度急性肾衰竭中,也可无此返漏现象。因此,一般认为在某些急性肾衰竭中,原尿返漏对持续少尿的发生机制有较大的意义。

(三)肾小球超滤系数降低

肾缺血和肾中毒时肾小球超滤系数(K_f)明显降低,也是 GFR 降低的机制之一。肾缺血或肾中毒促进许多内源性及外源性的活性因子释放,如血管紧张素Ⅱ和其他缩血管物质,可使肾小球系膜细胞收缩,从而导致肾小球血管阻力增加,以及肾小球滤过面积减小,引起 Kf 降低;用微穿刺法证明,庆大霉素等氨基糖苷类抗生素所致的急性肾衰竭,超滤系数下降50%;硝酸铀等毒物也可直接促使肾小球系膜细胞收缩,导致 Kf 降低;严重的肾缺血或缺血-再灌注损伤,也可造成肾小球滤过膜结构破坏,K_f 减低。

总之,肾缺血和肾中毒等因素导致的肾血管及血流动力学改变、肾小管损伤和肾小球超滤系数降低,是 ATN 引起的少尿型急性肾衰竭的主要发病机制(图 7-2)。

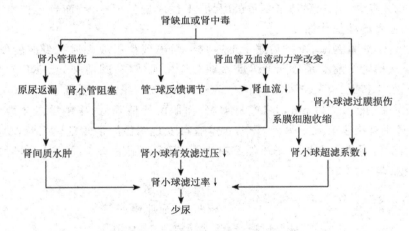

图 7-2 ATN 引起的少尿型 ARF 的主要发病机制

四、急性肾衰竭的发病过程及功能代谢变化

(一)少尿型和非少尿型 ARF 的发病过程不同

1.少尿型 ARF 的发病过程

少尿型 ARF 的发病过程包括少尿期、多尿期和恢复期三个阶段。

(1)少尿期:在缺血、创伤、毒物等损害因素侵袭后1～2天内出现少尿。此期一般持续1～2周。持续时间愈短,预后愈好。少尿期超过1个月,常表示肾脏损害严重,肾功能较难恢复。

(2)多尿期:当尿量增加到每天大于 400 mL 时标志着患者已进入多尿期,说明病情趋向好转,尿量逐日增加,经5~7天达到多尿高峰,每天尿量可达2 000 mL或更多。按一般规律,少尿期体内蓄积水分和尿素氮越多,多尿期尿量也越多。多尿期平均持续约1个月。多尿期产生多尿的机制有:①肾血流量和肾小球滤过功能逐渐恢复,而损伤的肾小管上皮细胞虽已开始再生修复,但其浓缩功能仍然低下,故发生多尿。②原潴留在血中的尿素等物质从肾小球大量滤出,从而引起渗透性利尿。③肾小管阻塞被解除,肾间质水肿消退。

(3)恢复期:多尿期过后,肾功能已显著改善,尿量逐渐恢复正常,血尿素氮和血肌酐基本恢复到正常水平。肾功能恢复正常需3个月至1年的时间。一般来说,少尿期越长,肾功能恢复需要的时间也越长。此期经严格检查仍有一部分患者遗留不同程度的肾功能损害。

2.非少尿型急性肾衰竭

非少尿型ARF,系指患者在进行性氮质血症期内每天尿量持续在400 mL以上,甚至可达1 000~2 000 mL。近年来,非少尿型ARF有增多趋势,其原因在于:①血、尿生化参数异常的检出率提高。②药物中毒性ARF的发病率升高,如氨基糖苷类抗生素肾中毒常引起非少尿型ARF。③大剂量强效利尿药及肾血管扩张剂的预防性使用,使此类患者尿量不减。④危重患者的有效抢救与适当的支持疗法。⑤与过去的诊断标准不同,过去常把内环境严重紊乱并需透析治疗作为诊断标准,目前采用血肌酐进行性增高来判断ARF。由于上述综合因素使非少尿型ARF的发病率或检出率明显增加。

(二)ARF的功能代谢变化

1.少尿型ARF的功能代谢变化

(1)少尿期:此期是ARF病情最危重的时期,不仅尿量显著减少,而且还伴有严重的内环境紊乱,常有以下主要的功能代谢变化。

1)尿的变化:①尿量锐减,发病后尿量迅速减少而出现少尿或无尿。少尿的发生,是由于肾血流减少、肾小管损害及超滤系数降低等因素综合作用所致(参阅前文的ARF发病机制部分)。②尿成分改变,尿比重低(<1.015,常固定于1.010~1.012),尿渗透压低于350 mmol/L,尿钠含量超过40 mmol/L(正常<20 mmol/L),尿肌酐/血肌酐比值降低,尿钠排泄分数(FENa)升高。这些变化均与肾小管损害有关。另外,尿常规检查可发现明显异常改变。因此,功能性急性肾衰竭和由ATN引起的肾性急性肾衰竭虽然都有少尿,但尿液成分有本质上的差异,这是临床鉴别诊断的重要依据(表7-3)。

$$尿钠排泄分数 = \frac{尿钠/血钠}{尿肌酐/血肌酐} \times 100$$

表7-3 两种急性肾衰竭的主要区别

尿指标	肾前性肾衰竭	ATN少尿期
标比重	>1.020	<1.015
尿渗透压(mmol/L)	>500	<350
尿钠(mmol/L)	<20	>40
尿肌酐/血肌酐	>40	<20
尿钠排泄分数	<1	>2
尿常规	正常	坏死脱落的上皮细胞、红细胞和白细胞、各种管型、尿蛋白
甘露醇实验	尿量增多	尿量不增

注:尿钠排泄分数(FENa)。

2)水中毒：由于尿量减少，体内分解代谢加强以致内生水增多，以及因治疗不当输入葡萄糖溶液过多等原因，可发生体内水潴留并从而引起稀释性低钠血症。除可发生全身软组织水肿以外，水分还可向细胞内转移而引起细胞内水肿。严重时可发生脑水肿、肺水肿和心力衰竭，为 ARF 的常见死因之一。因此对急性肾衰竭患者，应严密观察和记录出入水量，严格控制补液速度和补液量。

3)电解质改变：①高钾血症，这是急性肾衰竭最危险的并发症，常为少尿期致死的原因。患者即使不从体外摄入钾亦常出现高钾血症。高钾血症的主要原因有：尿量减少和肾小管损害使钾随尿排出减少；组织破坏，释放大量钾至细胞外液；酸中毒时，H^+ 从细胞外液进入细胞，而 K^+ 则从细胞内溢出至细胞外液。如果再加上摄入含钾量高的饮食、或服用含钾或保钾药物、输入库存血液，则更会迅速发生高钾血症。高钾血症可引起心脏传导阻滞和心律失常，严重时可导致心室纤维颤动或心脏停搏。②高镁血症，高镁血症的原因与高钾血症的原因相似，主要也是因为镁随尿排出减少，以及组织破坏时细胞内镁释出至细胞外液中。高镁血症可抑制心血管和神经系统的功能。ATN 时的某些中枢神经系统的症状可能与高镁血症有关。③高磷血症和低钙血症，由于肾排磷功能受损，常有高磷血症，尤其是广泛组织创伤、横纹肌溶解等高分解代谢患者，血磷可高达 $1.9\sim2.6$ mmol/L($6\sim8$ mg/dL)。由于高磷血症，肾生成 $1,25\text{-}(OH)_2\text{-}D_3$ 及骨骼对 PTH 的钙动员作用减弱，因而，低钙血症也较常见。但因同时有酸中毒存在，血中游离 Ca^{2+} 常不降低，故临床上很少出现低钙症状。若纠正酸中毒之前不补充钙，则在纠正之后可发生低钙性手足搐搦。④代谢性酸中毒，因肾脏排酸保碱功能障碍，GFR 降低，以及体内分解代谢加强，使酸性代谢产物(硫酸、磷酸和氧化不全的有机酸)在体内蓄积，引起代谢性酸中毒。酸中毒可抑制心血管系统和中枢神经系统的功能，促进高钾血症的发生，使病情更为严重。⑤氮质血症，血中尿素、肌酐、尿酸、肌酸等非蛋白含氮物质的含量显著增高，称为氮质血症。其发生机制主要是由于肾脏不能充分排出体内蛋白质代谢产物。感染、中毒、组织破坏还会迅速增加血尿素氮和肌酐水平，每天尿素氮可升高达 $3.6\sim10.7$ mmol/L($10\sim30$ mg/dL)，肌酐可增加 $88.4\sim176.8$ μmol/L($1\sim2$ mg/dL)，严重时可以发生尿毒症。有学者认为，与日俱增的进行性血尿素氮和血肌酐升高，是诊断急性肾衰竭的可靠依据。

（2）多尿期：在多尿期早期，因肾小管功能未恢复，GFR 仍然低于正常，因而氮质血症、高钾血症和代谢性酸中毒等还不能立即得到改善。至多尿期后期，这些变化才能逐渐恢复正常，但可因多尿而引起脱水、低钾血症、低钠血症，故应注意补充水和电解质。

（3）恢复期：一年后约 2/3 患者的 GFR 较正常低 20%～40%，肾小管浓缩功能及酸化功能也低于正常。影响肾功能恢复的因素主要与引起急性肾衰竭的病因或原发病的病种和严重程度、患者的年龄、并发症，以及治疗措施等有关。

2.非少尿型 ARF 的功能代谢变化

非少尿型 ARF 时，GFR 下降程度比肾小管损伤相对较轻，肾小管部分功能还存在，但尿浓缩功能障碍，所以尿量较多，尿钠含量较低，尿比重也较低。尿沉渣检查细胞和管形较少。然而，非少尿型急性肾小管坏死患者 GFR 的减少，已足以引起氮质血症，但因尿量不少，故高钾血症较为少见。其临床症状也较轻。病程相对较短。发病初期尿量不减少，也无明显的多尿期；恢复期从血尿素氮和肌酐降低时开始。其病程长短也与病因、患者年龄及治疗措施等密切相关。一般肾功能完全恢复也需数月。

少尿型与非少尿型 ARF 可以相互转化，少尿型经利尿或脱水治疗有可能转化为非少尿型；

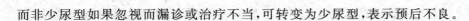

而非少尿型如果忽视而漏诊或治疗不当,可转变为少尿型,表示预后不良。

五、急性肾衰竭的防治原则

急性肾衰竭的预防与治疗可分为三个环节:急性肾衰竭的一级预防,即在急性肾衰竭的高危人群中采取预防措施;出现急性肾衰竭后的早期发现及支持治疗;急性肾衰竭的病因治疗。

(一)积极治疗原发病或控制致病因素

首先是尽可能明确引起急性肾衰竭的病因,采取措施消除病因。如解除尿路阻塞,解除肾血管的阻塞,尽快清除肾的毒物,纠正血容量不足,抗休克等;合理用药,避免使用对肾脏有损害作用的药物。

(二)纠正内环境紊乱

急性肾小管坏死虽然病情严重,但病变多为可逆,故应积极抢救。

1.水和电解质紊乱

在少尿期应严格控制体液输入量,以防水中毒发生。多尿期注意补充水和钠、钾等电解质,防止脱水、低钠和低钾血症。

2.处理高钾血症

限制含钾丰富的食物及药物;给予钾离子拮抗剂;注射高渗葡萄糖和胰岛素,促进 K^+ 自细胞外进入细胞内;采用透析治疗。

3.控制氮质血症

可采用滴注葡萄糖以减轻体内蛋白质的分解代谢;静脉内缓慢滴注必需氨基酸,以促进蛋白质合成,降低尿素氮产生的速度,并加快肾小管上皮细胞的再生;以透析疗法排除非蛋白氮物质。

4.透析治疗

透析疗法包括血液透析和腹膜透析两种。

(1)血液透析疗法(人工肾)。血液透析疗法(是根据膜平衡原理,将尿毒症患者血液与含一定化学成分的透析液同时引入透析器内,在透析膜两侧流过,两侧可透过半透膜的分子便作跨膜移动,达到动态平衡。从而使尿毒症患者体内蓄积的毒素得到清除;而人体所需的某些物质也可从透析液得到补充。

(2)腹膜透析。腹膜透析其基本原理与血液透析法相同,但所利用的半透膜就是腹膜,而非人工透析膜。将透析液注入腹膜腔内,并定时更新透析液,便可达到透析的目的。

(三)抗感染和营养支持

1.抗感染治疗

感染是急性肾衰竭常见的原因之一,急性肾衰竭又极易合并感染,因而抗感染治疗极为重要。在应用抗生素时应避免肾毒性。

2.饮食与营养

补充营养可维持机体的营养供应和正常代谢,有助于损伤细胞的修复和再生,提高存活率。对于高分解代谢、营养不良和接受透析的患者要特别注意蛋白质摄入量。不能口服的则需要全静脉营养支持。

(张玲玲)

第十节 慢性肾衰竭

一、概述

慢性肾衰竭(CRF)是指发生在各种慢性肾脏疾病后期的一种临床综合征。它是由原发性肾脏疾病或继发性肾脏疾病引起的肾脏进行性损伤和肾功能的逐渐恶化,当肾脏功能损害发展到不能维持机体的内环境稳定时,便会导致体内毒性代谢产物的蓄积,水、电解质、酸碱平衡紊乱,以及某些内分泌功能的异常。欧美报道每年每 100 万人群中有 60~70 人进入此期,有人统计我国每年每 1 万人口中约有 1 人发生慢性肾衰竭。

各种原因引起的慢性肾脏结构和功能障碍(肾脏损伤病史>3 个月),包括 GFR 正常和不正常的病理损害、血液或尿液成分异常,以及影像学检查异常,或不明原因的 GFR 下降(GFR<60 mL/min)超过 3 个月,称为慢性肾脏病(CKD)。而广义的慢性肾衰竭(CRF)则是指慢性肾脏病引起的肾小球滤过率(GFR)下降及与此相关的代谢紊乱和临床症状组成的综合征。

(一)慢性肾衰竭发病机制

慢性肾衰竭的发病机制较为复杂,如各种致肾脏损害的病因,不论原发的或继发的,属免疫性损害或非免疫性损害,一旦造成肾脏的慢性损伤后,其功能状况常以不同速度进展、恶化,直至终末期肾衰竭。临床上,不同病因的肾脏疾病,当其肾功能失代偿以后,发展成 CRF 的速度略有差异,但总的趋势无差异。一般认为,糖尿病肾病时间最短,肾小球肾炎次之,慢性肾盂肾炎又次之。近十余年来,对其进展过程的认识,基础理论的研究和临床上对其防治的不懈努力,取得了可喜的进步,近年来关于某些细胞因子和生长因子在 CRF 进展中的作用,也有新的认识。归纳如下。

1.健存肾单位学说

Bricker 等于 1960 年提出,慢性肾衰竭时,由各种肾实质疾病导致相当数量肾单位破坏,余下的健存肾单位为了代偿,必须增加工作量,以维持机体正常的需要。因而,每一个肾单位发生代偿性肥大,以便增强肾小球滤过功能和肾小管处理滤液的功能。但如肾实质疾病的破坏继续进行,健存肾单位越来越少,终于到了即使倾尽全力,也不能达到人体代谢的最低要求时,就发生肾衰竭。

2.矫枉失衡学说

该学说系 Bricker 于 20 世纪 70 年代初提出,是对健存肾单位学说的进一步补充。即在慢性肾功能不全时,机体出现了代谢废物的潴留,机体为了矫正它,就要做相应的调整(即矫枉),但在调整过程中,却不可避免地要付出一定代价,因而发生新的失衡,使人体蒙受新的损害。如尿毒症时甲状旁腺功能亢进和高 PTH 血症:当健存肾单位有所减少,余下的每个肾单位排出磷的量代偿地增加,从整个肾来说,其排出磷的总量仍可基本正常,故血磷正常。但当后来健存肾单位减少至不能代偿时,血磷仍升高。人体为了矫正磷的潴留,甲状旁腺功能亢进,以促进肾排磷,这时高磷血症虽有所改善,但甲状旁腺功能亢进却引起了其他症状,如由于溶骨作用而发生广泛的纤维性骨炎及神经系统毒性作用等,给予人体造成新的损害,这就是矫枉失衡学说。

3.肾小球高滤过学说

该学说系 Brenner 等于 1982 年提出,他们认为肾小球的高灌注、高血压和高滤过等代偿性变化是导致肾小球硬化和残余肾单位进行性毁损的重要原因。由于大量的肾单位破坏,余下的每个肾单位代谢废物的排泄负荷增加,因而代偿地发生肾小球毛细血管的高灌注、高压力和高滤过。而上述肾小球内"三高"可引起:①肾小球上皮细胞足突融合,系膜细胞和基质显著增生,肾小球肥大,继而发生硬化;②肾小球内皮细胞损伤,诱发血小板聚集,导致微血栓形成,损害肾小球而促进硬化;③肾小球通透性增加,使蛋白尿增加而损伤肾小管间质。上述过程不断进行,形成恶性循环,使肾功能不断进一步恶化,这种恶性循环是一切慢性肾脏病发展至尿毒症的共同途径,而与肾实质疾病的破坏继续进行是两回事。该学说认为肾小球高滤过是促使肾功能恶化的重要原因。但该学说仍不够完善,因为有些慢性肾衰竭动物模型未证实高滤过的作用,该学说也未提及小管-间质损害在慢性肾衰竭进展中的作用。

4.肾小管高代谢学说

慢性肾衰竭时,健存肾单位的肾小管呈代偿性高代谢状态,耗氧量增加,氧自由基产生增多,自由基清除剂(如还原型谷胱甘肽)生成减少,以及肾小管细胞产生铵显著增加,可引起肾小管损害、间质炎症及纤维化,以致肾单位功能丧失。现已明确,慢性肾衰竭的进展和肾小管间质损害的严重程度密切相关。

5.脂代谢紊乱学说

继发性高脂血症是慢性肾衰竭的常见并发症之一,关于高脂血症,脂质代谢紊乱在动脉粥样硬化中的作用已为人们所熟知。近年研究发现,有些肾小球进行性硬化,与高灌注高滤过无关,而某些非血流动力学因素,具有重要意义,其中脂质代谢异常可能是重要机制之一。实验证明,极低密度脂蛋白(VLDL)和低密度脂蛋白(LDL)能与 GBM 的多价阴离子的糖胺聚糖结合,使 GBM 上的负电荷减少,从而损伤肾小球基膜的电荷屏障,使其对脂蛋白的通透性增加,导致系膜细胞增生和系膜基质增加,促进肾小球的硬化。由于脂代谢紊乱可使血小板聚集功能增强,血栓素增高,还可使某些免疫细胞活性增强,致肾小球系膜增生,因而可加速肾小球硬化的进程。脂质过氧化还可使氧自由基生成增多,损害小管和间质细胞。

6.尿毒症毒素学说

目前已知,随着 CRF 病情的不断恶化,患者体内毒性代谢产物不断蓄积。至尿毒症期,患者血浆中毒性代谢产物浓度的高低与患者病情轻重程度有相关性,尤其通过近半个世纪来,对尿毒症患者透析疗法的深入研究和探索,进一步证实尿毒症患者的发生虽然与多种因素有关,不可能用一种或一组"毒性"物质在体内的蓄积来解释尿毒症全貌,但是,在临床实践中,用不同的透析方法使患者血浆中某种或某些毒性物质清除后,患者的临床症状得以缓解,故亦足以说明尿毒症患者病情变化与该类毒性物质的浓度密切相关。

目前已知尿毒症患者体液内约有 200 多种物质的浓度比正常增高,一般人认为可能具有尿毒症毒性作用的物质有 30 余种,凡被认为是尿毒症毒素的物质,必须具备下述条件:①尿毒症患者体液内的该物质必须能进行化学鉴定及定量测定;②该物质的浓度必须比正常增高;③高浓度的该物质与特异性的尿毒症症状有关;④动物实验或体外试验证实该物质在其浓度与尿毒症患者体液内浓度相似时可出现类似毒性作用。

尿毒症毒性物质一般分为小分子(分子量<500)、中分子(分子量 500~5 000)和大分子(分子量>5 000)3 类。

(1)小分子毒性物质：小分子毒性物质中，以尿素、胍类、酚类和胺类为主。目前，在临床实际工作中，仍以测定血浆尿素氮(BUN)和血清肌酐(Scr)浓度作为小分子毒素的指标，当该类物质在体内浓度升高时，可引起乏力、头痛、厌食、恶心、呕吐、贫血、皮肤瘙痒、嗜睡和出血倾向，并可使糖耐量降低，如经中西医结合治疗或透析治疗后，上述毒素浓度降低后，症状常可减轻或消失。大量研究表明，尿素为尿毒症的毒性物质之一。动物体外实验发现，高浓度的尿素可抑制酶的活力，从而影响代谢过程，并可使胍基琥珀酸的合成率增加。

(2)中分子毒性物质：指一组分子量为500～5 000的化学物质。认为中分子物质与尿毒症发病机制有密切关系的学说，即中分子学说。中分子毒性物质可能包括：①高浓度正常代谢产物；②结构正常，浓度增高的激素；③细胞代谢紊乱产生的多肽；④细胞或细菌裂解产物。

据报道，高浓度的中分子物质可引起周围神经病变，尿毒症脑病，红细胞生成抑制，胰岛素活性受抑，脂蛋白脂酶活性抑制，抗体生成抑制，血小板功能损害，细胞免疫功能低下，性功能障碍及外分泌腺萎缩等。由于腹膜对中分子物质清除率高于一般人工透析膜，因而腹膜透析患者神经系统病变较轻。若同为血液透析的患者改为血液滤过或血液灌流后则临床症状明显改善，故推测可能与中分子毒素有关。

(3)大分子毒性物质：正常肾脏可以降解和清除多种多肽和小分子蛋白质，这种作用主要在近曲小管完成。CRF时，肾脏清除这些"大分子物质"(分子量5 000～50 000)的能力下降，因而体液中浓度升高。这些"大分子物质"，主要是内分泌激素，如生长激素、甲状旁腺激素(PTH)、促皮质激素(ACTH)、胰岛素、胰高血糖素、胃泌素、肾素等。还有，若干种低分子蛋白质，如核糖核酸酶、β_2-微球蛋白、溶菌酶、β_2糖蛋白等。当这些物质在体内浓度升高时，均可能有毒性作用。

综上所述，肾小球本身损害，基本上不属于尿毒症"毒素"所致，但CRF发展成尿毒症，毒性物质在体内积聚，是构成尿毒症症状和机体损害的主要原因。

7.其他

有些学者认为慢性肾衰竭的进行性恶化机制与下述有关：①在肾小球内"三高"情况下，肾组织内血管紧张Ⅱ水平增高，转化生长因子β等生长因子表达增加，导致细胞外基质增多，而造成肾小球硬化；②过多蛋白从肾小球滤出，会引起肾小球高滤过，而且近曲小管细胞通过胞饮作用将蛋白吸收后，可引起肾小管和间质的损害，导致肾单位丧失。

(二)慢性肾衰竭基础疾病及其诊治

1.常见基础疾病的发病率

慢性肾脏病的防治已经成为世界各国所面临的重要公共卫生问题之一。据有关发达国家统计，近30余年来慢性肾病的患病率有上升趋势。据有关统计，美国成人(总数约2亿)慢性肾脏病的患病率已高达10.9％，慢性肾衰竭的患病率为7.6％。据我国部分地区报道，慢性肾脏病的患病率为8％～10％，其确切患病率尚待进一步调查。近20年来慢性肾衰竭在人类主要死亡原因中占第5位至第9位，是人类生存的重要威胁之一。

引起慢性肾衰竭的病因是多种多样的，但在原发性疾病中以慢性肾小球肾炎与间质性肾炎为最多，继发性肾脏疾病中以糖尿病肾病为最多。

近年国外不少学者认为，最常见的病因顺序依次为糖尿病肾病、高血压肾病、肾小球肾炎、多囊肾等；我国则为原发性慢性肾炎、梗阻性肾病、糖尿病肾病、狼疮肾炎、高血压肾病、多囊肾等。

我国有报道慢性肾小球肾病发生CRF占64.4％，间质性肾病占19％。在欧美、日本等发达国家，血液透析治疗中的CRF以糖尿病为第1位(27.7％)，高血压为22.7％，而肾小球肾炎已由原来的第 1 位降为第 3 位,占 21.2%。

2.基础疾病的诊断和诊断思路

在临床诊断中,根据患者有明确引起肾脏损害的原发性或继发性疾病伴有尿检异常(蛋白、管型、红细胞或白细胞等)、肾功能改变(如 BUN、Scr 升高,Ccr 降低等)及结合上述 CRF 的常见症状,诊断慢性肾衰竭通常不难。在有些过去史不明的,一开始就是严重尿毒症的症候来求医,则需要和急性肾衰竭鉴别,还有由于主客观因素的影响、医疗技术及设备条件的限制及对 CRF 诊治经验不足等,致使少数 CRF 患者误诊或漏诊,以致患者长期得不到正确的诊断及治疗。有以下几种情况需注意。

(1)病史:以往有无慢性肾脏病或可能影响到肾脏的全身疾病病史;或是有无导致急性肾衰竭的肾前性、肾性或肾后性原始病因。

(2)患者就诊时往往以近期出现的一般内科常见症状如头昏、乏力、食欲缺乏、恶心、贫血、血压高为主诉症状,且对既往患过的疾病漏述,此时如果仅根据上述某一症状不加区分的判断,就主观的认定为消化系统疾病、血液系统疾病或原发性高血压等,而又不能用某一疾病完全解释上述这些症状,没有想到 CRF 的可能,就有可能发生误诊或漏诊。

(3)病情观察欠仔细:临床上某些肾脏病患者或 65 岁以上的肾功能有自然减退的老年人,由于某些急性肾损害因素如应用肾毒性药物、脱水、心力衰竭或重症感染等,致使肾功能急剧恶化,常误诊为急性肾衰竭。若仔细询问病史及详细观察病情变化,常发现此类患者贫血较重,B 超或 CT 检查常发现双肾不同程度的缩小。

(4)肾活检:对于鉴别急慢性肾衰竭非常有价值。

另外,对于慢性肾衰竭患者,应尽可能地查出其基础疾病。

3.基础疾病的治疗

及时地诊断和治疗慢性肾衰竭的原发病,是慢性肾衰竭处理最重要的关键。有些引起慢性肾衰竭的原发病有治疗价值。在治疗原发病后,纵使是肾脏病变仅有轻微的改善,肾功能可望有一定程度的好转,少数病例甚至可恢复到代偿期的状态,至少也能延缓肾功能的进一步恶化。如镇痛药肾病停用镇痛药、狼疮肾炎控制狼疮活动后,肾功能可望有不同程度的好转,有的甚至可完全逆转。因此,临床医师应高度重视慢性肾衰竭原发病的早期治疗。根据学者近年的临床实践体会,大多数狼疮肾炎经有效治疗后,其所致的慢性肾衰竭可望完全逆转。

(三)慢性肾衰竭的早期诊断

慢性肾衰竭的早期,其原发病诊断较易,这主要是由于 X 线静脉肾盂造影、B 超和肾活检技术的应用。且其危险性小,诊断意义较大,因而有利于原发病的寻找和确立。慢性肾衰竭的晚期其原发病的确定较为困难,但仍然非常重要。有一些原发病如能去除,仍然有治疗价值。这些原发病包括镇痛药肾脏病、近期的梗阻性肾病、狼疮肾炎、肾结核、痛风性肾脏病、全身性坏死性血管炎等。慢性肾衰竭原发病的诊断,除详细地询问病史和细致的体格检查外,实验室检查应包括准确的尿液分析、24 小时尿蛋白定量、尿蛋白圆盘电泳、中段尿培养菌落计数、血肌酐、尿素氮、钠、钾、氯、二氧化碳结合力、尿酸、钙磷、碱性磷酸酶、脂质、乙肝学检查以了解肾的形态,也有助于病因的诊断,包括 X 线腹部平片、必要时做肾断层摄片,B 超(双肾)、核素动态肾显像等。如有必要,可做 CT 检查。高浓度静脉肾盂造影,在肾功能严重受损时有致肾功能进一步恶化的可能,使用时必须慎重。此外,还应常规地做 X 线胸部检查、心电图和眼底检查。有指征时,应做ANA、ds-DNA 和 C3、C4、CH50 等血清学检查。鉴于慢性肾小球肾炎和慢性间质性肾炎是慢性肾衰竭的主要病因(约占80%),且后者常为可治性,故应首先予以鉴别。

其鉴别要点:①在发生慢性肾衰竭前,慢性肾小球肾炎常先有水肿和高血压病史,而慢性间质性肾炎则常没有,即使已发生肾衰竭,后者的水肿和高血压亦较前者为轻;②慢性肾小球肾炎常有大量的蛋白尿,尿沉渣中常有较多的各种类型的管型和红细胞;后者的尿蛋白多为±～+,尿蛋白定量常<1.5 g/24 g,并以小分子量蛋白(β_2-微球蛋白、溶菌酶等)为主要成分(肾小管性蛋白尿),尿沉渣中可有少量白细胞,偶有特征性的白细胞管型;③慢性肾小球肾炎肾小球滤过功能损害较肾小管功能损害早且明显;而后者肾小管功能损害较早且较明显,往往先于氮质血症出现,如浓缩功能障碍、失盐性肾病、高血氯性酸中毒等;④慢性肾小球炎双侧肾对称性缩小,肾盂、肾盏形状仍然正常;而后者双侧或可不对称性缩小,外形不规则,有时可发现肾盂、肾盏变形,有扩张等。学者曾报道,在慢性肾衰竭的晚期,两者的鉴别较为困难。根据学者多年临床工作的经验,肾衰竭发生前有无水肿和高血压史,以及肾的大小和形态对鉴别诊断有较大帮助(表7-4)。

表7-4 慢性肾小球肾炎与慢性间质性肾炎的鉴别诊断

鉴别要点	慢性肾小球肾炎	慢性间质性肾炎
水肿、高血压	常于肾衰竭前出现	多于肾衰竭后出现,一般较轻
尿液检查	常有大量蛋白尿,沉渣中可检出各种管型和红细胞	蛋白尿一般±～+,尿蛋白定量常<1.5 g/24 h,并以小分子量蛋白(β_2-微球蛋白、溶菌酶等)为主要成分(肾小管性蛋白尿),尿沉渣中可有少量白细胞,偶有特征性的白细胞管型
肾脏功能损害	肾小球滤过功能损害较肾小管功能损害早且明显	肾小管功能损害较早且较明显,往往先于氮质血症出现,如浓缩功能障碍、失盐性肾病、高血氯性酸中毒等
肾脏结构损害	双侧肾对称性缩小,肾盂、肾盏形状仍然正常	双侧或可不对称性缩小,外形不规则,有时可发现肾盂、肾盏变形

如果诊断为慢性肾炎,首先必须排除继发于全身性疾病的可能,特别是系统性红斑狼疮等风湿性疾病。应详尽地询问病史和进行细致的体格检查。注意是否有原因不明的发热、多发性关节痛、皮疹(特别是红斑和紫癜)和多系统损害。如有可疑,应进一步做血清ANA、抗ds-DNA抗体、找狼疮细胞等检查。如诊断为慢性间质性肾炎,则必须分清:①原发于肾间质的疾病,如慢性肾盂肾炎、肾结核、镇痛药肾病、高血钙性肾病、慢性重金属中毒性肾病等。学者曾报道,慢性间质性肾炎多由复杂性慢性肾盂肾炎引起;②继发于其他泌尿系统疾病或全身性疾病,如梗阻性肾脏病、痛风性肾病、多发性骨髓瘤等。大约90%的慢性间质性肾炎属可治性,经治疗后可防止或延缓其病情向慢性肾衰竭发展。即使已发生肾衰竭者,其病情恶化也较慢性肾炎缓慢,存活期较长,且其中有些病例经治疗后,可减慢甚至逆转慢性肾衰竭的发展。学者曾报道,在我们的临床和尸检材料中,有不少慢性间性肾炎被误诊为慢性肾炎,而贻误可以逆转的治疗良机,应引起肾科临床医师的重视。

(四)NKF-K/DOQI慢性肾衰竭分期及处理原则

最近美国肾脏病基金会K/DOQI专家组对慢性肾脏病(CKD)的分期方法提出了新的建议(表7-5)。该分期方法将GFR正常(≥90 mL/min)的肾病视为1期CKD,其目的是为了加强对早期CKD的认知和CRF的早期防治;同时将终末期肾脏病(ESRD)的诊断放宽到GFR<15 mL/min,对晚期CRF的及时诊治有所帮助。显然,CKD和CRF的含义上有相当大的重叠,前者范围更广,而后者则主要代表CKD患者中的GFR下降的那一部分群体。

表 7-5　美国肾脏病基金会 K/DOQI 专家组对 CKD 分期的建议

分期	特征	GFR 水平（mL/min）	防治目标-措施
1	已有肾损害,GFR 正常	≥90	CKD 诊治;缓解症状;保护肾功能
2	GFR 轻度降低	60～89	评估、减慢 CKD 进展;降低 CVD（心血管病）患病危险
3	GFR 中度降低	30～59	减慢 CKD 进展;评估、治疗并发症
4	GFR 重度降低	15～29	综合治疗;透析前准备
5	ESRD（肾衰竭）	＜15	如出现尿毒症需及时替代治疗

应当指出,单纯肾小球滤过率轻度下降（GFR 60～89 mL/min）而无肾损害其他表现者,不能认为有明确 CKD 存在;只有当 GFR＜60 mL/min 时,才可按 3 期 CKD 对待。此外,在 CKD5 期患者中,当 GFR 为 6～10 mL/min 并有明显尿毒症时,需进行透析治疗（糖尿病肾病透析治疗可适当提前）。

（五）延缓肾衰竭发生的对策

加强早中期 CRF 的防治,是临床必须重视的重要问题。首先要提高对 CRF 的警觉,重视询问病史、查体和肾功能的检查,努力做到早期诊断。同时,对已有的肾脏疾病或可能引起肾损害的疾病（如糖尿病、高血压等）进行及时有效的治疗,防止 CRF 的发生。这是降低 CRF 发生率的基础工作,或称初级预防。

对轻、中度 CRF 及时进行治疗,延缓、停止或逆转 CRF 的进展,防止尿毒症的发生,这是 CRF 防治中的另一项基础工作。其基本对策:①坚持病因治疗,如对高血压、糖尿病肾病、肾小球肾炎等,坚持长期合理治疗;②避免或消除 CRF 急剧恶化的危险因素;③阻断或抑制肾单位损害渐进性发展的各种途径,保护健存肾单位。对患者血压、血糖、尿蛋白定量、血肌酐上升幅度、GFR 下降幅度等指标,都应当控制在理想范围（表 7-6）。

表 7-6　CKD-CRF 患者血压、血糖、HbA1c、蛋白尿、CFR 或 Scr 变化的治疗目标

项目	目标
血压	
CKD 第 1～4 期（GFR≥15 mL/min）	
尿蛋白＞1 g/24 h 或糖尿病肾病	＜16.7/10.0 kPa（125/75 mmHg）
尿蛋白＜1 g	＜17.3/10.7 kPa（130/80 mmHg）
CKD 第 5 期（GFR＜15 mL/min）	＜18.7/12.0 kPa（140/90 mmHg）
血糖（糖尿病患者,mmol/L）	空腹 5.0～7.2,睡前 6.1～8.3
HbA1c（糖尿病患者）	＜7%
蛋白尿	＜0.5 g/24 h
GFR 下降速度	每月＜0.3 mL/min（每年＜4 mL/min）
SCr 升高速度	每月＜4 μmol/L（每年＜50 μmol/L）

具体防治措施主要有以下几点。

1.及时、有效地控制高血压

24 小时持续、有效地控制高血压,对保护靶器官具有重要作用,也是延缓、停止或逆转 CRF 进展的主要因素之一。透析前 CRF（GFR≤10 mL/min）患者的血压,一般应当控制在 16.0/10.0 kPa

(120/75 mmHg)以下。

2.ACEI 和 ARB 的独特作用

血管紧张素转化酶抑制剂(ACEI)和血管紧张素Ⅱ受体拮抗剂(ARB)具有良好降压作用，还有其独特的减低高滤过、减轻蛋白尿的作用，主要通过扩张出球小动脉来实现，同时也有抗氧化、减轻肾小球基膜损害等作用。

3.严格控制血糖

研究表明，严格控制血糖，使糖尿病患者空腹血糖控制 5.0～7.2 mmol/L(睡前 6.1～8.3 mmol/L)，糖化血红蛋白(HbA1c)<7%，可延缓患者 CRF 的进展。

4.控制蛋白尿

将患者蛋白尿控制在<0.5 g/24 g，或明显减轻微量清蛋白尿，均可改善其长期预后，包括延缓 CRF 病程进展和提高生存率。

5.饮食治疗

应用低蛋白、低磷饮食，单用或加用必需氨基酸或 α-酮酸(EAA/α-KA)，可能具有减轻肾小球硬化和肾间质纤维化的作用。多数研究结果支持饮食治疗对延缓 CRF 进展有效，但其效果在不同病因、不同阶段的 CRF 患者中有差别，需进一步加强研究。

6.其他

积极纠正贫血、减少尿毒症毒素蓄积、应用他汀类降脂药、戒烟等，很可能对肾功能有一定保护作用，目前正在进一步研究中。

二、慢性肾衰竭的系统表现

(一)慢性肾衰竭时的心血管损害

心血管疾病是慢性肾衰竭患者的最常见和最严重的并发病，亦是导致 CRF 患者死亡的首位原因，约 50% 尿毒症患者死于心血管并发症。近年来透析技术的不断改进，使尿毒症患者的 5 年存活率已提高到 50%～70%，但心血管并发症的发生率并未减少且仍为主要死因。慢性肾衰竭心血管并发症包括高血压、心功能不全、心肌病、心包病及代谢异常所致的心脏病变。

1.高血压

在临床上，大部分患者有不同程度高血压。如无高血压，应注意有否体液缺失，常是由于胃肠液丢失，过度的使用利尿剂或失盐性肾病(如成人型多囊肾、慢性肾小管间质疾病等)。其中80%～90%病例是由血容量增加引起的，称容量依赖型高血压；少数为肾素依赖型高血压或两者兼备的混合型。高血压亦是引起充血性心力衰竭和冠心病的主要原因。慢性肾衰竭尿毒症期血压升高与周围血管阻力增高密切相关，此外亦与体内可交换钠的增多、肾内降压物质(前列腺素、血管舒缓素-缓激肽系统)的减少，以及交感神经的兴奋性改变等有关。容量依赖性高血压患者，常伴有水钠潴留所致的不同程度的周身水肿，如晨起眼睑及颜面部水肿、活动后的双下肢水肿或长期卧床者的腰骶部水肿，重者常伴有心包积液、胸腔积液或腹水等，甚者可有胸闷、心悸及阵发性呼吸困难等表现，大多数患者经强心、利尿、扩血管药物治疗后，血压常降低。危重患者紧急超滤脱水疗效更佳。对混合型高血压上述疗法亦有效。但上述治疗方法对肾素依赖型高血压效果差，往往患者越脱水血压反而越高，对此类患者应用肾素血管紧张素受体拮抗剂或血管紧张素转化酶抑制剂，如贝那普利、培哚普利、卡托普利或 β 受体阻滞剂如普萘洛尔、阿替洛尔等药物治疗，均可使血压下降。透析患者采用血液滤过亦可收到较好效果。高血压可引起左心室扩大、心

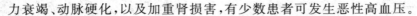

力衰竭、动脉硬化,以及加重肾损害,有少数患者可发生恶性高血压。

2.心力衰竭

心功能不全是慢性肾衰竭的严重并发症和重要死亡原因。心力衰竭的发生是多种因素作用的结果,包括:①高血压;②容量负荷;③贫血;④透析用动、静脉瘘;⑤甲状旁腺功能亢进;⑥电解质紊乱及酸中毒;⑦细菌性心内膜炎;但亦有部分病例可能与尿毒症心肌病有关。在尿毒症时常有心肌病表现,如心脏扩大、持续性心动过速、奔马律、心律失常等。经透析后上述心脏改变可恢复正常。尿毒症心肌病的病因可能与代谢废物的潴留和贫血等因素有关。心力衰竭的临床表现与一般心力衰竭相同。表现为心悸、气促、端坐呼吸、颈静脉怒张、肝脾大及水肿。重者表现为急性肺水肿。

3.心包炎

心包炎、心包积液为慢性肾衰竭的常见并发症之一,可分为尿毒症性或透析相关性。前者已极少见,后者可见于透析不充分者,其临床表现与一般心包炎相同,表现为持续性心前区疼痛、常伴不同程度的发热。心包积液量少时可于心前区闻及心包摩擦音,大量心包积液影响心肌的收缩与舒张,使血压降低,重症积液量达 1 000 mL 以上,可出现心脏压塞而致死。大量心包积液出现后,心包摩擦音消失,心音减弱,患者不能平卧,颈静脉怒张,心界向两侧扩大,肝大,脉压缩小并出现奇脉,心电图示低电压及 ST-T 改变。超声心动检查可助心包积液的诊断。它能准确反映心包积液量及心脏舒缩功能。心包积液多为血液,可能是毛细血管破裂所致,加强透析治疗可有疗效。

4.动脉粥样硬化

本病动脉粥样硬化进展迅速,血液透析患者更甚于未透析者。冠心病是主要死亡原因之一。脑动脉和全身周围动脉亦同样发生动脉粥样硬化,主要是由高脂血症和高血压所致,有学者认为与血 PTH 增高也有关。产生高甘油三酯的原因:①尿毒症者脂蛋白酶功能缺陷,致使极低密度脂蛋白代谢紊乱,引起血中极低密度及低密度脂蛋白升高,其中包括高甘油三酯血症;②血液透析者应用 β 受体阻滞剂或醋酸盐透析液及肝素,均可促进甘油三酯的合成;③腹膜透析者由腹水中吸收大量葡萄糖,致使甘油三酯升高;④由于心功能不全致使肝脏血流减少。慢性肾衰竭患者除常并发高甘油三酯外,尚可出现高胆固醇血症。

(二)慢性肾衰竭时的血液系统损害

1.贫血

慢性肾衰竭常有贫血,并可引起许多症状,它是正常色素性正细胞性贫血。有冠心病者可因贫血而诱发心绞痛。

肾性贫血的发生机制:①促红细胞生成素(EPO)绝对与相对不足;EPO 是 193 个氨基酸组成的糖蛋白类物质。EPO 有 90% 由肾脏产生(近曲小管、肾脏皮质与髓质小管的内皮细胞),10% 左右由肝脏产生,其主要作用是促进原始红细胞的增生、分化和成熟,促进骨髓内网织红细胞释放入血,使红细胞生成增加;促进骨髓对铁的摄取和利用。EPO 随着 CRF 患者肾组织破坏加重,其生成相对缺乏或不足,是造成 CRF 患者贫血的重要因素之一。近 10 年来,人们用重组人促红素(r-HuEPO)治疗肾性贫血获得满意疗效;②血浆中存在着红细胞生长的抑制因子:目前研究认为这种抑制因子包括甲基胍、酚、胺、中分子物质和 PTH、胰高血糖素等大分子酶类或内分泌激素的代谢产物;③尿毒症的毒素对血细胞的破坏,使红细胞寿命缩短;④尿毒症患者长期低蛋白饮食,营养不良,血浆蛋白质低下,造血原料不足,如铁剂、叶酸、维生素 B_{12} 的缺乏;

⑤尿毒症时出血倾向,频繁抽血化验,长期血液透析时透析器内少量的剩血,这也是慢性失血的因素;⑥铝中毒(或铝负荷过多);⑦继发性甲状旁腺功能亢进。

2.出血倾向

患者常有出血倾向,可表现为皮肤瘀斑、鼻出血、月经过多、外伤后严重出血、消化道出血等。出血倾向是由于出血时间延长,血小板第三因子的活力下降,血小板聚集和黏附能力异常等引起凝血障碍所致。其病因可能是能透析出的某些尿毒症毒素引起的,因透析常能迅速纠正出血倾向。

3.白细胞异常

感染是引起急、慢性肾衰竭死亡的主要原因。这与粒细胞和淋巴细胞功能受损有关。CRF患者中部分病例白细胞可减少。白细胞趋化、吞噬和杀菌的能力减弱,容易发生感染,透析后可改善。

(三)慢性肾衰竭时的呼吸系统表现

由于肺脏的通气功能及换气功能具有强大的代偿适应能力,故CRF患者常无明显的呼吸功能障碍。当发展至尿毒症期,由于代谢性酸中毒,患者常出现深而大的呼吸或潮式呼吸,体液过多可引起肺水肿。

1.尿毒症肺

尿毒症肺原是指尿毒症时胸部X线片上双侧肺野蝶翼状或蝙蝠状的渗出影,现已明确是尿毒症时因毒素等因素引起的肺部非感染的炎症,肺水肿为主要病理特征。其发病机制:①尿毒症时中小分子毒素潴留,可使肺泡毛细血管弥漫性损伤,最后使肺泡毛细血管通透性增加,水分与纤维素渗出而致肺水肿;②容量负荷增加;③血浆胶体渗透压降低;④左心功能不全;⑤氧自由基的影响;⑥某些细胞因子与黏附因子的影响。

2.尿毒症性胸膜炎

尿毒症患者有15%～20%可出现胸膜炎、胸腔积液。常为单侧,亦可有双侧。其原因:①尿毒素物质对胸膜的刺激,使胸膜毛细血管通透性增高,使胸膜对体液转运失衡;②尿毒症容量负荷过多或血浆蛋白低下,已合并心功能不全,肺血管静水压增高使体液潴留,并渗出于胸腔;③尿毒症时血小板功能不良、凝血障碍、出血倾向,而致胸腔内出血。血液透析时肝素应用也增加血性胸膜炎的发生;④结核;⑤也有一部分无任何原因,则为"特发性"胸膜炎,可能与尿毒症疾病过程中分解代谢亢进或合并病毒感染有关。

充分透析可迅速改善肺水肿、尿毒症胸膜炎等症状。

(四)慢性肾衰竭时的维生素D、甲状旁腺和肾性骨病

肾性骨营养不良症,简称肾性骨病,乃慢性肾功能不全伴随的代谢性骨病。引起肾性骨病的原因有肾脏排泄和肾脏内分泌功能异常,药物和饮食作用,各种肾替代疗法。其中维生素D缺乏、甲状旁腺功能亢进和铝沉积是主要原因。这些因素相互作用导致各种类型的肾性骨病。依常见顺序排列包括纤维性骨炎、肾性骨软化症、骨质疏松症和肾性骨硬化症。对于长期透析的患者来说,肾性骨营养不良症是一个重要问题,因为纤维性骨炎、骨软化症等可引起自发性骨折。虽然肾性骨营养不良症在临床上有症状者不多,尿毒症患者有骨酸痛、行走不便等不及10%,但骨X线片有约40%发现异常,而骨活体组织检查约90%可发现异常。早期诊断依靠骨活检。肾性骨营养不良症的病因为1,25-$(OH)_2$-D_3缺乏、继发性甲状旁腺功能亢进、营养不良、铝中毒及铁负荷过重。①纤维性骨炎:由于继发性甲状旁腺功能亢进,使破骨细胞活性增强,引起骨盐溶化,骨质重吸收,骨的胶原基质破坏,而代以纤维组织,形成纤维性骨炎,严重者可发生囊肿样损害。X线有纤维性骨炎的表现。最早见于末端指骨,可并发转移性钙化;②肾性软化症(小儿为肾性佝偻病):由于 1,25-$(OH)_2$-D_3 不足,使骨组织钙化障碍。患者血钙低,甲状旁腺轻度增生,X线片有骨软化症的表现,成人以脊柱和骨盆表现最早且突出,可有骨骼变形;③骨质疏松症:由于代谢性酸中毒,需动员骨中的钙到体液中进行缓冲,导致骨质脱钙和骨质疏松症。X线片有骨质疏松症的表现,常见于脊柱、骨盆、股骨等处;④肾性骨硬化症:其发生机制未明,偶可见于长期透析的患者。骨皮质增厚、骨小梁增多、变粗,并相互融合,有骨硬化的特殊 X 线征象,多见于腰椎。不少学者认为肾性骨营养不良症应包括由长期透析引起的铝中毒性软骨病、再生障碍性骨病、透析相关性淀粉样变骨病(DRA,β_2-微球蛋白淀粉样变沉积于骨所致)等。铝中毒性软骨病及再生障碍性骨病主要由骨活检诊断。

(五)慢性肾衰竭时的神经系统损害

慢性肾衰竭尤其尿毒症患者常伴有神经、精神方面的异常,有报道提示在尿毒症患者中发生率高达 82%,它可以表现为中枢神经系统受累,也可表现为周围神经炎。

1.尿毒症性脑病

通常是指急性或慢性肾衰竭患者出现的中枢神经系统症状和体征,常出现于透析治疗前,当 GFR<10% 即有症状出现。轻症患者可表现为疲乏、失眠、注意力不集中。其后会出现性格改变、抑郁、记忆力减退、判断错误,并可有神经肌肉兴奋性增加,如肌肉颤动、痉挛和呃逆等。尿毒症时常有精神异常、对外界反应淡漠、谵妄、惊厥、幻觉、昏迷等。其发病机制迄今仍不太清楚,可能是毒素积蓄中毒,重度水、电解质紊乱、酸碱失衡,糖代谢紊乱,高血压脑病、脑血管病变,透析失衡综合征或铝中毒等因素综合作用的结果,其中主要的发病原因与甲状旁腺激素(PTH)和尿毒症时离子运转异常有关。

2.透析治疗中的中枢神经系统并发症

(1)透析性痴呆:当尿毒症患者接受透析治疗时,可有几种中枢神经系统疾病的发生,透析性痴呆即为其中之一,可呈进行性发展,甚至发展为致命性的脑病,可能是铝中毒的原因。

(2)透析失衡综合征:失衡综合征是终末期肾衰竭,接受血液透析治疗患者中的一种临床综合征。多见于刚开始血液透析;透析间隔太长;透析时选用透析器效果较佳,使透析后 BUN、Scr 过快地下降的病例中。持续血液透析,充分透析,时间越长发生率越低。如在血液透析中或血液透析后出现烦躁不安,严重头痛,恶心、呕吐,血压升高,严重时有定向障碍,震颤,甚至癫痫样发作和昏迷。脑脊液检查,发现压力升高,尿素水平高于血尿素,而无出血迹象。脑 CT 无出血征象,而且可有脑水肿的表现。但需排除急性卒中、硬膜下血肿、蛛网膜下腔出血、头部外伤、恶性高血压等。

慢性肾衰竭时晚期常有周围神经病变,感觉神经较运动神经显著,尤以下肢远端为甚。患者可诉肢体麻木,有时为烧灼感或疼痛感,夜间尤甚,患者常有双下肢难以形容的不适难忍,称不安腿综合征。有时患者深反射迟钝或消失、肌肉无力、感觉障碍,但最常见的是肢端袜套样分布的感觉消失。患者常有肌无力,以近端肌受累较常见。多种神经肌肉系统症状在透析后可消失或改善。

三、慢性肾衰竭的分期处理

不论何种病因,肾功能受损可以有 3 种情况:①肾单位减少;②肾单位数目未减少,但单个肾单位功能减退；③上述两种兼有。当肾功能失代偿以后，则呈进行性恶化，当肾功能降到相当于正常 20% 左右，临床上出现一系列全身症状，即尿毒症。

临床上，根据肾功能损害的不同程度，可以分为几个阶段（表 7-7）：①肾功能不全代偿期：当肾单位受损未超过正常的 50%（GFR 50～80 mL/min），肾功能因能代偿而不至于出现血尿素氮（BUN）等代谢物质潴留，血肌酐（Scr）能维持正常水平（血肌酐 133～177 μmol/L，1.5～2 mg/dL），临床上无症状。②肾功能不全失代偿期：肾单位受损，剩余肾功能低于正常之 50%（GFR 50～20 mL/min），Scr 达 178～442 μmol/L（2～5 mg/dL），BUN 上升，超过 7.1 mmol/L（20 mg/dL），临床出现乏力、轻度贫血、食欲减退等全身症状。③肾衰竭期：Scr 上升至 443～707 μmol/L（5～8 mg/dL），BUN 上升至 17.9～28.6 mmol/L（50～80 mg/dL），肌酐清除率降至 20～10 mL/min。患者出现贫血、代谢性酸中毒；钙、磷代谢紊乱；水、电解质紊乱等。④尿毒症期：Scr 达 707 μmol/L（8 mg/dL）以上，BUN 在 28.6 mmol/L（80 mg/dL）以上，肌酐清除率在 10 mL/min 以下，酸中毒症状明显，全身各系统症状明显。

表 7-7　我国 CRF 的分期方法

CRF 分期	肌酐清除率（mL/min）	血肌酐（μmol/L）	血肌酐（mg/dL）	说明
肾功能代偿期	50～80	133～177	1.6～2.0	大致相当于 CKD2 期
肾功能失代偿期	20～50	178～442	2.0～5.0	大致相当于 CKD3 期
肾衰竭期	10～20	443～707	5.0～7.9	大致相当于 CKD4 期
尿毒症期	<10	≥707	≥8.0	大致相当于 CKD5 期

无论是尿毒症前各阶段的慢性肾衰竭患者，或未能获得透析机会的尿毒症患者，非透析治疗可用来缓解症状，延缓病情发展，其优点：①可用于慢性肾衰竭各阶段，尤其可用于早、中期慢性肾衰竭；②易于掌握，使用方便。

非透析疗法主要包括以下诸方面：①维持水、电解质平衡，纠正酸中毒；②营养治疗；③延缓肾衰竭进展的药物治疗；④纠正贫血；⑤中医或中西医结合疗法。

（一）维持水、电解质平衡，纠正酸中毒

1.钠、水平衡失调

没有水肿的患者，不需禁盐，低盐就可以了。有水肿者，应限制盐和水的摄入。如水肿较重，可试用呋塞米 20 mg，每天 3 次。已透析者，应加强超滤。如水肿伴有稀释性低钠血症，则需严格限制水的摄入，每天宜为前一天的尿量再加水 500 mL。如果钠、水平衡失调而造成严重情况，对常规的治疗方法无效时，应紧急进行透析治疗。

2.高钾血症

应首先判断该高钾血症是否由于某些加重因素所致，如酸中毒，药物（螺内酯、含钾药物、ACE 抑制剂）和/或钾摄入过多。如血钾仅中度升高，应首先治疗引起高血钾的原因和限制从饮食摄入钾。如果高钾血症 >6.5 mmol/L，出现心电图高钾表现，甚至肌无力，必须紧急处理。10% 葡萄糖酸钙 20 mL，缓慢静脉注射；继之用 5% 碳酸氢钠 100 mL 静脉滴注；然后用 50% 葡萄糖 50～100 mL 加普通胰岛素 6～12 U 静脉注射。经上述处理后，应立即做透析。

3.纠正酸中毒

如酸中毒不严重，可口服碳酸氢钠 1～2 g，每天 3 次。二氧化碳结合力低于 13.5 mmol/L，尤其伴有昏迷或深大呼吸时，应静脉补碱，一般先将二氧化碳结合力提高到 17.1 mmol/L，每提高二氧化碳结合力 1 mmol/L,需要 5%碳酸氢钠 0.5 mL/kg,如因纠正酸中毒而引起低血钙,发生手足搐搦,可给予 10%葡萄糖酸钙 10 mL 缓慢静脉注射。

4.钙磷平衡失调

CRF 患者,常出现低血钙、高血磷,应尽可能维持该两项血清浓度接近正常水平。可限制摄入高磷食物,或用磷结合剂,低蛋白饮食能减少磷摄入。积极使用肠道磷结合药,如进餐时口服碳酸钙 2 g,11 天 3 次,既可降低血磷,又可供给钙,同时还可纠正酸中毒。氢氧化铝凝胶也可作磷结合剂,但长期服用可发生铝中毒,引起痴呆、贫血、骨病等。在血磷不高时,血钙过低可口服葡萄糖酸钙 1 g,每天 3 次。宜经常监测血清磷、钙水平。保持血清磷、钙于正常水平,可防止继发性甲状旁腺功能亢进和某些肾性骨营养不良症。如血磷正常,血钙低、继发性甲状旁腺功能亢进明显者(血 PTH 高、碱性磷酸酶活力高、有骨质破坏),应给予骨化三醇。如磷钙积升高>70,则易发生转移性钙化,不仅会引起内脏、皮下、关节和血管钙化,而且是肾功能恶化诱因之一。

(二)营养治疗

合适的饮食治疗方案,是治疗慢性肾衰竭的重要措施,因为饮食控制可以缓解尿毒症症状,延缓肾单位的破坏速度。

1.低蛋白饮食(LPD)

(1)LPD 能使血尿素氮(BUN)水平下降,尿毒症症状减轻。还有利于降低血磷和减轻酸中毒,因为摄入蛋白常伴有磷及其他无机酸离子的摄入。

(2)减慢 CRF 肾功能的进行性恶化。每天给予 0.6 g/kg 的蛋白质尚可满足机体生理的基本需要,而不至于发生蛋白质营养不良。蛋白质摄入量,宜根据 GFR 做适当调整,GFR 为 10~20 mL/min 者,每天用 0.6 g/kg;大于 20 mL/min 者,可加 5 g;小于 5 mL/min 者,仅能每天用约 20 g。一般认为,GFR 已降至 50 mL/min 以下时,便必须进行适当蛋白质限制。但其中 60%以上的蛋白质必须是富含必需氨基酸的蛋白质(即高生物价优质蛋白),如鸡蛋、鱼、瘦肉和牛奶等,尽可能少食富含植物蛋白的物质,如花生,黄豆及其制品等,因其含非必需氨基酸多。为了限制植物蛋白摄入,可部分采用麦淀粉作为主食,以代替大米、面粉。

2.LPD 加必需氨基酸(EAA)疗法

LPD 加 EAA,使 LPD 可以保持在低水平而不发生氮负平衡,从而达到降低肾小球高滤过的目的,同时可使 CRF 患者长期维持较好的营养状态。临床上静脉滴注肾脏用必需氨基酸(肾必氨)注射液 250 mL,每天 1 次,7~14 天为 1 个疗程,能收到较好的治疗效果。但须注意两点:一是患者的能量供应充足;二是患者的酸中毒已纠正。

3.LPD 加酮酸氨基酸治疗

α-酮酸在体内与氨结合成相应 EAA,EAA 在合成蛋白质过程中,可以利用一部分尿素,故可减少血中的尿素氮水平,改善尿毒症症状。α-酮酸本身不含氮,不会引起体内代谢废物增多,但价格昂贵。如复方 α-酮酸片 4 片,每天 3 次,高钙血症时忌用。

4.高热量摄入

摄入足量碳水化合物和脂肪,以供给人体足够的热量,这样就能减少蛋白质为提供热量而分解,故高热量饮食可使低蛋白饮食的氮得到充分的利用,减少体内蛋白库的消耗。热量每天约需 125.6 J/kg(30 kcal/kg),消瘦或肥胖者宜酌情予以加减。为了能摄入足够的热量,可多食用植物油和食糖。如觉饥饿,可食甜薯、芋头、马铃薯、苹果、马蹄粉、淮山药粉、莲藕粉等。食物应富含 B 族维生素、维生素 C 和叶酸。亦可给予片剂口服补充。胰岛素加 50%葡萄糖 200 mL 静脉滴注(胰岛素与糖比例为 1 U∶4～6 g 等)。

5.其他

(1)钠的摄入:除有水肿、高血压和少尿者要限制食盐外,一般不宜加以严格限制。因为在 GFR<10 mL/min 前,患者通常能排出多余的钠,但在钠缺乏时,却不能相应地减少钠的排泄。

(2)钾的摄入:只要尿量每天超过 1 L,一般无须限制饮食中的钾。

(3)给予低磷饮食,每天不超过 600 mg。

(4)饮水:有尿少、水肿、心力衰竭者,应严格控制进水量。但对尿量>1 000 mL 而又无水肿者,则不宜限制水的摄入。

(三)控制全身性和/或肾小球内高压力

全身性高血压会促使肾小球硬化,故必须控制,首选 ACE 抑制剂或血管紧张素Ⅱ受体拮抗剂(如氯沙坦)。肾小球内高压力亦会促使肾小球硬化,故虽无全身性高血压,亦宜使用上述药,以延缓肾功能减退。如可选用依那普利,在无全身性高血压患者,可每天仅服 5～10 mg。然而,在血肌酐>350 μmol/L 者,可能会引起肾功能急剧恶化,故应慎用。

近年研究证实,ACE 抑制剂具有降低血压、减少尿蛋白和延缓肾功能恶化的肾脏保护作用。后两种作用除通过对肾小球血流动力学的特殊调节作用(扩张入球小动脉和出球小动脉,但对出球小动脉扩张作用强于入球小动脉)降低肾小球内高压力、高灌注和高滤过外,并能通过其非血流动力学作用(抑制细胞因子、减少蛋白尿和细胞外基质的蓄积)达到减缓肾小球硬化的发展和肾脏的保护作用。但肾功能不全患者应用 ACE 抑制剂要防治高血钾。血管紧张素Ⅱ受体拮抗剂的实验研究和已有的临床观察结果显示它具有与 ACE 抑制剂相似的肾脏保护作用。最近有报道认为,长效二氢吡啶类钙通道阻滞剂如氨氯地平,氢吡啶类钙通道阻滞剂如维拉帕米都具有一定的延缓肾功能恶化的作用。

(四)纠正贫血,提高生活质量

对于 CRF 患者应尽可能设法提高其生活质量。特别是老年患者,贫血往往是症状的主要原因。纠正贫血,患者症状可明显好转,特别是心功能有所改进,生活质量有所提高,食欲有所改善。在没有条件使用 EPO 者,如果血红蛋白小于 60 g/L,则应予小量多次输血。输血有感染肝炎等的危险,且能抑制骨髓生成红细胞等不良反应。研究证实有缺铁者应补充铁剂,血液透析者较常有缺铁,可给予口服硫酸亚铁 0.3 g,每天 3 次;补充叶酸 10 mg,每天 3 次。

重组人促红素(EPO)治疗肾衰竭贫血,其疗效显著。当血细胞比容(HCT)低于 0.3 时,应开始使用 EPO,如每月 Hb 增加少于 10 g/L 或 HCT 增加少于 0.03 时,EPO 每次用量为 50 U/kg,每周用 3 次,除血液透析患者静脉较方便外,其他患者均应皮下注射。每月查一次 Hb 和 HCT,如每月 Hb 增加少于 10 g/L 或 HCT 增加少于 0.03,则须增加 EPO 的每次剂量 25 U/kg,直至 Hb 上升至 120 g/L 或 HCT 上升至 0.35,则可用维持量,如每周 2 000 U,然后根据情况调整。

缺铁、感染、营养不良是 EPO 疗效不佳的常见原因。缺铁是由于造血的骨髓对铁的需求量增加,以满足新的血红蛋白生成,当血清铁蛋白下降至 30 ng/mL 以下,转铁蛋白饱和度<20%,应该予以铁剂补充。EPO 的不良反应主要是高血压,头痛和偶有癫痫发作。严格控制 Hb 或 HCT 上升速度和水平,可减少甚至避免 EPO 的不良反应。

(五)肾性骨营养不良症的治疗

积极减少磷潴留,在肾衰竭早期就应采取降磷措施,可防止大部分患者发生继发性甲状旁腺功能亢进和尿毒症性营养不良症,对骨软化症可给予活性维生素 D₃ 口服或肌内注射,疗效颇佳;

对尿毒症性骨病所伴发的肌病性肌无力,以及纤维性骨炎也有一定疗效,饮食中补充钙对治疗低钙血症有效。在治疗中,要密切监测血磷和血钙,防止钙、磷乘积＞70,以免发生异位钙化,甲状旁腺次全切除对异位钙化、纤维性骨炎有效。

(六)高脂血症和高尿酸血症

高脂血症的治疗与一般高血脂者相同,非诺贝特 100 mg,每天 1 次,辛伐他汀 200 mg,每天 1 次等。高尿酸血症通常不需治疗,但如发生痛风,则予以别嘌醇 0.1 g,每天口服一次。

(七)中医或中西医结合疗法

在西医治疗基础上,进行辨证论治地加用中药,有一定疗效。主证为脾肾气虚者,可用参苓白术散合右归丸加减;肝肾阴虚者,可用知柏地黄丸加减;气阴俱虚者,可用大补元煎加减;阴阳俱虚者,可用济生肾气丸加减。兼证有湿浊者,在治本方中加化湿泄浊药;有瘀血者,加活血化瘀药。但在上述所有方剂中,均一律加入大黄(后下)9～12 g,并随患者的个体差异性进行剂量调节,务使每天排软便 2～3 次为度,每天 1 剂,水煎服。研究表明大黄能延缓慢性肾衰竭的进展。其机制可能为:①抑制系膜细胞及肾小管上皮细胞的增生;②减轻肾受损后的代偿性肥大,抑制残余肾的高代谢状态;③能纠正肾衰竭时的脂质紊乱;④能供给一些必需的氨基酸。

目前临床上常用的中药冲剂和胶囊制剂如尿毒清冲剂 5 g,每天 4 次,肾衰宁胶囊 5 粒,每天 3 次,均具有通腑泻浊作用,长期服用可降低 BUN 和 Scr。西药中有氧化淀粉吸附剂、药用炭、甘露醇粉口服剂可供临床选用。

(八)其他

(1)糖尿病肾衰竭患者随着 GFR 不断下降,必须相应调整胰岛素用量,一般应逐渐减少并首选短效制剂。

(2)高尿酸血症通常不需药物治疗,但如有痛风,则予以别嘌醇 0.1 g,每天口服 1～2 次。

(3)皮肤瘙痒:口服抗组胺药物,控制高磷血症及强化透析,对部分患者有效。

(九)尿毒症的替代治疗

当慢性肾衰竭患者 GFR 6～10 mL/min(Scr＞707 μmol/L)有明显尿毒症临床表现,经治疗不能缓解时,则应进行透析治疗。对糖尿病肾病,可适当提前(GFR 10～15 mL/min)安排透析。血液透析(简称血透)和腹膜透析(简称腹透)的疗效相近,但各有其优缺点,在临床应用上可互为补充。但透析疗法仅可部分替代肾的排泄功能(对小分子溶质的清除仅相当于正常肾脏的10%～15%),而不能代替其内分泌和代谢功能。患者通常应先做一个时期透析,待病情稳定并符合有关条件后,可考虑进行肾移植术。

(张玲玲)

第八章

内分泌科疾病

第一节 甲状腺功能亢进症

甲状腺功能亢进症(简称甲亢)是指由于甲状腺本身或甲状腺以外的多种原因引起的甲状腺激素增多,进入循环血中,作用于全身的组织和器官,造成机体的神经、循环、消化等各系统的兴奋性增高和代谢亢进为主要表现的疾病的总称。甲亢是内分泌系统的常见病和多发病。本病可发生于任何年龄,从新生儿到老年人均可能患甲亢,但最多见于中青年女性。

甲亢的病因较复杂,其中以 Graves 病(GD)最多见,又称毒性弥漫性甲状腺肿,是一种伴甲状腺激素分泌增多的器官特异性自身免疫性疾病,约占所有甲亢患者的 85%;其次为亚急性甲状腺炎伴甲亢和结节性甲状腺肿伴甲亢;其他少见的病因有垂体性甲亢、碘甲亢等。本节主要讨论 Graves 病。

一、病因及发病机制

GD 的发病机制和病因未明,一般认为它是以遗传易患性为背景,在精神创伤、感染等应激因素作用下,诱发体内的免疫系统功能紊乱,"禁忌株"细胞失控,Ts 细胞减弱了对 Th 细胞的抑制,特异 B 细胞在特异 Th 细胞辅助下产生异质性免疫球蛋白(自身抗体)而致病。可作为这些自身抗体的组织抗原或抗原成分很多,主要有 TSH、TSH 受体、Tg、甲状腺 TPO 等。

二、病理

(一)甲状腺

甲状腺多呈不同程度的弥漫性、对称性肿大,或伴峡部肿大。质软至韧,包膜表面光滑、透亮,也可不平或呈分叶状。甲状腺内血管增生、充血,使其外观呈鲜牛肉色或猪肝色。滤泡增生明显,呈立方形或高柱状,并可形成乳头状皱褶突入滤泡腔内,腔内胶质常减少或消失。细胞核位于底部,可有分裂象。高尔基器肥大,内质网发育良好,有较多核糖体,线粒体常增多。凡此均提示滤泡上皮功能活跃,处于 TH 合成和分泌功能亢进状态。

(二)眼

浸润性突眼者的球后组织中常有脂肪浸润,纤维组织增生,黏多糖和糖胺聚糖沉积,透明质酸增多,淋巴细胞及浆细胞浸润。眼肌纤维增粗、纹理模糊,肌纤维透明变性、断裂及破坏,肌细胞内黏多糖亦增多。

(三)双下肢对称性胫前黏液性水肿

双下肢对称性胫前黏液性水肿少见。病变皮肤切片在光镜下可见黏蛋白样透明质酸沉积，伴多数带颗粒的肥大细胞、吞噬细胞和内质网粗大的成纤维细胞浸润；电镜下可见大量微纤维伴糖蛋白及酸性糖胺聚糖沉积。

(四)其他

骨骼肌、心肌有类似上述眼肌的改变，但较轻。久病者或重度甲亢患者肝内可有脂肪浸润、灶状或弥漫性坏死、萎缩，门静脉周围纤维化乃至肝硬化。颈部、支气管及纵隔淋巴结增大较常见，脾亦可增大。少数病例可有骨质疏松。

三、临床表现

女性多见，男女之比为 1：(4～6)，各年龄组均可发病，以 20～40 岁为多。临床表现不一，老年和儿童患者的临床表现常不典型，典型病例表现三联症。

(一)甲状腺激素分泌过多综合征

1.高代谢综合征

由于 T_3、T_4 分泌过多和交感神经兴奋性增高，促进物质代谢，氧化加速使产热、散热明显增多，患者常有疲乏无力、怕热多汗、皮肤温暖潮湿、体重锐减、低热（危象时可有高热）等。

2.心血管系统

患者可有心悸、胸闷、气短、心动过速，严重者可导致甲亢性心脏病。查体时可见：①心动过速，常为窦性，休息及熟睡时心率仍快。②心尖区第一心音亢进，常有收缩期杂音，偶在心尖部可听到舒张期杂音。③心律失常以期前收缩、心房颤动多见，房扑及房室传导阻滞少见。④可有心脏肥大、扩大及心力衰竭。⑤由于收缩压上升、舒张压下降，脉压增大，有时出现水冲脉、毛细血管搏动等周围血管征。

3.精神、神经系统

患者易激动、烦躁、失眠、多言多动、记忆力减退。有时出现幻觉，甚而表现为亚躁狂症或精神分裂症。偶尔表现为寡言、抑郁者，以老年人多见。可有双手及舌平伸细震颤，腱反射亢进。

4.消化系统

患者常有食欲亢进、多食消瘦、大便频繁。老年患者可有食欲缺乏、厌食。重者可有肝大及肝功能异常，偶有黄疸。

5.肌肉骨骼系统

部分患者可有甲亢性肌病、肌无力及肌萎缩，多见于肩胛与骨盆带肌群。周期性瘫痪多见于青年男性患者，原因不明。

6.内分泌系统

早期血 ACTH、皮质醇及 24 小时尿 17-羟皮质类固醇(17-羟)升高，继而受过多 T_3、T_4 抑制而下降，皮质醇半衰期缩短。

7.生殖系统

女性常有月经减少或闭经，男性有阳痿，偶有乳腺发育。

8.血液和造血系统

周围血液中，淋巴细胞绝对值和百分比及单核细胞增多，但白细胞总数偏低。血小板寿命缩短。有时可出现皮肤紫癜或贫血。

(二)甲状腺肿

绝大多数患者有程度不等的弥漫性、对称性甲状腺肿大,随吞咽动作上下运动;质软、无压痛、久病者较韧;肿大程度与甲亢轻重无明显关系;左、右叶上下极可扪及细震颤,可闻及收缩期吹风样或连续性收缩期增强的血管杂音,为诊断本病的重要体征。极少数无甲状腺肿大或甲状腺位于胸骨后纵隔内。甲状腺肿大压迫气管、食管及喉返神经时,出现气短、进食哽噎及声音嘶哑。

(三)眼征

GD 患者中,有 25%～50%伴有眼征,其中突眼为重要而较特异的体征之一。突眼多与甲亢同时发生,但亦可在甲亢症状出现前或甲亢经药物治疗后出现,少数仅有突眼而缺少其他临床表现。按病变程度可分为单纯性(干性、良性、非浸润性)和浸润性(水肿性、恶性)突眼两类。

1.非浸润性突眼

非浸润性突眼占大多数,无症状,主要因交感神经兴奋和 TH 的 β 肾上腺素能样作用致眼外肌群和提上睑肌张力增高有关,球后及眶内软组织改变不大,突眼度<18 mm,经治疗常可恢复,预后良好。眼征:①Dalrymple 征,眼裂增大。②Stellwag 征,瞬目减少。③Mobius 征,双眼聚合能力欠佳。④VonGraefe 征,眼向下看时巩膜外露。⑤Joffroy 征,眼向上看时前额皮肤不能皱起。

2.非浸润性突眼

非浸润性突眼较少见,症状明显,多发生于成年患者,由于眼球后软组织水肿和浸润所致,预后较差。除上述眼征更明显外,往往伴有眼睑肿胀肥厚,结膜充血水肿。患者畏光、复视、视力减退、阅读时易疲劳、异物感、眼胀痛或刺痛、流泪,眼球肌麻痹而视野缩小、斜视、眼球活动度减少甚至固定。突眼度一般>19 mm,左右突眼度常不等。由于突眼明显,不能闭合,结膜及角膜经常暴露,尤其是睡眠时易受外界刺激而引起充血、水肿,继而感染。

四、实验室检查

(一)血清甲状腺激素测定

1.血清总三碘甲状腺原氨酸(TT_3)

TT_3 浓度常与 TT_4 的改变平行,但在甲亢初期与复发早期,TT_3 上升往往很快,约 4 倍于正常;而 TT_4 上升较缓,仅为正常的 2.5 倍,故测定 TT_3 为早期 GD、治疗中疗效观察及停药后复发的敏感指标,亦是诊断 T_3 型甲亢的特异指标。但应注意老年淡漠型甲亢或久病者 TT_3 可不高。

2.血总甲状腺素(TT_4)

TT_4 是判定甲状腺功能最基本的筛选指标,在估计患者甲状腺激素结合球蛋白 TBG 正常情况下,TT_4 的增高提示甲亢。甲亢患者 TT_4 升高受 TBG 影响,而 TBG 又受雌激素、妊娠、病毒性肝炎等影响而升高,受雄激素、低蛋白血症(严重肝病、肾病综合征)、泼尼松等的影响而下降,分析时必须注意。

3.血清游离甲状腺素(FT_4)及游离 T_3(FT_3)

不受血 TBG 影响,能直接反映甲状腺功能。其敏感性和特异性均明显高于 TT_4 和 TT_3,含量极微,正常值因检查机构而有不同。

4.血清反 T_3(rT_3)

rT_3 无生物活性,是 T_4 在外周组织的降解产物,其血浓度的变化与 T_3、T_4 维持一定比例,

尤其是与 T_4 的变化一致,可作为了解甲状腺功能的指标。

(二)促甲状腺激素(TSH)

甲状腺功能改变时,TSH 的波动较 T_3、T_4 更迅速而显著,故血中 TSH 是反映下丘脑-垂体-甲状腺轴功能的敏感指标。尤其是对亚临床型甲亢和亚临床型甲减的诊断有重要意义。垂体性甲亢升高,甲状腺性甲亢正常或降低。

(三)甲状腺摄[131]I率

本法诊断甲亢的符合率达 90%。正常值:3 小时,5%~25%;24 小时,20%~45%,高峰出现在24 小时。甲亢患者摄[131]I率增强,3 小时>25%,24 小时>45%,且高峰前移。缺碘性甲状腺肿摄[131]I率也可增高,但一般无高峰前移,可做 T_3 抑制试验鉴别。影响摄[131]I率的因素如下。①使摄[131]I率升高的因素:长期服用女性避孕药。②使摄[131]I率降低的因素:多种食物及含碘药物(包括中药)、抗甲状腺药物、溴剂、利舍平(利血平)、保泰松、对氨基水杨酸、甲苯磺丁脲等。做本测定前应停用上述药物、食物 2 个月以上。孕妇和哺乳期妇女禁用。

(四)促甲状腺激素释放激素(TRH)兴奋试验

GD 时血 T_3、T_4 增高,反馈抑制 TSH,故 TSH 细胞不被 TRH 兴奋。如静脉注射 TRH 200 μg 后 TSH 有升高反应,可排除甲亢;如 TSH 不增高(无反应)则支持甲亢的诊断。本试验因在体外进行测定 TSH,无须将核素引入人体,故不良反应少,对年老有冠心病或甲亢性心脏病者较 T_3 抑制试验安全。

(五)T_3 抑制试验

T_3 抑制试验主要用于鉴别甲状腺肿伴摄[131]I率增高系由甲亢或是单纯性甲状腺肿所致;也曾用于长期抗甲状腺药物治疗后,预测停药后复发可能性的参考。方法:先测定基础摄[131]I率后,口服 T_3 20 μg,每天 3 次,连续 6 天(或甲状腺片 60 mg,每天 3 次,连服 8 天),然后再测摄[131]I率。对比两次结果,正常人及单纯性甲状腺肿患者摄[131]I率下降 50% 以上;甲亢患者不被抑制,故摄[131]I的下降<50%。伴有冠心病、甲亢性心脏病或严重甲亢者禁用本项试验,以免诱发心律失常、心绞痛或甲状腺危象。

(六)甲状腺自身抗体测定

未经治疗的 GD 患者血 TSAb 阳性检出率可达 80%~100%,有早期诊断意义,对判断病情活动、是否复发也有价值;还可以作为治疗后停药的重要指标。50%~90% 的 GD 患者血中可检出 TGAb 和/或 TPOAb,但滴度较低。如长期持续阳性且滴度较高,提示患者有进展为自身免疫性甲减的可能。

(七)影像学检查

超声、放射性核素扫描、CT、MRI 等可根据需要选用。

五、诊断及鉴别诊断

(一)诊断

根据临床表现三联征及实验室检查,诊断并不困难。但早期轻型、老年人、小儿表现不典型,尤其是淡漠型甲亢应特别注意。

(二)鉴别诊断

1.单纯性甲状腺肿

无甲亢症状。摄[131]I率虽也增高但高峰不前移。T_3 抑制试验可被抑制。T_3 正常或偏高,T_4

正常或偏低,TSH 正常或偏高。TRH 兴奋试验正常。血 TSAb、TGAb 和 TPOAb 阴性。

2.神经官能症

神经、精神症状相似,但无高代谢症状群、突眼及甲状腺肿,甲状腺功能正常。

3.其他疾病

以消瘦、低热为主要表现者,应与结核、恶性肿瘤鉴别;腹泻者应与慢性结肠炎鉴别;心律失常应与冠心病、风湿性心脏病鉴别;淡漠型甲亢应与恶性肿瘤、消耗病鉴别;突眼应与眶内肿瘤、慢性肺心病等相鉴别。

六、治疗

一般治疗是解除精神紧张和负担、避免情绪波动。确诊后应适当卧床休息并给予对症、支持疗法。忌碘饮食,补充足够热量和营养如蛋白、糖类及各种维生素。有交感神经兴奋、心动过速者可用普萘洛尔(心得安)、利舍平等;如失眠可给地西泮(安定)、氯氮䓬(利眠宁)。甲亢的治疗,常用方法如下。

(一)控制甲亢的基本方法

(1)抗甲状腺药物治疗。

(2)放射性碘治疗。

(3)手术治疗。

(二)抗甲状腺药物治疗

疗效较肯定;一般不引起永久性甲减;方便、安全、应用最广。

1.常用药物

(1)硫脲类:甲硫氧嘧啶和丙硫氧嘧啶(PTU)。

(2)咪唑类:甲巯咪唑(他巴唑,MMI)和卡比马唑(甲亢平)。

2.作用机制

通过抑制过氧化物酶活性,使无机碘氧化为活性碘而作用于碘化酪氨酸减少,阻止甲状腺激素合成,丙硫氧嘧啶还可以抑制 T_4 在周围组织中转化为 T_3,故首选用于严重病例或甲状腺危象。

3.适应证

病情轻、甲状腺呈轻至中度肿大者;年龄在 20 岁以下,或孕妇、年迈体弱或合并严重心、肝、肾疾病等而不宜手术者;术前准备;作为放射性 ^{131}I 治疗前后的辅助治疗;甲状腺次全切除后复发而不宜用 ^{131}I 治疗者。

4.剂量用法与疗程

长程治疗分为初治期、减量期及维持期,按病情轻重决定剂量。

(1)初治期:丙硫氧嘧啶或甲硫氧嘧啶:300～450 mg/d,甲巯咪唑或卡比马唑:30～40 mg/d,分 2～3 次口服。至症状缓解或 T_3、T_4 恢复正常时即可减量。

(2)减量期:每 2～4 周减量 1 次,丙硫氧嘧啶或甲硫氧嘧啶每次减 50～100 mg/d,甲巯咪唑或卡比马唑每次减 5～10 mg/d,待症状完全消除,体征明显好转后再减至最小维持量。

(3)维持期:丙硫氧嘧啶或甲硫氧嘧啶 50～100 mg/d,甲巯咪唑或卡比马唑 5～10 mg/d,维持1.5～2 年,必要时还可以在停药前将维持量减半。疗程中除非有较严重的反应,一般不宜中断,并定期随访疗效。

5.治疗中注意事项

(1)如经治疗症状缓解但甲状腺肿大及突眼却加重时,抗甲状腺药物应酌情减量,并加用甲状腺片,每天 30～60 mg。可能由于抗甲状腺药物过量,T_3、T_4 减少后对 TSH 反馈抑制减弱,故 TSH 分泌增多促使甲状腺增生、肥大。

(2)注意抗甲状腺药物不良反应:粒细胞减少与药疹甲硫咪唑较丙硫氧嘧啶常见,初治时每周化验白细胞总数、白细胞分类,以后每 2～4 周 1 次。常见于开始服药 2～3 个月。当白细胞低于 4×10^9/L 时应注意观察,试用升白细胞药物如维生素 B_4、利血生、鲨肝醇、脱氧核糖核酸,必要时可采用泼尼松。如出现突发的粒细胞缺乏症(对药物的变态反应),常表现咽痛、发热、乏力、关节酸痛等时,应紧急处理并停药。有些患者用抗甲状腺药物后单有药疹,一般不必停药,可给抗组胺药物,必要时可更换抗甲状腺药物种类,目前临床用药中丙硫氧嘧啶出现药疹者较少,但应该特别警惕出现剥脱性皮炎、中毒性肝炎等,一旦出现应停药抢救。

(3)停药问题:近年认为完成疗程后尚须观察,TRAb 或 TSI 免疫抗体明显下降者方可停药以免复发。

(三)放射性碘治疗

1.放射性碘治疗甲亢作用机制

利用甲状腺高度摄取和浓集碘的能力及^{131}I释放出 β 射线对甲状腺的毁损效应(β 射线在组织内的射程约 2 mm,电离辐射仅限于甲状腺局部而不累及毗邻组织),破坏滤泡上皮而减少 TH 分泌。另外,也抑制甲状腺内淋巴细胞的抗体生成,加强了治疗效果。

2.适应证

(1)中度甲亢、年龄在 25 岁以上者。

(2)对抗甲状腺药有过敏等反应而不能继用,或长期治疗无效,或治疗后复发者。

(3)合并心、肝、肾等疾病不宜手术,或术后复发,或不愿手术者。

(4)非自身免疫性家族性毒性甲状腺肿者。

(5)某些高功能结节者。

3.禁忌证

(1)妊娠、哺乳期妇女(^{131}I可透过胎盘和进入乳汁)。

(2)年龄在 25 岁以下者。

(3)严重心、肝、肾衰竭或活动性肺结核者。

(4)外周血白细胞在 3×10^9/L 以下或中性粒细胞低于 1.5×10^9/L 者。

(5)重症浸润性突眼症。

(6)甲状腺不能摄碘者。

(7)甲状腺危象。

4.方法与剂量

根据甲状腺估计重量和最高摄^{131}I率推算剂量。一般主张每克甲状腺组织一次给予^{131}I 70～100 μCi(1 Ci$=3.7 \times 10^{10}$ Bq)放射量。甲状腺重量的估计有 3 种方法:①触诊法。②X 线检查。③甲状腺显像。

5.治疗前注意事项

不能机械采用公式计算剂量,应根据病情轻重、过去治疗情况、年龄、甲状腺有无结节、^{131}I在甲状腺的有效半衰期长短等全面考虑;服^{131}I前 2～4 周应避免用碘剂及其他含碘食物或药物;服

^{131}I前如病情严重,心率超过120次/分,血清T_3、T_4明显升高者宜先用抗甲状腺药物及普萘洛尔治疗,待症状减轻方可用放射性^{131}I治疗。最好服抗甲状腺药物直到服^{131}I前2～3天再停,然后做摄^{131}I率测定,接着采用^{131}I治疗。

6.疗效

一般治疗后2～4周症状减轻,甲状腺缩小,体重增加,60%以上的患者3～4个月可治愈。如半年后仍未缓解,可进行第二次治疗,且于治前先用抗甲状腺药物控制甲亢症状。

7.并发症

(1)甲状腺功能减退。分暂时性和永久性甲减两种。早期由于腺体破坏,后期由于自身免疫反应所致。一旦发生均需用TH替代治疗。

(2)突眼的变化不一。多数患者的突眼有改善,部分患者无明显变化,极少数患者的突眼恶化。

(3)放射性甲状腺炎。见于治疗后7～10天,个别可诱发危象。故必须在^{131}I治疗前先用抗甲状腺药物治疗。

(4)致癌问题。^{131}I治疗后癌发生率并不高于一般居民的自然发生率。但由于年轻患者对电离辐射敏感,有报道婴儿和儿童时期颈都接受过X线治疗者甲状腺癌的发生率高,故年龄在25岁以下者应选择其他治疗方法。

(5)遗传效应。经^{131}I治疗后有报道可引起染色体变异,但仍在探讨中,并须长期随访观察方能得出结论。为保证下一代及隔代子女的健康,将妊娠期列为^{131}I治疗的禁忌证是合理的。

(四)手术治疗

甲状腺次全切除术的治愈率可达70%以上,但可引起多种并发症,有的病例于术后多年仍可复发,或出现甲状腺功能减退症。

1.适应证

(1)中、重度甲亢,长期服药无效,停药后复发,或不愿长期服药者。

(2)甲状腺巨大,有压迫症状者。

(3)胸骨后甲状腺肿伴甲亢者

(4)结节性甲状腺肿伴甲亢者。

2.禁忌证

(1)较重或发展较快的浸润性突眼者。

(2)合并较重的心、肝、肾、肺疾病,不能耐受手术者。

(3)妊娠早期(第3个月前)及晚期(第6个月后)。

(4)轻症可用药物治疗者。

3.术前准备

先抗甲状腺药物治疗达下列指标者方可进行术前服药:①症状减轻或消失。②心率恢复到80～90次/分以下。③T_3、T_4恢复正常。④BMR<+20%。达到上述指标者开始进行术前服用复方碘溶液。服法:3～5滴/次,每天服3次,逐日增加1滴直至10滴/次,维持2周。作用:减轻甲状腺充血、水肿,使甲状腺质地变韧,方便手术并减少出血。近年来,使用普萘洛尔或普萘洛尔与碘化物联合使用作术前准备,疗效迅速,一般于术前及术后各服1周。

4.手术并发症

(1)出血:须警惕引起窒息,严重时须气管切开。

（2）局部伤口感染。

（3）喉上与喉返神经损伤，引起声音嘶哑。

（4）甲状旁腺损伤或切除，引起暂时性或永久性手足抽搐。

（5）突眼加重。

（6）甲状腺功能减退症。

（7）甲状腺危象。

（五）高压氧治疗

1.治疗机制

（1）高压氧治疗可以迅速增加各组织供氧，甲亢患者因甲状腺素增多，机体各组织代谢旺盛、耗氧量增加，要求心脏收缩力增强、心率加快，增加心排血量为组织运送更多氧气和营养物质。心率加快、血压升高结果增加心肌的耗氧量。患者进行高压氧治疗可以迅速增加各组织的氧气供应，减轻心脏负担；高压氧治疗可以减慢心率，降低心肌耗氧量。

（2）高压氧治疗可以减低机体的免疫能力，减少抗体的产生、减少淋巴细胞的数量。

（3）高压氧治疗可以改善大脑皮质的神经活动，改善自主神经功能，稳定患者情绪。调整机体免疫功能。

（4）有试验证明，高压氧治疗可以调整甲状腺素水平，不论甲状腺素水平高或低，经高压氧治疗均有恢复正常水平的趋势。

2.治疗方法

（1）治疗压力不宜过高 1.8～2 ATA、每次吸氧 60 分钟、每天 1 次、连续 1～2 个疗程。

（2）配合药物治疗。

（3）甲状腺危象患者可在舱内进行高压氧治疗同时配合药物治疗。

（4）甲状腺手术前准备，行高压氧治疗可减少甲状腺血流量。

七、应急措施

（1）当患者出现明显呼吸困难、发绀、抽搐、昏迷、血压下降、心律失常等情况时，提示有急性呼吸衰竭的可能，立即建立人工气道，行气管插管或气管切开，保持呼吸道通畅，加压给氧，监测生命体征的变化，同时保持静脉液路通畅。

（2）一旦呼吸停止应立即行人工呼吸、气管插管，调用呼吸机进行合理的机械通气。

八、健康教育

（1）给患者讲述疾病的有关知识，如药物、输血治疗的目的、氧气吸入的重要性，使患者主动配合治疗。

（2）保持良好的情绪，保证充足的休息和睡眠，以促进身体恢复。

（3）康复期注意营养，适当户外活动，提高机体抵抗力。

（4）对恶性肿瘤坚持化疗者和病理产科患者再次怀孕者，应特别注意监测 DIC 常规，血小板计数，注意出血倾向，以及时就诊。

（于传民）

第二节　甲状腺功能减退症

甲状腺功能减退症(简称甲减)是组织的甲状腺激素作用不足或缺如的一种病理状态,即甲状腺激素合成、分泌或生物效应不足所致的一组内分泌疾病。甲减的发病率有地区及种族的差异。碘缺乏地区的发病率明显较碘供给充分地区高。女性甲减较男性多见,且随年龄增加,其患病率上升。新生儿甲减发生率约为1/4 000,青春期甲减发病率降低,其患病率随着年龄上升,在年龄＞65岁的人群中,显性甲减的患病率为2%～5%。甲减为较常见的内分泌疾病,且常首先求治于非专科医师。

一、病因

99%以上的甲减为原发性甲减,仅不足1%的病例为TSH缺乏引起。原发性甲减绝大多数系由自身免疫性(桥本)甲状腺炎、甲状腺放射性碘治疗或甲状腺手术导致。

二、分类

临床上,按甲减起病时年龄分类可分下列三型。

(1)功能减退始于胎儿期或出生不久的新生儿者,称呆小病(又称克汀病)。

(2)功能减退始于发育前儿童期者,称幼年甲状腺功能减退症,严重时称幼年黏液性水肿。

(3)功能减退始于成人期者,称甲状腺功能减退症,严重者称黏液性水肿。

三、发病机制

(一)呆小病(克汀病)

呆小病有地方性及散发性两种。

1.地方性呆小病

地方性呆小病多见于地方性甲状腺肿流行区,因母体缺碘,供应胎儿的碘不足,以致甲状腺发育不全和激素合成不足。此型甲减对迅速生长中胎儿的神经系统特别是大脑发育危害极大,造成不可逆性的神经系统损害。

2.散发性呆小病

散发性呆小病见于各地,病因不明。母亲既无缺碘又无甲状腺肿等异常,推测其原因有以下几方面。

(1)甲状腺发育不全或缺如:①患儿甲状腺本身生长发育缺陷;②母体在妊娠期患某种自身免疫性甲状腺病,血清中存在抗甲状腺抗体,经血行通过胎盘而入胎儿破坏胎儿部分或全部甲状腺;③母体妊娠期服用抗甲状腺药物或其他致甲状腺肿物质,阻碍了胎儿甲状腺发育和激素合成。

(2)甲状腺激素合成障碍:常有家族史,激素合成障碍主要有五型。①甲状腺摄碘功能障碍:可能由于参与碘进入细胞的"碘泵"发生障碍影响碘的浓集。②碘的有机化过程障碍,又可包括过氧化物酶缺陷,此型甲状腺摄碘力强,但碘化物不能被氧化为活性碘,致不能碘化酪氨酸和碘化酶缺陷。③碘化的酪氨酸不能形成单碘及双碘酪氨酸。碘化酪氨酸耦联缺陷：甲状腺已生成的单碘及双碘酪氨酸发生耦联障碍，以致甲状腺素（T_4）及三碘甲状腺原氨酸（T_3）合成减少。④碘化酪氨酸脱碘缺陷：由于脱碘酶缺乏，游离的单碘及双碘酪氨酸不能脱碘而大量存在于血中不能再被腺体利用，并从尿中大量排出，间接引起碘的丢失过多。甲状腺球蛋白合成与分解异常：酪氨酸残基的碘化及由碘化酪氨酸残基形成 T_3、T_4 的过程，都是在完整的甲状腺球蛋白分子中进行。⑤甲状腺球蛋白异常，可致 T_3、T_4 合成减少。并可产生不溶于丁醇的球蛋白，影响 T_3、T_4 的生物效能。甲状腺球蛋白的分解异常可使周围血液中无活性的碘蛋白含量增高。

未经治疗的呆小病造成儿童期和青春期的生长迟滞、智力受损和代谢异常，显然，早期诊断和治疗是极为重要的。

（二）幼年甲状腺功能减退症

病因与成人患者相同。

（三）成年甲状腺功能减退症

病因可分为甲状腺激素缺乏、促甲状腺激素缺乏和末梢组织对甲状腺激素不应症三大类。

1.由于甲状腺本身病变致甲状腺激素缺乏

由于甲状腺本身病变致甲状腺激素缺乏即原发性甲减。其中部分病例病因不明，又称"特发性"，较多发生甲状腺萎缩，约为甲减发病率的 5%。大部分病例有以下比较明确的原因：①甲状腺的手术切除，或放射性碘或放射线治疗后。②甲状腺炎：与自身免疫有关的慢性淋巴细胞性甲状腺炎后期为多，亚急性甲状腺炎引起者罕见。③伴甲状腺肿或结节的功能减退：慢性淋巴细胞性甲状腺炎多见，偶见于侵袭性纤维性（Reidel）甲状腺炎，可伴有缺碘所致的结节性地方性甲状腺肿和散在性甲状腺肿。④腺内广泛病变：多见于晚期甲状腺癌和转移性肿瘤，较少见于甲状腺结核、淀粉样变、甲状腺淋巴瘤等。⑤药物：抗甲状腺药物治疗过量；摄入碘化物（有机碘或无机碘）过多；使用阻碍碘化物进入甲状腺的药物如过氯酸钾、硫氰酸盐、间苯二酚（雷琐辛）、对氨基水杨酸钠（PAS）、保泰松、碘胺类药物、硝酸钴、碳酸锂等，甲亢患者经外科手术或 ^{131}I 治疗后对碘化物的抑制甲状腺激素合成及释放作用常较敏感，故再服用含碘药物则易发生甲减。

2.由于促甲状腺激素不足

由于促甲状腺激素不足可分为垂体性与下丘脑性两种。

（1）由于腺垂体功能减退使促甲状腺激素（TSH）分泌不足所致，又称为垂体性（或继发性）甲减。

（2）由于下丘脑疾病使促甲状腺激素释放激素（TRH）分泌不足所致，又称为下丘脑性（或三发性）甲减。

3.末梢性（周围性）甲减

末梢性甲减是指末梢组织甲状腺激素不应症，即甲状腺激素抵抗。临床上常可见一些有明显的甲减的症状，但甲状腺功能检查结果则与之相矛盾。病因有二：①由于血中存在甲状腺激素结合抗体，从而导致甲状腺激素不能发挥正常的生物效应。②由于周围组织中的甲状腺激素受体数目减少、受体对甲状腺激素的敏感性减退导致周围组织对甲状腺激素的效应减少。

甲状腺激素抵抗的主要原因是外周组织对甲状腺激素的敏感性降低。正常情况下，T_3 和 T_4 可抑制性地反馈作用于垂体，具有活性的 T_3 抵达外周组织与甲状腺激素受体结合产生生物效应。甲状腺激素抵抗时由于垂体对甲状腺激素的敏感性降低，其负反馈受抑，导致 TSH 升高,结果甲状腺激素分泌增加,作用于外周不敏感的组织出现甲减症状,而抵抗不明显的组织则出现甲亢表现。

四、病理

(一)呆小病

散发性者除激素合成障碍一类甲状腺呈增生肿大外,多数在甲状腺部位或舌根仅有少许滤泡组织,甚至完全缺如。地方性甲状腺肿呈萎缩或肿大,腺体内呈局限性上皮增生及退行性变。腺垂体常较大,部分病例示蝶鞍扩大,切片中 TSH 细胞肥大。此外,可有大脑发育不全,脑萎缩,骨成熟障碍等。

(二)黏液性水肿

原发性者甲状腺呈显著萎缩,腺泡大部分被纤维组织所替代,兼有淋巴细胞浸润,残余腺泡上皮细胞矮小,泡内胶质含量极少。放射线治疗后甲状腺的改变与原发性者相似。慢性甲状腺炎者腺体大多有淋巴细胞、浆细胞浸润且增大,后期可纤维化而萎缩,服硫脲类药物者腺体增生肥大,胶质减少而充血。继发于垂体功能减退者垂体有囊性变或纤维化,甲状腺腺体缩小,腺泡上皮扁平,腔内充满胶质。

甲状腺外组织的病理变化包括皮肤角化,真皮层有黏液性水肿,细胞间液中积聚多量透明质酸、黏多糖、硫酸软骨素和水分,引起非凹陷性水肿。内脏细胞间液中有相似情况,称内脏黏液性水肿。浆膜腔内有黏液性积液。全身肌肉不论骨骼肌、平滑肌或心肌都可有肌细胞肿大、苍白,肌浆纤维断裂且有空泡变性和退行性病灶,心脏常扩大,间质水泡伴心包积液。肾脏可有基底膜增厚从而出现蛋白尿。

五、临床表现

甲减可影响全身各系统,其临床表现并不取决于甲减的病因而是与甲状腺激素缺乏的程度有关。

(一)呆小病

病因繁多,于出生时常无特异表现,出生后数周内出现症状。共同的表现有皮肤苍白,增厚,多皱褶,多鳞屑。口唇厚,舌大且常外伸,口常张开多流涎,外貌丑陋,面色苍白或呈蜡黄,鼻短且上翘,鼻梁塌陷,前额多皱纹,身材矮小,四肢粗短,手常呈铲形,脐疝多见,心率缓慢,体温偏低,其生长发育均低于同年龄者,当成年后常身材矮小。各型呆小病可有的特殊表现如下。

1.先天性甲状腺发育不全

腺体发育异常的程度决定其症状出现的早晚及轻重。腺体完全缺如者,症状可出现于出生后 1～3 个月且较重,无甲状腺肿。如尚有残留或异位腺体时,多数在 6 个月至 2 岁出现典型症状,且可伴代偿性甲状腺肿大。

2.先天性甲状腺激素合成障碍

病情因各种酶缺乏的程度而异。一般在新生儿期症状不显,后逐渐出现代偿性甲状腺肿,且多为显著肿大。典型的甲状腺功能低下可出现较晚,可称为甲状腺肿性呆小病,可能为常染色体隐性遗传。在碘有机化障碍过程中除有甲状腺肿和甲状腺功能低下症状外,常伴有先天性神经性聋哑,称 Pendred 综合征。这两型多见于散发性呆小病者,其母体不缺碘且甲状腺功能正常,胎儿自身虽不能合成甲状腺激素但能从母体得到补偿。故不致造成神经系统严重损害,出生后

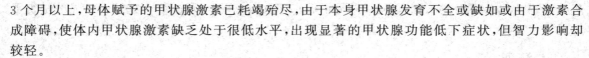

3个月以上,母体赋予的甲状腺激素已耗竭殆尽,由于本身甲状腺发育不全或缺如或由于激素合成障碍,使体内甲状腺激素缺乏处于很低水平,出现显著的甲状腺功能低下症状,但智力影响却较轻。

3.先天性缺碘

先天性缺碘多见于地方性呆小病。因母体患地方性甲状腺肿,造成胎儿期缺碘,在胎儿及母体的甲状腺激素合成均不足的情况下,胎儿神经系统发育所必需的酶[如尿嘧啶核苷二磷酸(UDP)等]生成受阻或活性降低,造成胎儿神经系统严重且不可逆的损害和出生后永久性的智力缺陷和听力、语言障碍,但出生后患者的甲状腺在供碘好转的情况下,能加强甲状腺激素合成,故甲状腺功能低下症状不明显,这种类型又称为"神经型"呆小病。

4.母体怀孕期服用致甲状腺肿制剂或食物

母体怀孕期服用致甲状腺肿制剂或食物如卷心菜、大豆、对氨基水杨酸、硫脲类、间苯二酚、保泰松及碘等,这些食物中致甲状腺肿物质或药物能通过胎盘,影响甲状腺功能,出生后引起一过性甲状腺肿大,甚至伴有甲状腺功能低下,此型临床表现轻微,短暂,常不被发现,如妊娠期口服大量碘剂且历时较长,碘化物通过胎盘可导致新生儿甲状腺肿,巨大者可产生初生儿窒息死亡,故妊娠妇女不可用大剂量碘化物。哺乳期中碘亦可通过乳汁进入婴儿体内引起甲状腺肿伴甲减。

(二)幼年黏液性水肿

临床表现随起病年龄而异,幼儿发病者除体格发育迟缓和面容改变不如呆小病显著外,余均和呆小病相似。较大儿童及青春期发病者,大多似成人黏液性水肿,但伴有不同程度的生长阻滞,青春期延迟。

(三)成人甲状腺功能减退及黏液性水肿

临床表现取决于起病的缓急、激素缺乏的速度及程度,且与个体对甲状腺激素减少的反应差异性有一定关系,故严重的甲状腺激素缺乏有时临床症状也可轻微。轻型者症状较轻或不典型;重型者累及的系统广泛,称黏液性水肿。现今严重甲减患者较以往少见,该术语常用以描述甲减表现的皮肤和皮下组织黏液性水肿这一体征。临床型甲减的诊断标准应具备不同程度的临床表现及血清 T_3、T_4 的降低,尤其是血清 T_4 和 FT_4 的降低为临床型甲减的一项客观实验室指标。临床上无或仅有少许甲减症状,血清 FT_3 及 FT_4 正常而 TSH 水平升高,此种情况称为"亚临床甲减",需根据 TSH 测定和/或 TRH 试验确诊,可进展至临床型甲减,伴有甲状腺抗体阳性和/或甲状腺肿者进展机会较大。

成人甲状腺功能减退最早症状是出汗减少、怕冷、动作缓慢、精神萎靡、疲乏、嗜睡、智力减退、胃口欠佳、体重增加、大便秘结等。当典型症状出现时有下列表现。

1.低基础代谢率症状群

疲乏、行动迟缓、嗜睡、记忆力明显减退且注意力不集中,因周围血液循环差和能量产生降低以致异常怕冷、无汗及体温低于正常。

2.黏液性水肿面容

面部表情可描写为"淡漠""愚蠢""假面具样""呆板",甚至"白痴"。面颊及眼睑虚肿,垂体性黏液性水肿有时颜面胖圆,犹如满月。面色苍白,贫血或带黄色或陈旧性象牙色。有时可有颜面皮肤发绀。由于交感神经张力下降对 Müller 肌的作用减弱,故眼睑常下垂形或眼裂狭窄。部分患者有轻度突眼,可能和眼眶内球后组织有黏液性水肿有关,但对视力无威胁。鼻、唇增厚,舌大而发声不清,言语缓慢,音调低嘎,头发干燥、稀疏、脆弱,睫毛和眉毛脱落(尤以眉梢为甚),男性胡须生长缓慢。

3.皮肤

苍白或因轻度贫血及甲状腺激素缺乏使皮下胡萝卜素变为维生素 A 及维生素 A 生成视黄醛的功能减弱,以致高胡萝卜素血症,加以贫血肤色苍白,因而常使皮肤呈现特殊的蜡黄色,且粗糙少光泽,干而厚、冷、多鳞屑和角化,尤以手、臂、大腿为明显,且可有角化过度的皮肤表现。有非凹陷性黏液性水肿,有时下肢可出现凹陷性水肿。皮下脂肪因水分的积聚而增厚,致体重增加,指甲生长缓慢、厚脆,表面常有裂纹。腋毛和阴毛脱落。

4.精神神经系统

精神迟钝,嗜睡,理解力和记忆力减退。目力、听觉、触觉、嗅觉均迟钝,伴有耳鸣,头晕。有时可呈神经质或可发生妄想、幻觉、抑郁或偏狂。严重者可有精神失常,呈木僵、痴呆、昏睡状。偶有小脑性共济失调。还可有手足麻木,痛觉异常,腱反射异常。脑电图可异常。脑脊液中蛋白质可增加。

5.肌肉和骨骼

肌肉松弛无力,主要累及肩、背部肌肉,也可有肌肉暂时性强直、痉挛、疼痛或出现齿轮样动作,腹背肌及腓肠肌可因痉挛而疼痛,关节也常疼痛,骨质密度可增高。少数病例可有肌肉肥大。发育期间骨龄常延迟。

6.心血管系统

心率降低,心音低弱,心排血量减低,由于组织耗氧量和心排血量的减低相平行,故心肌耗氧量减少,很少发生心绞痛和心力衰竭。一旦发生心力衰竭,因洋地黄在体内的半衰期延长,且由于心肌纤维延长伴有黏液性水肿故疗效常不佳且易中毒。心电图可见 ST-T 改变等表现。严重甲减者全心扩大,常伴有心包积液。久病者易并发动脉粥样硬化及冠心病,发生心绞痛和心律不齐。如没有合并器质性心脏病,甲减本身的心脏表现可以在甲状腺激素治疗后得到纠正。

7.消化系统

胃欲缺乏、厌食、腹胀、便秘、鼓肠,甚至发生巨结肠症及麻痹性肠梗阻。因有抗胃泌素抗体存在,患者可伴胃酸缺乏。

8.呼吸系统

由于肥胖、黏液性水肿、胸腔积液、贫血及循环系统功能差等综合因素可导致肺泡通气量不足及二氧化碳麻醉现象。阻塞性睡眠呼吸暂停常见,可以在甲状腺激素治疗后得到纠正。

9.内分泌系统

血皮质醇常正常、尿皮质醇可降低,ACTH 分泌正常或降低,ACTH 兴奋反应延迟,但无肾上腺皮质功能减退的临床表现。长期患本病且病情严重者,可能发生垂体和肾上腺功能降低,在应激或快速甲状腺激素替代治疗时加速产生。长期患原发性甲减者垂体常常增大,可同时出现催乳素增高及溢乳。交感神经的活性降低,可能与血浆环腺苷酸对肾上腺素反应降低有关,肾上腺素的分泌率及血浆浓度正常,而去甲肾上腺素的相应功能增加,β受体在甲减时可能会减少。胰岛素降解率下降且患者对胰岛素敏感性增强。LH 分泌量及频率峰值均可下降,血浆睾酮和雌二醇水平下降。严重时可致性欲减退和无排卵。

10.泌尿系统及水、电解质代谢

肾血流量降低,肾小球基底膜增厚可出现少量蛋白尿,水利尿试验差,水利尿作用不能被可的松而能被甲状腺激素所纠正。由于肾脏排水功能受损,导致组织水潴留。Na^+交换增加,可出现低血钠,但 K^+ 的交换常属正常。血清 Mg^{2+} 可增高,但交换的 Mg^{2+} 和尿 Mg^{2+} 的排出率降低。血清钙、磷正常,尿钙排泄下降,粪钙排泄正常,粪、尿磷排泄正常。

11.血液系统

甲状腺激素缺乏使造血功能遭到抑制,红细胞生成素减少,胃酸缺乏使铁及维生素 B_{12} 吸收障碍,加之月经过多以致患者中 2/3 可有轻、中度正常色素或低色素小红细胞型贫血,少数有恶性贫血(大红细胞型)。血沉可增快。Ⅷ和Ⅸ因子的缺乏导致机体凝血机制减弱,故易有出血倾向。

12.昏迷

昏迷为黏液性水肿最严重的表现,多见于年老长期未获治疗者。大多在冬季寒冷时发病,受寒及感染是最常见的诱因,其他如创伤、手术、麻醉、使用镇静剂等均可促发。昏迷前常有嗜睡病史,昏迷时四肢松弛,反射消失,体温很低(可在 33 ℃以下),呼吸浅慢,心动过缓,心音微弱,血压降低,休克,并可伴发心、肾衰竭,常威胁生命。

六、辅助检查

(一)间接依据

1.基础代谢率降低

基础代谢率常在 45%～35%,有时可达 70%。

2.血脂

常伴高胆固醇血症和高 LDL 血症。三酰甘油也可增高。

3.心电图检查

心电图检查示低电压、窦性心动过缓、T 波低平或倒置,偶有 PR 间期延长及 QRS 波时限增加。

4.X 线检查

骨龄的检查有助于呆小病的早期诊断。X 线片上骨骼的特征:成骨中心出现和成长迟缓(骨龄延迟);骨骺与骨干的愈合延迟;成骨中心骨化不均匀呈斑点状(多发性骨化灶)。95%呆小病患者蝶鞍的形态异常。7 岁以上患儿蝶鞍常呈圆形增大,经治疗后蝶鞍可缩小;7 岁以下患儿蝶鞍表现为成熟延迟,呈半圆形,后床突变尖,鞍结节扁平。心影于胸片上常弥漫性为双侧增大,超声检查示心包积液,治后可完全恢复。

5.脑电图检查

某些呆小病者脑电图有弥漫性异常,频率偏低,节律不齐,有阵发性双侧 Q 波,无 α 波,表现为脑中枢功能障碍。

(二)直接依据

1.血清 TSH 和 T_3、T_4

血清 TSH 和 T_3、T_4 是最有用的检测项目,测定 TSH 对甲减有极重要意义,较 T_4、T_3 为大。甲状腺性甲减,TSH 可升高;而垂体性或下丘脑性甲减常偏低,也可在正常范围或轻度升高,可伴有其他腺垂体激素分泌低下。除消耗性甲减及甲状腺激素抵抗外,不管何种类型甲减,

血清总 T_4 和 FT_4 均低下。轻症患者血清 T_3 可在正常范围,重症患者可以降低。部分患者血清 T_3 正常而 T_4 降低,这可能是甲状腺在 TSH 刺激下或碘不足情况下合成生物活性较强的 T_3 相对增多,或周围组织中的 T_4 较多地转化为 T_3 的缘故。因此 T_4 降低而 T_3 正常可视为较早期诊断甲减的指标之一。亚临床型甲减患者血清 T_3、T_4 可均正常。此外,在患严重疾病且甲状腺功能正常的患者及老年正常人中,血清 T_3 可降低故 T_4 浓度在诊断上比 T_3 浓度更为重要。由于总 T_3、T_4 可受 TBG 的影响,故可测定 FT_3、FT_4 协助诊断。

2.甲状腺吸 ^{131} 碘率

甲状腺吸 ^{131} 碘率明显低于正常,常为低平曲线,而尿中 ^{131}I 排泄量增加。

3.反 T_3(rT_3)

在甲状腺性及中枢性甲减中降低,在周围性甲减中可能增高。

4.促甲状腺激素(TSH)兴奋试验

进行 TSH 兴奋试验以了解甲状腺对 TSH 刺激的反应。如用 TSH 后摄碘率不升高,提示病变原发于甲状腺,故对 TSH 刺激不发生反应。

5.促甲状腺激素释放激素试验(TRH 兴奋试验)

如 TSH 原来正常或偏低者,在 TRH 刺激后引起升高,并呈延迟反应,表明病变在下丘脑。如 TSH 为正常低值至降低,正常或略高而 TRH 刺激后血中 TSH 不升高或呈低(弱)反应,表明病变在垂体或为垂体 TSH 贮备功能降低。如 TSH 原属偏高,TSH 刺激后更明显,表示病变在甲状腺。

6.抗体测定

怀疑甲减由自身免疫性甲状腺炎所引起时,可测定甲状腺球蛋白抗体(TGA)、甲状腺微粒体抗体(MCA)和甲状腺过氧化酶抗体(TPOAb),其中,以 TPOAb 的敏感性和特异性较高。

七、诊断

甲减的诊断包括确定功能减退、病变定位及查明病因 3 个步骤。

呆小病的早期诊断和治疗可避免或尽可能减轻永久性智力发育缺陷。婴儿期诊断本病较困难,应细微观察其生长、发育、面貌、皮肤、饮食、睡眠、大便等各方面情况,以及时进行有关的实验室检查。尽可能行新生儿甲状腺功能筛查。黏液性水肿典型病例诊断不难,但早期轻症及不典型者常与贫血、肥胖、水肿、肾病综合征、月经紊乱等混淆,需测定甲状腺功能以鉴别。一般来说,TSH 增高伴 FT_4 低于正常即可诊断原发性甲减,T_3 价值不大。下丘脑性和垂体性甲减则靠 FT_4 降低诊断。TRH 兴奋试验有助于定位病变在下丘脑还是垂体。中枢性甲减的患者常可合并垂体其他激素分泌缺乏,如促性腺激素及促肾上腺皮质激素缺乏。明确 ACTH 缺乏继发的肾上腺皮质功能低下症尤其重要,甲状腺激素替代治疗不可先于可的松替代治疗。

对于末梢性甲减的诊断有时不易,患者有临床甲减征象而血清 T_4 浓度增高为主要实验室特点,甲状腺摄 ^{131}I 率可增高,用 T_4、T_3 治疗疗效不显著,提示受体不敏感。部分患者可伴有特征性面容、聋哑、点彩样骨骺,不伴有甲状腺肿大。

八、治疗

(一)呆小病

及时诊断,治疗越早,疗效越好。初生期呆小病最初口服三碘甲状腺原氨酸 5 μg 每 8 小时

1 次及左甲状腺素钠（LT_4）25 $\mu g/d$，3 天后，LT_4 增加至 37.5 $\mu g/d$，6 天后 T_3 改至 2.5 μg，每 8 小时 1 次。在治疗进程中 LT_4 逐渐增至每天 50 μg，而 T_3 逐渐减量至停用。或单用 LT_4 治疗，首量 25 $\mu g/d$ 以后每周增加 25 $\mu g/d$，3～4 周后至 100 $\mu g/d$，以后进增缓慢，使血清 T_4 保持 9～12 $\mu g/dL$，如临床疗效不满意，可剂量略加大。年龄为 9 月至 2 岁的婴幼儿每天需要 50～150 μg LT_4，如果其骨骼生长和成熟没有加快，甲状腺激素应增加。TSH 值有助于了解治疗是否适当，从临床症状改善来了解甲减治疗的情况比测定血清 T_4 更为有效。治疗应持续终身。儿童甲减完全替代 LT_4 剂量可达 4 $\mu g/(kg \cdot d)$。

（二）幼年黏液性水肿

幼年黏液性水肿治疗与较大的呆小病患儿相同。

（三）成人黏液性水肿

成人黏液性水肿用甲状腺激素替代治疗效果显著，并需终身服用。使用的药物制剂有合成甲状腺激素及从动物甲状腺中获得的含甲状腺激素的粗制剂。

1.左甲状腺素钠（LT_4）

LT_4 替代治疗的起始剂量及随访间期可因患者的年龄、体重、心脏情况及甲减的病程及程度而不同。一般应从小剂量开始，常用的起始剂量为 LT_4 每天 1～2 次，每次口服 25 μg，之后逐步增加，每次剂量调整后一般应在 6～8 周后检查甲状腺功能以评价剂量是否适当，原发性甲减患者在 TSH 降至正常范围后 6 个月复查一次，之后随访间期可延长至每年一次。一般每天维持量为 100～150 μg LT_4，成人甲减完全替代 LT_4 剂量为 1.6～1.8 $\mu g/(kg \cdot d)$。甲状腺激素替补尽可能应用 LT_4，LT_4 在外周脱碘持续产生 T_3，更接近生理状态。

2.干甲状腺片

从每天 20～40 mg 开始，根据症状缓解情况和甲状腺功能检查结果逐渐增加。因其起效较 LT_4 快，调整剂量的间隔时间可为数天。已用至 240 mg 而不见效者，应考虑诊断是否正确或为周围型甲减。干甲状腺片由于含量不甚稳定，故一般不首先推荐。

3.三碘甲状腺原氨酸（T_3）

T_3 20～25 μg 相当于干甲状腺片 60 mg。T_3 每天剂量为 60～100 μg。T_3 的作用比 LT_4 和甲状腺片制剂快而强，但作用时间较短。不宜作为甲减的长期治疗，且易发生医源性甲亢，老年患者对 T_3 的有害作用较为敏感。

4.T_4 和 T_3 的混合制剂

T_4 和 T_3 按 4∶1 的比例配成合剂或片剂，其优点是有近似内生性甲状腺激素的作用。年龄较轻不伴有心脏疾病者，初次剂量可略偏大，剂量递增也可较快。

由于血清 T_3、T_4 浓度的正常范围较大，甲减患者病情轻重不一，对甲状腺激素的需求及敏感性也不一致，故治疗应个体化。甲状腺激素替补疗法的原则要强调"早""适量起始""正确维持""注意调整"等。

甲减应早期使用甲状腺激素治疗，包括绝大多数的亚临床期患者。甲状腺功能的纠正有助于改善血脂。对甲减伴有甲状腺肿大者还有助于抑制其肿大。甲状腺激素替补要力求做到"正确"维持剂量。轻度不足不利于症状完全消除和生化指标的改善；轻度过量可致心、肝、肾、骨骼等靶器官的功能改变。随着甲减病程的延长，甲状腺激素的替补量会有所变化，应及时评估，酌情调整剂量。

腺垂体功能减退且病情较重者，为防止发生肾上腺皮质功能不全，甲状腺激素的治疗应在皮质激素替代治疗后开始。

老年患者剂量应酌情减少。伴有冠心病或其他心脏病史及有精神症状者,甲状腺激素更应从小剂量开始,并应更缓慢递增。如导致心绞痛发作,心律不齐或精神症状,应及时减量。周围型甲减治疗较困难可试用较大剂量 T_3。

甲减导致心脏症状者除非有充血性心力衰竭一般不必使用洋地黄,在应用甲状腺制剂后心脏体征及心电图改变等均可逐渐消失。

黏液性水肿患者对胰岛素、镇静剂、麻醉剂甚敏感,可诱发昏迷,故使用宜慎。

对于治疗效果不佳的患者及 18 岁以下、妊娠、伴其他内分泌疾病、伴心血管疾病、伴甲状腺肿大或结节等情况的患者建议转至内分泌专科治疗。

(四)黏液性水肿昏迷的治疗

(1)甲状腺制剂:由于甲状腺片及 T_4 作用太慢,故必须选用快速作用的三碘甲状腺原氨酸(T_3)。开始阶段,最好用静脉注射制剂(D,L-三碘甲状腺原氨酸),首次 40～120 μg,以 T_3 每 6 小时静脉注射 5～15 μg,直至患者清醒改为口服。如无此剂型,可将三碘甲状腺原氨酸片剂研细加水鼻饲,每 4～6 小时 1 次,每次 20～30 μg。无快作用制剂时可采用 T_4,首次剂量 200～500 μg 静脉注射,以后静脉注射 25 μg,每 6 小时 1 次或每天口服 100 μg。也有人主张首次剂量 T_4 200 μg 及 T_3 50 μg 静脉注射,以后每天静脉注射 T_4 100 μg 及 T_3 25 μg。也可采用干甲状腺片,每 4～6 小时 1 次,每次 40～60 mg,初生儿剂量可稍大,以后视病情好转递减,有心脏病者,起始宜用较小量,为一般用量的 1/5～1/4。

(2)给氧保持气道通畅:必要时可气管切开或插管,保证充分的气体交换。

(3)保暖:用增加被褥及提高室温等办法保暖,室内气温调节要逐渐递增,以免耗氧骤增对患者不利。

(4)肾上腺皮质激素:每 4～6 小时给氢化可的松 50～100 mg,清醒后递减或撤去。

(5)积极控制感染。

(6)升压药:经上述处理血压不升者,可用少量升压药,但升压药和甲状腺激素合用易发生心律失常。

(7)补给葡萄糖液及复合维生素 B,但补液量不能过多,以免诱发心力衰竭。

经以上治疗,24 小时左右病情有好转,则 1 周后可逐渐恢复。如 24 小时后不能逆转,多数不能挽救。

(五)特殊情况处理

1.老年患者

老年甲减患者可无特异性的症状和体征,且症状极轻微或不典型,包括声音嘶哑、耳聋、精神错乱、痴呆、运动失调、抑郁、皮肤干燥或脱发等。60 岁以上女性甲减发生率甚高,建议对可疑者常规测定 TSH。

2.妊娠

多数甲减患者在妊娠期需增加 LT_4 剂量。孕期应密切监测以确保 TSH 浓度适当,并根据 TSH 浓度调整 LT_4 用量。分娩后 LT_4 即应恢复妊娠前水平,并应对其血清 TSH 浓度进行随访。

3.亚临床甲减

对于 TSH＞10 $\mu IU/mL$ 的患者宜使用小剂量 LT_4 使 TSH 控制在 0.3～3.0 $\mu IU/mL$,TSH

升高但不超过 10 μIU/mL 患者的替代治疗尚存在不同意见,但一般认为对甲状腺自身抗体阳性和/或甲状腺肿大者也应当治疗。若不应用 LT₄,则应定期随访。

九、预防

预防极其重要。地方性甲状腺肿流行区,孕妇应供应足够碘化物。妊娠合并 Graves 病用硫脲类药物治疗者,应尽量避免剂量过大。妊娠合并甲亢禁用放射性¹³¹I 治疗,诊断用的示踪剂避免口服,但可做体外试验。目前在国内地方性甲状腺肿流行区,由于大力开展了碘化食盐及碘油等防治工作,呆小病已非常少见。

(于传民)

第三节 糖 尿 病

糖尿病(CDM)是一组由遗传和环境因素相互作用而引起的临床综合征。因胰岛素分泌绝对或相对不足及靶组织细胞对胰岛素敏感性降低,引起糖、蛋白质、脂肪、水和电解质等一系列代谢紊乱。临床以高血糖为主要表现,多数情况下会同时合并脂代谢异常和高血压等,久病可引起多个系统损害。病情严重或应激时可发生急性代谢紊乱如酮症酸中毒等。

糖尿病患者的心血管危险是普通人群的 4 倍,超过 75% 的糖尿病患者最终死于心血管疾病。NCEP ATP Ⅲ认为,糖尿病是冠心病的等危症;有学者甚至认为糖尿病是"代谢性血管病"。

一、分类

(一)胰岛素依赖型糖尿病

该型多发生于青幼年。临床症状较明显,有发生酮症酸中毒的倾向,胰岛素分泌缺乏,需终身用胰岛素治疗。

(二)非胰岛素依赖型糖尿病

非胰岛素依赖型糖尿病多发生于 40 岁以后的中、老年人。临床症状较轻,无酮症酸中毒倾向,胰岛素水平可正常、轻度降低或高于正常,分泌高峰延迟。部分肥胖患者可出现高胰岛素血症,非肥胖者有的胰岛素分泌水平低,需用胰岛素治疗。

(三)其他特殊类型的糖尿病

其他特殊类型的糖尿病包括以下 3 种。

(1)B 细胞遗传性缺陷:①家族有 3 代或更多代的成员在 25 岁以前发病,呈常染色体显性遗传,临床症状较轻,无酮症酸中毒倾向,称青年人中成年发病型糖尿病(简称 MODY)。②线粒体基因突变糖尿病。

(2)内分泌病。

(3)胰腺外分泌疾病等。

(四)妊娠期糖尿病(CDM)

CDM 指在妊娠期发生的糖尿病。

二、临床表现

（一）代谢紊乱综合征

多尿、多饮、多食、体重减轻（三多一少），部分患者外阴瘙痒、视物模糊。胰岛素依赖型 DM 起病急，病情较重，症状明显；非胰岛素依赖型 DM 起病缓慢，病情相对较轻或出现餐后反应性低血糖。反应性低血糖是由于糖尿病患者进食后胰岛素分泌高峰延迟，餐后 3～5 小时血浆胰岛素水平不适当地升高，其所引起的反应性低血糖可成为这些患者的首发表现。患者首先出现多尿，继而出现口渴、多饮，食欲亢进，但体重减轻，形成典型的"三多一少"表现。患者可有皮肤瘙痒，尤其是外阴瘙痒。高血糖可使眼房水、晶状体渗透压改变而引起屈光改变致视物模糊。患者可出现诸多并发症和伴发病、反应性低血糖等。

（二）糖尿病自然病程

1.胰岛素依赖型糖尿病

胰岛素依赖型糖尿病多于 30 岁以前的青少年期起病，起病急，症状明显，有酮症倾向，患者对胰岛素敏感。在患病初期经胰岛素治疗后，部分患者胰岛功能有不同程度的改善，胰岛素用量可减少甚至停用，称蜜月期。蜜月期一般不超过 1 年。10 年以上长期高血糖患者，可出现慢性并发症。强化治疗可减低或延缓并发症的发生。

2.非胰岛素依赖型糖尿病

非胰岛素依赖型糖尿病多发生于 40 岁以上中、老年人，患者多肥胖，起病缓慢，病情轻，口服降糖药物有效，对胰岛素不敏感；但在长期的病程中，胰岛 β 细胞功能逐渐减退，以至需要胰岛素治疗。

（三）并发症

1.急性并发症

（1）糖尿病酮症酸中毒（DKA）是糖尿病的急性并发症。多发生于胰岛素依赖型糖尿病患者，也可发生在非胰岛素依赖型糖尿病血糖长期控制不好者。其病因有感染，饮食不当，胰岛素治疗中断或不足，应激情况如创伤、手术、脑血管意外、麻醉、妊娠和分娩等。有时可无明显的诱因，多见于胰岛素的作用下降。患者表现为原有的糖尿病症状加重，尤其是口渴和多尿明显，胃肠道症状、乏力、头痛、萎靡、酸中毒深大呼吸，严重脱水，血压下降、心率加快、嗜睡、昏迷。少数患者既往无糖尿病史，还有少数患者有剧烈腹痛、消化道出血等表现。

（2）高渗性非酮症糖尿病昏迷（HNDC）：简称高渗性昏迷，是糖尿病急性代谢紊乱的表现之一，多发生在老年人。可因各种原因导致大量失水，发生高渗状态，病情危重。患者易并发脑血管意外、心肌梗死、心律失常等并发症，病死率高达 40%～70%。有些患者发病前无糖尿病史。常见的诱因有感染、急性胃肠炎、胰腺炎、血液或腹膜透析、不合理限制水分、脑血管意外，某些药物如糖皮质激素、利尿、输入大量葡萄糖液或饮用大量含糖饮料等。患者的早期表现为原有糖尿病症状逐渐加重，可有呕吐，腹泻，轻度腹痛，食欲缺乏，恶心，尿量减少，无尿，呼吸加速，表情迟钝，神志淡漠，不同程度的意识障碍；随后可出现嗜睡、木僵、幻觉、定向障碍、昏睡以至昏迷。患者体重明显下降，皮肤黏膜干燥，皮肤弹性差，眼压低、眼球软，血压正常或下降，脉搏细速，腱反射可减弱。并发脑卒中时，有不同程度的偏瘫、失语、眼球震颤、斜视、癫痫样发作、反射常消失、前庭功能障碍，有时有幻觉。

（3）感染：糖尿病患者常发生疖、痈等皮肤化脓性感染，可反复发生，有时可引起败血症或脓毒血症；尿路感染中以肾盂肾炎和膀胱炎最常见，尤其是多见于女性患者，反复发作可转为慢性；皮肤真菌感染，如足癣也常见；真菌性阴道炎和巴氏腺炎是女性糖尿病患者常见并发症，多为白色念珠菌感染所致；糖尿病合并肺结核的发生率较高，易扩展播散形成空洞，下叶病灶较多见。

2.慢性并发症

(1)大血管病变：大、中动脉粥样硬化主要侵犯主动脉、冠状动脉、大脑动脉、肾动脉和肢体外周动脉等，临床上引起冠心病、缺血性或出血性脑血管病、高血压，肢体外周动脉粥样硬化常以下肢动脉病变为主，表现为下肢疼痛、感觉异常和间歇性跛行，严重者可导致肢体坏疽。

(2)糖尿病视网膜病变：是常见的并发症，其发病率随年龄和糖尿病的病程增长而增加，病史超过10年者，半数以上有视网膜病变，是成年人失明的主要原因。此外，糖尿病还可引起白内障、屈光不正、虹膜睫状体炎。

(3)糖尿病肾病：又称肾小球硬化症，病史常超过10年。胰岛素依赖型DM患者30%～40%发生肾病，是主要死因；非胰岛素依赖型糖尿病患者约20%发生肾病，在死因中列在心、脑血管病变之后。

(4)糖尿病神经病变：糖尿病神经病变常见于40岁以上血糖未能很好控制和病程较长的糖尿病患者。但有时糖尿病性神经病变也可以是糖尿病的首发症状，也可在糖尿病初期或经治疗后血糖控制比较满意的情况下发生。

(5)糖尿病足(肢端坏疽)：在血管、神经病变的基础上，肢端缺血，在外伤、感染后可发生肢端坏疽。糖尿病患者的截肢率是非糖尿病者的25倍。

三、诊断

(一)辅助检查

1.尿糖测定

尿糖阳性是诊断线索，肾糖阈升高时(并发肾小球硬化症)尿糖可阴性。肾糖阈降低时(妊娠)，尿糖可阳性。尿糖定性检查和24小时尿糖定量可判断疗效，指导调整降糖药物。

2.血葡萄糖(血糖)测定

血糖测定常用葡萄糖氧化酶法测定。空腹静脉正常血糖 3.3～5.6 mmol/L(全血)或 3.9～6.4 mmol/L(血浆、血清)。血浆、血清血糖比全血血糖高 1.1 mmol/L。

3.葡萄糖耐量试验

葡萄糖耐量试验有口服和静脉注射 2 种。当血糖高于正常值但未达到诊断糖尿病标准者，须进行口服葡萄糖耐量试验(OGTT)。成人口服葡萄糖 75 g，溶于 250～300 mL 水中，5 分钟内饮完，2 小时后再测静脉血血糖含量。儿童按 1.75 g/kg 计算。

4.糖化血红蛋白 A1(GHbA1)

其量与血糖浓度呈正相关，且为不可逆反应，正常人 HbA1c 在3%～6%。病情控制不良的DM 患者 GHbA1c 较高。因红细胞在血液循环中的寿命约为 120 天，因此 GHbA1 测定反映取血前 8～12 周的血糖状况，是糖尿病患者病情监测的指标。

5.血浆胰岛素和 C-肽测定

血浆胰岛素和 C-肽测定有助于了解胰岛 β 细胞功能和指导治疗。①血浆胰岛素水平测定：正常人口服葡萄糖后，血浆胰岛素在 30～60 分钟达高峰，为基础值的 5～10 倍，3～4 小时恢复基础水平。②C-肽：正常人基础血浆 C-肽水平约为 0.4 nmol/L。C-肽水平在刺激后则升高5～6倍。

6.尿酮体测定

尿酮体测定对新发病者尿酮体阳性胰岛素依赖型糖尿病的可能性大。

7.其他

血脂、肾功能、电解质及渗透压、尿微量清蛋白测定等应列入常规检查。

(二)诊断要点

1.糖尿病的诊断标准

首先确定是否患糖尿病,然后对被做出糖尿病诊断者在排除继发性等特殊性糖尿病后,做出胰岛素依赖型或非胰岛素依赖型的分型,并对有无并发症及伴发病做出判定。我国糖尿病学会采纳的诊断标准如下。①空腹血浆葡萄糖(FBG):低于 6.0 mmol/L 为正常,FBG 不低于 6.1 mmol/L且低于 7.0 mmol/L(126 mg/dL)为空腹葡萄糖异常(IFG),FBG 不低于 7.0 mmol/L暂时诊断为糖尿病。②服糖后 2 小时血浆葡萄糖水平(P2hBG):低于 7.8 mmol/L 为正常,P2hBG 不低于7.8 mmol/L且低于 11.1 mmol/L 为糖耐量减低(IGT),P2hBG 不低于 11.1 mmol/L暂时诊断为糖尿病。③糖尿病的诊断:标准症状+随机血糖不低于 11.1 mmol/L,或 FPG 不低于 7.0 mmol/L,或 OGTT 中 P2hBG 不低于11.1 mmol/L;症状不典型者,需另一天再次证实。

作为糖尿病和正常血糖之间的中间状态,糖尿病前期(中间高血糖)人群本身即是糖尿病的高危人群。及早发现和处置糖尿病和糖尿病前期高危人群的心血管危险,对预防糖尿病和心血管疾病具有双重价值。因此,OGTT 应是具有心血管危险因素和已患心血管病个体的必查项目,以便早期发现糖尿病前期和糖尿病,早期进行干预治疗,以减少心血管事件发生。

2.糖尿病酮症酸中毒的诊断条件

(1)尿糖、尿酮体强阳性。

(2)血糖明显升高,多数在 500 mg/dL(28.9 mmol/L)左右,有的高达 600～1 000 mg/(33.3～55.6 mmol/L)。

(3)血酮体升高,多大于50 mg/dL(4.8 mmol/L),有时高达 300 mg/dL。

(4)CO_2 结合力降低,pH 小于 7.35,碳酸氢盐降低,阴离子间隙增大,碱剩余负值增大。

(5)血钾正常或偏低,血钠、氯偏低,血尿素氮和肌酐常偏高。血浆渗透压正常或偏高。

(6)白细胞计数升高,如合并感染时则更高。

3.鉴别诊断

(1)其他原因所致的尿糖阳性:肾性糖尿由肾糖阈降低致尿糖阳性,血糖及 OGTT 正常。甲亢、胃空肠吻合术后,因碳水化合物在肠道吸收快,餐后 0.5～1 小时血糖过高,出现糖尿,但 FBG 和 P2hBG 正常;弥漫性肝病,肝糖原合成、储存减少,进食后 0.5～1 小时血糖高出现糖尿,但 FBG 偏低,餐后 2～3 小时血糖正常或低于正常;急性应激状态时胰岛素对抗激素分泌增加,糖耐量降低,出现一过性血糖升高,尿糖阳性,应激过后可恢复正常;非葡萄糖的糖尿如果糖、乳糖、半乳糖可与班氏试剂中的硫酸铜呈阳性反应,但葡萄糖氧化酶试剂特异性较高,可加以区别;大量维生素 C、水杨酸盐、青霉素、丙磺舒也可引起尿糖假阳性反应。

(2)药物对糖耐量的影响:噻嗪类利尿药、呋塞米、糖皮质激素、口服避孕药、阿司匹林、吲哚美辛、三环类抗抑郁药等可抑制胰岛素释放或对抗胰岛素的作用,引起糖耐量降低,血糖升高,尿糖阳性。

（3）继发性糖尿病：肢端肥大症或巨人症、皮质醇增多症、嗜铬细胞瘤分别因生长激素、皮质醇、儿茶酚胺分泌过多，对抗胰岛素而引起继发性糖尿病。久用大量糖皮质激素可引起类固醇糖尿病。通过病史、体检、实验室检查，不难鉴别。

（4）除外其他原因所致的酸中毒或昏迷，才能诊断糖尿病酮症酸中毒或高渗性非酮症糖尿病昏迷。

四、治疗

治疗原则为早期、长期、综合、个体化。基本措施为糖尿病教育，饮食治疗，体育锻炼，降糖药物治疗和病情监测。

（一）饮食治疗

饮食治疗是糖尿病治疗的基础疗法，也是糖尿病治疗成功与否的关键。目前主张平衡膳食，掌握好每天进食的总热量、食物成分、规律的餐次安排等，应严格控制和长期执行。饮食治疗的目标是维持标准体重，纠正已发生的代谢紊乱，减轻胰腺负担。饮食控制的方法如下。

1.制订总热量

理想体重（kg）＝身高（cm）－105。计算每天所需总热量（成年人），根据休息、轻度、中度、重度体力活动分别给予 104.6～125.52 kJ/kg，125.52～146.44 kJ/kg，146.44～167.36 kJ/kg，不低于 167.36 kJ/kg（40 kcal/kg）的热量。儿童、孕妇、乳母、营养不良和消瘦及伴消耗性疾病者应酌情增加，肥胖者酌减，使患者体重恢复至理想体重的±5％。

2.按食品成分转为食谱三餐分配

根据生活习惯、病情和药物治疗的需要安排。可按每天分配为1/5、2/5、2/5 或 1/3、1/3、1/3；也可按 4 餐分为 1/7、2/7、2/7、2/7。在使用降糖药过程中，按血糖变化再作调整，但不能因降糖药物剂量过大，为防止发生低血糖而增加饮食的总热量。

3.注意事项

（1）糖尿病患者食物选择原则：少食甜食、油腻食品，多食含纤维多的蔬菜、粗粮，在血糖控制好的前提下可适当进食一些新鲜水果，以补充维生素，但应将热量计算在内。

（2）糖尿病与饮酒：非糖尿病患者长期饮酒易发生神经病变，糖尿病患者长期饮酒可加重神经病变，并可引起肝硬化、胰腺炎及多脏器损坏。对戒酒困难者在血糖控制好和无肝肾病变的前提下可少量饮酒，一般白酒低于 100 g，啤酒低于 200 mL。

（二）体育锻炼

运动能促进血液循环，降低非胰岛素依赖型糖尿病患者的体重，提高胰岛素敏感性，改善胰岛素抵抗，改善糖代谢，降低血脂，减少血栓形成，改善心肺功能，促进全身代谢。运动形式有行走、慢跑、爬楼梯、游泳、骑自行车、跳舞、打太极拳等有氧运动，每周 3～5 次，每次 30 分钟以上。胰岛素依赖型糖尿病患者接受胰岛素治疗时，常波动于相对胰岛素不足和胰岛素过多之间。在胰岛素相对不足时进行运动可使肝葡萄糖输出增多，血糖升高，游离脂肪酸（FFA）和酮体生成增加；在胰岛素相对过多时，运动使肌肉摄取和利用葡萄糖增加，肝葡萄糖生成降低，甚至诱发低血糖。因此对胰岛素依赖型糖尿病患者运动宜在餐后进行，运动量不宜过大。总之，体育锻炼应个体化。

（三）药物治疗

目前临床应用的药物有六大类，即磺酰脲类（SU）、双胍类、α-葡萄糖苷酶抑制药、噻唑烷二酮类(TZD)、苯甲酸衍生物类、胰岛素。

1.治疗原则

胰岛素依赖型糖尿病一经诊断,则需用胰岛素治疗。非胰岛素依赖型糖尿病患者经饮食控制后如血糖仍高,则需用药物治疗。出现急性并发症者则需急症处理;出现慢性并发症者在控制血糖的情况下对症处理。

2.磺酰脲类

目前因第一代药物不良反应较大,低血糖发生率高,已较少使用,主要选用第二代药物。

(1)用药方法:一般先从小剂量开始,1~2片/天,根据病情可逐渐增量,最大剂量为6~8片/天。宜在餐前半小时服用。格列本脲作用较强,发生低血糖反应较重,老年人、肾功不全者慎用。格列齐特和格列吡嗪有增强血纤维蛋白溶解活性、降低血液黏稠度等作用,有利于延缓糖尿病血管并发症的发生。格列喹酮的代谢产物由胆汁排入肠道,很少经过肾排泄,适用于糖尿病肾病患者。格列苯脲是新一代磺酰脲类药物,作用可持续1天,服用方便,1次/天;它不产生低血糖,对心血管系统的影响较小。格列吡嗪控释片(瑞易宁)1次/天口服,该药可促进胰岛素按需分泌,提高外周组织对胰岛素的敏感性,显著抑制肝糖的生成,有效降低全天血糖,不增加低血糖的发生率,不增加体重,不干扰脂代谢,不影响脂肪分布;与二甲双胍合用疗效增强。

(2)药物剂量:格列本脲,每片2.5 mg,2.5~15 mg/d,分2~3次服;格列吡嗪,每片5 mg,5~30 mg/d,分2~3次服;格列吡嗪控释片(瑞易宁),每片5 mg,5~20 mg/d,1次/天;格列齐特,每片80 mg,80~240 mg/d,分2~3次服;格列喹酮,每片30 mg,30~180 mg/d,分2~3次服;格列苯脲,每片1 mg,1~4 mg/d,1次/天。

3.双胍类

(1)常用的药物剂量:肠溶二甲双胍,每片0.25 g,0.5~1.5 g/d,分2~3次口服;二甲双胍,每片0.5 g,0.85~2.55 g/d,分1~2次口服,剂量超过2.55 g/d时,最好随三餐分次口服。

(2)用药方法:二甲双胍开始时用小剂量,餐中服,告知患者有可能出现消化道反应,经一段时间有可能减轻、消失;按需逐渐调整剂量,以不超过2 g/d肠溶二甲双胍或2.55 g/d二甲双胍(格华止)为度;老年人减量。

4.α-葡萄糖苷酶抑制药

用药方法:常用药物如阿卡波糖(拜糖平),开始剂量50 mg,3次/天,75~300 mg/d;倍欣0.2 mg,3次/天,与餐同服。合用助消化药、制酸药、胆盐等可削弱效果。

5.噻唑烷二酮类

噻唑烷二酮类口服降糖药包括罗格列酮、吡格列酮等,属于胰岛素增敏(效)药。

(1)吡格列酮。①用药方法:口服1次/天,初始剂量为15 mg,可根据病情加量直至45 mg/d。肾功能不全者不必调整剂量。②本品不适于胰岛素依赖型糖尿病、糖尿病酮症酸中毒的患者,禁用于对本品过敏者。活动性肝病者不应使用本品。水肿和心功能分级NYHA Ⅲ~Ⅳ患者不宜使用本品。本品不宜用于儿童。用药过程中若ALT水平持续超过3倍正常上限或出现黄疸,应停药。联合使用其他降糖药有发生低血糖的危险。③常见不良反应有头痛、背痛、头晕、乏力、恶心、腹泻等,偶有增加体重和肌酸激酶升高的报道。

(2)罗格列酮。①用药方法:起始剂量为4 mg/d,单次服用;经12周治疗后,如需要可加量至8 mg/d,1次/天或2次/天服用。②临床适应证及注意事项同吡格列酮,但本品的肝不良反应少。

6.苯甲酸衍生物类

这类药通过刺激胰岛β细胞分泌胰岛素,相比磺脲类药物它的刺激作用起效快,在体内消除也快,患者进餐时服用。常用瑞格列奈和那格列奈。

7.胰岛素

(1)适应证包括以下几方面:胰岛素依赖型糖尿病;糖尿病酮症酸中毒、高渗性昏迷和乳酸性酸中毒伴高血糖时;合并重症感染、消耗性疾病、视网膜病变、肾病变、神经病变、急性心肌梗死、脑血管意外;因伴发病需外科治疗的围术期;妊娠和分娩;非胰岛素依赖型糖尿病患者经饮食及口服降糖药治疗未获得良好控制;全胰腺切除引起的继发性糖尿病。

(2)临床常用胰岛素制剂包括超短效胰岛素、人胰岛素类似物,无免疫原性,低血糖发生率低;短效胰岛素(R);中效胰岛素(中性鱼精蛋白锌胰岛素 NPH);预混胰岛素(30R、50R);长效胰岛素(鱼精蛋白锌胰岛素 PZI)。

五、糖尿病酮症酸中毒

(一)概述

糖尿病酮症酸中毒(DKA)为最常见的糖尿病急症。酮体包括β羟丁酸、乙酰乙酸和丙酮。糖尿病加重时,胰岛素绝对缺乏,三大代谢紊乱,不但血糖明显升高,而且脂肪分解增加,脂肪酸在肝脏经β氧化产生大量乙酰辅酶 A,由于糖代谢紊乱,草酰乙酸不足,乙酰辅酶 A 不能进入三羧酸循环氧化供能而缩合成酮体;同时由于蛋白合成减少,分解增加,血中生糖、生酮氨基酸均增加,使血糖、血酮进一步升高。DKA 分为几个阶段:①早期血酮升高称酮血症,尿酮排出增多称酮尿症,统称为酮症。②酮体中β羟丁酸和乙酰乙酸为酸性代谢产物,消耗体内储备碱,初期血 pH 正常,属代偿性酮症酸中毒,晚期血 pH 下降,为失代偿性酮症酸中毒。③病情进一步发展,出现神志障碍,称糖尿病酮症酸中毒昏迷。目前本症延误诊断和缺乏合理治疗而造成死亡的情况仍较常见。

1.诱因

T1DM 患者有自发 DKA 倾向,T1DM 患者在一定诱因作用下也可发生 DKA。常见诱因有感染、胰岛素治疗中断或不适当减量、饮食不当、各种应激如创伤、手术、妊娠和分娩等,有时无明显诱因。其中20%～30%的患者无糖尿病病史。

2.病理生理

(1)酸中毒:β羟丁酸、乙酰乙酸及蛋白质分解产生的有机酸增加,循环衰竭、肾脏排出酸性代谢产物减少导致酸中毒。酸中毒可使胰岛素敏感性降低;组织分解增加,K^+从细胞内逸出;抑制组织氧利用和能量代谢。严重酸中毒使微循环功能恶化,降低心肌收缩力,导致低体温和低血压。当血 pH 降至 7.2 以下时,刺激呼吸中枢引起呼吸加深加快;低至 7.1～7.0 时,可抑制呼吸中枢和中枢神经功能、诱发心律失常。

(2)严重失水:严重高血糖、高血酮和各种酸性代谢产物引起渗透压性利尿,大量酮体从肺排出又带走大量水分,厌食、恶心、呕吐使水分大量减少,从而引起细胞外失水;血浆渗透压增加,水从细胞内向细胞外转移引起细胞内失水。

(3)电解质平衡紊乱:渗透性利尿同时使钠、钾、氯、磷酸根等大量丢失,厌食、恶心、呕吐使电解质摄入减少,引起电解质代谢紊乱。胰岛素作用不足,物质分解增加、合成减少,钾离子(K^+)从细胞内逸出导致细胞内失钾。由于血液浓缩、肾功能减退时 K^+ 滞留及 K^+ 从细胞内转移到细胞外,因此血钾浓度可正常甚或增高,掩盖体内严重缺钾。随着治疗过程中补充血容量(稀释作用)、尿量增加、K^+排出增加,以及纠正酸中毒及应用胰岛素使 K^+ 转入细胞内,可发生严重低血钾,诱发心律失常,甚至心脏骤停。

(4)携带氧系统失常:红细胞向组织供氧的能力与血红蛋白和氧的亲和力有关,可由血氧离解曲线来反映。DKA时红细胞糖化血红蛋白(GHb)增加及2,3-二磷酸甘油酸(2,3-DPG)减少,使血红蛋白与氧亲和力增高,血氧离解曲线左移。酸中毒时,血氧离解曲线右移,释放氧增加(Bohr 效应),起代偿作用。若纠正酸中毒过快,失去这一代偿作用,而血 GHb 仍高,2,3-DPG 仍低,可使组织缺氧加重,引起脏器功能紊乱,尤以脑缺氧加重、导致脑水肿最为重要。

(5)周围循环衰竭和肾功能障碍:严重失水,血容量减少和微循环障碍未能及时纠正,可导致低血容量性休克。肾灌注量减少引起少尿或无尿,严重者发生急性肾衰竭。

(6)中枢神经功能障碍:严重酸中毒、失水、缺氧、体循环及微循环障碍可导致脑细胞失水或水肿、中枢神经功能障碍。此外,治疗不当如纠正酸中毒时给予碳酸氢钠不当导致反常性脑脊液酸中毒加重,血糖下降过快或输液过多过快、渗透压不平衡可引起继发性脑水肿并加重中枢神经功能障碍。

(二)临床表现

早期"三多一少"症状加重;酸中毒失代偿后,病情迅速恶化,疲乏、食欲缺乏、恶心、呕吐,多尿、口干、头痛、嗜睡,呼吸深快,呼气中有烂苹果味(丙酮);后期严重失水,尿量减少、眼眶下陷、皮肤黏膜干燥、血压下降、心率加快,四肢厥冷;晚期不同程度意识障碍,反射迟钝、消失,昏迷。感染等诱因引起的临床表现可被 DKA 的表现所掩盖。少数患者表现为腹痛,酷似急腹症。

(三)诊断

1.辅助检查

(1)尿:尿糖强阳性、尿酮阳性,当肾功能严重损害而肾阈增高时尿糖和尿酮可减少或消失。可有蛋白尿和管型尿。

(2)血:血糖增高,一般为 16.7～33.3 mmol/L(300～600 mg/dL),有时可达 55.5 mmol/L(1 000 mg/dL)以上。血酮体升高,正常低于 0.6 mmol/L,高于 1.0 mmol/L 为高血酮,高于 3.0 mmol/L 提示酸中毒。血 β 羟丁酸升高。血实际 HCO_3^- 和标准 HCO_3^- 降低,CO_2 结合力降低,酸中毒失代偿后血 pH 下降;剩余碱负值增大,阴离子间隙增大,与 HCO_3^- 降低大致相等。血钾初期正常或偏低,尿量减少后可偏高,治疗后若补钾不足可严重降低。血钠、血氯降低,血尿素氮和肌酐常偏高。血浆渗透压轻度上升。部分患者即使无胰腺炎存在,也可出现血清淀粉酶和脂肪酶升高,治疗后数天内降至正常。即使无合并感染,也可出现白细胞数及中性粒细胞比例升高。

2.诊断要点

早期诊断是决定治疗成败的关键,临床上对于原因不明的恶心、呕吐、酸中毒、失水、休克、昏迷的患者,尤其是呼吸有酮味(烂苹果味)、血压低而尿量多者,不论有无糖尿病病史,均应想到本病的可能性。立即查尿糖、尿酮,同时抽血查血糖、血酮、β 羟丁酸、尿素氮、肌酐、电解质、血气分析等以肯定或排除本病。

3.鉴别诊断

(1)其他类型糖尿病昏迷:低血糖昏迷、高血糖高渗状态、乳酸性酸中毒。

(2)其他疾病所致昏迷:脑膜炎、尿毒症、脑血管意外等。部分患者以 DKA 作为糖尿病的首

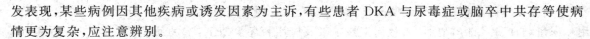

发表现,某些病例因其他疾病或诱发因素为主诉,有些患者 DKA 与尿毒症或脑卒中共存等使病情更为复杂,应注意辨别。

(四)防治

治疗糖尿病,使病情得到良好控制,以及时防治感染等并发症和其他诱因,是主要的预防措施。

对早期酮症患者,仅需给予足量短效胰岛素及口服补充液体,严密观察病情,定期查血糖、血酮,调整胰岛素剂量;对酮症酸中毒甚至昏迷患者应立即抢救,根据临床情况和血糖、血酮、尿糖、尿酮测定做出初步诊断后即开始治疗,治疗前必须同时抽血送生化检验。

治疗原则:尽快补液以恢复血容量、纠正失水状态,降低血糖,纠正电解质及酸碱平衡失调,同时积极寻找和消除诱因,防治并发症,降低病死率。

1.补液

补液是治疗的关键环节。只有在有效组织灌注改善、恢复后,胰岛素的生物效应才能充分发挥。通常使用生理盐水。输液量和速度的掌握非常重要,DKA 失水量可达体重 10% 以上,一般根据患者体重和失水程度估计已失水量,开始时输液速度较快,在 1～2 小时输入 0.9% 氯化钠 1 000～2 000 mL,前 4 小时输入所计算失水量 1/3 的液体,以便尽快补充血容量,改善周围循环和肾功能。如治疗前已有低血压或休克,快速输液不能有效升高血压,应输入胶体溶液并采用其他抗休克措施。以后根据血压、心率、每小时尿量、外周循环情况及有无发热、吐泻等决定输液量和速度,老年患者及有心肾疾病患者必要时监测中心静脉压,一般每 4～6 小时输液 1 000 mL。24 小时输液量应包括已失水量和部分继续失水量,一般为 4 000～6 000 mL,严重失水者可达 6 000～8 000 mL。开始治疗时不能给予葡萄糖液,当血糖下降至 13.9 mmol/L(250 mg/dL)时改用 5% 葡萄糖液,并按每 2～4 g 葡萄糖加入 1 U 短效胰岛素。有建议配合使用胃管灌注温 0.9% 氯化钠或温开水,但不宜用于有呕吐、胃肠胀气或上消化道出血者。

2.胰岛素治疗

目前,均采用小剂量(短效)胰岛素治疗方案,即每小时给予每千克体重 0.1 U 胰岛素,使血清胰岛素浓度恒定达到 100～200 μU/mL,这已有抑制脂肪分解和酮体生成的最大效应及相当强的降低血糖效应,而促进钾离子运转的作用较弱。通常将短效胰岛素加入生理盐水中持续静脉滴注(应另建输液途径),亦可间歇静脉注射,剂量均为每小时每千克体重 0.1 U。重症患者(指有休克和/或严重酸中毒和/或昏迷者)应酌情静脉注射首次负荷剂量 10～20 U 胰岛素。血糖下降速度一般以每小时约降低 3.9～6.1 mmol/L(70～110 mg/dL)为宜,每 1～2 小时复查血糖,若在补足液量的情况下 2 小时后血糖下降不理想或反而升高,提示患者对胰岛素敏感性较低,胰岛素剂量应加倍。当血糖降至 13.9 mmol/L 时开始输入 5% 葡萄糖溶液,并按比例加入胰岛素,此时仍需每 4～6 小时复查血糖,调节输液中胰岛素的比例及每 4～6 小时皮下注射一次胰岛素 4～6 U,使血糖水平稳定在较安全的范围内。病情稳定后过渡到胰岛素常规皮下注射。

3.纠正电解质及酸碱平衡失调

本症酸中毒主要由酮体中酸性代谢产物引起,经输液和胰岛素治疗后,酮体水平下降,酸中毒可自行纠正,一般不必补碱。严重酸中毒影响心血管、呼吸和神经系统功能,应给予相应治疗,但补碱不宜过多、过快,补碱指征为血 pH 小于 7.1,HCO_3^- 5 mmol/L。应采用等渗碳酸氢钠 (1.25%～1.4%)溶液。给予碳酸氢钠 50 mmol/L,即将 5% 碳酸氢钠 84 mL 加注射用水至 300 mL 配成 1.4% 等渗溶液,一般仅给 1～2 次。若不能通过输液和应用胰岛素纠正酸中毒,而补碱过多过快,可产生不利影响,包括脑脊液反常性酸中毒加重、组织缺氧加重、血钾下降和反跳性碱中毒等。

DKA 患者有不同程度失钾,失钾总量达 300～1 000 mmol。如上所述,治疗前的血钾水平不能真实反映体内缺钾程度,补钾应根据血钾和尿量:治疗前血钾低于正常,立即开始补钾,头 2～4 小时通过静脉输液每小时补钾 13～20 mmol/L(相当于氯化钾 1.0～1.5 g);血钾正常、尿量大于 40 mL/h,也立即开始补钾;血钾正常、尿量低于 30 mL/h,暂缓补钾,待尿量增加后再开始补钾;血钾高于正常,暂缓补钾。头 24 小时内可补氯化钾达 6～8 g 或 8 g 以上,部分稀释后静脉输入、部分口服。治疗过程中定时监测血钾和尿量,调整补钾量和速度。病情恢复后仍应继续口服钾盐数天。

4.处理诱发病和防治并发症

在抢救过程中要注意治疗措施之间的协调及从一开始就重视防治重要并发症,特别是脑水肿和肾衰竭,维持重要脏器功能。

(1)休克:如休克严重且经快速输液后仍不能纠正,应详细检查并分析原因,如确定有无合并感染或急性心肌梗死,给予相应措施。

(2)严重感染:本症常见诱因,亦可继发于本症之后。因 DKA 可引起低体温和血白细胞数升高,故不能以有无发热或血常规改变来判断,应积极处理。

(3)心力衰竭、心律失常:年老或合并冠状动脉病变(尤其是急性心肌梗死),补液过多可导致心力衰竭和肺水肿,应注意预防。可根据血压、心率、中心静脉压、尿量等调整输液量和速度,酌情应用利尿药和正性肌力药。血钾过低、过高均可引起严重心律失常,宜用心电图监护,以及时治疗。

(4)肾衰竭:是本症主要死亡原因之一,与原来有无肾病变、失水和休克程度、有无延误治疗等密切相关。强调注意预防,治疗过程中密切观察尿量变化,以及时处理。

(5)脑水肿:病死率甚高,应着重预防、早期发现和治疗。脑水肿常与脑缺氧、补碱不当、血糖下降过快等有关。如经治疗后,血糖有所下降,酸中毒改善,但昏迷反而加重,或虽然一度清醒,但烦躁、心率快、血压偏高、肌张力增高,应警惕脑水肿的可能。可给予地塞米松(同时观察血糖,必要时加大胰岛素剂量)、呋塞米。在血浆渗透压下降过程中出现的可给予清蛋白。慎用甘露醇。

(6)胃肠道表现:因酸中毒引起呕吐或伴有急性胃扩张者,可用 1.25％碳酸氢钠溶液洗胃,清除残留食物,预防吸入性肺炎。

六、高血糖高渗状态

(一)概述

高血糖高渗状态(HHS)是糖尿病急性代谢紊乱的另一临床类型,以严重高血糖、高血浆渗透压、脱水为特点,无明显酮症酸中毒患者常有不同程度的意识障碍或昏迷。"高血糖高渗状态"与以前所称"高渗性非酮症性糖尿病昏迷"略有不同,因为部分患者并无昏迷,部分患者可伴有酮症。多见于老年糖尿病患者,原来无糖尿病病史,或仅有轻度症状,用饮食控制或口服降糖药治疗。

诱因为引起血糖增高和脱水的因素:急性感染、外伤、手术、脑血管意外等应激状态,使用糖皮质激素、免疫抑制剂、利尿剂、甘露醇等药物,水摄入不足或失水,透析治疗,静脉高营养疗法等。有时在病程早期因误诊而输入大量葡萄糖液或因口渴而摄入大量含糖饮料可诱发本病或使病情恶化。

（二）临床表现

本病起病缓慢，最初表现为多尿、多饮，但多食不明显或反而食欲缺乏，以致常被忽视。渐出现严重脱水和神经精神症状，患者反应迟钝、烦躁或淡漠、嗜睡，逐渐陷入昏迷、抽搐，晚期尿少甚至无尿。就诊时呈严重脱水、休克，可有神经系统损害的定位体征，但无酸中毒样大呼吸。与DKA相比，失水更为严重、神经精神症状更为突出。

（三）诊断

1.辅助检查

实验室检查：血糖达到或超过 33.3 mmol/L（一般为 33.3～66.8 mmol/L），有效血浆渗透压达到或超过 320 mmol/L（一般为 320～430 mmol/L）可诊断本病。血钠正常或增高。尿酮体阴性或弱阳性，一般无明显酸中毒（二氧化碳结合力高于 15 mmol/L），借此与DKA鉴别，但有时两者可同时存在。[有效血浆渗透压(mmol/L)＝2×(Na$^+$＋K$^+$)＋血糖（均以 mmol/L 计算）]。

2.诊断要点

本症病情危重、并发症多，病死率高于DKA，强调早期诊断和治疗。临床上凡遇原因不明的脱水、休克、意识障碍及昏迷均应想到本病可能性，尤其是血压低而尿量多者，不论有无糖尿病史，均应进行有关检查以肯定或排除本病。

（四）治疗

治疗原则同DKA。本症失水比DKA更为严重，可达体重 10％～15％，输液要更为积极小心，24 小时补液量可达 6 000～10 000 mL。关于补液的种类和浓度，目前多主张治疗开始时用等渗溶液如 0.9％氯化钠，因大量输入等渗液不会引起溶血，有利于恢复血容量，纠正休克，改善肾血流量，恢复肾脏调节功能。休克患者应另予血浆或全血。如无休克或休克已纠正，在输入生理盐水后血浆渗透压高于 350 mmol/L，血钠高于 155 mmol/L，可考虑输入适量低渗溶液如 0.45％或 0.6％氯化钠。视病情可考虑同时给予胃肠道补液。当血糖下降至 16.7 mmol/L 时开始输入 5％葡萄糖液并按每 2～4 g 葡萄糖加入 1 U 胰岛素。应注意高血糖是维护患者血容量的重要因素，如血糖迅速降低补液不足，将导致血容量和血压进一步下降。胰岛素治疗方法与DKA相似，静脉注射胰岛素首次负荷量后，继续以每小时每千克体重0.05～0.1 U的速率静脉滴注胰岛素，一般来说本症患者对胰岛素较敏感，因而胰岛素用量较小。补钾要更及时，一般不补碱。应密切观察从脑细胞脱水转为脑水肿的可能，患者可一直处于昏迷状态，或稍有好转后又陷入昏迷，应密切注意病情变化，以及早发现和处理。

（于传民）

急诊内科疾病

第一节 急性有毒气体中毒

一、一氧化碳中毒

一氧化碳(CO)俗称煤气,是一种无色、无味、无刺激性的气体,人体的感觉器官难以识别。凡含碳的物质燃烧不完全时均可产生一氧化碳,人体吸入 CO 后,CO 通过肺泡进入血液与血红蛋白生成碳氧血红蛋白,导致机体急性缺氧,临床上称为急性一氧化碳中毒。急性一氧化碳中毒是临床常见的急症之一。急性一氧化碳中毒时血中碳氧血红蛋白浓度增高,若及时脱离有毒环境和供氧,一般中毒者均可恢复,但严重者可因心、肺、脑缺氧衰竭死亡,部分发生迟发性脑病。

(一)病因

(1)生产性工业生产中合成光气、甲醇、羟基镍等都有一氧化碳,天然瓦斯和石油燃料燃烧不完全、炼钢、炼铁、炼焦碳、矿井放炮、内燃机排泄的废气等,如防护不周或通风不良时以及煤气管道泄漏均可引起急性一氧化碳中毒。

(2)生活性家庭使用的煤气炉或煤气热水器,排泄废气不良时,每分钟可逸出的一氧化碳约 $0.001 m^3$。北方的燃煤炉烟囱阻塞时,逸出的一氧化碳含量可达 30%,是造成生活性一氧化碳中毒的主要因素。

(二)中毒作用机制

一氧化碳经呼吸道进入机体,通过肺泡壁进入血液,以极快的速度与血红蛋白结合形成碳氧血红蛋白(HbCO),其结合力比氧与 Hb 的结合力大 200 倍,并且不易解离,其解离速度仅为氧合血红蛋白的1/3 600,由于 HbCO 不能携氧,引起组织缺氧,形成低氧血症,详见图 9-1。CO 可与肌球蛋白结合,影响细胞内氧弥散,损害线粒体功能。CO 还与线粒体中的细胞色素 A3 结合,阻断电子传递链,延缓还原型辅酶Ⅰ(NADH)的氧化,抑制细胞呼吸。CO 与肌红蛋白(Mb)结合形成碳氧肌红蛋白(COMb)使 Mb 失去储氧能力;血中 CO 使氧离曲线左移,加重组织缺氧。一氧化碳中毒时,脑组织对缺氧最敏感。所以中枢神经系统受损表现最突出。急性一氧化碳中毒致脑缺氧,脑血管迅速麻痹扩张、脑容积增大、脑内神经细胞 ATP 很快耗尽,Na^+,K^+-ATP 泵运转功能障碍,细胞内钠离子积存过多,导致严重的细胞内水肿。血管内皮细胞肿胀,造成脑组织血液循环障碍,进一步加重脑组织缺血、缺氧。缺氧导致酸性代谢产物增多及血-脑屏障通透性增高,发生细胞间质水肿,严重者可发生脑疝。由于缺氧和脑水肿后的脑组织血液循环障碍,可促发血栓形成,缺血性软化或广泛的神经脱髓鞘变,致使一部分急性一氧化碳中毒患者假愈,随后又出现多种神经精神症状的迟发性脑病。

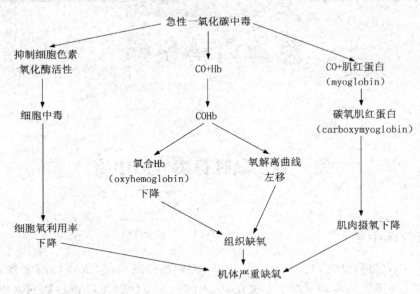

图 9-1　急性一氧化碳中毒缺氧机制

迟发性脑病的病理基础是大脑白质脱髓及苍白球软化、坏死,其发生机制除与局部血管特点(如大脑皮质的血管细长而数量少,苍白球的血管吻合支少等)致血液再灌注损伤和缺氧外,还可能与自身免疫有关,因为迟发性脑病发生在急性一氧化碳中毒神志恢复一段时间后,这段时间恰与自身免疫性疾病的潜伏期相似。

此外,心脏因血管吻合支少,而且代谢旺盛,耗氧量多,再加上肌红蛋白含量丰富,一氧化碳中毒时受损亦较明显。一氧化碳中毒使心肌供氧障碍,心肌缺氧,心率加快,加重缺氧,可发生心动过速及各种缺氧所致的心律失常,严重的还可发生心力衰竭、心绞痛甚至急性心肌梗死。吸入的 CO 主要以原形经肺组织排出,CO 的半排出时间随吸入氧浓度的不同而异,当吸入室内空气时为4～6小时,吸入 100％氧气则 90 分钟,而吸入三个大气压氧气约 30 分钟。这就是临床上用高压氧治疗的理论依据。

(三)临床表现

1.急性中毒

急性一氧化碳中毒症状和体征主要与吸入空气中的一氧化碳气体的浓度及血循环中 HbCO 浓度有关。此外与个体差异、机体健康状态及持续中毒时间有关。临床调查中也发现同室中毒者其中毒程度因性别、温度、湿度、气压、居宿位置、睡宿习惯等也不相同。男性、温度高、湿度大、低气压、靠墙居宿、较高卧位者中毒程度较重。

(1)轻度中毒:血液中 HbCO 浓度 10％～30％时,患者可能发生头痛、头晕、无力、耳鸣、眼花、恶心、呕吐、心悸等症状,此时如及时脱离中毒环境,仅呼吸新鲜空气,上述症状常常会很快消失。

(2)中度中毒:血液中 HbCO 浓度 30％～50％时,患者除有轻度中毒症状外,呼吸增速、脉搏加快、颜面潮红,典型病例的皮肤、黏膜和甲床可呈樱桃红色。瞳孔对光反射迟钝、嗜睡。此时如能被及时发现,救离中毒现场,经过呼吸新鲜空气或吸氧后,可较快苏醒,多无明显并发症和后遗症发生。

(3)重度中毒:血液中 HbCO 浓度>50%时,多发生脑水肿、临床上除中度中毒症状外,患者出现昏迷、部分患者呈去大脑皮质状态,极易出现并发症,患者可发生呼吸衰竭、肺水肿、心肌梗死、脑梗死、心律失常、休克、急性肾衰竭、皮肤出现红斑、水泡;肌肉肿胀。妊娠患者可能发生胎死宫内。昏迷时间持续在 2 天以上者部分可发生迟发性脑病。

2.迟发性脑病

临床上,急性一氧化碳气体中毒昏迷患者清醒后,经历一段假愈期(时间不完全相同,大部分 1～2 周时间),突然发生一系列精神神经症状,称为迟发性脑病或后发症。占重症一氧化碳气体中毒病例的 50%,本病与一氧化碳气体中毒的后遗症不是同一概念,后遗症的精神神经症状延续,急性一氧化碳气体中毒的急性期持续不消失,并且在病程中也无假愈期。

(1)意识及精神状态障碍语言能力减弱、发呆、反应迟缓、动作迟钝、哭笑等情绪无常、定向力差甚至出现不认识熟悉的人和物,找不到住所。严重时不知饥饱,随地大小便,步态异常及卧床不起。

(2)锥体外系功能障碍出现震颤麻痹症状。

(3)锥体束神经损害出现偏瘫症状。

(4)大脑皮质局限性功能障碍出现失语、失明和癫痫。

(5)周围神经损害单瘫。

易发生迟发性脑病的危险因素:①年龄在 40 以上,或有高血压病史,或从事脑力劳动者;②昏迷时间长达 2～3 天者;③清醒后头晕、乏力等症状持续时间长;④急性中毒恢复期受过精神刺激等。

(四)辅助检查

1.碳氧血红蛋白(HbCO)定性检测

(1)加碱法:取患者血液数滴,用等量蒸馏水稀释后加入 10%氢氧化钠 1～2 滴,一氧化碳中毒患者的血液与试液混合物液体颜色呈淡红色不变,无 HbCO 的正常人血液与试液混合物的颜色呈棕绿色,实验室检查时为确保试验结果的准确,应立即观察结果,放置时间过长会影响观察结果的准确性。同时另采正常人血样同时试验进行比较,效果会更好。

(2)煮沸法:取蒸馏水 10 mL,加入被检验患者的血液 3～5 滴加热煮沸后,被检测液体仍呈红色;取正常人血样同法加热煮沸后则液体颜色呈褐色。

(3)其他定性检测方法:①取 4%含氨石灰(漂白粉液)3 mL,加血液 2 滴混匀后观察混合液颜色,正常人为绿褐色;一氧化碳中毒患者的血液与漂白粉混合后呈粉红色至深红色。②取甲醛 1 mL,加血液0.5 mL混匀后观察混合液颜色,正常人为深褐色凝块;一氧化碳中毒患者的血液与甲醛混合后呈桃红色凝块。③取 0.2 mL 血液稀释 100 倍,在分光镜下检查其吸收光谱,HbCO 可显示特殊吸收带。

2.HbCO 定量检测

血液内 HbCO 含量检测:不吸烟的正常人为 2%～5%,吸烟的正常人为 5%～9%;轻度一氧化碳中毒患者 10%～30%;中度中毒患者 30%～50%;严重中毒者>50%。但临床症状与血液内 HbCO 含量检测值可不完全呈平行关系,仅对临床诊断及治疗有一定指导意义。

对碳氧血红蛋白的检测应注意:急性一氧化碳中毒后检测越早越易阳性。一般情况下,吸氧后检测易致阴性结果。急性一氧化碳中毒存活患者脱离中毒环境8小时以上者,HbCO浓度一般不超过10%时,定量检测结果可能会失去参考价值,定性检测有可能出现阴性结果。

3.血气分析

血氧分压降低,血氧饱和度可能正常;血pH降低或正常。$PaCO_2$可有代偿性下降。

4.脑电图

急性一氧化碳中毒迟发性脑病患者,脑电图可出现广泛性异常表现,主要表现为低波幅慢波,以额部为著。

(五)诊断

根据CO吸入病史和临床表现一般诊断不难,血液COHb测定有重要诊断价值,尤其是对CO吸入病史不清楚者,应尽早测定,若超过8小时会失去临床意义。

(1)一氧化碳中毒病史:生产性中毒多见于冶金工业的炼焦、炼钢铁、矿井放炮、锻冶和铸造的热处理车间,化学工业的合成氨、光气、甲醇、羟基镍等,碳素厂石墨电极制造车间,内燃机排泄气体等大量吸入引起吸入性中毒。生活性中毒多见于居所环境中有取暖煤炉而排烟不良,直排式煤气燃气灶做饭洗浴设备排气不良,均可因一氧化碳浓度积聚过高引起吸入性中毒。

(2)有一氧化碳中毒的临床症状及体征。

(3)辅助检查血液HbCO定性阳性或血液HbCO浓度>10%。

急性一氧化碳中毒迟发脑病的诊断:①有明确急性一氧化碳中毒致昏迷的病史;②清醒后有2~60天的"假愈期";③有临床表现中任何一条表现。

(六)鉴别诊断

对一氧化碳中毒病史不确切,或昏迷患者,或离开中毒环境8小时以上患者的诊断应注意与下列疾病进行鉴别(图9-2):①急性脑血管病;②糖尿病酮症酸中毒;③尿毒症;④肝性脑病;⑤肺性脑病;⑥其他急性中毒引起的昏迷。

(七)治疗

治疗原则:脱离中毒现场,纠正缺氧,防治脑水肿,改善脑组织代谢,防治并发症和后发症。

1.院前急救

(1)迅速脱离中毒环境:一氧化碳气体比空气略轻,急救者可选取低姿或俯伏进入中毒现场,立即打开门窗,尽快使中毒现场与外环境空气流通。将患者迅速移至空气新鲜、通风良好处,保持呼吸道通畅,有条件尽快使患者吸氧。

(2)转运清醒的一氧化碳中毒患者,保持呼吸通畅,有条件应持续吸氧,昏迷者除持续吸氧外,应注意呼吸道护理,避免呼吸道异物阻塞,如有条件,可开放气道,高流量吸氧。

2.医院急救

(1)纠正缺氧。①吸氧:可根据条件选用鼻导管吸氧,鼻塞式吸氧,面罩吸氧和经面罩持续气道正压(CPAP)吸氧。提高吸入气的氧分压。吸氧浓度尽可能>3 L/min,常用计算公式:$FiO_2 = [21 + 4 × 吸入氧流量(L/min) × 100\%]$。有中毒症状的患者,持续吸氧直至症状完全消失。②高压氧治疗:正常大气压下,人体肺泡中氧分压为13.3 kPa(100 mmHg)。若提高气压,肺泡内氧分压会随之升高,在3个大气压下吸入纯氧,肺泡内氧分压可达291.7 kPa(2 193 mmHg)。高压氧还可以使血液中物理溶解氧增加,每100 mL全血中溶解氧可从0.31 mL提高到6 mL,物理溶解氧同样可以很快地供组织、细胞利用,高压氧可加速HbCO的解离,促进CO清除,清除率比未吸氧时快 10 倍,比常压吸氧快 2 倍。高压氧治疗不仅可以缩短病程,降低病死率,而且还可减少或防止迟发性脑病的发生。方法:10 分钟内将高压氧舱内压力升高到 1.5～1.8 附加大气压,常规持续 90～120 分钟,若昏迷患者可适当增加治疗次数或适当延长治疗时间,直至治疗患者神志完全清醒。急性一氧化碳中毒患者临床早期应用高压氧舱治疗有效率可达 95% 以上。行高压氧舱治疗前,应静脉滴注 20% 甘露醇 125～250 mL 防治脑水肿进一步加重。③其他方法:a.换血。分批放出患者血循环中含有不易解离的 HbCO 血液,输入健康人新鲜血液,使循环中 HbO_2 增加。b.血液光量子疗法。常规为每次对患者进行静脉采血 200 mL,体外紫外线照射和充氧后立即回输,隔天1 次,5～10 次为 1 个疗程,体外充氧可明显提高血氧分压和氧合 Hb 水平,紫外线照射可改善和提高机体免疫功能,因此可用于中、重度一氧化碳中毒和迟发性脑病患者。c.红细胞交换疗法。用正常供者红细胞取代患者无携氧功能的红细胞。最好用血细胞单采机(如 CS-3000),每次交换压积红细胞 400～800 mL;若无血细胞单采机,亦可用静脉采全血后体外离心,去除红细胞,再将血浆回输,同时输入等量或稍超量的正常供者红细胞。适用于重度一氧化碳中毒患者。

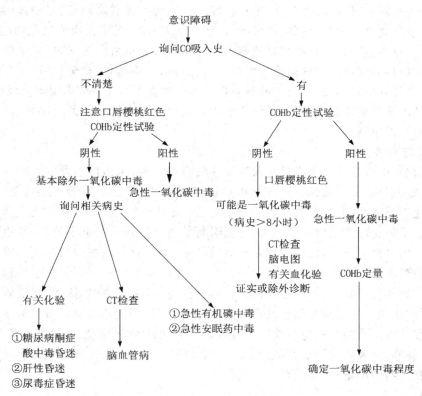

图 9-2 急性一氧化碳中毒诊断和鉴别诊断思路

(2)防治脑水肿:急性一氧化碳中毒患者发生昏迷提示有发生脑水肿的可能,对昏迷时间较长、瞳孔缩小、四肢强直性抽搐或病理性反射阳性的患者,提示已存在脑水肿,应尽快应用脱水剂。临床常用 20% 甘露醇。甘露醇具有高渗脱水和利尿作用,降低颅内压,15 分钟内显效,持续3～8 小时。利尿作用一般于静脉用药后 10 分钟开始显效,2～3 小时达到高峰。用法:125～250 mL 静脉快速滴注,脑水肿程度较轻的患者选择 125 mL,15 分钟内滴入,每 8 小时一次;脑水肿程度稍重的选用 250 mL,30 分钟内滴入,每8 小时一次或每 6 小时一次。有脑疝倾向的脑水肿,可同时加用糖皮质激素和利尿剂。如地塞米松5～20 毫克/次,呋塞米 20～60 毫克/次。

(3)改善脑微循环:可静脉点滴低分子右旋糖苷 500 mL,每天一次。

(4)促进脑细胞功能恢复。可选用:胞磷胆碱 400～600 mg,ATP 20～40 mg,辅酶 A 100 U,细胞色素 C 30～60 mg,维生素 C 0.5 g,维生素 B_1 100 mg 静脉滴入。

(5)防治迟发性脑病:目前临床治疗迟发性脑病仍以血管扩张剂为首选,如 1% 普鲁卡因 500 mL 静脉滴入,川芎嗪注射液 80 mg 溶于 250 mL 液体内静脉滴注等。并适当延长高压氧治疗的疗程。

(6)对症治疗:①肺水肿选用利尿剂、强心剂,控制输液量和输液速度,禁用吗啡;②高热、抽搐选用人工冬眠疗法,配合冰帽、冰袋局部降温;③重度急性一氧化碳中毒患者,要监测水电解质平衡,纠正酸中毒,并预防吸入性肺炎或肺部继发感染。

二、氰化物中毒

氰化物为含有氰基(CN)的化合物,多有剧毒。氰化物主要有氢氰酸、氰酸盐(氰化钾、氰化钠、氰化铵、亚铁氰化钾)、腈类(丙腈、丙烯腈、乙腈)、氰甲酸酯、肼类及卤素氰化物(氯化氰、溴化氰、碘化氰)等。氰酸盐、腈类、氰甲酸酯及肼类在人体内可放出氰离子(CN^-),氰酸盐遇酸或高温可生成氰化氢,均有剧毒。某些植物果仁如苦杏仁、桃仁、樱桃仁、枇杷仁、亚麻仁、李仁、杨梅仁中均含有苦杏仁苷(氰苷),在果仁中的苦杏仁苷酶或被食入后在胃酸作用下可释放出氢氰酸。南方的木薯,其木薯苷水解后可释出氢氰酸,生食不当可致中毒。东北的高粱秆、西北的醉马草中亦含有氰苷,可致中毒。

(一)病因与中毒机制

职业性氰化物中毒是通过呼吸道吸入和皮肤吸收引起的,生活性中毒以口服为主。口腔黏膜和胃肠道均能充分吸收。氰化物进入体内后析出氰离子(CN^-),为细胞原浆毒,对细胞内数十种氧化酶、脱氢酶、脱羧酶有抑制作用。但主要是与细胞线粒体内氧化型细胞色素氧化酶的三价铁结合,阻止了氧化酶中三价铁的还原,也就阻断了氧化过程中的电子传递,使组织细胞不能利用氧,形成了内窒息。此时,血液中虽有足够的氧,但不能为组织细胞所利用。故氰化物中毒时,静脉血呈鲜红色,动静脉血氧差自正常的 4%～6% 降至 1%～1.5%。由于中枢神经系统对缺氧最为敏感,故首先受累,尤以呼吸及血管运动中枢为甚,先兴奋,后抑制,呼吸麻痹是氰化物中毒的最严重的表现。某些腈类化合物在体内不释放 CN^-,但其本身具有直接对中枢神经系统的抑制作用,或具有强烈的呼吸道刺激作用或致敏作用(如异氰酸酯、硫氰酸酯类等)。氰酸盐对消化道有腐蚀性,口服致死量氢氰酸为 0.06 g,氰酸盐 0.1～0.3 g。成人服苦杏 40～60 粒,小儿服 10～20 粒可引起中毒,甚至死亡。

(二)诊断

急性氰化物中毒,在工业生产中极少见。多由于意外事故或误服而发生。口服大量氰化物,如口服 50～100 mg 氰化钾(钠),或短期内吸入高浓度的氰化氢气体(浓度>200 mg/m³),可在数秒钟内突然昏迷,造成"闪电样"中毒,甚至在 2～3 分钟内有死亡的危险。因此,诊断要迅速果断,应先立即进行急救处理,然后再进行检查。根据职业史和临床表现不难作出诊断。此外,患者口唇、皮肤及静脉血呈鲜红色,呼出气体有苦杏仁味,尿中硫氰酸盐含量增加(正常人不吸烟者平均值为 3.09 mg/L,吸烟者平均值为6.29 mg/L),可供诊断参考。一般急性氰化氢中毒表现可分为四期。

1.前驱期

吸入者可感眼、咽喉及上呼吸道刺激性不适,呼吸增快,呼出气有苦杏仁味,头晕、恶心。口服者有口咽灼热、麻木,流涎、恶心、呕吐、头痛、乏力、耳鸣、胸闷及便意。一般此期短暂。

2.呼吸困难期

紧接上期出现胸部紧迫感、呼吸困难、心悸、血压升高、脉快、心律不齐、瞳孔先缩小后散大。眼球突出,视、听力减退,有恐怖感,意识模糊至昏迷,时有肢体痉挛,皮肤黏膜呈鲜红色。

3.惊厥期

患者出现强直性或阵发性痉挛,甚至角弓反张,大小便失禁,大汗,血压下降,呼吸有暂停现象。

4.麻痹期

全身肌肉松弛,感觉和反射消失,呼吸浅慢,甚至呼吸停止。若能抢救及时,可制止病情进展。

(三)治疗

氰离子在体内易与三价铁结合,在硫氰酸酶参与下同硫结合成毒性很低的硫氰酸盐从尿排出,因此,高铁血红蛋白形成剂和供硫剂的联合应用可达到解毒的目的。急性中毒具体治疗措施如下。

1.现场急救

如是吸入中毒,立即戴上防毒面具,使患者迅速脱离中毒现场,如系液体染毒,立即脱去污染衣物,同时冲洗污染皮肤。呼吸停止者行人工呼吸,给予呼吸兴奋剂。

2.解毒药物的应用

具体用药:①立即将亚硝酸异戊酯1～2支放在手帕中压碎,放在患者口鼻前吸入15～30秒,间隔2～3分钟再吸1支,直至静脉注射亚硝酸钠为止(一般连续用5～6支);②在吸入亚硝酸异戊酯的同时,尽快准备好3%亚硝酸钠注射液,按6～12 mg/kg加入25%～50%葡萄糖液20～40 mL中缓慢静脉注射(2～3 mL/min),注射时注意血压,一旦发现血压下降,立即停药。上述二药仅限于刚吞入毒物,现场抢救时有效;③在注射完亚硝酸钠后,随即用同一针头再注入50%硫代硫酸钠(大苏打)20～40 mL,必要时可在1小时后重复注射半量或全量,轻度中毒者单用此药即可。

上述疗法的作用在于亚硝酸盐能使血红蛋白氧化为高铁血红蛋白,后者对氰离子有很大的亲和力,结合成氰化高铁血红蛋白,从而有效地阻止氰离子对细胞色素氧化酶的作用,但此结合不牢固,不久又放出氰根,故应随即注射硫代硫酸钠,使其与氰形成稳定的硫氰酸盐,由尿排出体外。亚硝酸异戊酯和亚硝酸钠的作用相同,但后者作用较慢,维持时间较长,青光眼者慎用。本品用量过大产生变性血红蛋白过多可致缺氧,但同时应用硫代硫酸钠多能避免之。如无亚硝酸钠,可用大剂量亚甲蓝(10 mg/kg)静脉注射代替,但疗效较差。葡萄糖加少量胰岛素静脉滴注可使氰离子转化为腈类而解毒。

4-二甲基氨基苯酚(4-DMAP)为一种新的高铁血红蛋白形成剂,其优点为具有迅速形成高铁血红蛋白的能力,抗氰效果优于亚硝酸钠,不良反应小,使用方便,可以肌内注射,与静脉注射有相同的效果,而且可以口服,10分钟达到有效浓度。不但可用于治疗,也可用于预防。轻度中毒可口服1片4-DMAP,较重中毒立即肌内注射10% 4-DMAP 2 mL;重度中毒立即用10% 4-DMAP 2 mL

肌内注射,50％硫代硫酸钠 20 mL 静脉注射,必要时 1 小时后重复半量。应用本品者严禁再用亚硝酸类药物,以防止高铁血红蛋白形成过度症(发绀症)。

3.洗胃

如果是口服中毒者,可用大量 5％硫代硫酸钠溶液或 1:5 000 高锰酸钾溶液或 3％过氧化氢溶液洗胃(忌用活性炭),以使胃内氰化物变为不活动的氰酸盐。洗胃后再给硫酸亚铁溶液,每 10 分钟 1 汤匙,可使氰化物生成无毒的亚铁氰化铁。由于氰化物吸收极快,故洗胃可在上述解毒剂应用后再进行。

4.高浓度给氧

既往认为窒息性气体中毒机制是细胞呼吸酶失活,输氧无助于缺氧状态的改善。近来的研究证明,高流量吸氧可使氰化物与细胞色素氧化酶的结合逆转,并促进硫代硫酸钠与氰化物结合生成硫氰酸盐。有条件应尽早使用高压氧疗法。

5.对症支持疗法

皮肤灼伤可用 1:5 000 高锰酸钾液擦洗或大量清水冲洗。恢复期可用大剂量维生素 C,以使上述治疗中产生的高铁血红蛋白还原。亦可应用细胞色素 C。

三、硫化氢中毒

硫化氢(H_2S)为具有特殊臭蛋样气味的无色易燃气体,燃烧时生成二氧化硫(SO_2)和水(H_2O)。硫化氢的分子量为 34.08,沸点为 $-60.7\ ℃$,密度为 1.19 g/L,易溶于水生成氢硫酸,并易溶于乙醇、石油中。

(一)中毒原因

职业性硫化氢中毒多见,占职业性急性中毒的第 2 位。多是由于生产设备损坏,输送硫化氢的管道或阀门漏气,违反操作规程,生产故障以及硫化氢车间失火等致硫化氢大量溢出,或由于含硫化氢的废气、废液排放不当及在疏通阴沟、粪池等意外接触所致。

在石油工业,钻探开采石油、石油炼制过程中脱硫及排放废气时,有硫化氢逸出;在采矿、含硫矿石提炼时,硫是常有的杂质,接触者均易发生中毒。化纤工业生产橡胶、人造纤维、合成树胶等过程有硫化氢逸散;化学工业在制造某些有机磷农药、硫化染料、某些含硫药物、造纸、制革、脱毛等化学生产过程以及动植物原料腐败时均可产生硫化氢;从事阴沟清理、粪池清除、蔬菜腌制加工及从事病畜处理时,由于有机物质腐败均能生成硫化氢,屡有接触者急性硫化氢中毒事件易发生。由于硫化氢气体比空气重,故易积聚在低洼处,这一特性也是导致易发生中毒的原因之一。

(二)中毒机制

硫化氢是窒息性气体,也是刺激性气体,属剧毒物。主要引起细胞内窒息,导致中枢神经系统、心、肺和上呼吸道黏膜刺激等多脏器损害。主要经呼吸道进入机体,消化道亦可吸收,皮肤虽可吸收但速度甚慢。

中毒机制主要是硫化氢是细胞色素氧化酶的抑制剂,它进入细胞后与线粒体内的细胞色素 a、a_3 结合,阻断细胞内呼吸造成组织缺氧;与谷胱甘肽的巯基结合,使之失活,加重组织内缺氧;直接损伤肺,增加毛细血管通透性,引起肺水肿,导致机体缺氧;高浓度时可强烈刺激嗅神经、呼吸道黏膜神经及颈动脉窦和主动脉体的化学感受器,先兴奋,后迅速进入超限抑制,呼吸麻痹,或发生猝死;另外硫化氢具有全身性毒作用,表现为中枢神经系统抑制及窒息症状。急性中毒死亡遥相呼应为"闪电样";心肌损害可能为心肌线粒体损伤、细胞色素氧化酶失活、心肌缺血导致。

(三)临床表现

短时间内吸入高浓度硫化氢可引起有中枢神经系统、眼和呼吸系统损害为主的急性中毒表现。

1.中枢神经系统损害

症状表现为头痛、头晕、恶心、呕吐、全身乏力、焦虑、烦躁、意识障碍、抽搐、昏迷、大小便失禁、全身肌肉痉挛或强直。最后因呼吸肌麻痹而死亡。吸入高浓度硫化氢可使患者立即昏迷,甚至在数秒钟内猝死。

2.眼部刺激症状

眼刺痛、异物感、流泪、畏光、视物模糊,视物时有彩晕,结膜充血、水肿,重者角膜浅表浸润及糜烂、点状上皮脱落、浑浊,国外称为"毒气眼病"。

3.呼吸系统刺激和损害症状

硫化氢中毒常致流涕、咽干、咽喉灼痛、声音嘶哑、咳嗽、咳痰、胸闷、胸痛、体温升高、咳血;肺部有干、湿性啰音;X线胸片显示肺纹理增多、增粗或片状阴影,表现为支气管炎、支气管周围炎或肺炎征象;严重者出现呼吸困难、发绀、烦躁、咳大量白色或粉红色泡沫痰,甚至自口、鼻涌出;两肺有弥漫性湿啰音;X线胸片早期显示间质性肺水肿表现,两肺纹理模糊,有广泛见解状阴影或散在细菌武器粒状阴影,肺野透亮度降低,随着病情发展,出现肺泡性肺水肿,可见大片均匀密度增高阴影或大小与密度不一和边缘模糊的大片状阴影,广泛分布在两肺野,少数呈蝴蝶翼状。PaO_2 下降,可有呼吸性或代谢性酸中毒或碱中毒。严重中毒时还可并发喉头水肿、皮下和纵隔气肿、ARDS 继发感染。

4.心肌损害

心肌损害表现为心电图检查常见部分导联呈心肌缺血改变,如 T 波低平、倒置,ST 段呈弓背样抬高,有时可出现不典型 Q 波,酷似心肌梗死;心肌酶学检查可有不同程度长升高;此外还可出现窦性心动过速或过缓。要特别注意的是,绝大多数急性中毒患者的肺水肿、心肌损害出现在 24 小时内,但有少数可在急性中毒昏迷恢复好转后发生,甚至 1 周后方出现"迟发性"肺水肿及心肌损害表现,因而在诊断、处理时要及时,及早发现,积极治疗。

(四)诊断

1.病史

短时间内有确切吸入大量硫化氢气体后迅速发病的病史。

2.临床分级

(1)刺激反应:有眼刺痛、畏光、流泪、流涕、咽喉部烧灼感等刺激症状,短时间内即恢复。

(2)轻度中毒:早期有刺激反应症状,有后眼睑水肿,结膜充血、水肿,出现急性角膜炎、结膜炎表现;咳嗽,胸闷,肺部有干湿啰音,X线胸片显示支气管周围炎表现;可伴有头痛、头昏、恶心、呕吐等症状。

(3)中度中毒:明显头痛、头昏,轻度意识障碍;咳嗽、胸闷,肺部有干湿啰音,X线胸片显示支气管肺炎或间质性肺水肿表现。

(4)重度中毒:表现为谵妄、抽搐、昏迷,肺泡性肺水肿临床和 X 线胸片表现,心肌缺血改变,呼吸循环衰竭或猝死经抢救存活者,少数患者遗留自主神经功能紊乱或前庭功能障碍及锥体外系征。

3.实验室检查

血内出现硫化血红蛋白,血硫化物含量明显增高。毒物测定:将试纸浸于 2% 醋酸铅乙醇溶液中至现场取出,暴露 30 秒,观察试纸颜色变化深浅而得出硫化氢在空气的大致浓度 10～20 mg/m³,绿色至棕色;20～60 mg/m³,棕黄至棕黑色;60～150 mg/m³,棕黑至黑色。但这一反应并不是特异性的,当环境中有磷化氢或锑化氢时,也会有相似的反应,应注意鉴别。

(五)急救

1.急救

(1)迅速协助吸入者脱离染毒区,转移到空气新鲜处,脱去被污染衣物,保持呼吸道通畅,立即给氧。

(2)对呼吸心搏停止者,立即进行心肺复苏术。

(3)重症者立即实施高压氧治疗,高压氧可有效地改善机体的缺氧状态,加速硫化氢的排出和氧化解毒。

(4)在抢救过程中,抢救人员应注意自身安全,穿隔离衣、戴防毒面罩,以便顺利进行抢救。

2.解毒治疗

解毒治疗可用大剂量谷胱甘肽、半胱氨酸或胱氨酸可加强细胞的生物氧化能力,加速硫化氢的代谢。同时给予改善细胞代谢的药物,如三磷酸腺苷、辅酶 A、辅酶 Q_{10}、细胞色素 C 等。

3.对症支持治疗

(1)高流量吸氧,呼吸兴奋剂应用。重症者高压氧治疗,高压氧治疗可加速恢复、减少或减轻后遗症。也可采用血液置换或自血光量子疗法。

(2)减轻大脑缺氧损伤,给予细胞色素 C 静脉滴注,每天 60 mg。

(3)防治中毒性肺水肿,短程足量给予糖皮质激素,如地塞米松 10～20 mg,每天 3～4 次;适当控制入量;必要时吸入二甲硅油气雾消泡剂等。

(4)防治脑水肿,可给予甘露醇、糖皮质激素等。

(5)防治心肌损伤,如可静脉输注极化液及三磷酸腺苷、辅酶 A、肌苷等能量制剂。

(6)接触硫化氢后出现眼部症状时,在现场立即用大量清水冲洗,有条件时以 2% 碳酸氢钠溶液冲洗,后按眼灼伤处理。

(7)其他对症治疗,防治各种并发症及各种感染。

(六)预防

凡有产生硫化氢的生产过程,均需密闭并安装通风排毒装置;定期检修或更换管道、阀门等生产设备;进入有硫化氢的密闭容器、坑窖、阴沟、蓄粪池处工作,应先通风或先用空气将硫化氢气体进行驱除,或戴供氧防毒面具,身上缚以救护带,采取轮流作业,在危险区处做好监护,并备求护设备,进入硫化氢所体泄漏的区域抢救中毒患者,必须佩戴有效有呼吸防护器,并有专人监护。

(张桂光)

第二节　急性有机磷农药中毒

一、概述

有机磷农药大多数属磷酸酯类或硫代磷酸酯类化合物,是目前应用最广泛的农药,品种达百余种,大多属剧毒或高毒类,我国生产和使用的有机磷农药,绝大多数为杀虫剂。由于生产或使用违反操作规程或防护不当而发生急性或慢性中毒,也可因误服、自服或污染食物而引起急性中毒。对人畜的毒性主要是对乙酰胆碱酯酶的抑制,引起乙酰胆碱蓄积,使胆碱能神经受到持续冲动,导致先兴奋后衰竭的一系列毒蕈碱样、烟碱样和中枢神经系统等症状;严重患者可因昏迷和呼吸衰竭而死亡。有机磷农药大都呈油状或结晶状,色泽由淡黄至棕色,稍有挥发性,且有蒜味。除美曲膦酯外,一般难溶于水,不易溶于多种有机溶剂,在碱性条件下易分解失效。

二、临床表现

(一)急性中毒发病时间与毒物种类、剂量和侵入途径密切相关

经皮肤吸收中毒,一般在接触2～6小时后发病,口服中毒在10分钟至2小时内出现症状。一旦中毒症状出现,病情迅速发展。胆碱能危象是急性有机磷农药中毒(AOPP)的典型表现,包括症状如下。

1.毒蕈碱样表现

主要是副交感神经末梢兴奋所致,类似毒蕈碱作用,表现为平滑肌痉挛和腺体分泌增加。临床表现先有恶心、呕吐、腹痛、多汗,尚有流泪、流涕、流涎、腹泻、尿频、大小便失禁、心跳减慢和瞳孔缩小。支气管痉挛和分泌物增加、咳嗽、气促,严重患者出现肺水肿。

2.烟碱样表现

乙酰胆碱在横纹肌神经肌肉接头处过多蓄积和刺激,使面、眼睑、舌、四肢和全身横纹肌发生肌纤维颤动,甚至全身肌肉强直性痉挛。全身紧缩和压迫感,而后发生肌力减退和瘫痪。可因呼吸肌麻痹引起周围性呼吸衰竭而死亡。

3.中枢神经系统

中枢神经系统受乙酰胆碱刺激后有头晕、头痛、疲乏、共济失调、烦躁不安、谵妄、抽搐和昏迷,可因中枢性呼吸衰竭而死亡。

(二)中间型综合征(inter mediate syndrom,IMS)

少数病例在急性中毒症状缓解后和迟发性神经病变发生前,在急性中毒后24～96小时,出现以部分脑神经支配的肌肉、屈颈肌肉、四肢近端肌肉和呼吸肌的肌力减退或麻痹为主要表现的综合征,严重者可发生突然死亡。其发生机制与胆碱酯酶受到长期抑制,影响神经-肌肉接头处突触功能有关。

(三)迟发性周围神经病变(organophosphate induced delayed polyneuropa thy,OPIDP)

少数急性中毒患者在急性症状消失后2～4周,出现进行性肢体麻木、刺痛、呈对称性手套、袜套型感觉异常,伴肢体萎缩无力。重症患者出现轻瘫或全瘫。一般下肢病变重于上肢病变,6～12个月逐渐恢复。神经-肌电图检查显示神经源性损害。

(四)局部损害

敌敌畏、美曲膦酯、对硫磷、内吸磷接触皮肤后可引起过敏性皮炎,并可出现水疱和剥脱性皮炎。有机磷农药滴入眼部可引起结膜充血和瞳孔缩小。

(五)非神经系统损害的表现

尚可出现心、肝、肾损害和急性胰腺炎等表现。

(六)实验室检查

全血胆碱酯酶活力是诊断有机磷农药中毒的特异性实验指标。以正常人血胆碱酯酶活力值

作为 100%，急性有机磷农药中毒时，胆碱酯酶活力值在 50%～70% 为轻度中毒；30%～50% 为中度中毒；30% 以下为重度中毒。对长期有机磷农药接触者，全血胆碱酯酶活力值测定可作为生化监测指标。

三、诊断要点

（1）有机磷农药接触史。

（2）临床呼出气多有蒜味、瞳孔针尖样缩小、大汗淋漓、腺体分泌增多、肌纤维颤动和意识障碍等中毒表现，一般即可作出诊断。为有利于治疗，临床分为 3 级：①轻度中毒，有头晕、头痛、恶心、呕吐、多汗、胸闷、视物模糊、无力、瞳孔缩小；②中度中毒，除上述症状外，还有肌纤维颤动、瞳孔明显缩小、轻度呼吸困难、流涎、腹痛、腹泻、步态蹒跚，意识清楚；③重度中毒，除上述症状外，并出现昏迷、肺水肿、呼吸麻痹、脑水肿症状之一者。

（3）全血胆碱酯酶活力降低。

（4）尿中有机磷农药分解产物测定有助于有机磷农药中毒的诊断。对硫磷和甲基对硫磷中毒时尿中有其氧化分解产物对硝基酚，而美曲膦酯中毒时在尿中出现三氯乙醇，均可反映毒物吸收。

（5）应与中暑、急性胃肠炎、脑炎等鉴别，还必须与氨基甲酸酯类、拟除虫菊酯类中毒及杀虫剂中毒鉴别，拟除虫菊酯类中毒患者的口腔和胃液无特殊臭味，胆碱酯酶活力正常；杀虫剂中毒者以嗜睡、发绀、出血性膀胱炎为主要表现而无瞳孔缩小、大汗淋漓、流涎等。

四、治疗方案及原则

（一）迅速清除毒物

立即离开现场，脱去污染的衣服，用肥皂水清洗污染的皮肤、毛发和指甲。口服中毒者用清水、2% 碳酸氢钠溶液（美曲膦酯忌用）或 1∶5 000 高锰酸钾溶液（对硫磷忌用）反复洗胃，直至洗胃液清亮为止。然后再用硫酸钠 20～40 g，溶于 20 mL 水，一次口服，观察 30 分钟无导泻作用则再追加水 500 mL 口服。眼部污染可用 2% 碳酸氢钠溶液或生理盐水冲洗。在迅速清除毒物的同时，应争取时间及早用解毒药治疗，以挽救生命和缓解中毒症状。

（二）特效解毒药的应用

有机磷农药中毒最理想的治疗是胆碱酯酶复活剂与阿托品两药合用，应用原则是早期、足量、联合、重复用药，尤应重用胆碱酯酶复活剂辅以适量的阿托品，尽快达到阿托品化。轻度中毒亦可单独使用胆碱酯酶复活剂。两种解毒药合用时，阿托品的剂量应减少，以免发生阿托品中毒。

1.胆碱酯酶复活剂

常用的药物有碘解磷定（pralidoxime iodide，PAM，解磷定）和氯解磷定（pyraloxime methylchloride，PAM-Cl），此外还有双复磷（obidoxime，DMO 4）和双解磷（trimedoxime，TMB4）、甲磺磷定（P4S）等。国内推荐使用的肟类复能剂为氯解磷定，因其使用简单（肌内注射）、安全（其抑制胆碱酯酶的有效剂量比重活化剂量大 2 个数量级）、高效（是解磷定的 1.5 倍），应作为复能剂的首选。氯解磷定的有效血药浓度为 4 mg/L，只有首次静脉注射或肌内注射才能达到有效血药浓度，静脉滴注由于速度慢、半衰期短、排泄快，达不到有效血药浓度，肌内注射 1～2 分钟后开始显效，半衰期为 1.0～1.5 小时。国内推荐氯解磷定用量见表 9-1，以后视病情及胆碱酯酶活性逐渐延长用药间隔时间,一般一日总量不宜超过 10 g,中重度中毒疗程一般 5~7 天,特殊情况可以延长。

表 9-1 AOPP 联合用药推荐量

用药	轻度中毒	中度中毒	重度中毒
阿托品首剂量	1~3 mg 肌内注射或静脉注射,15~30 分/次	3~5 mg 静脉注射,15 分/次	5~15 mg 静脉注射,5~15 分/次
渐减至维持量	0.5 mg 肌内注射,2~6 小时/次	1~2 mg 静脉注射,2~6 小时/次	1~2 mg 静脉注射,1~6 小时/次
氯解磷定首剂量	0.5 mg 肌内注射	0.5~1.0 mg 肌内注射	1.0~1.5 mg 肌内注射
维持量	0.5 mg 肌内注射,2~8 小时/次	0.5~1.0 mg 肌内注射,2~6 小时/次	0.5~1.0 mg 肌内注射,2~6 小时/次
解磷注射液首剂量	1.0~2.0 mg 肌内注射	2.0~4.0 mg 肌内注射	4.0~6.0 mg 肌内注射
必要时重复	1.0~2.0 mg 肌内注射	1.0~2.0 mg 肌内注射	2.0~3. mg 肌内注射

胆碱酯酶复活剂应用后的不良反应有短暂的眩晕、视物模糊、复视、血压升高等。用量过大,可引起癫痫样发作和抑制胆碱酯酶活力。碘解磷定在剂量较大时,尚有口苦、咽干、恶心。注射速度过快可导致暂时性呼吸抑制。双复磷不良反应较明显,有口周、四肢及全身麻木和灼热感,恶心,呕吐,颜面潮红。剂量过大可引起室性期前收缩和传导阻滞。个别患者发生中毒性肝病。

2.抗胆碱药的应用

(1)阿托品:阿托品进入人体后在 1~4 分钟内起效,8 分钟达高峰,半衰期为 2 小时,作用维持2~3 小时,具体用量见表 9-1。用药至毒蕈碱样症状明显好转或患者出现"阿托品化"表现,达"阿托品化"后改为维持量,以后视病情变化随时酌情调整阿托品用量。阿托品化即临床出现口干、皮肤黏膜干燥和心率 90~100 次/分。

(2)长托宁:其作用比阿托品强,毒副作用小,无加快心率的不良反应,对中毒酶和外周 N 受体无作用,要与复能剂配伍用。给药方法:首次剂量,轻度中毒 1~2 mg 肌内注射,中度中毒2~4 mg 肌内注射,重度中毒 4~6 mg 肌内注射;需要时同时配伍氯解磷定治疗,以后视病情可重复用药。其足量的标准:口干,皮肤干燥,分泌物消失。一般对心率的影响很小。

3.含抗胆碱剂和复能剂的复方注射液

解磷注射液(每支含有阿托品 3 mg、苯那辛 3 mg、氯解磷定 400 mg),起效快,作用时间较长。以后视病情,可单独使用氯解磷定和阿托品。

(三)中间型综合征(IMS)的治疗

IMS 多发生在重度中毒及早期胆碱酯酶复活剂用量不足的患者,重用复活剂及时行人工机械通气成为抢救成功的关键。

(四)迟发性神经病变的治疗

治疗上尚无特殊方法,其病程是一种良性经过。早期及时治疗,绝大多数恢复较快,如发展到运动失调和麻痹,则恢复较慢,一般在 6 个月至 2 年可痊愈,鲜有遗留永久性后遗症的患者。治疗可采用以下措施。

(1)早期可使用糖皮质激素,抑制免疫反应,缩短病程,泼尼松 30~60 mg,1 周后逐渐减量。

(2)其他药物:营养神经药物大剂量 B 族维生素、三磷酸腺苷、谷氨酸、地巴唑、加兰他敏、胞磷胆碱等。

（3）配合理疗、针灸和按摩治疗,同时加强功能锻炼。

（4）无需用阿托品及胆碱酯酶复能剂。

（五）对症治疗

对症治疗应以维持正常心肺功能为重点,保持呼吸道通畅,在治疗过程中要特别重视呼吸道通畅,防治脑水肿、肺水肿和呼吸中枢衰竭,积极预防感染。

五、处置

（1）有轻度毒蕈碱样、烟碱样症状或中枢神经系统症状,而全血胆碱酯酶活性不低于 70％者;或无明显中毒临床表现,而全血胆碱酯酶活性在 70％以下者,留院观察治疗。

（2）中重度中毒者需住院治疗,监测生命体征。

（3）中间型综合征患者需行人工机械通气治疗者或中毒后心肺复苏术后的患者可住 ICU治疗。

六、注意事项

（1）转院途中,应备好气管插管,作好插管准备。无论是在现场还是送往医院的途中,发现呼吸停止,乃至心搏骤停,立即气管插管、用简易呼吸器给氧,无条件者徒手挤压式人工呼吸,并行胸外心脏按压,直至入院。

（2）口服中毒者应彻底洗胃,如患者没有经洗胃机洗胃治疗,即使时间超过 24 小时者也应彻底洗胃,洗胃时要注意变动体位,按摩胃区,使胃内各区得到清洗。昏迷患者也应洗胃。

（3）应用阿托品过程中如出现瞳孔扩大、神志模糊、烦躁不安、抽搐、昏迷和尿潴留等,提示阿托品中毒,应停用阿托品。对有心动过速及高热患者,应慎用阿托品。

（4）AOPP:患者经积极抢救治疗,症状明显缓解的恢复期,病情突然恶化重新出现 AOPP 的胆碱能危象,这种现象称为"反跳",多在中毒后 2～9 天,应引起临床医师的足够重视。

（5）出院标准:①临床症状、体征消失,停药 2～3 天后无复发;②精神、食欲正常;③全血胆碱酯酶活力达 60％以上或血浆胆碱酯酶活力正常而不再下降;④无心、肝、肾等脏器的严重并发症。

（张桂光）

第三节 肺血栓栓塞症

肺栓塞是以各种栓子阻塞肺动脉或其分支为其发病原因的一组疾病或临床综合征的总称,包括肺血栓栓塞症(PTE)、脂肪栓塞综合征、羊水栓塞、空气栓塞、肿瘤栓塞等,其中 PTE 为肺栓塞的最常见类型。引起 PTE 的血栓主要来源于下肢的深静脉血栓形成(DVT)。PTE 和 DVT合称为静脉血栓栓塞症(VTE),两者具有相同易患因素,是 VTE 在不同部位、不同阶段的两种临床表现形式。血栓栓塞肺动脉后,血栓不溶、机化、肺血管重构致血管狭窄或闭塞,导致肺血管阻力(PVR)增加,肺动脉压力进行性增高,最终可引起右心室肥厚和右心衰竭,称为慢性血栓栓塞性肺动脉高压(CTEPH)。

一、危险因素

任何可以导致静脉血流淤滞、血管内皮损伤和血液高凝状态的因素(Virchow 三要素)均为 VTE 的危险因素,包括遗传性和获得性 2 类。

(一)遗传性因素

由遗传变异引起,常以反复发生的动、静脉血栓形成为主要临床表现。<50 岁的患者如无明显诱因反复发生 VTE 或呈家族性发病倾向,需警惕易栓症的存在。

(二)获得性因素

获得性危险因素是指后天获得的易发生 VTE 的多种病理生理异常,多为暂时性或可逆性的。如手术,创伤,急性内科疾病(如心力衰竭、呼吸衰竭、感染等),某些慢性疾病(如抗磷脂综合征、肾病综合征、炎性肠病、骨髓增殖性疾病等);恶性肿瘤是 VTE 重要的风险因素,但不同类型肿瘤的 VTE 风险不同,胰腺、颅脑、肺、卵巢及血液系统恶性肿瘤被认为具有最高的 VTE 风险,恶性肿瘤活动期 VTE 风险增加。

VTE 与某些动脉性疾病,特别是动脉粥样硬化有共同的危险因素,如吸烟、肥胖、高胆固醇血症、高血压病和糖尿病等。心肌梗死和心力衰竭也能够增加 VTE 的风险。获得性危险因素可以单独致病,也可同时存在,协同作用。年龄是独立的危险因素,随着年龄的增长,VTE 的发病率逐渐增高。

部分 VTE 患者经较完备的检测手段也不能明确危险因素,称为特发性 VTE。部分特发性 VTE 患者存在隐匿性恶性肿瘤,应注意筛查和随访。

二、病理与病理生理

PTE 栓子可以来源于下腔静脉路径、上腔静脉路径或右心腔,其中大部分来源于下肢深静脉。多数情况下 PTE 继发于 DVT,约 70% 的 PTE 患者可在下肢发现 DVT;而在近端 DVT 患者中,通常有 50% 的患者存在症状性或无症状 PTE。随着颈内静脉、锁骨下静脉置管和静脉内化疗的增多,来源于上腔静脉路径的血栓亦较前有增多趋势;右心腔来源的血栓所占比例较小。PTE 血栓栓塞可以是单一部位的,也可以是多部位的。病理检查发现多部位或双侧性的血栓栓塞更为常见。影像学发现栓塞更易发生于右侧和下肺叶。PTE 发生后,栓塞局部可能继发血栓形成,参与发病过程。

(一)PVR 增加和心功能不全

栓子阻塞肺动脉及其分支达一定程度(30%～50%)后,因机械阻塞作用,加之神经体液因素(血栓素 A2 和 5-羟色胺的释放)和低氧所引起的肺动脉收缩,导致 PVR 增加,动脉顺应性成比例下降。PVR 的突然增加导致了右心室后负荷增加,肺动脉压力升高。右心扩大致室间隔左移,使左心室功能受损,因此左心室在舒张早期发生充盈受阻,导致心排血量的降低,进而可引起体循环低血压和血流动力学不稳定。心排血量下降,主动脉内低血压和右心室压升高,使冠状动脉灌注压下降,特别是右心室内膜下心肌处于低灌注状态。

(二)呼吸功能不全

PTE 的呼吸功能不全主要为血流动力学障碍的结果。心排血量降低导致混合静脉血氧饱和度下降。PTE 导致血管阻塞、栓塞部位肺血流减少,肺泡无效腔量增大;肺内血流重新分布,而未阻塞血管灌注增加,通气血流比例失调而致低氧血症。部分患者(约 2/3)因右心房压力增加,而出现卵圆孔再开放,产生右向左分流,可能导致严重的低氧血症(同时增加矛盾性栓塞和猝死的风险)。远端小栓子可能造成局部的出血性肺不张,引起局部肺泡出血,表现为咯血,并可伴发胸膜炎和胸腔积液,从而对气体交换产生影响。由于肺组织同时接受肺动脉、支气管动脉和肺泡内气体三重氧供,故肺动脉阻塞时较少出现肺梗死。如存在基础心肺疾病或病情严重影响到肺组织的多重氧供,则可能导致肺梗死。

(三)CTEPH

部分急性 PTE 经治疗后血栓不能完全溶解,血栓机化,肺动脉内膜发生慢性炎症并增厚,发展为慢性 PTE;此外,DVT 多次脱落反复栓塞肺动脉亦为慢性 PTE 形成的一个主要原因,肺动脉血栓机化同时伴随不同程度血管重构、原位血栓形成,导致管腔狭窄或闭塞,PVR 和肺动脉压力逐步升高,形成肺动脉高压,称为 CTEPH;多种影响因素如低氧血症、血管活性物质(包括内源性血管收缩因子和炎性细胞因子)释放可加重这一过程,右心后负荷进一步加重,最终可致右心衰竭。

三、临床表现

肺栓塞的临床表现多种多样,主要取决于栓子的大小、堵塞的肺段数、发生的速度,及患者基础的心肺功能储备状况。肺栓塞包括以下几种类型:①猝死型,在发病后 1 小时内死亡,由有大块血栓堵塞肺动脉,出现所谓"断流"征,使血液循环难以维持所致;②急性肺心病型,突然发生呼吸困难,有濒死感,低血压、休克、发绀、肢端湿冷、右心衰竭;③肺梗死型,突然气短、胸痛、咯血及胸膜摩擦音或胸腔积液;④不能解释的呼吸困难,栓塞面积相对较小,无效腔增加;⑤慢性栓塞性肺动脉高压,起病缓慢,发现较晚,主要表现为肺动脉高压,右心功能不全,病情呈持续性、进行性。

(一)症状

(1)呼吸困难:占 80%～90%,为肺栓塞最常见的症状,表现为活动后呼吸困难,在肺栓塞面积较小时,活动后呼吸困难可能是肺栓塞的唯一的症状。

(2)胸痛:占 40%～70%,胸膜痛或心绞痛的表现。胸膜痛提示可能有肺梗死存在。而当有较大的栓子栓塞时,可出现剧烈的胸骨后疼痛,向肩及胸部放散,酷似心绞痛发作。

(3)咳嗽:20%～56%的患者出现干咳,或有少量白痰,有时伴有喘息。

(4)咯血:一般为小量的鲜红色血,数天后可变成暗红色,发生率为 11%～30%。

(5)晕厥:占 11%～20%,由大面积肺栓塞引起的脑供血不足,也可能是慢性栓塞性肺动脉高压的唯一或最早出现的症状,常伴有低血压、右心衰竭和低氧血症。

(二)体征

没有特异性提示肺栓塞的阳性体征,因而经常将肺栓塞的阳性体征误认为是其他心肺疾病的体征。

(1)一般体征:患者出现发热,由肺梗死或肺出血、血管炎引起,多为低热,可持续 1 周左右,如果合并肺部感染时也可以出现高热;52%的患者出现呼吸急促;由于肺内分流,11%～35%可以出现发绀;28%～40%有心动过速;当有大块肺栓塞时可出现低血压。

(2)呼吸系统:当出现一侧肺叶或全肺栓塞时,可出现气管向患侧移位,叩诊浊音,肺部可听到哮鸣音和干、湿啰音及肺血管杂音,发生肺梗死时,部分患者可出现胸膜摩擦音,及胸腔积液的相应体征。

（3）心脏血管系统：可以出现肺动脉高压及右心功能不全的相应体征，如肺动脉瓣区第二心音亢进（$P_2 > A_2$）；肺动脉瓣区及三尖瓣区可闻及收缩期反流性杂音，也可听到右心性房性奔马律和室性奔马律。右心衰竭时可出现颈静脉充盈、搏动增强，第二心音变为正常或呈固定性分裂，肝脏增大、肝颈静脉回流征阳性和下肢水肿。

下肢深静脉血栓的检出对肺栓塞有重要的提示作用。双下肢检查常见单侧或双侧肿胀，多不对称，常伴有压痛、浅静脉曲张，病史长者可出现色素沉着。

四、诊断

（一）疑诊相关检查

1.血浆 D-二聚体

D-二聚体是交联纤维蛋白在纤溶系统作用下产生的可溶性降解产物，为特异性继发性纤溶标志物。血栓形成时因血栓纤维蛋白溶解导致 D-二聚体浓度升高。D-二聚体分子量的异质性很大，基于不同原理的试验方法对 D-二聚体检测的敏感性差异显著。采用酶联免疫吸附分析、酶联免疫荧光分析、高敏感度定量微粒凝集法和化学发光法等 D-二聚体检测，敏感性高，其阴性结果在低、中度临床可能性患者中，能有效排除急性 VTE。

D-二聚体对急性 PTE 的诊断敏感度在 $92\% \sim 100\%$，对于低度或中度临床可能性患者具有较高的阴性预测价值，若 D-二聚体含量 $< 500~\mu g/L$，可基本排除急性 PTE。恶性肿瘤、炎症、出血、创伤、手术和坏死等情况可引起血浆 D-二聚体水平升高，因此 D-二聚体对于诊断 PTE 的阳性预测价值较低，不能用于确诊。

D-二聚体的诊断特异性随着年龄的升高而逐渐下降，以年龄调整临界值可以提高 D-二聚体对老年患者的诊断特异性。证据显示，随年龄调整的 D-二聚体临界值［> 50 岁患者为年龄（岁）$\times 20~\mu g/L$］可使特异度增加到 $34\% \sim 46\%$，敏感度 $> 97\%$。

2.动脉血气分析

急性 PTE 常表现为低氧血症、低碳酸血症和肺泡-动脉血氧分压差［$P_{(A-a)}O_2$］增大。但部分患者的结果可以正常，40% PTE 患者动脉血氧饱和度正常，20% PTE 患者肺泡-动脉氧分压差正常。

3.血浆肌钙蛋白

血浆肌钙蛋白包括肌钙蛋白 I（cTNI）及肌钙蛋白 T（cTNT），是评价心肌损伤的指标。急性 PTE 并发右心功能不全（RVD）可引起肌钙蛋白升高，水平越高，提示心肌损伤程度越严重。目前认为肌钙蛋白升高提示急性 PTE 患者预后不良。

4.脑钠肽（BNP）和 N-末端脑钠肽前体（NT-proBNP）

BNP 和 NT-proBNP 是心室肌细胞在心室扩张或压力负荷增加时合成和分泌的心源性激素，急性 PTE 患者右心室后负荷增加，室壁张力增高，血 BNP 和 NT-proBNP 水平升高，升高水平可反映 RVD 及血流动力学紊乱严重程度，无明确心脏基础疾病者如果 BNP 或 NT-proBNP 增高，需考虑 PTE 可能；同时该指标也可用于评估急性 PTE 的预后。

5.心电图

大多数病例表现有非特异性的心电图异常。较为多见的表现包括 $V_{1\sim4}$ 的 T 波改变和 ST 段异常；部分病例可出现 $S_I Q_{III} T_{III}$ 征（即 I 导 S 波加深，III 导出现 Q/q 波及 T 波倒置）；其他心电图改变包括完全或不完全右束支传导阻滞；肺型 P 波；电轴右偏，顺钟向转位等。心电图改变多在发病后即刻开始出现，以后随病程的发展演变而呈动态变化。观察到心电图的动态改变较之静态异常对于提示 PTE 具有更大意义。

心电图表现有助于预测急性 PTE 不良预后，与不良预后相关的表现包括窦性心动过速、新发的心房颤动、新发的完全或不完全性右束支传导阻滞、$S_I Q_{III} T_{III}$ 征、$V_{1\sim4}$ 导联 T 波倒置或 ST 段异常等。

6.胸部 X 线片

PTE 患者胸部 X 线片常有异常表现：区域性肺血管纹理变细、稀疏或消失，肺野透亮度增加，肺野局部浸润性阴影，尖端指向肺门的楔形阴影，肺不张或膨胀不全，右下肺动脉干增宽或伴截断征，肺动脉段膨隆以及右心室扩大征，患侧横膈抬高，少至中量胸腔积液征等。但这些表现均缺乏特异性，仅凭胸部 X 线片不能确诊或排除 PTE。

7.超声心动图

超声心动图在提示 PTE 诊断和排除其他心血管疾病方面有重要价值。超声心动图检查可发现右心室后负荷过重征象，包括出现右心室扩大、右心室游离壁运动减低，室间隔平直，三尖瓣反流速度增快、三尖瓣收缩期位移减低。超声心动图可作为危险分层重要依据。在少数患者，若超声发现右心系统（包括右心房、右心室及肺动脉）血栓，同时临床表现符合 PTE，即可诊断 PTE。

超声心动图检查可在床旁进行，在血流动力学不稳定的疑似 PTE 中有诊断及排除诊断价值。如果超声心动图检查显示无右心室负荷过重或功能不全征象，应寻找其他导致血流动力学不稳定的原因。

（二）确诊相关影像学检查

PTE 的确诊检查包括 CT 肺动脉造影（CTPA）、核素肺通气/灌注（V/Q）显像、磁共振肺动脉造影（MRPA）、肺动脉造影等，DVT 确诊影像学检查包括加压静脉超声（CUS）、CT 静脉造影（CTV）、核素静脉显像、静脉造影等。

1.CTPA

CTPA 可直观地显示肺动脉内血栓形态、部位及血管堵塞程度，对 PTE 诊断的敏感性和特异性均较高，且无创、便捷，目前已成为确诊 PTE 的首选检查方法。其直接征象为肺动脉内充盈缺损，部分或完全包围在不透光的血流之间（轨道征），或呈完全充盈缺损，远端血管不显影；间接征象包括肺野楔形、条带状密度增高影或盘状肺不张，中心肺动脉扩张及远端血管分支减少或消失等。CTPA 可同时显示肺及肺外的其他胸部病变，具有重要的诊断和鉴别诊断价值。

2.V/Q 显像

V/Q 显像是 PTE 重要的诊断方法。典型征象是呈肺段分布的肺灌注缺损，并与通气显像不匹配。但是由于许多疾病可以同时影响患者的肺通气和血流状况，致使 V/Q 显像在结果判定上较为复杂，需密切结合临床进行判读。

V/Q 平面显像结果分为 3 类：①高度可能，2 个或 2 个以上肺段通气/灌注不匹配；②正常；③非诊断性异常，非肺段性灌注缺损或<2 个肺段范围的通气/灌注不匹配。V/Q 断层显像（SPECT）发现 2 个或 2 个以上肺段 V/Q 不匹配即为阳性；SPECT 检查很少出现非诊断性异常；如果 SPECT 阴性可基本除外肺栓塞。

V/Q 显像辐射剂量低，示踪剂使用少，较少引起变态反应。因此，V/Q 显像可优先应用于临床可能性低的门诊患者、年轻患者(尤其是女性患者)、妊娠、对造影剂过敏、严重的肾功能不全等。

如果患者胸部 X 线片正常,可以仅行肺灌注显像。SPECT 结合胸部低剂量 CT 平扫(SPECT-CT)可有效鉴别引起肺血流或通气受损的其他因素(如肺部炎症、肺部肿瘤、慢性阻塞性肺疾病等),避免单纯肺灌注显像造成的误诊。

3.MRPA

MRPA 可以直接显示肺动脉内的栓及 PTE 所致的低灌注区,从而确诊 PTE,但对肺段以下水平的 PTE 诊断价值有限。MRPA 无 X 线辐射,不使用含碘造影剂,可以任意方位成像,但对仪器和技术要求高,检查时间长。肾功能严重受损、对碘造影剂过敏或妊娠患者可考虑选择MRPA。

4.肺动脉造影

选择性肺动脉造影为 PTE 诊断的"金标准"。其敏感度约为 98%,特异度为 95%~98%。PTE 的直接征象有肺血管内造影剂充盈缺损,伴或不伴轨道征的血流阻断;间接征象有肺动脉造影剂流动缓慢,局部低灌注,静脉回流延迟等。如缺乏 PTE 的直接征象,则不能诊断 PTE。肺动脉造影是一种有创性检查,发生致命性或严重并发症的可能性分别为 0.1% 和 1.5%,随着CTPA 的发展和完善,肺动脉造影已很少用于急性 PTE 的临床诊断,应严格掌握适应证。

(三)DVT 相关影像学检查

1.CUS

CUS 通过直接观察血栓、探头压迫观察或挤压远侧肢体试验和多普勒血流探测等技术,可发现 95% 以上的近端下肢静脉内血栓。静脉不能被压陷或静脉腔内无血流信号为 DVT 的特定征象和诊断依据。对腓静脉和无症状的下肢 DVT,其检查阳性率较低。CUS 具有无创及可重复性,基本已取代静脉造影成为 DVT 首选的诊断技术。

2.CTV

CTV 可显示静脉内充盈缺损,部分或完全包围在不透光的血流之间(轨道征),或呈完全充盈缺损。CTPA 联合 CTV 可同时完成,仅需注射 2 次造影剂,为 PTE 及 DVT 的诊断尤其是盆腔及髂静脉血栓的诊断提供依据。CTPA 联合 CTV 检查可提高 CT 对 PTE 诊断的敏感性,但同时进行 CTPA 和 CTV 检查的放射剂量明显增多,需权衡利弊。

3.放射性核素下肢静脉显像

放射性核素下肢静脉显像适用于对碘造影剂过敏的患者,属无创性 DVT 检查方法,常与V/Q 显像联合进行。

4.磁共振静脉造影(MRV)

MRPA 联合 MRV 检查,可以提高 MRI 对 PTE 诊断的敏感性,但同时进行 MRPA 和 MRV检查,增加了技术难度,仅推荐在技术成熟的研究中心进行。

5.静脉造影

静脉造影为诊断 DVT 的"金标准",可显示静脉堵塞的部位、范围、程度,同时可显示侧支循环和静脉功能状态,其诊断的敏感度和特异度接近 100%。在临床高度疑诊 DVT 而超声检查不能确诊时,应考虑行静脉造影。其属于有创性检查,应严格掌握其适应证。

(四)求因相关检查

对于确诊的 PTE 患者应进行求因相关检查,对于疑似遗传缺陷患者,应先做病史和家族史的初筛,主要评估指标包括(但不限于):血栓发生年龄＜50岁、少见的栓塞部位、特发性VTE、妊娠相关VTE、口服避孕药相关VTE及华法林治疗相关的血栓栓塞等;家族史包括(但不限于):≥2个父系或母系的家族成员发生有(无)诱因的VTE。

2.抗凝蛋白

抗凝血酶、蛋白C和蛋白S是血浆中重要的生理性抗凝血蛋白。抗凝血酶是凝血酶(FⅡa)的主要抑制物,此外还可中和其他多种活化的凝血因子(如FⅨa、Ⅹa、Ⅺa和Ⅻa等);蛋白C系统主要灭活FⅤa和FⅧa,蛋白S是蛋白C的辅因子,可加速活化的蛋白C对FⅤa和FⅧa的灭活作用;抗凝蛋白缺陷患者易在合并其他风险因素或无明显诱因的情况下发生VTE。

抗凝药物可干扰抗凝蛋白检测的结果。抗凝血酶是普通肝素(UFH)、低相对分子质量肝素(简称低分子量肝素,LMWH)和磺达肝癸钠等药物的作用靶点,此类药物的使用可短暂影响抗凝血酶活性水平。蛋白C和蛋白S是依赖维生素K合成的抗凝血蛋白,在维生素K拮抗剂(VKAs)用药期间蛋白C和蛋白S水平降低。因此,建议在使用上述药物期间不应测定抗凝蛋白,以避免药物对测定结果的干扰,其中抗凝血酶活性检测需在停用肝素类药物至少24小时后进行;蛋白C和蛋白S活性检测在停VKAs 2~4周后进行,并通过检测凝血酶原时间或国际标准化比值(INR)以评估患者VKAs停药后的残留抗凝效果。

2.抗磷脂综合征相关检测

抗磷脂综合征实验室检查应包括狼疮抗凝物、抗心磷脂抗体和抗β_2糖蛋白1抗体。临床上需要对以下患者进行抗磷脂综合征相关检测:＜50岁的无明显诱因的VTE和无法解释的动脉血栓栓塞、少见部位发生血栓形成、习惯性流产、血栓形成或病理妊娠合并自身免疫性疾病(包括系统性红斑狼疮、类风湿关节炎、免疫相关性血小板减少症和自身免疫性溶血性贫血),部分患者可见活化部分凝血活酶时间(APTT)延长。其他抗体检查包括抗核抗体、抗可溶性核抗原抗体和其他自身抗体等,主要用于排除其他结缔组织病。如果初次狼疮抗凝物、抗心磷脂抗体和β_2糖蛋白1抗体检测阳性,建议3个月之后再次复查。

3.易栓症相关基因检测

基因检测是否有助于遗传性易栓症的筛查和诊断尚存争议,近年来少数针对相关基因外显子潜在突变位点的检测,也需建立在先期遗传背景调查和蛋白缺陷表型检测的基础上,作为临床诊断的辅助依据。

五、鉴别诊断

(一)肺炎

肺栓塞时可出现发热、胸痛、咳嗽、白细胞计数增多,X线胸片有浸润阴影等易与肺炎相混淆。如果注意到较明显的呼吸困难、下肢静脉炎、X线胸片部分肺血管纹理减少及血气异常等,再进一步做肺通气/灌注扫描,多能予以鉴别。

(二)胸膜炎

约1/3的肺栓塞患者可发生胸腔积液,易被误诊为结核性胸膜炎。但并发胸腔积液的肺栓塞患者缺乏结核中毒症状,胸腔积液多为血性、量少、吸收较快,X线胸片同时发现吸收较快的肺浸润影。

(三)冠状动脉供血不足

在年龄较大的急性肺栓塞患者,可出现胸闷、胸痛、气短的症状,并同时伴有心电图胸前导联

$V_{1\sim2}$甚至到V_4 T波倒置时易诊断为冠状动脉供血不足。通常肺栓塞的心电图除ST-T改变外，心电轴右偏明显或出现$S_I Q_{III} T_{III}$及"肺性P波"，心电图改变常在1～2个月内好转或消失。

(四)胸主动脉夹层动脉瘤

急性肺栓塞剧烈胸痛,上纵隔阴影增宽,胸腔积液伴休克者需与夹层动脉瘤相鉴别,后者多有高血压病史,疼痛部位广泛,与呼吸无关,发绀不明显,超声心动图检查有助于鉴别。

六、治疗

(一)一般支持治疗

对高度疑诊或确诊急性PTE的患者,应严密监测呼吸、心率、血压、心电图及血气的变化,并给予积极的呼吸与循环支持。

对于高危PTE,如合并低氧血症,应使用经鼻导管或面罩吸氧;当合并呼吸衰竭时,可采用经鼻/面罩无创机械通气或经气管插管行机械通气;当进行机械通气时,应注意避免其对血流动力学的不利影响,机械通气造成的胸腔内正压可以减少静脉回流、加重RVD,应该采用低潮气量(6～8 mL/kg)使吸气末平台压<30 cmH$_2$O(2 cmH$_2$O=0.098 kPa);应尽量避免做气管切开,以免在抗凝或溶栓过程中发生局部大出血。

对于合并休克或低血压的急性PTE患者,必须进行血流动力学监测,并给予支持治疗。血管活性药物的应用对于维持有效的血流动力学至关重要。去甲肾上腺素仅限于急性PTE合并低血压的患者,可以改善右心功能,提高体循环血压,改善右心冠脉的灌注。肾上腺素也可用于急性PTE合并休克患者。多巴酚丁胺及多巴胺可用于心指数较低的急性PTE患者。

对于焦虑和有惊恐症状的患者应给予安慰,可适当应用镇静剂;胸痛者可给予止痛剂;对于有发热、咳嗽等症状的患者可给予对症治疗以尽量降低耗氧量;对于合并高血压的患者,应尽快控制血压;另外应注意保持大便通畅,避免用力,以防止血栓脱落。

(二)抗凝治疗

1.急性期抗凝治疗

抗凝治疗为PTE的基础治疗手段,可以有效地防止血栓再形成和复发,同时促进机体自身纤溶机制溶解已形成的血栓。一旦明确急性PTE,宜尽早启动抗凝治疗。目前应用的抗凝药物主要分为胃肠外抗凝药物和口服抗凝药物。

胃肠外抗凝药物主要包括以下几种。

(1)UFH:首选静脉给药,先给予2 000～5 000 U或按80 U/kg静脉滴注,继之以28 U·kg^{-1}·h^{-1}持续静脉泵入。在开始治疗后的最初的24小时内每4～6小时监测APTT,根据APTT调整剂量(表9-2),使APTT在24小时之内达到并维持于正常值的1.5～2.5倍。达到稳定治疗水平后,改为APTT监测1次/天。UFH也可采用皮下注射方式给药。一般先给予静脉注射负荷量2 000～5 000 U,然后按250 U/kg皮下注射,1次/22小时。调节注射剂量使APTT在注射后的6～8小时达到治疗水平。

UFH可能会引起肝素诱导的血小板减少症(HIT)。对于HIT高风险患者,建议在应用UFH的第4～24天(或直至停用UFH),每隔2～3天行血小板计数检测。如果血小板计数下降>基础值的50%,和/或出现动静脉血栓的征象,应停用UFH,并改用非肝素类抗凝药。对于高度可疑或确诊的HIT患者,不推荐应用VKA,除非血小板计数恢复正常(通常至少达150×10^9/L)。

表 9-2　静脉泵入 UFH 时 APTT 的监测与药物调整

APTT 监测	初始剂量及调整剂量	下次 APTT 测定的间隔时间(h)
治疗前检测基础值	初始剂量:80 U/kg 静脉注射,继以 18 U·kg^{-1}·h^{-1}静脉滴注	4~6
<35 秒(<1.2 倍正常值)	予 80 U/kg 静脉注射,继以静脉滴注剂量增加 4 U·kg^{-1}·h^{-1}	6
35~45 秒(1.2~1.5 倍正常值)	予 40 U/kg 静脉注射,继以静脉滴注剂量增加 2 U·kg^{-1}·h^{-1}	6
46~70 秒(1.5~2.3 倍正常值)	无需调整剂量	6
72~90 秒(2.3~3.0 倍正常值)	静脉滴注剂量减少 2 U·kg^{-1}·h^{-1}	6
>90 秒(>3 倍正常值)	停药 1 小时,继以静脉滴注剂量减少 3 U·kg^{-1}·h^{-1},恢复静脉滴注	6

注:UFH,普通肝素;APTT,活化部分凝血活酶时间。

对于出现 HIT 伴血栓形成的患者,推荐应用非肝素类抗凝药,如阿加曲班和比伐芦定。合并肾功能不全的患者,建议应用阿加曲班。病情稳定后(如血小板计数恢复至 150×10^9 个/L 以上)时,可转为华法林或利伐沙班。

(2)LMWH:必须根据体质量给药。不同种类的 LMWH 的剂量不同,1~2 次/天,皮下注射。我国用于 PTE 治疗的 LMWH 种类见表 9-3。大多数病例按体质量给药是有效的,但对过度肥胖者或孕妇宜监测血浆抗 Ⅹa 因子活性并据之调整剂量。

表 9-3　常用 LWMH 和磺达肝癸钠的使用

药品	使用方法(皮下注射)	注意事项
依诺肝素(克赛)	100 U/kg,1 次/12 小时或 1.0 mg/kg,1 次/12 小时	单日总量不超过 180 mg
那屈肝素(速碧林)	86 U/kg,1 次/12 小时或 0.1 mL/10 kg,1 次/12 小时	单日总量不超过 17 100 U
达肝素(法安明)	100 U/kg,1 次/12 小时或 200 U/kg,1 次/天	单日剂量不超过 18 000 U
磺达肝癸钠(安卓)	(1)5.0 mg(体质量<50 kg),1 次/天 (2)7.5 mg(体质量 50~100 kg),1 次/天 (3)10.0 mg(体质量>100 kg),1 次/天	

注:LWMH,低相对分子质量肝素,简称低分子量肝素。

抗 Ⅹa 因子活性在注射 LMWH 后 4 小时达高峰,在下次注射之前降至最低。2 次/天应用的控制目标范围为 0.6~1.0 U/mL。应用 LMWH 的疗程超过 7 天时,应注意监测血小板计数。

LMWH 由肾脏清除,对肾功能不全者慎用。若应用则需减量并监测血浆抗 Ⅹa 因子活性。对严重肾功能衰竭者(肌酐清除率<30 mL/min),建议应用静脉 UFH。对于大剂量应用 UFH 但 APTT 仍不能达标者,推荐测定抗 Ⅹa 因子水平以指导剂量调整。

(3)磺达肝癸钠:选择性 Ⅹa 因子抑制剂,通过与抗凝血酶特异性结合,介导对 Ⅹa 因子的抑制作用。磺达肝癸钠应根据体质量给药,1 次/天皮下注射,无需监测。应用方法见表 9-3。对于中度肾功能不全(肌酐清除率 30~50 mL/min)患者,剂量应该减半。对于严重肾功能不全(肌酐清除率<30 mL/min)患者禁用磺达肝癸钠。目前没有证据表明磺达肝癸钠可以诱发 HIT。

初始抗凝治疗通常指前 5～24 天的抗凝治疗。与 UFH 相比,LMWH 和磺达肝癸钠发生大出血或者 HIT 的风险较低,所以首选用于 PTE 患者的初始抗凝治疗。UFH 半衰期较短,抗凝易于监测,且鱼精蛋白可以快速逆转其作用,因此对于需要进行再灌注治疗、有严重肾功能损害(肌酐清除率<30 mL/min)、严重肥胖的患者,推荐应用 UFH。

(4)阿加曲班:精氨酸衍生的小分子肽,与凝血酶活性部位结合发挥抗凝作用,在肝脏代谢,药物清除受肝功能影响明显,可应用于 HIT 或怀疑 HIT 的患者。用法:$2\ \mu g \cdot kg^{-1} \cdot min^{-1}$,静脉泵入,监测 APTT 维持在 1.5～3.0 倍基线值(≤100 秒),酌情调整用量($\leq 10\ \mu g \cdot kg^{-1} \cdot min^{-1}$)。

(5)比伐芦定:一种直接凝血酶抑制剂,其有效抗凝成分为水蛭素衍生物片段,通过直接并特异性抑制凝血酶活性而发挥抗凝作用,作用短暂(半衰期 25～30 分钟)而可逆,可应用于 HIT 或怀疑 HIT 的患者。用法:肌酐清除率>60 mL/min,起始剂量为 $0.15～0.2\ mg \cdot kg^{-1} \cdot h^{-1}$,监测 APTT 维持在 1.5～2.5 倍基线值,肌酐清除率在 30～60 mL/min 与<30 mL/min 时,起始剂量分别为 0.1 与 $0.05\ mg \cdot kg^{-1} \cdot h^{-1}$。

口服抗凝药物主要包括 2 种。①华法林:胃肠外初始抗凝(包括 UFH、LMWH 或磺达肝癸钠等)治疗启动后,应根据临床情况及时转换为口服抗凝药物。最常用是华法林,华法林初始剂量可为 3.0～5.0 mg,>75 岁和出血高危患者应从 2.5～3.0 mg 起始,INR 达标之后可以每 1～2 周检测 1 次 INR,推荐 INR 维持在 2.0～3.0(目标值为 2.5),稳定后可每 4～12 周检测 2 次。对于口服华法林的患者,如果 INR 在 4.5～10.0,无出血征象,应将药物减量,不建议常规应用维生素 K;如果 INR>10,无出血征象,除将药物暂停使用外,可以口服维生素 K;一旦发生出血事件,应立即停用华法林,并根据出血的严重程度,可立即给予维生素 K 治疗,每次 5～10 mg,建议静脉应用。除维生素 K 外,联合凝血酶原复合物浓缩物或新鲜冰冻血浆均可起到快速逆转抗凝的作用。②DOACs:指这类药物并非依赖于其他蛋白,而是直接抑制某一靶点产生抗凝作用,目前的 DOACs 主要包括直接 Ⅹa 因子抑制剂与直接 Ⅱa 因子抑制剂。直接 Ⅹa 因子抑制剂的代表药物是利伐沙班、阿哌沙班和依度沙班等。直接凝血酶抑制剂的代表药物是达比加群酯;DOACs 的具体用法详见表 9-4。

表 9-4　直接口服抗凝药物的特点及其在肺血栓栓塞症中的用法

药物	用法用量	肾脏清除
达比加群酯	胃肠外抗凝至少 5 天,达比加群酯 150 mg,2 次/天	++++
利伐沙班	利伐沙班 15 mg,2 次/天×3 周,后改为 20 mg,1 次/天	++
阿哌沙班	阿哌沙班 10 mg,2 次/天×7 天,后改为 5 mg,2 次/d	+
依度沙班	胃肠外抗凝至少 5 d,依度沙班 60 mg,2 次/天	++

如果选用利伐沙班或阿哌沙班,在使用初期需给予负荷剂量(利伐沙班 15 mg,2 次/天,3 周;阿哌沙班 10 mg,2 次/天,1 周);如果选择达比加群或者依度沙班,应先给予胃肠外抗凝药物 5～14 天。

由于目前国内尚缺乏 DOACs 特异性拮抗剂,因此患者一旦发生出血事件,应立即停药,可考虑给予凝血酶原复合物、新鲜冰冻血浆等。

接受抗凝治疗的患者,目前尚无恰当的方法评估出血风险。表 9-5 中危险因素可能增加抗凝治疗患者的出血风险。

表 9-5　抗凝治疗的出血高危因素

患者自身因素	合并症或并发症	治疗相关因素
年龄＞75 岁	恶性肿瘤	
既往出血史	转移性肿瘤	
既往卒中史	肾功能不全	抗血小板治疗中
近期手术史	肝功能不全	抗凝药物控制不佳
频繁跌倒	血小板减少	非甾体抗炎药物使用
嗜酒	糖尿病	
	贫血	

2.抗凝疗程

抗凝治疗的标准疗程为至少 3 个月。部分患者在 3 个月的抗凝治疗后,血栓危险因素持续存在,为降低其复发率,需要继续进行抗凝治疗,通常将 3 个月以后的抗凝治疗称为延展期抗凝治疗。

急性 PTE 是否要进行延展期抗凝治疗,需充分考虑延长抗凝疗程的获益/风险比,如特发性VTE、复发性 VTE、相关危险因素持续存在、活动期肿瘤、存在残余血栓及 D-二聚体水平持续升高等,VTE 复发风险进一步增加,延展期抗凝对于预防 VTE 复发具有重要意义。

延长抗凝疗程会带来出血的风险。出血危险因素包括高龄、近期出血、肿瘤、肝肾功能不全、血小板减少、贫血等(表 9-5),具备 2 个以上(含)上述危险因素者,出血风险会进一步增加。需要在出血和复发之间寻求风险与获益的最佳平衡点,如果复发风险显著超过出血风险,则需延长抗凝治疗时间。

(三)偶然发现或亚段 PTE 的处理

偶然发现的 PTE 指因其他原因(而不是疑诊 PTE)行影像学检查时发现的 PTE,常见于恶性肿瘤住院患者等。偶然发现的 PTE 大多无明显症状,但也有个别患者存在相关临床症状。

亚段 PTE 指发生在亚段肺动脉的血栓栓塞,可以有症状或无症状。对于亚段 PTE,如果不合并近端 DVT,且无血栓进展危险因素或 VTE 复发风险,可选择临床观察。

目前对于偶然发现的或亚段 PTE 患者是否应进行抗凝治疗尚存争议,但大多数专家认为偶然发现的/亚段 PTE 若合并肿瘤或其他 VTE 复发或进展的危险因素,则应该进行抗凝治疗。

(四)复发性 PTE 或 DVT 的抗凝治疗

急性 PTE 或 DVT 经过一段时间治疗后,如果出现新的 DVT 或血栓栓塞证据,称为复发。

复发的诊断标准:抗凝治疗过程中或停止抗凝后,通过影像学检查(包括静脉超声、CTV、CTPA、V/Q 显像、MRPA、肺动脉造影、超声心动图等)在原先无栓塞的深静脉或肺动脉检测到新的血栓,或发现血栓在原有基础上有所延展,可诊断 VTE 复发。复发的患者可伴有或不伴有VTE 相关的症状。

抗凝过程中 VTE 复发的原因可分为两大类:①患者内在因素,如合并恶性肿瘤、抗磷脂综合征、遗传性易栓症等;②治疗相关的因素,如抗凝药物剂量不足、未遵循医嘱用药、擅自减量或停药、同时口服影响抗凝药物效果的其他药物等。

(五)急性 PTE 的溶栓治疗

溶栓治疗可迅速溶解部分或全部血栓,恢复肺组织再灌注,减小肺动脉阻力,降低肺动脉压,改善右心室功能,减少严重 VTE 患者病死率和复发率。

溶栓的时间窗一般定为 24 天以内,但鉴于可能存在血栓的动态形成过程,对溶栓的时间窗不作严格规定。

溶栓治疗的主要并发症为出血。用药前应充分评估出血风险,必要时应配血,做好输血准备。溶栓前宜留置外周静脉套管针,以方便溶栓中取血监测,避免反复穿刺血管。

溶栓治疗的禁忌证分为绝对禁忌证和相对禁忌证(表 9-6)。对于致命性高危 PTE,绝对禁忌证亦应被视为相对禁忌证。

表 9-6　溶栓禁忌证

绝对禁忌证	相对禁忌证
结构性颅内疾病	收缩压>180 mmHg
出血性脑卒中病史	舒张压>120 mmHg
3 个月内缺血性脑卒中	近期非颅内出血
活动性出血	近期侵入性操作
近期脑或脊髓手术	近期手术
近期头部骨折性外伤或头部损伤	3 个月以上缺血性脑卒中
出血倾向(自发性出血)	口服抗凝治疗(如华法林)
	创伤性心肺复苏
	心包炎或心包积液
	糖尿病视网膜病变
	妊娠
	年龄>75 岁

常用的溶栓药物有尿激酶、链激酶和 rt-PA。三者溶栓效果相仿,临床上可根据条件选用,具体用法见表 9-7。rt-PA 可能对血栓有更快的溶解作用,低剂量溶栓(50 mg rt-PA)与 FDA 推荐剂量(100 mg rt-PA)相比疗效相似,而安全性更好。

表 9-7　溶栓药物使用方法

药物	方案
链激酶	(1)负荷量 25×10^4 U,静脉注射 30 分钟,继以 20×10^4 U/h 持续静脉滴注 $12 \sim 24$ 小时;(2)快速给药:250×10^4 U 持续静脉滴注 2 小时
尿激酶	(1)负荷量 4 400 U/kg,静脉注射 10 分钟,继以 2 200 U·kg^{-1}·h^{-1} 持续静脉滴注 12 小时;(2)快速给药:2×10^4 U/kg 持续静脉滴注 2 小时
rt-PA	50 mg 持续静脉滴注 2 小时

注:rt-PA:重组组织型纤溶酶原激活剂。

溶栓治疗结束后,应每 $2 \sim 4$ 小时测定 1 次 APTT,当其水平<正常值的 2 倍,即应重新开始规范的抗凝治疗。考虑到溶栓相关的出血风险,溶栓治疗结束后,可先应用 UFH 抗凝,然后再切换到 LMWH、磺达肝癸钠或利伐沙班等,更为安全。

(六)急性 PTE 的介入治疗

急性 PTE 介入治疗的目的是清除阻塞肺动脉的栓子,以利于恢复右心功能并改善症状和生存率。介入治疗包括经导管碎解和抽吸血栓,或同时进行局部小剂量溶栓。介入治疗的并发症包括远端栓塞、肺动脉穿孔、肺出血、心包压塞、心脏传导阻滞或心动过缓、溶血、肾功能不全及穿刺相关并发症。

对于有抗凝禁忌的急性 PTE 患者,为防止下肢深静脉大块血栓再次脱落阻塞肺动脉,可考虑放置下腔静脉滤器,建议应用可回收滤器,通常在 2 周之内取出。一般不考虑永久应用下腔静脉滤器。

(七)急性 PTE 的手术治疗

肺动脉血栓切除术可作为全身溶栓的替代补救措施,适用于经积极内科或介入治疗无效的急性高危 PTE,医疗单位须有施行手术的条件与经验。

七、特殊情况下 PTE 的诊断与处理

(一)妊娠合并 PTE 的诊断与处理

由于激素水平变化及子宫增大导致的下腔静脉压迫,孕产妇易发生 DVT,下肢血栓脱落可并发急性 PTE,是孕产妇死亡的主要原因之一。

1.诊断

在妊娠合并 PTE 的诊断过程中,要注重对胎儿和孕妇的保护,应重视 D-二聚体和下肢静脉超声的价值。妊娠期 D-二聚体水平可出现生理性升高,单纯 D-二聚体升高不具有诊断价值,但阴性具有除外诊断价值。下肢静脉超声检查在妊娠期 DVT 和 PTE 的诊断中具有重要价值,一旦超声发现 DVT,结合临床表现,即可按照 VTE 进行处理,无需进行肺 V/Q 显像或 CTPA 检查。

妊娠合并急性 PTE 的患者在选择影像检查时,需要考虑射线暴露对胎儿及孕妇的影响。如临床必须行放射性检查,需与患者和家属说明放射线带来的损害,尽量将胎儿或胚胎所受的照射剂量降至最低水平,并对性腺、乳腺和甲状腺等辐射敏感器官提供必要的屏蔽,尽可能减少对孕妇和胎儿的影响。

2.治疗

妊娠期间需要充分考虑抗凝药物对孕妇及胎儿的影响。初始抗凝治疗首选皮下注射 LMWH,并根据体质量调节剂量。分娩 12 小时前停用 LMWH。妊娠期间不建议使用华法林。该药在妊娠期间可能会导致胎儿中枢神经系统异常。妊娠早期有致畸风险,妊娠晚期可导致胎儿或新生儿出血以及胎盘早剥。磺达肝癸钠、DOACs 在妊娠合并 PTE 的治疗中缺乏相关证据。

妊娠合并急性 PTE,抗凝疗程至少 3 个月,因华法林不经过乳汁代谢,产后可给予 LMWH 重叠华法林治疗,INR 达标后(2.0~3.0),停用 LMWH,单独使用华法林。产后抗凝治疗至少维持 6 周,总疗程不少于 3 个月。

鉴于出血风险和对胎儿的影响,妊娠合并 PTE 溶栓治疗应极其慎重。

(二)恶性肿瘤合并 PTE

恶性肿瘤患者发生 PTE 风险显著升高,与肿瘤部位、类型、分期等因素密切相关,肿瘤相关治疗,如化疗、放疗、手术等会进一步增加 PTE 的风险。

1.诊断

在恶性肿瘤患者中,原发病的表现可能会掩盖 PTE 相关的症状,容易漏诊和误诊。恶性肿瘤患者 D-二聚体水平可显著升高,但 D-二聚体阴性在恶性肿瘤患者中具有重要的除外诊断价值。如果在临床上出现用原发病不能解释的临床表现应进一步检查以明确诊断,如 CTPA 或肺 V/Q 显像等。部分恶性肿瘤患者在影像学筛查(尤其是增强 CT)中发现的肺动脉充盈缺损属于

偶然发现的 PTE。恶性肿瘤合并偶然发现的 PTE 应采取与症状性 PTE 相同的处理策略。

2.治疗

恶性肿瘤合并 PTE,在急性期应选择 LMWH 抗凝 3～6 个月。该策略主要是基于早期临床研究的结果,研究发现与肝素重叠应用华法林相比,应用 LMWH 抗凝 3～6 个月,显著降低 VTE 复发风险,而出血风险并不增加。另外,在恶性肿瘤的活动期,化疗等其他相关药物的应用,影响了华法林疗效和胃肠道吸收,磺达肝癸钠和 DOACs 在恶性肿瘤合并 PTE 治疗中的证据仍十分有限。

在 LMWH 抗凝 3～6 个月结束后,是否需要继续抗凝治疗应遵循个体化原则,综合考虑恶性肿瘤治疗的效果、VTE 复发风险、出血风险、预期生存时间和患者意愿,定期进行后续抗凝治疗的风险收益比的评估。

(三)PTE 合并活动性出血

PTE 合并活动性出血是临床实践中经常遇到的问题,出血的严重程度与抗凝决策密切相关;在有效控制活动性出血的同时,应平衡相关治疗措施的临床获益与风险,寻找启动抗凝治疗的合适时机。基于出血的严重程度将活动性出血分为大出血、临床相关性非大出血及小出血。

(四)围术期 PTE

围术期 PTE 发生风险显著增加。一旦疑诊 PTE,应尽快进行临床评估;如血流动力学不稳定,尽量采取床旁检查,如心脏彩超或双下肢静脉超声;一旦病情平稳,可以考虑确诊检查,如 CTPA 或 V/Q 显像等。外科手术早期出现急性高危 PTE,抗凝治疗出血风险高,溶栓治疗应慎重,必要时可以考虑介入治疗。

对于正在进行抗凝治疗的 PTE 患者,若需要行外科手术,应评估中断抗凝治疗后 VTE 复发风险与手术相关的出血风险,选择是否需要应用 LMWH 或 UFH 桥接治疗。

(五)PTE 合并右心血栓

PTE 合并右心血栓虽不常见,处理却相对复杂。国际注册登记研究显示,2.6%～18.0% 的症状性 PTE 患者可合并右心血栓,心腔内的血栓可进一步加重 PTE,甚至经卵圆孔或其他心内分流通路进入左心及体循环,发生矛盾性栓塞。合并右心血栓的 PTE 患者早期病死率显著增加。

1.危险因素

右心血栓既可由 DVT 脱落而来,随血流到达右心房或右心室,也可以是右心腔内原位形成的血栓。原位血栓形成的危险因素常包括:①起搏器置入、人工瓣膜置换术后、中心静脉置管等介入操作因素;②右心房或右心室疾病导致的心腔内或瓣膜结构或功能改变;③右心先天性结构异常如希阿里网、欧式瓣等。

2.诊断

右心血栓通常缺乏相应的症状和体征,超声心动图是诊断和评价心腔内血栓的理想工具,少数患者也可经食道超声、CTPA 发现。超声心动图可以评价血栓的部位、大小、形态、活动度、回声性质等,对病情判断和制定治疗策略有重要价值。

右心血栓可分为 3 型:①A 型为游离型漂浮血栓,常与危重 PTE 合并存在。一般认为是从深静脉脱落而来的血栓,移行至右心,该型血栓不稳定,易进一步发生 PTE。②B 型为附壁型血栓,可以是心腔内原位形成,也可为 DVT 脱落而来,血栓与心腔附着,脱落风险相对较小。

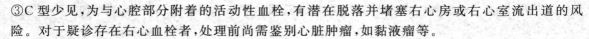

③C 型少见,为与心腔部分附着的活动性血栓,有潜在脱落并堵塞右心房或右心室流出道的风险。对于疑诊存在右心血栓者,处理前尚需鉴别心脏肿瘤,如黏液瘤等。

3.治疗

右心血栓的治疗方法包括抗凝治疗、溶栓治疗及手术治疗,各种治疗方法均有成功的病例报道,但尚缺乏统一的认识。同 PTE 的治疗一样,抗凝治疗是基础。溶栓药物包括 rt-PA、尿激酶、链激酶等。右心漂浮的大血栓,如发生高危 PTE 风险大,可选择手术取栓。

（张桂光）

第十章

公 共 卫 生

第一节 公共卫生的概念

一、公共卫生的定义

至于公共卫生的概念,各个国家和组织之间没有一个统一的、严格的定义。简单来讲,公共卫生实际上就是大众健康。它是相对临床而言的,临床是针对个体的,公共卫生是关注人群的健康。

1920年,美国耶鲁大学的 Winslow 教授首次提出了早期经典的公共卫生概念。公共卫生是通过有组织的社区行动,改善环境卫生,控制传染病流行,教育个体养成良好的卫生习惯,组织医护人员对疾病进行早期诊断和预防性治疗,发展社会体系以保证社区中的每个人享有维持健康的足够的生活水准,最终实现预防疾病、延长寿命、促进机体健康、提高生产力的目标。随着社会和公共卫生实践的发展、人们认识的更新,公共卫生的概念也在不断地发展之中。

1988年,艾奇逊将公共卫生定义为:"通过有组织的社会努力预防疾病、延长生命、促进健康的科学和艺术。"这一概念高度概括了现代公共卫生的要素。

1995年,英国的 Johnlast 给出了详细的定义,即"公共卫生是为了保护、促进、恢复人们的健康。是通过集体的或社会的行动,维持和促进公众健康的科学、技能和信仰的集合体。公共卫生项目、服务和机构强调整个人群的疾病预防和健康需求"。尽管公共卫生活动会随着技术和社会价值等的改变而变化,但是其目标始终保持不变,即减少人群的疾病发生、早死、疾病导致的不适和伤残。因此,公共卫生是一项制度、一门学科、一种实践。随着社会经济的发展,医学模式的转变,公共卫生的概念和内涵有了进一步发展。公共卫生通常涉及面都很广泛,包括生物学、环境医学、社会文化、行为习惯、政治法律和涉及健康的许多其他方面。现代公共卫生最简单的定义为"3P",即 Promotion(健康促进),Prevention(疾病预防),Protection(健康保护)。

在我国,公共卫生的内涵究竟是什么?公共卫生包括哪些领域?对此至今尚无统一认识和明确定义。2003年7月,中国原副总理兼卫生部部长吴仪在全国卫生工作会议上对公共卫生做了一个明确的定义:公共卫生就是组织社会共同努力,改善环境卫生条件,预防控制传染病和其他疾病流行,培养良好卫生习惯和文明的生活方式,提供医疗服务,达到预防疾病,促进人民身体健康的目的。因此,公共卫生建设需要政府、社会、团体和民众的广泛参与,共同努力。其中,政府主要通过制定相关法律、法规和政策,促进公共卫生事业发展;对社会、民众和医疗卫生机构执行公共卫生法律法规实施监督检查,维护公共卫生秩序;组织社会各界和广大民众共同应对突发公共卫生事件和传染病流行;教育民众养成良好卫生习惯和健康文明的生活方式;培养高素质的公共卫生管理和技术人才,为促进人民健康服务。

从这一定义可以看出,公共卫生就是"社会共同的卫生"。公共即共同,如公理公约。卫生是个人、集体的生活卫生和生产卫生的总称,一般指为增进人体健康,预防疾病,改善和创造合乎生理要求的生产环境、生活条件所采取的个人和生活的措施,包括以除害灭病、讲卫生为中心的爱国卫生运动。

一般情况来讲,公共卫生是通过疾病的预防和控制,达到提高人民健康水平的目的。如对传染病、寄生虫病、地方病,还有一些慢性非传染性疾病的预防控制;借助重点人群或者高危人群,如职业人群,妇女、儿童、青少年、老年人等人群进行的健康防护;通过健康教育、健康政策干预等措施,促进人群健康的社会实践。具体讲,公共卫生就是通过疾病预防控制,重点人群健康防护、健康促进来解决人群中间的疾病和健康问题,达到提高人民健康水平的目的。公共卫生就是以生物-心理-社会-医学模式为指导,面向社会与群体,综合运用法律、行政、预防医学技术、宣传教育等手段,调动社会共同参与,消除和控制威胁人类生存环境质量和生命质量的危害因素,改善卫生状况,提高全民健康水平的社会卫生活动。由此可见,公共卫生具有社会性、系统性、政策法制性、多学科性和随机性等特征。公共卫生的实质是公共政策。

二、公共卫生特征

2004 年,Beaglehole 教授将现代公共卫生的特征进行了总结,认为,公共卫生是以持久的全人群健康改善为目标的集体行动。这个定义尽管简短,但是充分反映了现代公共卫生的特点:①需要集体的、合作的、有组织的行动;②可持续性,即需要可持久的政策;③目标是全人群的健康改善,减少健康的不平等。

现代公共卫生的特征包括 5 个核心内容:①政府对整个卫生系统起领导作用,这一点对实现全人群的健康工程至关重要,卫生部门只会继续按生物医学模式关注与卫生保健有关的近期问题;②公共卫生工作需要所有部门协作行动,忽视这一点只会恶化健康的不平等现象,而政府领导是协作行动、促进全人群健康的核心保障;③用多学科的方法理解和研究所有的健康决定因素,用合适的方法回答相应的问题,为决策提供科学依据;④理解卫生政策发展和实施过程中的政治本质,整合公共卫生科学与政府领导和全民参与;⑤与服务的人群建立伙伴关系,使有效的卫生政策能够得到长期的社区和政治支持。

(翟志霞)

第二节 公共卫生的体系与职能

公共卫生体系一直是一个模糊的概念。普遍倾向,疾病预防控制机构、卫生监督机构、传染病院(区),构成了公共卫生体系。

一、发达国家公共卫生体系

美国、英国、澳大利亚、WHO等国家和组织陆续制定了公共卫生的基本职能或公共卫生体系所需提供的基本服务。

美国提出的3项基本职能,即评估→政策发展→保证,并进一步具体化为10项基本服务。基本服务的概念与其他国家/组织提出的基本职能概念相似。在此框架下,美国疾病预防控制中心(CDC)与其他伙伴组织联合开展了国家公共卫生绩效标准项目研究,设计了3套评价公共卫生体系绩效的调查问卷,分别用于州公共卫生体系、地方公共卫生体系和地方公共卫生行政管理部门的绩效评估。调查问卷规定了每一项基本服务的内涵,并制定有具体的指标和调查内容。澳大利亚提出了公共卫生9项基本职能,阐述了每条职能的原有的和新的实践内容。

美国提出的公共卫生体系定义:在辖区范围内提供基本公共卫生服务的所有公、私和志愿机构、组织或团体。政府公共卫生机构是公共卫生体系的重要组成部分,在建设和保障公共卫生体系运行的过程中发挥着关键的作用。但是,单靠政府公共卫生机构无法完成所有的公共卫生基本职能,公共卫生体系中还应包括:医院、社区卫生服务中心等医疗服务提供者,负责提供个体的预防和治疗等卫生服务;公安、消防等公共安全部门,负责预防和处理威胁大众健康的公共安全事件;环境保护、劳动保护、食品质量监督等机构,保障健康的生存环境;文化、教育、体育等机构为社区创造促进健康的精神环境;交通运输部门,方便卫生服务的提供和获取;商务机构提供个体和组织在社区中生存和发展的经济资源;民政部门、慈善组织等,向弱势人群提供生存救助和保障以及发展的机会。

公共卫生基本职能是影响健康的决定因素、预防和控制疾病、预防伤害、保护和促进人群健康、实现健康公平性的一组活动。公共卫生基本职能需要卫生部门,还有政府的其他部门以及非政府组织、私营机构等来参与或实施。公共卫生基本职能属于公共产品,政府有责任保证这些公共产品的提供,但不一定承担全部职能的履行和投资责任。

公共卫生基本职能的范畴大大超出了卫生部门的管辖范围,在职能的履行过程中卫生部门发挥主导作用。卫生部门负责收集和分析本部门及其他部门、民间社团、私人机构等的信息,向政府提供与人群健康相关的、涉及国家利益的综合信息;卫生部门是政府就卫生问题的决策顾问,负责评价公共卫生基本职能的履行情况;同时,向其他部门负责的公共卫生相关活动提供必要的信息和技术支持,或展开合作;负责健康保护的执法监督活动。

二、我国公共卫生体系的基本职能

通过分析上述国家和组织制定的公共卫生基本职能框架,结合我国的现状,我们总结出10项现代公共卫生体系应该履行的基本职能,其中涉及三大类的卫生服务提供:①人群为基础的公共卫生服务,如虫媒控制、人群为基础的健康教育活动等;②个体预防服务,如免疫接种、婚前保健和孕产期保健;③具有公共卫生学意义的疾病的个体治疗服务,如治疗肺结核和性传播疾病等,可减少传染源,属于疾病预防控制策略之一;再比如治疗儿童腹泻、急性呼吸道感染、急性营养不良症等。在此基础上,我国现代公共卫生体系的基本职能应包括以下10个方面。

(一)监测人群健康相关状况

(1)连续地收集、整理与分析、利用、报告与反馈、交流与发布与人群健康相关的信息。

(2)建立并定期更新人群健康档案,编撰卫生年鉴。其中与人群健康相关的信息包括:①人口、社会、经济学等信息;②人群健康水平,如营养膳食水平、生长发育水平等;③疾病或健康问题,如传染病和寄生虫病、地方病、母亲和围产期疾病、营养缺乏疾病、非传染性疾病、伤害、心理疾病以及突发公共卫生事件等;④疾病或健康相关因素,如生物的、环境的、职业的、放射的、食物的、行为的、心理的、社会的、健康相关产品的;⑤公共卫生服务的提供,如免疫接种、农村改水改厕、健康教育、妇幼保健等,以及人群对公共卫生服务的需要和利用情况;⑥公共卫生资源,如经费、人力、机构、设施等;⑦公共卫生相关的科研和培训信息。

(二)疾病或健康危害事件的预防和控制

(1)对正在发生的疾病流行或人群健康危害事件,如传染病流行,新发疾病的出现,慢性病流行,伤害事件的发生,环境污染,自然灾害的发生,化学、辐射和生物危险物暴露,突发公共卫生事件等,开展流行病学调查,采取预防和控制措施,对有公共卫生学意义的疾病开展病例发现、诊断和治疗。

(2)对可能发生的突发公共卫生事件做好应急准备,包括应急预案和常规储备。

(3)对有明确病因或危险因素或具备特异预防手段的疾病实施健康保护措施,如免疫接种、饮水加氟、食盐加碘、职业防护、婚前保健和孕、产期保健等。

上述第一项和第二项内容包括我国疾病预防控制机构常规开展的疾病监测、疾病预防与控制、健康保护、应急处置等工作。

(三)发展健康的公共政策和规划

(1)发展和适时更新健康的公共政策、法律、行政法规、部门规章、卫生标准等,指导公共卫生实践,支持个体和社区的健康行动,实现健康和公共卫生服务的公平性。

(2)发展和适时更新卫生规划,制定适宜的健康目标和可测量的指标,跟踪目标实现进程,实现连续的健康改善。

(3)多部门协调,保证公共政策的统一性。

(4)全面发展公共卫生领导力。

(四)执行公共政策、法律、行政法规、部门规章和卫生标准

(1)全面执行公共政策、法律、行政法规、部门规章、卫生标准等。

(2)依法开展卫生行政许可、资质认定和卫生监督。

(3)规范和督察监督执法行为。

(4)通过教育和适当的机制,促进依从。

(五)开展健康教育和健康促进活动

(1)开发和制作适宜的健康传播材料。

(2)设计和实施健康教育活动,发展个体改善健康所需的知识、技能和行为。

(3)设计和实施场所健康促进活动,如在学校、职业场所、居住社区、医院、公共场所等,支持个体的健康行动。

(六)动员社会参与,多部门合作

(1)通过社区组织和社区建设,提高社区解决健康问题的能力。

(2)开发伙伴关系和建立健康联盟,共享资源、责任、风险和收益,创造健康和安全的支持性环境,促进人群健康。

(3)组织合作伙伴承担部分公共卫生基本职能,并对其进行监督和管理。

第(三)～(六)项融合了国际上健康促进的理念,即加强个体的知识和技能,同时改变自然的、社会的、经济的环境,以减少环境对人群健康及其改善健康的行动的不良影响,促使人们维护和改善自身的健康。第(四)项的职能与 1986 年《渥太华宪章》中提出的健康促进行动的 5 项策略相吻合,即"制定健康的公共政策、创造支持性的环境、加强社区行动、发展个人技能、重新调整卫生服务的方向和措施"。

(七)保证卫生服务的可及性和可用性

(1)保证个体和人群卫生服务的可及性和可用性。

(2)帮助弱势人群获取所需的卫生服务。

(3)通过多部门合作,实现卫生服务公平性。

(八)保证卫生服务的质量和安全性

(1)制定适当的公共卫生服务的质量标准,确定有效和可靠的测量工具。

(2)监督卫生服务的质量和安全性。

(3)持续地改善卫生服务质量,提高安全性。

第(七)项和第(八)项是对卫生服务的保证,即保证卫生服务的公平和安全性。

(九)公共卫生体系基础结构建设

(1)发展公共卫生人力资源队伍,包括开展多种形式的、有效的教育培训,实现终身学习;建立和完善执业资格、岗位准入、内部考核和分流机制;通过有效的维持和管理,保证人力资源队伍的稳定、高素质和高效率。

(2)发展公共卫生信息系统,包括建设公共卫生信息平台;管理公共卫生信息系统;多部门合作,整合信息系统。

(3)建设公共卫生实验室,发展实验室检测能力。

(4)加强和完善组织机构体系,健全公共卫生体系管理和运行机制。

本项是对公共卫生体系基础结构的建设。公共卫生体系的基础结构是庞大的公共卫生体系的神经中枢,包括人力资源储备和素质、信息系统、组织结构等。公共卫生体系的基础结构稳固,整个公共卫生体系才能统一、高效地行使其基本职能。

(十)研究、发展和实施革新性的公共卫生措施

(1)全面地开展基础性和应用性科学研究,研究公共卫生问题的原因和对策,发展革新性的公共卫生措施,支持公共卫生决策和实践。

(2)传播和转化研究结果,应用于公共卫生实践。

(3)与国内外其他研究机构和高等教育机构保持密切联系,开展合作。这项职能为公共卫生实践和公共卫生体系的可持续发展提供科学支撑。

上述这十项职能的履行又可具体分解为规划、实施、技术支持、评价和质量改善、资源保障(包括人力、物力、技术、信息和资金等)等 5 个关键环节。不同的环节需要不同的部门或机构来承担。

三、卫生体系内部职能

疾病预防控制体系建设研究课题组对我国疾病预防控制机构应承担的公共职能进行了界定,共 7 项职能、25 个类别、78 个内容和 255 个项目。2005 年卫生部(现卫健委)发布施行了《关于疾病预防控制体系建设的若干规定》和《关于卫生监督体系建设的若干规定》,分别明确了疾病预防控制机构和卫生监督机构的职能。这些工作对我国疾病预防控制体系和卫生监督体系的建设具有重要的意义。

公共卫生体系是包括疾病预防控制体系、卫生监督体系、突发公共卫生事件医疗救治体系等在内的一个更大的范畴。首先应该将公共卫生体系作为一个整体来看待,明确其职能,避免体系中的各个成分如疾病预防控制体系、卫生监督体系等各自为政。这样将有助于实现公共卫生体系的全面建设,保证部门间的协调与合作,提高公共卫生体系总体的运作效率。

另外,公共卫生基本职能的履行必须有法律的保障。公共卫生体系的构成、职权职责及其主体都应该是法定的,做到权责统一,并应落实法律问责制。至今为止,我国已颁布了10部与公共卫生有关的法律,如母婴保健法、食品卫生法、职业病防治法、传染病防治法等,以及若干的行政法规和部门规章。虽然这些对我国公共卫生事业的发展起到了重要的保障作用,但是其中没有一部是公共卫生体系的母法,因而无法形成严密的、统一规划设计的、协调一致的法规体系。解决公共卫生问题所需采取的行动远远超出了卫生部门的职权和能力范围,需要政府其他部门以及非政府组织、私营机构等共同参与。因此,制定公共卫生体系的母法,明确公共卫生体系的构成及其所需履行的基本职能,协调体系中各成分体系或机构间相互关系,是当务之急。

(翟志霞)

第三节　公共卫生的主要内容

传统公共卫生是在生物医学模式下,以传染病、地方病和职业病的防治作为工作重点,提供以疾病为中心的公共卫生服务。按照行政区划设置的公共卫生机构,执行同级卫生行政部门的指令,独立开展辖区内的公共卫生工作。随着公共卫生实践与认识的重大变化,公共卫生的内容也逐渐丰富和完善。

一、公共卫生体系建设

公共卫生体系建设是我国卫生改革与发展面临的重要问题。医疗卫生体制改革的重点之一应加强公共卫生体系的建设,保证绝大多数人的健康,提高疾病预防控制能力,让大多数人不得病、少得病、晚得病。按照WHO的相关定义,基本医疗服务应纳入公共卫生的范畴,因此公共卫生体系建设应覆盖到医疗机构。因为传染病疫情一旦发生,医疗机构就处在疾病预防控制的第一线。

在公共卫生体系的建设过程中,应以系统的观念统筹规划、平衡发展。应综合考虑卫生资源的投入与分配,以最大限度地发挥公共卫生体系的作用。在体系建设中,应着重考虑如何确定正确的目标规划、完善的基础设施、灵敏的信息系统、科学的决策指挥和有效的干预控制策略。

加强疾病预防控制能力建设是公共卫生体系建设的核心内容。所谓疾病预防控制能力,是指履行疾病预防控制、突发公共卫生事件处置、疫情报告和健康信息管理、健康危害因素干预和控制、检验评价、健康教育与健康促进、科研培训与技术指导等公共职责的能力。在公共卫生体系建设过程中,应完善机制、落实职责,加强能力建设,加大人才队伍建设的力度,以推动公共卫生工作不断发展。

当前,我国已在公共卫生体系建设方面取得了成功经验,使公共卫生水平得到了不断提高。

我国已建立了比较全面的公共卫生体系,提供的公共卫生服务从中央辐射到省、市、县,并建立了县、乡、村"三级农村卫生网络"。我国将政府的承诺和意愿与专家技术结合起来,促进了公共卫生体系的发展,为其他国家提供了较好的范例。例如,2004年初正式启动的疫情及突发公共卫生事件的网络直报系统,覆盖包括乡镇卫生院在内的全国所有卫生医疗机构,是世界上最大的疾病监测系统。目前,全国93.5%的县以上医疗卫生机构和70.3%的乡镇卫生院均实现了疫情和突发公共卫生事件网络直报。通过不断建立和完善全国传染病疫情和突发公共卫生事件信息网络,我国已实现对传染病疫情、健康危害因素监测、死因监测等重要公共卫生数据的实时管理,传染病控制和应急反应能力明显提高。

公共卫生体系建设和完善是一个长期的庞大的系统工程,事关国民健康、国家安全大局,涉及每个人的健康、安全利益。公共卫生体系建设中的各种项目的设立和决策的正确与否,直接影响到公众的健康和安全。为保证公众公共卫生安全,建设和完善我国的公共卫生体系,需要大力提倡公共卫生体系建设的战略和战术研究。

循证公共卫生决策学的兴起为我国公共卫生体系的建设和完善准备了新型的科学工具,应该充分地利用新工具的优点,不断地学习和加强循证公共卫生决策的能力。高效、可靠、科学的公共卫生体系应来自对科学技术、公众交流、公众健康需求和各种政治意愿的高度整合。

二、健康危险因素的识别与评价

能对人造成伤亡或对物造成突发性损害的因素,称为危险因素;能影响人的身体健康,导致疾病或对生物造成慢性损害的因素,称为有害因素。通常情况下,对两者并不加以区分而统称为健康危险因素。

健康危险因素包括物理性因素、化学性因素、生物性因素及社会-心理-行为因素。如果能够早期识别到危险因素,并加强自我保健与防护,可以有效避免受到危险因素的侵害。采用筛检手段在"正常人群"中发现无症状患者是一种有效的预防策略,如果及时采取干预措施,阻断致病因素的作用,可以防止疾病的发生。由于人体有很强的自我修复功能,如果能及时发现和识别影响健康的危险因素,并及早采取适当的措施,阻止危险因素的作用,致病因素引起的疾病病程即可出现逆转,症状即可消失,并有可能恢复健康。当致病因素导致疾病发生后,要采取治疗措施并消除健康危险因素,改善症状和体征,防止或推迟伤残发生,减少劳动能力丧失。如果由于症状加剧,病程继续发展,导致生活和劳动能力丧失,此时的主要措施是康复治疗,提高其生命质量。

临床医学服务的起始点是在患者出现症状和体征后主动找医师诊治疾病,而健康危险因素评价是在症状、体征、疾病尚未出现时就重视危险因素的作用,通过评价危险因素对健康的影响,促使人们保持良好的生活环境、生产环境和行为生活方式,防止危险因素的出现。在危险因素出现的早期,可以测评危险因素的严重程度及其对人们健康可能造成的危害,预测疾病发生的概率,以及通过有效干预后可能增加的寿命。健康危险因素评价的重点对象是健康人群,开展的阶段越早,意义越大,因此它是一项推行积极的健康促进和健康教育的技术措施,也是一种预防和控制慢性非传染性疾病的有效手段。

三、疾病的预防与控制

疾病预防与控制是公共卫生的核心内容之一。我国疾病预防控制机构的主要职责:①为拟定与疾病预防控制和公共卫生相关的法律、法规、规章、政策、标准和疾病防治规划等提供科学依据,为卫生行政部门提供政策咨询;②拟定并实施国家、地方重大疾病预防控制和重点公共卫生服务工作计划和实施方案,并对实施情况进行质量检查和效果评价;③建立并利用公共卫生监测系统,对影响人群生活、学习、工作等生存环境质量及生命质量的危险因素进行营养食品、劳动、环境、放射、学校卫生等公共卫生学监测,对传染病、地方病、寄生虫病、慢性非传染性疾病、职业病、公害病、食源性疾病、学生常见病、老年卫生、精神卫生、口腔卫生、伤害、中毒等重大疾病发生、发展和分布的规律进行流行病学监测,并提出预防控制对策;④处理传染病疫情、突发公共卫生事件、重大疾病、中毒、救灾防病等公共卫生问题,配合并参与国际组织对重大国际突发公共卫生事件的调查处理;⑤参与开展疫苗研究,开展疫苗应用效果评价和免疫规划策略研究,并对免疫策略的实施进行技术指导与评价;⑥研究开发并推广先进的检测、检验方法,建立质量控制体系,促进公共卫生检验工作规范化,提供有关技术仲裁服务,开展健康相关产品的卫生质量检测、检验,安全性评价和危险性分析;⑦建立和完善疾病预防控制和公共卫生信息网络,负责疾病预防控制及相关信息搜集、分析和预测预报,为疾病预防控制决策提供科学依据;⑧实施重大疾病和公共卫生专题调查,为公共卫生战略的制定提供科学依据;⑨开展对影响社会经济发展和国民健康的重大疾病和公共卫生问题防治策略与措施的研究与评价,推广成熟的技术与方案;⑩组织并实施健康教育与健康促进项目,指导、参与和建立社区卫生服务示范项目,探讨社区卫生服务的工作机制,推广成熟的技术与经验。

此外,各级疾病预防控制机构还负责农村改水、改厕工作技术指导,研究农村事业发展中与饮用水卫生相关的问题,为有关部门做好饮用水开发利用和管理提供依据;组织和承担与疾病预防控制和公共卫生工作相关的科学研究,开发和推广先进技术;开展国际合作与技术交流,引进和推广先进技术等。

四、公共卫生政策与管理

公共卫生是一个社会问题,其实施涉及社会的方方面面,是单个机构无力承担,短期内难以获得回报却又关系到国家整体利益和长远利益的社会工程。从某种角度来说,公共卫生的实质是公共政策问题,要靠政府的政策支持和法律法规的保障。公共卫生政策是国家政策体系的一个重要组成部分,公共卫生政策的制定是一个复杂的过程,受众多因素的影响,包括意识形态、政治理念、传统价值观念、公众压力、行为惯性、专家意见、决策者的兴趣与经验等。

公共卫生管理的长效机制必须建立在法治的基础上。要建立公共卫生的法治机制,必须加强公共卫生的立法,并提高立法的质量。构建公共卫生管理机制,应建立职责明确、相互协调、有财政保障的公共卫生管理机构,建立完善的法制化的公共卫生管理制度,并建立起稳定的、持久的公共卫生管理长效机制。

五、突发公共卫生事件与公共卫生危机管理

突发公共卫生事件(公共卫生危机事件)是指突然发生,造成或者可能造成公众健康严重损害的重大传染病、群体性不明原因疾病、重大中毒、放射性损伤、职业中毒,以及因自然灾害、事故灾难或社会安全事件引起的严重影响公众身心健康的事件。公共卫生危机事件大多表现为突发性事故危机,其特点表现为:①危机的不可预见性,危机产生的诱因难以预测,危机的发生、发展和造成的影响难以预测;②危机的多发性、多样性和复杂性;③危机的紧迫性,使得迟缓的危机管理可能导致严重后果;④危机的危害性,公共卫生危机已经突破了地区界限,某一国家或地区的

危机处理不当,就有可能在短时间内发展为全球危机。

公共卫生危机管理主要是指政府、卫生职能部门和社会组织为了预防公共卫生危机的发生,减轻危机发生所造成的损害并尽早从危机中恢复过来,针对可能发生的和已经发生的危机所采取的管理行为。主要包括危机风险评估、危机监测、危机预防、信息分析、危机反应管理和危机恢复等。公共卫生危机管理的基础工作应贯穿于危机管理全过程,主要包括危机管理的组织机构、社会支持和公共卫生人力资源等。

公共卫生危机管理应遵循公众利益至上、公开诚实和积极主动的原则。政府和相关职能部门必须把公众利益放在首位,所采取的一切行动和措施都必须优先保障公众利益。在危机出现的第一时间采取有效措施,及时公开危机的相关信息,否则会导致政府公信度降低,造成不应有的混乱。公共卫生危机一旦发生,就会成为公众舆论关注的焦点,地方政府和职能部门必须快速反应,积极沟通协调,主动寻求社会各界的理解和支持,积极控制和掌握发言权。

六、公共卫生安全与防控

公共卫生安全如同金融安全、信息安全一样,已成为国家安全的重要组成部分,需要引起足够的重视和关注。在全球化时代,既要重视传统安全因素,也要重视非传统安全因素。

非传统安全是相对于传统安全而言的,是一个泛化的概念,其内容涵盖政治安全、经济、文化、科技、生态环境、人类健康和社会发展等。非传统安全更加关注人类安全和社会可持续发展,是对非军事化安全的理解,即公众更加关注经济、社会、环境、健康等发展问题,甚至将其提高到与军事、政治问题同等的位置,从而使人们的安全观更加非国界化。2003 年的 SARS 事件对我国政府和民众传统的安全观是一个严重的挑战,使公众充分认识到公共卫生安全对于维护国家安全、构建和谐社会的重要性。

在分享全球化带来的好处的同时,务必要防范全球化带来的更多的不确定因素和风险。例如,传染病跨国界传播的可能性大大增加,很多以前局限于特定地区的未知病毒或细菌以及已知的传染病可能随着人流、物流迅速传播到全球;随着食品等与健康相关的产品贸易日趋活跃,境外食品污染流入的可能性不断增加,食品的微生物、化学和放射性污染问题一旦在某一国家或地区出现,就可能在全球范围内长距离、大面积地迅速波及蔓延;全球化带来的国际产品结构调整,可能促使污染密集型产业向发展中国家转移,导致职业病危害从经济发达地区向经济发展较慢的地区转移;生物恐怖带来的威胁明显增大,生物技术的迅猛发展使制造强杀伤性生物武器的能力大为提高。因此,有效预防和控制各类突发性公共卫生事件,确保公共卫生安全,保护公众的健康是现代公共卫生工作的重要任务。全球化加剧了公共卫生安全的危险因素,迫使人们要更加重视非传统安全因素。加强公共卫生安全必须强化政府对公共卫生的领导责任,建立突发性公共卫生事件应急处理机制,加强公共卫生领域的国际合作。

公共卫生安全是非传统安全的重要组成部分,也是构建和谐社会的重要内容,应从国家安全的高度考虑公共卫生问题。在突发公共卫生事件、突发伤害事件、突发环境污染事件、突发灾害事件以及恐怖袭击事件的处置过程中,应积极防治各种潜在风险,还应积极构建能够迅速调动社会资源的应急处理系统,并通过加强法律、制度建设以及平战结合系统的建设,合理配置和使用应急储备物资和资源。

每年 4 月 7 日是世界卫生日。“世界卫生日”是从 1950 年开始的,其宗旨就是要动员国际社会和社会各界,共同为控制疾病、为人类的安全做出贡献。历届世界卫生日的主题,从 1950 年的

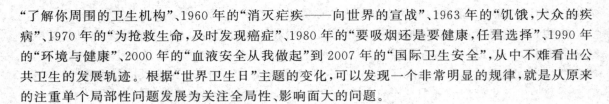

"了解你周围的卫生机构"、1960年的"消灭疟疾——向世界的宣战"、1963年的"饥饿，大众的疾病"、1970年的"为抢救生命，及时发现癌症"、1980年的"要吸烟还是要健康，任君选择"、1990年的"环境与健康"、2000年的"血液安全从我做起"到2007年的"国际卫生安全"，从中不难看出公共卫生的发展轨迹。根据"世界卫生日"主题的变化，可以发现一个非常明显的规律，就是从原来的注重单个局部性问题发展为关注全局性、影响面大的问题。

七、公共卫生伦理

伦理学是人类行动的社会规范，伦理学根据人类的经验确定某些规范或标准来判断某一行动是否应该做，应该如何做。"道德"与"伦理学"均为人类行动的社会规范。道德是一种社会文化现象，体现在教育、习俗、惯例、公约之中，传统道德依靠权威，无须论证，"道德"偏重于讲做人。而伦理学是道德哲学，必须依靠理性的论证，现代"伦理学"更强调做事。科学告诉我们能干什么，而伦理学则告诉我们该干什么。

公共卫生伦理是公共卫生机构和工作人员行动的规范，包括有关促进健康、预防疾病和伤害的政策、措施和办法等。在人群中所采取的促进健康、预防疾病和伤害行动，公共卫生伦理起指导作用，其行动规范体现在公共卫生伦理的原则之中。

公共卫生伦理的原则是评价公共卫生行动是否应该做的框架，可概括为四个方面：①公共卫生行动产生的结果要实现利益最大化，即公共卫生行动要使目标人群受益，避免、预防和消除公共卫生行动对目标人群的伤害，受益与伤害和其他代价相抵后盈余最大；②公正性原则，包括分配公正和程序公正，即受益和负担公平分配（即分配公正）和确保公众参与，包括受影响各方的参与（程序公正）；③对于人的尊重，即尊重自主的选择和行动，保护隐私和保密，遵守诺言，信息透明和告知真相；④建立和维持信任，即公共卫生机构和工作人员与目标人群之间应建立信任关系，公共卫生行动应取信于民。

按照公共卫生伦理的原则，公共卫生行动也是对公众应尽的义务，但这些义务并不是绝对的，而是初始义务。所谓初始义务是指假设情况不变时必须履行的义务。也就是说，如果情况有变，就不履行初始义务。其理由是，为了要完成一项更重要的义务时，不可能同时履行此初始义务。在公共卫生工作中发生原则或义务冲突的情况下，就面临一个伦理难题。例如，在SARS防控期间，保护公众和个人健康与尊重个人自主性发生矛盾。对SARS患者、疑似患者以及接触者必须采取隔离的办法，这对保护公众以及他们的健康都是不可少的，这种情况下不能履行尊重个人自主性和个人自由的初始义务。但如果情况没有改变，而不去履行初始义务，就违反了伦理学的规范。

八、公共卫生领域的国际合作

在现代社会中，伴随着科技的发展、通信与交通工具的发达，"非典"、禽流感、艾滋病等在短时间内迅速蔓延，不仅严重危害着公众的生命安全，而且严重损害着疾病来源国的国际形象、经济发展与社会稳定，其影响已经远远超出了公共卫生领域，在国家安全问题上应受到高度的重视。经济上的国际合作为其他社会生活领域中的国际合作奠定了基础，国际合作是各国实现发展的迫切需要。

在面对全球性的公共卫生问题时，主权国家不可能去他国实施自己的政策，这样就促生了公共卫生领域的国际合作。在面对公共卫生领域内的全球问题上，只有国际合作才是正确的选择。

例如,在"非典"期间,通过采取隔离措施,抑制了"非典"的迅速蔓延,但在由飞鸟带来的禽流感病毒的防治上,隔离却起不到任何作用。可见,隔离并不能解决全球性的公共卫生问题,唯有国际合作才能有效地解决全球性的公共卫生问题。

公共卫生领域的国际合作,涉及新国际卫生条例下的全球公共卫生监测系统、传染病的实验室研究与诊断和治疗、国际合作的公共卫生应急机制的建立、公共卫生安全、高级卫生行政人员和专业技术人员的培训、公共卫生管理国际培训项目等诸多领域。自 20 世纪末期以来,全球在非洲抗疟疾行动、艾滋病防治、禽流感全球行动及中国-东盟自由贸易区公共卫生安全合作机制、东亚公共卫生合作机制、国际公共卫生实验室网络建设等方面的国际合作堪称典范。

（翟志霞）

第四节 流行性乙型脑炎的预防接种

一、概述

流行性乙型脑炎(以下简称乙脑)最早在日本被发现,1924 年,在日本大流行时被认为是一种新的传染病。该病在夏秋季流行,曾被称为夏秋脑炎。为了与当时在日本流行的一种昏睡型脑炎相区别,称后者为甲型脑炎,前者为乙型脑炎。1935 年,日本学者从病死者脑组织中分离到病毒,发现其抗原性不同于美国的圣路易脑炎病毒,首次确定了该病的病原,并将分离到的病毒命名为 Nakayama 原始株;1937 年,从马脑组织中分离到病毒;1938 年,日本学者报告从三带喙库蚊分离到病毒;1946 年,日本厚生省确定该病为法定传染病,并统称为日本脑炎。

在拥有 30 亿人口的亚洲,乙脑是一个重要的公共卫生问题,也是引起病毒性脑炎的首要原因。据估计,乙脑病毒每年至少引起 50 000 例临床新发病例,其中大部分为≤10 岁儿童,并导致 10 000 例死亡和 15 000 例长期神经、精神系统后遗症的发生。在乙脑地方流行区,大部分人在 15 岁前已感染过乙脑病毒。但如果近期有乙脑病毒输入,任何年龄人群都会被感染。在某些地区,乙脑有季节性传播的特点,但有些地区则全年均可传播。由于缺乏完善的监测系统和实验诊断技术,许多地区存在病例漏报和误报现象。

控制乙脑的措施理论上包括灭蚊、猪和人类的免疫预防措施,其中疫苗是唯一有效的长期控制和预防乙脑的方法。大量的证据表明,免疫接种对控制乙脑效果明确,又具有很高的成本效益性。我国绝大多数省(市、区)为乙脑流行区。在 20 世纪 60 年代末,广泛应用疫苗前,乙脑高发年份的发病率可达 30/10 万。随着疫苗的逐步改进与应用,发病率显著下降。

二、病原学

(一)病毒的形态结构

乙型脑炎病毒是一种球形的单链 RNA 病毒,属披盖病毒科虫媒 B 组。病毒颗粒呈球形,壳体为 20 面立体对称,RNA 为单股,分子量约 3×10 dalton。电镜下的病毒颗粒有核心、包膜和刺突 3 部分,它们的平均直径分别为 (29.8 ± 2.5)nm、(44.8 ± 3.2)nm、(53.1 ± 5.4)nm。该病毒单股正链 RNA 全序列由 11 000 个核苷酸组成,含有 3 种结构蛋白。E1 是构成包膜上刺突的糖蛋白;E2 是一种非糖基化的小蛋白多肽,与包膜层相连;碱性蛋白 C 与核壳体中的 RNA 相连构成核壳。

(二)病毒的理化性质

乙型脑炎病毒的抵抗力不强,在 100 ℃ 2 分钟、55～60 ℃ 30 分钟或 37 ℃ 2 天即可被完全灭活。但 30 ℃ 以下存活时间较长,在 −70 ℃ 以下可保存 1 年以上。冷冻干燥下的病毒,在 4 ℃ 可保存数年。该病毒在适宜的稀释剂中(脱脂牛乳、兔血清或牛血清、水解蛋白等)比较稳定,在生理盐水中则迅速被灭活。

乙型脑炎病毒可被常用的消毒剂如碘酊、乙醇、酚等迅速灭活,也易被胆汁、脱氧胆酸钠所灭活。对有机溶剂敏感,胰蛋白酶和脂肪酶不但能破坏病毒的感染力,而且使血凝活性迅速丧失。甲醛和 β-丙内酯可使病毒灭活,并且保持其抗原性,因此常用作灭活剂。

(三)病毒的抗原性和免疫原性

乙型脑炎病毒的蛋白包括 3 种结构蛋白和 7 种非结构蛋白。3 种结构蛋白即衣壳蛋白 C、包膜蛋白 E 和 M,其中 E 蛋白是乙型脑炎病毒的重要抗原成分,它具有病毒与细胞受体的结合、特异性膜融合以及诱生病毒中和抗体、血凝抑制抗体和抗融合抗体的作用。因此,E 蛋白与病毒毒力、致病性和免疫保护性密切相关。非结构蛋白为病毒的酶或调节蛋白,与病毒复制和生物合成有关。

乙型脑炎病毒感染或疫苗免疫后均可产生中和抗体、血抑抗体和补结抗体。血抑抗体和补结抗体出现较早,一般在感染 7 天后出现;中和抗体出现较迟,在 1～2 周内,但都在 1 个月左右达高峰。补结抗体消失快,可用来判断人或动物的年感染率;其次是血抑抗体,可用作临床病例的诊断;中和抗体维持时间最长,是衡量人体是否有免疫力的指标。

人被感染后,绝大部分呈隐性感染,仅有少数人发病,有显性感染症状者≤1%。隐性或显性感染者只发生 3～5 天短暂的病毒血症,对于本病的流行传播上意义不大。牛、马等大型牲畜的饲养和使用时间长,而幼畜数量不多,传播本病的意义也不大。因此,上述 2 种传染源并不是主要的传染源。

据研究资料表明,本病最重要的传染源是猪,主要是幼猪。猪数量多,感染后病毒血症期持续时间长,血液中病毒滴度很高;幼猪出生率高,生长时间短,对乙型脑炎病毒的免疫力低下,易感染。乙型脑炎病毒在蚊体内大量繁殖,在唾液腺内的乙型脑炎病毒滴度达到较高水平。当环境温度 <20 ℃,病毒滴度低;若≥28 ℃,则病毒迅速复制,具有很高的传染性。

(四)人群易感性和免疫性

乙型脑炎病毒的抗原较稳定,较难变异,至今也只有一个血清型,但不同时间分离的病毒株之间也发现一定的差异,在免疫学上没有意义。

三、流行病学

(一)乙脑流行地域分布

乙脑是由媒介蚊虫传播的一种中枢神经系统急性传染病,为人畜共患传染病。患者起病急,以高热、惊厥、昏迷、抽搐等神经症状为特征。乙脑病死率达 5%～35%,约 30% 的患者留有神经、精神系统后遗症。乙脑主要在亚洲广大地区流行,在日本、朝鲜、韩国、中国、越南、泰国、印度、印度尼西亚、马来西亚、菲律宾和缅甸,太平洋的一些岛屿均有本病的报道。

我国除新疆、青海、西藏无病例报告以外,其他各省、自治区、直辖市均有发病。年发病数最高超过17万人,病死率达25%。我国为乙脑高流行区,乙脑属于乙类法定报告传染病。疫苗使用前,乙脑发病一直处于较高水平,在20世纪50~70年代初期曾发生大流行,每间隔3~5年出现一次小的流行高峰。2006年再次出现一个发病高峰,超过2004年和2005年发病水平,部分省病例数上升幅度较大,局部地区发生乙脑流行。2004-2006年平均发病数达6 320例,2006年除青海外,另外30个省(市、区)报告乙脑病例累计发病7 643例,死亡463例。我国乙脑的流行主要在7~9月份,发病主要集中在贵州、四川、重庆等西南地区,≤10岁病例占总病例的75%以上。

1.全国乙脑年龄组发病率

全国乙脑年龄组发病率分析显示,我国乙脑≤10岁病例占总病例的75%以上。全国报告乙脑病例仍以小年龄组报告发病率较高,其中3~6岁组儿童报告发病率最高。8月龄和间隔1年接种2剂次疫苗,可有效保护≤10岁儿童。2006年仍以小年龄组报告发病率较高,其中3~6岁组儿童报告发病率最高,各年龄组报告发病率在(6.0~6.2)/10万,与2004年、2005年相比,各年龄组报告发病率均有所上升,但仍以小年龄组增加幅度大。

2.我国乙脑地区分布

病例主要分布在西南、华南、华中、华东地区,东北和西北地区病例数较少。近几年病例集中在西南地区。

(二)传染源与储存宿主

乙脑是一种人畜共患的传染病,属于蚊类媒介传播的自然疫源性疾病。乙型脑炎病毒感染后的人和动物通过蚊子叮咬传播,均可成为本病的传染源。

通过对健康人群的血清流行病学调查证明,蚊子(主要为库蚊)不但是乙型脑炎病毒的传播媒介,而且也是储存宿主。带毒蚊子一次叮咬的排毒量可达小鼠10^2~10^4 ID_{50}病毒滴度,受带毒蚊子叮咬后几乎100%感染。人类主要呈隐性感染,极少数感染者发病。发病对象在流行区的少年儿童,随着年龄的增长,发病也减少。所以,流行区10岁以下儿童最为易感,患者年龄发病率也最高。乙脑无论是隐性感染还是显性感染,均可获得持久免疫力,再次发病者极少见。

(三)乙脑流行有关因素

乙脑流行具有明显的周期性,一个大流行年后,流行就会处于低谷期4~5年,然后再次形成高峰。这主要是由于一次大流行,众多人群因隐性感染而获得免疫。此外,乙脑流行的地域性,其实质是自然因素(如气温高、降水量大等)对媒介昆虫滋生条件的影响。

四、免疫预防

(一)疫苗发展概况

在1950年和1951年,北京生物制品研究所先后研制出鸡胚灭活疫苗和鼠脑灭活疫苗。鸡胚疫苗免疫原性差;鼠脑疫苗由于未经纯化含有鼠脑组织成分,1957年,曾发生严重的变态反应性脑脊髓炎而停止生产。之后,在原有疫苗工艺基础上,增加了澄清、过滤和用乙醚处理等工艺,但疫苗的不良反应和免疫原性仍不够满意。1960-1966年,使用鸡胚细胞生产灭活疫苗,不良反应虽有明显减少,但流行病学效果欠佳。1967年,北京生物制品研究所研制成功用地鼠肾细胞培养病毒,经甲醛灭活的疫苗,1968年起正式投产和应用。经人体血清学和流行病学效果调查证明,该疫苗不仅不良反应较轻,效果也较好。之后上海、兰州、成都和长春等生物制品研究所也相继生产并在全国范围内推广、应用,对我国控制乙脑的流行起到重要作用。但此疫苗为原代地鼠肾细胞疫苗,疫苗中的残余牛血清和地鼠肾细胞残片可引起不良反应;再则,灭活疫苗接种剂次多,超敏反应发生率也随着疫苗接种剂次的增加而增高。

目前使用的乙脑疫苗有以下三种:一是鼠脑纯化疫苗,得到 WHO 的认可,除在日本大量使用外,也曾在欧洲和亚洲一些国家应用;二是地鼠肾细胞减毒活疫苗,主要在国内使用,少量出口到韩国、尼泊尔和印度等国;三是 Vero 细胞灭活纯化疫苗,只在国内使用。

(二)我国两种乙脑疫苗的制造

1.Vero 细胞灭活纯化疫苗

Vero 细胞是从非洲绿猴肾建立的猴肾细胞系。经全面检定,无外源因子污染和致瘤性,完全符合 1997 年 WHO 规程的要求,在国际上先后用于小儿麻痹灭活疫苗、小儿麻痹活疫苗和人用狂犬病疫苗的生产。

(1)疫苗的制备流程:选育生物性状稳定,符合 WHO 规程要求并适应乙型脑炎病毒繁殖的 Vero 细胞,培养病毒,并通过以下的纯化工艺过程制备成疫苗。①超滤,抗原经中空纤维柱超滤后浓缩 10～20 倍;②鱼精蛋白处理,进行初步纯化,并去除细胞残余 DNA;③蔗糖密度梯度离心,进一步纯化,收取一个蛋白活性高峰,蛋白含量 60 μg 以下,补结活性达 1：32,再经超滤脱去蔗糖。

(2)疫苗的安全性:分别选择不同年龄组人群进行临床试验,初免 1 针后 8 小时,有 5％左右发生一过性中度发热(37.6～38.5 ℃),接种第 2 针后中度发热率≤1％。对 3 种不同疫苗的比较临床研究,全身发热反应减毒活疫苗高于其他两种疫苗但无统计学显著差异($t < 1.96, P > 0.01$)。

(3)抗体应答:Vero 细胞乙脑灭活疫苗初免 2 剂后,抗体阳转率、抗体几何平均滴度(GMT)均高于地鼠肾灭活疫苗和减毒活疫苗有统计学显著差异($t > 2.58, P < 0.001$)。Vero 疫苗用于 1～6 岁儿童,无论既往接种何种疫苗,用 Vero 疫苗加强免疫 1 剂,抗体阳转率达到 100％,GMT 上升 22.8 倍。对抗体应答持久性观察,北京生物品研究所在非疫区连续进行了 5 年血清学中和抗体的检测,抗体下降缓慢,免疫接种后第 5 年仍保持有效免疫水平。

2.地鼠肾细胞减毒活疫苗

我国乙脑减毒活疫苗毒种是中国药品生制品检定所俞永新院士率领课题组选育的 SA14-14-2减毒株。该弱毒株具有遗传稳定性好,免疫原性强,可产生良好的体液和细胞免疫反应。

(1)疫苗制造:我国用于生产减毒活疫苗的毒种为 SA14-14-2 株,母株为 SA14 病毒株,于 1954 年分离自蚊的幼虫。疫苗制备与灭活疫苗基本相同,即在地鼠肾原代细胞上培养,病毒收获后,加入疫苗保护剂(蔗糖、明胶)进行冷冻干燥,最后根据《中华人民共和国药典》规定的检定项目进行检定。

(2)疫苗的安全性:在我国,乙脑减毒活疫苗已广泛应用多年,未收到与疫苗相关的严重不良反应报告。

(3)疫苗的免疫性:曾对 6～12 岁和 1～3 岁儿童进行血清学试验,测定免疫后中和抗体阳转率可达 90％以上。在乙脑非流行区,人体免疫 1 剂后,中和抗体阳转率和抗体水平随免疫剂量的减少而降低,病毒剂量(滴度)在 $10^{6.7}$ $TCID_{50}$/mL(相当 10^5 PFU/mL)时阳转率达 90％。

(4)临床有效性:1995 年,在洛克菲勒基金会资助下,由中国四川大学华西医学院和美国宾夕法尼亚大学在中国四川联合进行的临床研究表明,乙脑活疫苗接种 1 针的有效率为 80％,接种 2 针的有效率为 97.5％。1999 年,在尼泊尔进行的临床考核,接种一针疫苗的中和抗体阳转率达 99.3％；在韩国所做的临床考核显示，乙脑活疫苗单针接种后的中和抗体阳转率达 96％。

在长期大面积的流行病学效果考核中，乙脑活疫苗接种后可使发病率降低 80％左右，保护率达 98％。白智泳等对乙脑活疫苗和灭活疫苗进行血清抗体观察，结果显示，活疫苗接种一针抗体阳转率为 83.4％，GMT 为 53.59，灭活疫苗抗体阳转率为 62.79％，GMT 为 20.99。对乙脑活疫苗和灭活疫苗进行免疫效果观察，结果显示，乙脑活疫苗抗体阳转率为 91.30％，GMT 为 22.22；乙脑灭活疫苗阳转率为 64.38％，GMT 为 16.51。

五、疫苗应用

(一)乙脑疫苗为免疫规划疫苗

按《中华人民共和国药典》(三部)规定，乙脑疫苗是我国免疫规划疫苗。

1.地鼠肾细胞灭活疫苗

(1)接种对象：6 月龄～10 周岁的儿童和由非疫区进入疫区的儿童和成年人。每一次人用剂量为0.5 mL。

(2)免疫程序：6～12 月龄接种第 1 针和第 2 针，时间间隔 7～10 天，6 个月后和 4～10 岁时分别接种第 3 剂和第 4 剂。Vero 细胞灭活疫苗(纯化)免疫程序与地鼠肾细胞灭活疫苗相同。

2.地鼠肾细胞减毒活疫苗

接种对象为 8 月龄以上的健康儿童及由非疫区进入疫区的儿童和成人。每一次人用剂量为 0.5 mL。8 月龄儿童首次注射 0.5 mL；分别于 2 岁和 7 岁再各注射 0.5 mL，以后不再免疫。

(二)疫苗上市后的不良反应

1.Vero 细胞灭活疫苗(纯化)

Vero 细胞纯化乙脑灭活疫苗广为使用后证明，大多数接种对象基础免疫(初免)后偶有一过性高热(≥38 ℃)，多为低热；接种第 2 剂时，发热率显著降低。局部反应偶有红肿、硬结等。

2.减毒活疫苗

俞永新等 1985 年第一次对乙脑减毒活疫苗进行安全性研究表明，1 026 名 5～12 岁儿童中，第 1 组 47 名儿童接种 1 剂后，跟踪观察 14 天，无 1 例体温＞37.4 ℃者。第 2 组 35 名儿童和第 3 组944 名儿童接种稀释后的疫苗，疫苗按 1∶3、1∶5、1∶50 稀释后接种，其抗体阳转率分别为 100％、100％和 83％，同样进行 14 天的临床医学观察后也未监测到任何的症状或体征出现。

学者对乙脑减毒活疫苗进行的短期安全性观察(26 239 人)显示，疫苗接种组与未接种组(对照组)相比，各指标均无显著性差异，表明乙脑减毒活疫苗是安全的。1998 年在韩国进行乙脑减毒活疫苗接种 1 剂次后不良反应监测和抗体水平检测，84 名儿童未发现有严重不良反应报告。

2000 年，广西钦州市沈平报告对 15 岁以下儿童接种兰州生物制品研究所生产的乙脑减毒活疫苗时，发生超敏反应 1 例，该病例前一年曾接种过乙脑减毒活疫苗；2002 年，广东省深圳市林娜佳等报告接种成都生物制品研究所生产的乙脑减毒活疫苗，发生 1 例过敏性休克。其余未见报道。

(三)建议免疫程序

1.现行免疫程序

免疫程序分为基础免疫和加强免疫。乙脑灭活疫苗注射 4 剂，第 1、2 剂为基础免疫，时间间隔为 7～10 天，第 3、4 剂为加强免疫；乙脑减毒活疫苗注射 2 剂，第 1 剂为基础免疫，第 2 剂为加强免疫。

2.WHO 有关乙脑疫苗的建议

对于减毒活疫苗的免疫程序,建议依据现用疫苗的免疫效果和疾病流行情况。

(1)目前使用的减毒活疫苗与新一代灭活疫苗有望取代鼠脑灭活疫苗。接种 1 剂或 2 剂减毒活疫苗后,可诱导产生持续几年的保护。

(2)1 剂次基础免疫后中和抗体阳转率高,我国乙脑减毒活疫苗已在韩国取得注册,其临床试验也证明该疫苗无严重的预防接种反应。1 剂次后中和抗体阳转率为 96%,2 剂次后为 97.4%。

(3)2 剂次接种后发病率出现明显下降。经 3～11 年儿童 2 剂次免疫与发病率的关系比较显示,接种 2 剂次后,人群平均发病率比接种前下降 70% 以上;1～10 岁发病率比接种前下降 85% 以上。有免疫史的儿童发病率显著低于无免疫史儿童。

(4)免疫效果持久:我国乙脑减毒活疫苗免疫效果的持续时间初步观察,至少 5 年。

(5)尼泊尔 2001 年开始大面积接种乙脑减毒活疫苗 1 剂,当年的保护效果为 99.3%,第 2 年的保护效果为 98.5%,第 5 年的保护效果保持在 96.2%,表明接种 1 剂活疫苗后有较长的免疫持久性。

(6)加强免疫后均能出现回忆性免疫应答。我国应用的乙脑减毒活疫苗有广谱的抗原性,保护性高,安全有效。活疫苗免疫后,即使中和抗体较低,当再次接触到乙脑野病毒时,将快速产生高滴度中和抗体,并可增强细胞免疫应答的免疫回忆反应,使机体获得保护。

(翟志霞)

第五节　流行性腮腺炎的预防接种

一、概述

流行性腮腺炎是由腮腺炎病毒引起的以腮腺肿大为特征的急性呼吸道传染病,发病率高,常年发病率≥100/10 万,5～15 岁儿童占发病总数的 80%～95%。临床上以腮腺非化脓性肿胀、疼痛伴发热为主要症状。广泛开展腮腺炎疫苗接种,提高人群的免疫水平是控制腮腺炎流行最有效的手段。欧美许多国家实施疫苗第二次加强注射,以增强机体的免疫保护。国内也应将腮腺炎疫苗纳入免疫规划,以形成有效的群体免疫力,从而降低腮腺炎在我国的发病率。

该病发生的病理变化及造成的危害远非局限于腮腺,也可侵犯其他腺体器官,常见的并发症有病毒性脑膜炎和脑炎、睾丸炎、附睾炎,此外还有卵巢炎、胰腺炎、心肌炎等。严重者可导致伤残或死亡,同时也是后天获得性耳聋的重要病因之一,此种耳聋往往是不可逆的,对社会造成负担。

二、病原学

腮腺炎病毒(mumps virus,MV)属副黏病毒科。球形的直径为 90～600 nm,平均为 200 nm。宿主细胞衍生的脂质膜围绕含单链 RNA 基因组的核壳体。血凝素-神经氨酸酶蛋白和融合蛋白两种表面成分在毒力中起作用。抗血凝素-神经氨酸酶蛋白抗体可中和病毒。其他四种结构蛋白是内部病毒粒子蛋白,不是保护性免疫应答的重要目标。酶联免疫吸附测定法(ELISA)广泛用于抗 MV 特异性抗体的测定,简单、可靠。MV 可在各种细胞培养物及鸡胚中复制。对于常规诊断病毒学中的初次分离,可用猴肾、人胚肾或海拉细胞培养。用血吸附抑制试验可检测细胞培养物中的 MV。

病毒对热极不稳定,56 ℃30 分钟即被灭活,具有不耐酸,易被脂溶剂灭活的特点。腮腺炎病毒只有 1 个血清型,血凝素和神经氨酸酶两种表面成分是病毒的主要毒力成分,也是其主要的保护性抗原,抗血凝素-神经氨酸酶蛋白的抗体可中和病毒。根据 SH 基因序列,腮腺炎病毒可分为 A、B、C、D、E、F、G、H 8 个基因型。不同地区,不同季节流行的病毒株可能有基因型的改变。

三、流行病学

(一)人群易感性和发病率

流行性腮腺炎是全球性流行的急性传染病,全年均有发病。人群对流行性腮腺炎的易感性为 80%～100%,15 岁以下儿童占发病总数的 80%～95%。据常规监测资料显示其发病率>100/10 万,美国一项研究预测腮腺炎的发病率为 2 000/10 万,是被动监测资料的 10 倍左右,而发展中国家目前还没有确切数据来评估腮腺炎的发病率。在我国,也未见全国性的有关腮腺炎流行病学调查资料。本文收集到的数据仅为个别地区腮腺炎的流行情况,但在一定程度上反映出我国腮腺炎的发病率较高。例如,据陕西省安康市 2004－2005 年疫情网络上报告的腮腺炎病例,2004 年为 1 162 例,2005 年为 1 945 例,发病率分别为 39.70/10 万和 66.14/10 万,2005 年发病率较 2004 年明显上升。发病时间集中在春末夏初和秋末冬初,年龄集中在 3～15 岁,占 87.44%,且多发于中、小学校及幼托机构。

2005 年,江西吉安县报告,全年共发生腮腺炎患者 182 例,发病率为 41.44/10 万。流行高峰在 1～5 月份,发病年龄以 5～9 岁为多,共 114 例,占 62.64%。在无免疫实施的情况下,疾病常随人群抗体的消长而呈周期性流行,通常每 2～3 年流行一次,7～8 年为一个流行周期。1 岁以内婴儿从胎盘传递的母体抗体中获得免疫力,在集体机构、交通闭塞地区以及新兵中可引起暴发。人群免疫力水平低下,易感人群积聚是造成腮腺炎流行的主要因素。在白令海峡圣劳伦斯岛,1967 年发生了腮腺炎暴发。提示腮腺炎在易感人群中发生暴发,总感染率为 82%,其中显性感染为 65%,临床表现有腮腺炎肿大特征者占 95%。

(二)传染源

人是流行性腮腺炎病毒的唯一宿主,发病前驱期及亚临床感染者都是传染源,患者在腮腺肿大前 6 天至肿大后 9 天,均可从唾液中分离到病毒,此期有高度传染性。隐性感染者在流行期可占 30%～50%,因此也是重要传染源。

(三)传播途径

流行性腮腺炎以飞沫传播为主,污染的衣物、食品、玩具均可传播。幼儿园儿童常把病毒引入家庭,从而传播给其他易感者;军队中,特别是来自四面八方的入伍新兵,常引起新兵训练营腮腺炎的暴发;孕妇感染腮腺炎病毒后,可通过胎盘传给胚胎,引起胎儿死亡。

四、临床特点及常见并发症

腮腺炎病毒经直接接触或空气飞沫传播,潜伏期为 16～18 天。通常以肌痛、头痛、厌食、不适和低热等非特异性症状开始,有 30%~40% 的感染者出现典型症状,在 1 天内出现特有的一侧或两侧腮腺肿胀,1~3 天内,约有 10% 的患者影响唾液腺。大约 1 周后,发热和腺体肿胀消失,如无并发症,则疾病完全消退。15%~20% 的患者中,感染仅出现非特异症状或无症状,2 岁以下儿童大多为亚临床感染。疾病多发于 2~9 岁儿童,且大多有严重并发症,主要有青春期后男性睾丸附睾炎(发生率 25%)、女性卵巢炎(发生率 5%)、胰腺炎(发生率 4%)、无症状脑脊液淋巴细胞计数增多(发生率 50%)、无菌性脑膜炎(发生率 1%~10%)、脑炎(发生率 0.02%~0.30%)、暂时性耳聋(发生率 4%),其他还有轻度肾功能异常(发生率 30%~60%)、心电图异常(发生率 5%~15%)。此外,经观察发现,妊娠早期(3 个月内)感染腮腺炎病毒的孕妇中有 25% 会自然流产,其发生率高于风疹病毒感染,但尚未发现母体感染腮腺炎病毒引起胎儿先天性畸形。腮腺炎常见并发症的原因可能是流行性腮腺炎病毒有嗜神经性,而幼儿免疫功能低下及神经系统发育不完善,故病毒容易透过血-脑屏障进入脑部,引起一系列脑膜炎症状,但多数预后良好。

五、免疫预防

(一)疫苗前被动免疫预防

早在 20 世纪 20 年代后期,匈牙利学者就用腮腺炎患者脱纤维血液或恢复期血清做肌内注射,结果证明两种方法均可产生被动保护作用。我国也在 20 世纪 50 年代使用胎盘免疫球蛋白作被动免疫,也可起到减少发病和减轻临床症状的作用。

(二)疫苗研发

1945 年,Enders 等首次研制成功福尔马林灭活疫苗并用于人体。通过观察,1 次免疫抗体阳转率为 50%,2 次免疫为 100%,保护效果可达 80%。1948 年,美国批准腮腺炎灭活疫苗。1960 年,灭活疫苗在芬兰军队中首次常规使用,在约 20 万新兵中应用,接种 2 次,补体结合抗体阳转率达 73%~92%,使军队中腮腺炎的发病率由 31‰ 下降至 1.9‰,并发脑膜炎由 10% 下降至 1%。到 1978 年,发现灭活疫苗对腮腺炎的预防效果不理想,疫苗仅诱生短期免疫力,保护效果差,个别人可发生变态反应,因此已不再使用。1936 年后,日本、瑞士和美国就致力于研制腮腺炎减毒活疫苗,但由于病毒在鸡胚等细胞中减毒迅速,难以获得高效价、免疫性持久及无致病性的疫苗。世界范围内腮腺炎减毒活疫苗生产所用的主要毒株的特点和免疫效果见下述。

1.Jeryl-Lynn 株

20 世纪 60 年代初,美国以鸡胚分离后,在鸡胚细胞上减毒至 17 代,即目前应用的 JL 疫苗株。Jeryl-Lynn 株 1967 年被批准;1977 年,美国推荐常规使用;到 1992 年,全球已有约 1.35 亿儿童和成人接种疫苗。1995 年,美国报告的腮腺炎病例数仅为疫苗接种前的 1%。工业化国家研究证明,接种第 1 剂 Jeryl-Lynn 株腮腺炎疫苗,血清阳转率为 80%~100%。接种第 1 剂含 Jeryl-Lynn 株的 MMR 疫苗,73% 的儿童在 10.5 年后仍为血清阳性。间隔 5 年后接种第 2 剂,在接种第 2 剂后 4 年,86% 为血清阳性。美国腮腺炎暴发研究证实,Jeryl-Lynn 株抗临床腮腺炎的保护效果为 75%~91%。经实践证明是国内外使用毒种中最为安全的,不良反应的发生十分罕见,不良反应总报告率仅为 17.4/10 万,而且主要为低热、短暂皮疹、瘙痒和紫癜等变态反应,且都在短期内自行消退,不留后遗症。到目前为止,尚无确切证据表明在接种后可发生脑炎或脑膜炎并发症。

2.RIT4385 株

RIT4385 腮腺炎疫苗是由 Jeryl-Lynn 疫苗株衍化而来。市售的疫苗是与 Schwarz 麻疹疫苗和 RA27/3 风疹疫苗联合的 MMR 疫苗。有 7 项研究对 RIT4385 疫苗与 Jeryl-Lynn 疫苗的免疫原性进行了比较。9～24 月龄儿童接种 RIT4385 疫苗,用 ELISA 检测 1 080 名儿童,血清阳转率为 95.50％;接种Jeryl-Lynn疫苗(MMR)的 383 名儿童,血清阳转率为 96.9％,GMT 明显比 RIT4385 疫苗高。两组间发热、皮疹、唾液腺肿胀和发热性惊厥的发生率相似,但 RIT4385 疫苗组注射部位的局部症状(如疼痛、红肿)发生率明显较低。意大利在 12～27 月龄儿童中比较了 RIT4385 (MMR)与含 Rubini 株的 MMR 疫苗的效果。发现 RIT4385 疫苗接种者,血清阳转率为 97％,抗体 GMT 为 1 640 U/mL。Rubini 株接种者血清阳转率为 35.4％,GMT 为 469 U/mL,两者在血清阳转率和 GMT 方面的差异有显著性,两组的局部和全身症状发生率相似。

3.Leningrad-3 株

Leningrad-3 疫苗株,用豚鼠肾细胞培养增殖,再进一步用日本鹌鹑胚培养,传代减毒。该疫苗已用于俄罗斯联邦的国家免疫规划,自1980 年以来,已接种儿童超过2 500 万。Leningrad-3 疫苗接种 1～7 岁儿童,血清阳转率为 89％～98％,保护效果为 92％～99％。此外,在 113 967 名1～12 岁儿童中的试验证实,俄罗斯联邦腮腺炎暴发期间,该疫苗用作紧急预防时,保护效率为 96.6％。

4.L-Zagreb 株

在克罗地亚,用 Leningrad-3 株通过适应于鸡胚成纤维细胞培养,进一步减毒。新毒株命名为 L-Zagreb,用于克罗地亚和印度的疫苗生产,在全球已接种几百万儿童。L-Zagreb 疫苗在克罗地亚的研究显示,保护效果与 Leningrad-3 疫苗相当。1988－1992 年,克罗地亚报道,每接种 10 万剂含 L-Zagreb 株的 MMR,有 90 例无菌性脑膜炎。而 1990－1996 年在斯洛文尼亚,被动监测得到相应的无菌性脑膜炎发生率为 2/10 万剂。

5.Urabe 株

20 世纪 70 年代,由日本建株,由人胚肾细胞分离并在 CE 中传代减毒,最后在 CE 或 CEC 中制备疫苗。首先在日本,然后在法国、比利时和意大利获准使用。用鸡胚羊膜或鸡胚细胞培养生产 Urabe 株疫苗,在几个国家已成功地使用 Urabe 株疫苗。自 1979 年以来,已接种疫苗 6 000 万人。12～20 月龄儿童血清阳转率为 92％～100％,9 月龄儿童血清阳转率为 75％～99％。但经研究发现 Urabe 疫苗与诱发脑膜炎有关系,加拿大科学家通过分子生物学研究发现 Urabe 株疫苗是一种混合病毒,带有 A 野生型病毒与 G 变异型病毒,患者脑脊液检查主要为 A 野生型病毒,该病毒能改变脑脊液成分,进而发展为无菌性脑膜炎。在英国,接种 11 000 剂该疫苗,估计发生 1 例无菌性脑膜炎。日本接种 10 万剂含 Urabe 株的 MMR 疫苗,发生约 100 例无菌性脑膜炎,发生率随不同制造厂商而不同。发生率的差异可能反映监测或 Urabe 疫苗株反应原性的差异。Urabe 疫苗含有多株 MuV,这些毒株的神经毒力可能不同。为此全球许多国家停止生产和使用 Urabe 株疫苗。

6.Rubini 株

20 世纪 80 年代,由瑞士建株,首先在人二倍体细胞上传代,而后在 CE 中减毒,并适应至 MRC-5 人二倍体细胞上制备疫苗。1985 年,Rubini 株疫苗首先在瑞士获准使用。与 Jeryl-Lynn 和 Urabe 疫苗接种者相比,Rubini 疫苗接种者血清阳转率和 GMT 明显较低。最后对 Rubini 疫苗观察表明,其效力比 Jeryl-Lynn 或 Urabe 疫苗低。瑞士的 3 年研究证明,Rubini 疫苗仅提供 6.3％的保护,而 Urabe 和 Jeryl-Lynn 疫苗保护效果分别为 73.1％和 61.6％。对保护效果差的一种解释是,高代次传代(＞30 代)可能造成疫苗株过度减毒。据此,WHO 建议国家免疫规划不使用 Rubini 疫苗。

7.S₇₉毒株

1979年,上海生物制品研究所通过国际交往从美国引进腮腺炎病毒株(Jeryl-Lynn 株),在实验室通过原代鸡胚细胞传代培养后,冻干保存,改名为 S_{79} 株。病毒传至第3代建立主代种子批,腮腺炎病毒 S_{79} 株经猴体神经毒力试验表明,注射后猴体未见与病毒神经毒力相关的病理表现,该毒株生产的疫苗制检规程列入 1995 年以后的《中国生物制品规程》。特别是 20 世纪 90 年代以来,上海、北京、兰州等生物制品研究所都用 S_{79} 株制造疫苗,该毒株与 JL 株相同,具有病毒滴度较高,免疫原性较好,而临床反应轻的特点,各地使用后的抗体阳转率达 82.6%~88.6%。同时,利用蚀斑纯化技术对毒株进行筛选,制备的疫苗与未纯化的病毒疫苗及进口的 MMR 联合疫苗同时进行免疫原性观察,发现纯化病毒疫苗的抗体阳转率提高,达 83.33%~94.29%。

8.M56

20 世纪 70 年代,北京生物制品研究所从腮腺炎患者鼻咽分泌物中分离到一株病毒,减毒成为弱毒株 ME 和 M56-1,制备成气溶胶剂型,人群以气雾经呼吸道免疫后,效果良好,血清阳转率可达 90% 以上。但实施气雾免疫操作的工作人员,不断重复吸入过量疫苗致高热而停用。

(三)腮腺炎疫苗的效果

上海生物制品研究所研制的麻疹、腮腺炎二联疫苗,曾在江西省进行系统的临床观察,136 名 8 月龄以上易感儿童接种疫苗后,不良反应轻微,未见腮腺肿大及皮疹,发热以轻度为主,占 15.44%,中度发热反应为 5.88%,无强反应。腮腺炎的抗体阳转率为 81.82%~86.00%,麻疹的抗体阳转率为 95.12%~100.00%,与对照的单价疫苗和进口 MMR 三联疫苗相似。

关于腮腺炎疫苗的免疫保护效果,国内蔡一飚曾报道,宁波市甬江中心小学 2000 年 4 月 12 日至 2000 年 6 月 11 日流行性腮腺炎暴发,全校 463 名学生发病 82 例,年龄 7~12 岁。其中,接种过疫苗的 90 名学生,发病 8 例(8.89%);未接种过疫苗的 373 名学生,发病 74 例(19.84%),疫苗保护率为 55.0%,二者差异有显著意义($\chi^2=5.97,P<0.05$)。

(四)腮腺炎疫苗的安全性

腮腺炎疫苗接种的不良反应罕见而轻微。接种后最常见的不良反应是发热、皮疹。腮腺炎疫苗引发无菌性脑膜炎的发生率不同毒株之间有差异。S_{79} 株腮腺炎疫苗在我国已被广泛使用,其临床反应轻微。在国内进行的所有临床研究资料中未见引发无菌性脑膜炎的报道。郭绍红等以北京、上海生物制品研究所生产的 S_{79} 株腮腺炎疫苗,在上海观察 175 名疫苗接种者,局部出现红肿反应者 1 人(0.6%),未见腮腺肿大,在接种后 6~10 天,有≥1 次体温在 37.6~38.5 ℃者 8 人,占 4.57%;≥38.6 ℃者 2 人,占 1.14%。1 人食欲欠佳,抗体阳转率为 85%,蚀斑减少中和试验法。王玲等报告,以兰州生物制品研究所生产的 S_{79} 株腮腺炎疫苗在山东省观察疫苗的安全性,接种疫苗的 345 名 2~9 岁儿童,未出现严重反应,仅有 6 人注射部位出现轻微红晕,未发生与接种疫苗相关的发热、皮疹等反应。目前,国内生产的 S_{79} 株疫苗已在全国范围内得到广泛应用,未发生与疫苗相关的严重不良反应。充分说明国产 S_{79} 株腮腺炎疫苗安全性良好。

(五)疫苗的免疫效果和持久性

国内应用腮腺炎疫苗的时间不长,有关疫苗免疫效果的研究也不多。从个别结果来看,S_{79} 株腮腺炎疫苗的血清中和抗体阳转率达 85.4%,疫苗保护率为 81.9%,血清学和流行病学效果基本吻合。

王树巧等报告,在浙江省杭州市下城区,观察上海生物制品研究所生产的 S_{79} 株腮腺炎疫苗与美国 Merck 公司的 MMR 联合疫苗免疫后的腮腺炎抗体比较结果,S_{79} 株腮腺炎疫苗的抗体阳转率为79.59%~88.46%，Merck公司的MMR联合疫苗的抗体阳转率为82.86%，无显著的统计学意义。国产S_{79}株腮腺炎减毒活疫苗在奉化地区对易感幼儿免疫效果研究中发现，受试者免疫前抗体阳性率为24.41%，免疫后1个月明显增高至90.00%，免疫后阳性数去除免疫前阳性数其疫苗保护率仍有90.00%。浙江绍兴在全县范围内对7岁以下儿童推广使用国产冻干流行性腮腺炎减毒活疫苗，全县8月龄至7岁以下儿童共观察65 216人，一年内报告病例108人，总发病率为165.60/10万。其中，接种组52 208人，发病33人，发病率为63.21/10万；未接种组13 008人，发病75人，发病率为576.57/10万，两组发病率有非常显著性差异，疫苗保护率为89.04%。有关疫苗长期的免疫保护性资料，国内仅有为期3年的研究数据，尚未见有更长的持久性研究资料。

温州市观察了上海生物制品研究所生产的腮腺炎疫苗，接种3年后血清中流行性腮腺炎的特异性抗体IgG和发病情况。对102人进行了腮腺炎疫苗注射，未注射疫苗的56人作为对照组。在观察期内曾有两次腮腺炎流行。发现接种疫苗后抗体阳性率为92.16%，对照组腮腺炎的自然感染率为71.43%，未接种疫苗者腮腺炎的隐性感染率高达64.28%。接种组腮腺炎发病率为0.98%，明显低于对照组7.14%，免疫后经过两个流行期，疫苗的保护率为86.27%。结果表明易感人群注射一剂国产冻干流行性腮腺炎疫苗，3年后仍然有保护作用。还有报道认为，腮腺炎减毒活疫苗接种1年后，抗体阳性率和GMT均有所下降，3年后进一步降低。一般认为群体免疫率在90%以上可阻止腮腺炎的流行，但3年后群体的免疫率为70%，因此是否需要再次免疫接种，几年后需要加强值得进一步探讨。

(六)腮腺炎疫苗免疫接种程序

根据WHO提供的资料，将腮腺炎疫苗列入免疫规划的82个国家中，有52个国家(63.4%)使用单剂，30个国家(36.6%)使用双剂。目前，国外MMR两剂方案获得了广泛的支持。14~18月龄儿童初免，抗体阳性率达到85%以上。免疫后第2年，抗体不断下降，只有经再次免疫后，抗体阳性率才能回升到95%左右。再过9年，抗体阳性率仅缓慢降至85%。而且，再次免疫4年后的平均抗体滴度仍高于初免时的水平。要达到消灭腮腺炎的预期要求，对9~12月龄儿童进行单剂疫苗接种，其接种率应≥80%，方可形成群体免疫力。使用腮腺炎疫苗单剂免疫程序的国家应考虑进行二次接种。

芬兰自1982年11月开始采用2剂MMR免疫方案，第1剂于14~18月龄免疫，第2剂于6岁时免疫，到1986年95%以上的儿童都得到了适当免疫。1989年统计，芬兰南部的赫尔辛基儿童医院已没有儿童腮腺炎病毒性脑炎的报告，1994年报告芬兰每年经实验室确认的流行性腮腺炎病例已不足30例。1997—1999年芬兰共报告了4例输入腮腺炎病例，并证明没有发生继发感染。因此，认为消灭腮腺炎的目标已经达到。瑞典也于1982年开始实行2剂免疫方案，第1剂于18月龄，第2剂则于儿童12岁时进行，每次疫苗接种的覆盖率均达到90%。研究报告显示第2剂免疫之前，27%的人已经失去了腮腺炎抗体，但加强免疫使97%的免疫对象血清阳转。也有文献报告，MMR疫苗1剂免疫的保护率为92%，2剂免疫其保护率达100%。这也说明第二次免疫接种是十分必要的。

作为腮腺炎的有效预防措施，美国目前推荐的免疫程序是12~15月龄接种第1剂MMR，4~6岁或11~12岁再免疫第2剂MMR。我国自20世纪90年代开始使用国内自行研制的单价疫苗，腮腺炎发病率较高，只推荐对8月龄以上儿童进行单剂注射，也有多数人建议有必要在国内对学龄儿童和学龄前儿童进行腮腺炎的加强注射。

（七）腮腺炎疫苗与其他儿童疫苗同时接种的相容性

经观察，腮腺炎减毒活疫苗或 MMR 疫苗与白喉、破伤风、全细胞百日咳联合疫苗同时接种，或与白喉、破伤风、无细胞百日咳联合疫苗同时接种，或与口服脊髓灰质炎疫苗，或与 b 型流感嗜血杆菌多糖结合菌苗，或与乙型肝炎疫苗同时接种都不影响抗体应答或增加严重不良反应。腮腺炎疫苗无论是作为单价疫苗还是作为 MMR 疫苗的组分之一，与水痘疫苗同时接种，均不影响各疫苗及其自身的抗体形成，疫苗接种后反应也无加剧迹象。MMR 疫苗与乙脑疫苗同时接种也获得较好效果。腮腺炎疫苗是否可与这些疫苗制成联合制剂及联合免疫后人群免疫程序如何进行调整还有待研究。

（翟志霞）

第六节　水痘的预防接种

一、概述

水痘是由水痘-带状疱疹病毒（varicella zoster virus，VZV）所致的急性传染病。在北半球温带地区，以冬末春初多见，家庭续发率近 90%，易感人群聚集，易出现暴发。病毒感染以显性感染为主，成年人血清学检测大多数呈阳性。该病毒极具传染性，几乎所有儿童或年轻人都经历过 VZV 病毒的感染，多数人在 10 岁以前患过此病。

疫苗接种是最好的控制措施，上市的水痘疫苗已证明是安全、有效的。1990—1994 年，美国每年大约发生 400 万水痘病例，1 万人住院，100 人死亡，有较大的社会经济影响。美国最近的成本-效益分析结果为 1∶5，发展中国家没有类似的疾病负担和成本效益的研究。

WHO 建议，每个儿童都有罹患水痘的可能性，有条件的国家应尽早将水痘疫苗纳入免疫规划。全球 18 个欧美国家已将水痘疫苗纳入免疫规划，美国 1995 年推荐水痘疫苗用于 ≥12 个月龄儿童的常规免疫接种，免疫程序为 1 剂，2006 年开始使用 2 剂程序（12～15 个月龄，4～6 岁），极大地降低了水痘造成的疾病负担和相关费用。

二、病原学

VZV 属疱疹病毒属 A 疱疹病毒科，核酸是双股 DNA，核衣壳是由 162 个粒子组成的 20 面体，外层是脂蛋白外膜，在核壳和外膜之间为皮质，含蛋白质和酶。病毒糖蛋白（g）有 6 种，分别命名 gB、gC、gE、gH、gI、gL，这些糖蛋白与感染、中和抗体的产生、病毒的复制和毒力有关，各种不同的糖蛋白有各自不同的特定功能。VZV 只有 1 个血清型，与其他疱疹类病毒有无交叉免疫尚无定论。人是该病毒唯一宿主。病毒极不稳定，在患者痂皮和污物中不能长期存活，60 ℃迅速灭活，在 −70～−65 ℃稳定，在 pH 6.2～7.8 不丧失感染性，对有机溶剂及胃蛋白酶敏感。

VZV 可在人胚肺成纤维细胞和上皮细胞中复制，分离病毒可用人羊膜细胞、海拉细胞、甲状腺细胞、Vero 细胞及其他传代细胞系。病毒培养过程中，感染细胞与邻近细胞融合，形成多核巨细胞，胞核内有嗜酸性包涵体。血清抗体检测可用补体结合试验、免疫凝集试验、免疫荧光法、放射免疫分析法、酶联免疫吸附试验、膜蛋白荧光法。

三、流行病学

(一)发病率

不同国家、不同地区的发病率不同。水痘不是我国法定传染病,自 2005 年开始报告,主要来自暴发。2005 年,报告发病率 3.20/10 万;2006 年,报告发病率 12.04/10 万;2007 年,报告发病率 20.60/10 万。作为公共卫生突发事件报告的病例数,不代表真实发病率,而是由于报告制度的改善,导致报告发病率上升。

(二)传播途径及发病季节分布

VZV 主要通过飞沫进入呼吸道传播,也可经患者的衣物、痘疱液、痂皮接触传播。水痘在世界各地广为流行,多见于儿童,≤1 岁的婴幼儿因有母传抗体的保护,发病者少见;3～10 岁儿童的发病数占发病总数的 90%。水痘的发病季节以冬、春季为主。

病毒初次感染时,先在淋巴结内复制,经 4～10 天产生第 1 次病毒血症。病毒再经淋巴液、血液播散,被单核细胞吞噬,经 4～6 天开始第 2 次病毒血症。病毒大量释放入血液,经毛细血管进入表皮,侵犯皮肤形成斑丘疹、水疱疹,并伴有全身症状。机体免疫功能正常者,病愈后产生特异性免疫力。

(三)水痘和带状疱疹发病年龄分布

水痘在世界各地广为流行,发病具有明显的季节性,温带地区以冬末春初多发。小学校中,以寒假开学后 1～2 周呈现暴发。发病多见于儿童,≤1 岁的婴儿有母体传递抗体的保护,发病者少见;3～10 岁儿童的发病数占发病总数的 90%;成年人偶有发病,往往病情重笃。带状疱疹仅见于感染 VZV 而患过水痘的人,呈高度散发,虽然发病机制尚不十分清楚,但目前认为,带状疱疹是原发感染 VZV 后病毒在体内潜伏的结果。带状疱疹则多发生在成人,尤以 30 岁以上的人群为主。

(四)人群易感性

人对水痘普遍易感,婴幼儿可由母体被动传递抗体保护。易感性随年龄增长而下降,3～10 岁儿童的发病数占总发病数的 90%。

四、临床表现

水痘的潜伏期为 10～21 天;免疫抑制的患者和注射水痘-带状疱疹免疫球蛋白的人群,潜伏期可以延长到 28 天。

(一)初次感染水痘

发病初期全身不适。儿童发病的首发症状通常是出现皮疹、瘙痒,并且迅速从斑疹发展到丘疹和水疱疹,疱液由清变浊,最后形成痂皮。皮疹通常首先在头皮上出现,然后转移到躯干和四肢。皮肤损害的分布是向心性的,多集中在躯干,肢体远端累及最少;损害也能在口咽部、呼吸道、阴道、结膜和角膜的黏膜上发生。皮肤损害通常直径在 1～4 mm。水疱表浅、细薄、单房,在红色斑疹上可见清晰透明的液体,这种疱疹可以破溃或化脓,以后干燥并形成痂皮。连续的皮损在几天内出现,几个阶段的皮肤损害可同时出现,例如,成熟的水疱疹和斑疹可以在皮肤的同一区域内被观察到。健康儿童通常有 200～500 处皮损,表现为 2～4 个不同阶段的连续的损害。一般来讲,健康儿童患病是轻微的,伴有轻度不适,有 2～3 天瘙痒和发热。成人可发生严重的疾病,而且并发症发生率较高。水痘初次感染痊愈,通常获得终身免疫。健康状况不好的人,水痘的第 2 次感染不常见,但也可能发生,特别是那些免疫力低下的人。就像其他的病毒性疾病,当再次暴露于水痘自然株(野毒株),可以导致无临床症状,而可检测到病毒血症的再感染,这种再感染增加了抗体滴度。

(二)复发疾病(带状疱疹)

带状疱疹具有水痘样皮疹的特征,带状疱疹是由潜伏的水痘-带状疱疹病毒重新激活并引起复发的疾病。目前,对带状疱疹发病机制的认识不完全。然而,水痘-带状疱疹病毒复发与衰老、重症后、免疫抑制、胎儿在子宫内的感染以及在 18 月龄以下感染等因素联系在一起。带状疱疹的皮区是由第 V 对脑神经支配的范围。在皮疹暴发前 2～4 天,受累部位可发生疼痛和明显的感觉异常,很少有全身症状。严重的疱疹后神经痛是一个痛苦难忍的病症,目前没有适当的治疗方法。疱疹的神经痛可以在带状疱疹发病后持续 1 年。带状疱疹还牵涉到眼神经和其他的器官,不会产生严重的后遗症。

(三)围产期感染

分娩前 5 天和分娩后 2 天内,孕妇若感染水痘-带状疱疹病毒,可使出生的大多数婴儿感染水痘,且病死率高达 30%。胎儿被感染引起严重的疾病,被认为是没有母体抗体保护造成的。但孕妇在分娩前 5 天以前的水痘发病,出生的婴儿可健存,大概是因为母体的抗体通过胎盘被动传给了胎儿。

(四)先天性水痘-带状疱疹病毒感染

怀孕后头 20 周内感染水痘-带状疱疹,偶尔会造成新生儿出现包括低出生体重、发育不全、表皮瘢痕、局部肌肉萎缩、脑炎、表皮萎缩、脉络膜视网膜炎、小头、畸形等罕见症状。1947 年,将母亲怀孕早期感染水痘出现的新生儿反常现象叫作先天性水痘综合征,先天性水痘综合征发病率非常低。胎儿在子宫内感染水痘-带状疱疹病毒,特别在妊娠 20 周后,与婴儿早期发生带状疱疹有关。

(五)并发症

急性水痘通常是轻微和自限的,但可以有并发症。水痘最常见的并发症包括因皮肤损害继发细菌感染、脱水、肺炎以及累及中枢神经系统等,皮肤损伤引起的葡萄球菌或链球菌继发感染是住院和门诊就诊的常见原因,A 型链球菌造成的继发性感染可以引起严重疾病并导致住院或死亡。水痘并发的肺炎通常是病毒性的,但也可以是细菌性的,继发性细菌性肺炎在 1 岁以下的儿童更常见。在健康成年人中,超过 30% 的继发性肺炎是致命的。

水痘的中枢神经系统症状表现范围从无菌性脑膜炎到脑炎,涉及小脑的病变中,小脑共济失调最常见,通常预后良好。在水痘并发症中脑炎是很少发生的,可导致抽搐甚至昏迷。成年人比儿童更易发生脑部并发症。

Reye 综合征是水痘和流感极少见的并发症,病死率极高,且只在患病急性期使用阿司匹林的儿童中发生。Reye 综合征的病因尚不知晓。在过去的 10 年间,Reye 综合征的发病数戏剧性地减少,可能是因为儿童使用阿司匹林减少的缘故。

水痘并发症包括无菌性脑膜炎、横断性脊髓炎、吉兰-巴雷综合征、血小板减少症、出血性水痘、暴发性紫癜、肾小球肾炎、心肌炎、关节炎、睾丸炎、眼色素、虹膜炎、肝炎等。美国 1990－1996 年,平均每年有 103 人死于水痘,多数病死的儿童和成年人都未接种疫苗。国内住院并发症:1980－1996 年上海因水痘住院患儿 140 例,出现并发症者 79 例,发生率 56.43%。

五、免疫预防

(一)水痘疫苗

1974年,日本人高桥取水痘患儿的疱液,用人胚肺细胞分离,获得 VZV 株。经低温传代,再转到非灵长类动物细胞,获得低毒力变异株。用二倍体细胞 WI-38 或 MBC-5,37 ℃克隆传递建立了疫苗毒种,是当今世界广为应用的疫苗毒种,商业转让给许多国家,通过用不同来源的人胚二倍体细胞培养,制成冷冻干燥型疫苗。

1984年,北京生物制品研究所用 VZV 野毒株经二倍体细胞传代,获得减毒株,并制成液体疫苗应用于人群。特别是对儿科医院白血病患儿接种,证明疫苗安全、有效。北京生物制品研究所冻干疫苗的临床对照研究表明,抗体阳性率为92.3%。另外,选择以白血病为主的免疫缺陷儿童,共接种222人,证明疫苗有显著阻止患儿发病的效果。但由于疫苗是液体剂型,稳定性差,未能投放市场。

21世纪初,上海、长春生物制研究所相继引进国外技术及毒种制备的冻干疫苗,在国内广为使用,获得良好免疫效果。经多点的临床试验,疫苗抗体阳转率均高于90%。祈健生物制品股份公司用 Oka47 代毒种生产的疫苗,国内经过按"多中心随机双盲有对照"研究设计的Ⅳ期临床试验,结果显示疫苗的保护率为81.04%～90.8%。

(二)疫苗使用

在全世界,水痘-带状疱疹病毒的传播非常广泛,其对人类的危害性和所造成的后果应引起足够重视。目前尚无治疗的特效药物,因此预防其感染的唯一手段是接种水痘疫苗。接种水痘疫苗不仅能预防水痘,还能预防因感染 VZV 病毒而引发的并发症。

我国目前尚无统一的水痘疫苗接种方案。WHO 建议,在那些水痘成为较重要公共卫生与社会经济问题、能够负担疫苗接种且能够达到持久高免疫覆盖率的国家,可考虑在儿童期常规接种疫苗。美国免疫咨询委员会建议12月龄初免,13岁接种第2剂。另外,WHO 建议对无水痘史的成人和青少年应接种疫苗。

暴露后免疫,确认已接触水痘患者的人,3天内接种疫苗可阻止发病,5天内接种可阻断部分人发病。如果接种未能阻止发病,也不会增加疫苗接种的风险。集体托幼机构、小学校一旦发生水痘流行,若不采取免疫预防措施,疫情可延续6个月,直至所有易感者都被感染,疫情才能终止。若在流行初期,迅速接种疫苗,疫情可很快终止。建议我国的接种对象为12月龄至12岁儿童,接种1剂量;≥13岁人群,接种2剂量,间隔6～10周。用灭菌注射用水 0.5 mL 溶解冻干疫苗,注射于上臂三角肌外侧皮下。以下特殊人群应重点接种。

(1)工作或生活在高度可能传播环境中的人,如幼儿园教职工、小学教师、公共机构的职员、大学生和军人。

(2)与发生严重疾病或并发症危险者的密切接触者,如卫生工作者、儿童白血病及其他免疫功能缺陷和接受类固醇类药物治疗的儿童和家属。

(3)非妊娠的育龄妇女。

(4)国际旅行者,如易感者接触感染后,可应注射免疫球蛋白。

(三)疫苗免疫效果

水痘的免疫持久性较好。在美国,对60名儿童和18名成人的调查表明,免疫5年后有93%的儿童和94%的成人具有 VZV 抗体,有87%的儿童和94%的成人对 VZV 具有细胞介导的免疫。关于成人接种疫苗的报告表明,在始于 1979 年的 21 年期间,突破性水痘的罹患率和严重性未增加,提示成人接种疫苗后免疫力没有明显衰退。国产 Oka47 水痘疫苗的免疫原性及免疫效果持久性的研究结果显示,免疫后 1 个月和免疫后 5 年仍保持很高的抗体水平。

早期在美国研究水痘疫苗是为了给医院中的白血病患儿用的,所以观察了白血病患儿是否复发带状疱疹。在美国观察 67 例白血病患儿,其中 19 例自然感染水痘后,19 个患儿都复发了带状疱疹,48 个白血病患儿接种水痘疫苗并没有复发带状疱疹。

预防带状疱疹疫苗于 2006 年 5 月获生产许可,美国的默克公司开发出高滴度水痘疫苗,滴度是正常疫苗的 10 倍以上。用来预防带状疱疹,其滴度达到 24 000 PFU/mL。观察对象为 60 岁以上成年人,共 38 546 人。观察期 5 年。带状疱疹的发病率降低了 51.3%,带状疱疹后神经痛的发病率降低了 66.5%。

(四)疫苗不良反应

Oka47 自国内上市后,经临床研究,除接种疫苗后一般不良反应包括局部红肿、疼痛、全身反应偶有低热,未观察到异常不良反应。

Oka 株水痘疫苗在临床试验期间,众多临床研究资料证明疫苗安全性良好。为 11 000 多名儿童、青少年和成人接种水痘疫苗,具有良好耐受性。对水痘已具有免疫力的人未造成不良反应的增加。1991 年,Kuter 等在对 914 名健康易感儿童和青少年进行双盲有对照剂研究中,与对照组相比较,接种部位疼痛和发红是疫苗试验组中更经常发生的唯一不良反应($P < 0.05$)。

在年龄为 12 个月至 12 岁儿童中,对约 8 900 名健康儿童进行了无控制临床试验,他们接种 1 剂疫苗,然后连续监测 42 天。其中 14.7% 出现发热(口腔温度为 39 ℃),通常与偶发性疾病有关。共有 19.3% 的疫苗受种者主诉注射部位的反应(如疼痛、溃疡、肿胀、红斑、皮疹瘙痒、血肿、硬结);3.4% 的疫苗受种者在注射部位有轻度水痘样皮疹,并且在接种后 5～26 天出现高峰;在不到 0.1% 的儿童中出现接种后热性癫痫发作,尚未确定因果关系。

在年龄为 23 岁的人群中,对接种 1 剂水痘疫苗的约 1 600 名受接种者和接种两剂水痘疫苗的 955 名受接种者开展的无控制研究,持续 42 天监测不良事件。在第 1 剂和第 2 剂接种后,分别有 10.2% 和 9.5% 的受种者出现发热,通常与偶发性疾病有关;在 1 剂或 2 剂接种后,分别有 24.4% 和 32.5% 的受种者主诉注射部位的反应;分别有 3% 和 1% 的受种者在注射部位出现水痘样皮疹。

关于可能不良反应的数据可从疫苗不良反应报告系统获得,在 1995 年 3 月至 1998 年 7 月期间,在美国总共分发 970 万人份水痘疫苗。在这一期间,疫苗不良反应报告系统收到 6 580 份不良反应报告,其中 4% 为严重不良反应,约 2/3 的报告涉及年龄在 10 岁以下的儿童,最经常报告的不良反应是皮疹。聚合酶链反应分析确认,在接种后两周内出现的大多数皮疹反应是由野病毒引起。

(五)异常(严重)不良反应

美国 1974 年批准水痘上市后,疫苗不良反应报告系统和疫苗生产厂家严重不良反应报告,不管因果关系如何,均包括脑炎、运动失调、多形性红斑、肺炎、血小板减少症、癫痫发作、神经病和带状疱疹。关于已知基础发病率数据的严重不良反应,疫苗不良反应报告系统报告的发病率,低于天然水痘发生后预期的发病率或社区中疾病的基础发病率。但是,由于漏报和报告系统的未知敏感性,疫苗不良反应报告系统的数据是局限的,使之难以将疫苗不良反应报告系统报告的接种后不良反应发生率与天然疾病后并发症引起的不良反应发生率进行比较。然而,这些差别的量值使接种后严重不良反应发生率有可能显著低于天然疾病后的发生率。在极少情况下,已确认水痘疫苗与严重不良事件之间的因果关系。在某些情况下,水痘-带状疱疹野病毒或其他致病生物已经查明。但是,在大多数情况下,数据不足以确定因果关联。在向疫苗不良反应报告系统报告的 14 例死亡中,8 例对死亡有其他明确的解释,3 例对死亡有其他可信的解释,另 3 例的信息不足以确定因果关系。由天然水痘引起的一例死亡发生在一名年龄为 9 岁的儿童,在接种后 20 个月死于水痘-带状疱疹野病毒的并发症。

(六)禁忌证与疫苗贮运

1.禁忌证

有严重疾病史、过敏史及孕妇禁用;一般疾病治疗期、发热者暂缓使用;成年妇女接种后 3～4 月内应避孕;接受免疫球蛋白者,应间隔 1 个月再接种水痘疫苗。

2.疫苗贮运

疫苗应在 2～8 ℃贮存和运输。

(翟志霞)

第七节　甲型肝炎的预防接种

一、概述

甲型肝炎是一种古老的疾病。根据流行病学记载,最早的甲型肝炎暴发是在公元前 17 世纪和公元前 18 世纪的欧洲。19 世纪,少数散发的黄疸病例被认为是卡他性黄疸。Cockayne 认为这些散发病例和流行的黄疸可能是同一种疾病现象,McDonald 推断可能与某种病毒有关。

甲型肝炎作为一种病毒性传播疾病的第一批研究数据,是在第二次世界大战期间通过一系列志愿者的感染实验获得的。在第二次世界大战中主要暴发于德国、法国和美国盟军,8％～9％的士兵和 1/3 的军官都曾患过此病。军医们认为,该病的传播是通过感染的粪便,恶劣的环境也是该病传播的一个重要原因。此后,传染性肝炎和血清型肝炎的传播模式及病因被清楚地区别开来,Maccallum 建议把两种肝炎分别命名为甲型肝炎和乙型肝炎。1952 年,WHO 首届病毒性肝炎专家委员会采纳了这一建议,直到 20 世纪 70 年代初,这一建议才被内科医师和病毒学家们广泛接受,但更名为传染性肝炎(甲型肝炎)和类似血清型肝炎(乙型肝炎)。

我国是甲型肝炎高发地区,1988 年上海甲型肝炎暴发,集中发病 32 万例,发病率高达 4 082.6/10万,波及江苏、浙江等省。20～39 岁年龄占发病总数的 83.5％。是我国严重的公共卫生问题。

二、病原学

甲型肝炎病毒(Hepatitis A Virus,HAV)最初被划归为微小 RNA 病毒科的肠道病毒属。但近几年对 HAV 分子生物学的研究表明,HAV 基因结构比较独特,与以前划归为同一属的脊髓灰质炎病毒差别较大,所以建议将 HAV 重新立为微小 RNA 病毒科的肝炎病毒属。

对 HAV 序列的分析结果,特别是对其 VP1/2A 基因区段附近的 168 个有较高变异度的核苷酸序列的分析,可将 152 株各地分离的野毒型 HAV 分为 7 个基因型。以发现的先后顺序编号,人源 HAV 属于 I、II、III、IV 型,其中 I、III 型内又各分 A 和 B 两个亚型,灵长类 HAV 属于 IV、V、VI 基因型,型间核苷酸变异在 15%～25%。大多数人源 HAV 株属于 I 型,包括 CR326、MS-1、H2 和 HM175,II 型中包含人源株和类人猿 PA21 株。其他 5 型均只含有 1 个 HAV 株,其中 2 个为人型,另 3 个为猴型,有些基因型呈地区性,来源于中国的毒株均属于 I A 型。纯化的 HAV 颗粒有良好的抗原性,虽然 HAV 不同株间的核苷酸序列有较大变异,但目前认为人源 HAV 的抗原结构非常保守,只有 1 个血清型,有利于用疫苗预防甲型肝炎。

HAV 对 pH 有较强的耐受力,37 ℃ 1 小时,pH 在 2.0～10.0,感染滴度几乎不发生改变。对热有很强的抵抗力。60 ℃ 1 小时对 HAV 没有影响,100 ℃ 1 分钟能使其灭活。镁和钙离子可增强其热稳定性,可被紫外线迅速灭活,也可被多种消毒剂如 3%～8% 的甲醛液、50%～90% 乙醇、2% 的石炭酸灭活。但能抵抗 0.1% 甲醛液和 2%～5% 来苏水 1 小时。

三、流行病学

HAV 宿主范围狭窄。在自然情况下,HAV 的宿主主要是人类,但黑猩猩、短尾猴、恒河猴、狨猴等几种灵长类动物也能感染,并成为宿主。其中黑猩猩与狨猴是最易感的动物。我国甲型肝炎报告发病率近年来呈下降趋势。

(一)传播途径

1.粪-口途径

患者在临床前期 3～10 天(谷丙转氨酶开始升高前)即可随粪便排毒,临床症状出现后排毒量减少,仍可维持 1～2 周,婴幼儿排毒期较长。粪-口途径是主要的传播方式。

2.经水传播

经水传播是暴发的主因,往往是输水管道、水源地(水井、河流)被污染。

3.经血传播

患者的病毒血症可延至前驱期,此期的血液及血液制剂等都可造成传播。首次因注射血制品而发生的甲型肝炎暴发,发生于 1986 年,是在用白细胞介素-2 和自身淋巴因子对癌症患者进行实验性治疗时发生的,这些药物的细胞培养基中含有人血清。结果导致 39% 的易感者发生了 HAV 急性感染。小规模的甲型肝炎暴发也见于意大利、德国、比利时和爱尔兰等接受浓缩 VIII 因子治疗的血友病患者中。在意大利的暴发中,从 12 个含大量 VIII 因子的物质中检测到了 5 个,其 HAV 基因序列分析表明,至少有 3 种不同的 HAV 株,这 3 种不同的 HAV 株与从接受 VIII 因子的患者中检测到的病毒是相联系的,这个结果为甲型肝炎通过 VIII 因子传播的假设提供了有力的证据。

4.食物传播

美国不断有食物作为传播媒介而发生甲型肝炎的报道,但仅占总报告病例的 5%。在许多国家,生食或半生食贝类是甲型肝炎病例和暴发的一个重要的原因。贝类极易传播甲型肝炎,是因为它们要滤过大量的水以获得足够的食物和氧气,因此可作为感染性病毒浓缩和蓄积的场所。贝类常常被生食或只轻微蒸一下后食用,这段时间足以使贝壳打开,但对于病毒的灭活却不充分。发生于上海的甲型肝炎大流行世人共知,在生食毛蚶者中的发病率为 18%,在熟食者中为 7%,而在未食用者中为 2%。

（二）季节特征

秋天是甲型肝炎发病的季节高峰，在一些温带国家也见于早冬，但在热带或亚热带国家极少在早冬发生。除受旅行方式影响外，在美国或西欧，季节特征已不明显。

（三）流行周期

在温带一些发达国家，每5～10年可周期性出现一个流行高峰。在北美洲，疾病的高峰发生于1956年、1961年和20世纪70年代初；在澳大利亚，发生于1956年和1961年；在丹麦发生于战后和20世纪50年代中期；在荷兰发生于1954年和1960年。在过去的20年里，感染率的下降已影响了这些周期的规律。

（四）人群的易感性

1.急性黄疸型（20%～25%）

有明显的临床症状，如发热、黄疸、肝大、胃肠症状等，肝功能异常。

2.亚临床型（40%～45%）

无临床症状，伴有肝功能异常。

3.隐性感染（30%～35%）

无任何临床症状和体征，肝功能正常。

（五）地域分布

甲型肝炎主要分布在一些无清洁饮水、食品卫生缺乏监督、无粪便处理措施的农村地区。我国农村甲型肝炎发病率显著高于城市。

（六）发病年龄分布

甲型肝炎发病率在流行强度不同的地区，各年龄组发病率略有差别。但总趋势仍以学龄儿童和青少年居多，成年人一般隐性感染率极高，从而获得感染免疫。我国城市不同年龄人群对甲型肝炎的易感性亦不同。

四、免疫预防

（一）甲型肝炎减毒活疫苗的研发

1979年，Provost和Hilleman在体外细胞培养、分离HAV获得成功，从而使甲型肝炎疫苗的研制与生产成为可能。国外曾报道Karron、Provost等分别采用HM175毒株和CR326F毒株进行甲型肝炎减毒活疫苗的研制，但未能形成批量生产。

研发减毒活疫苗首要的是选择适宜的毒种，毒种在消除致病性的同时，仍保持感染性和复制的活性，并具有较长时期刺激机体产生特异性免疫应答的能力。其毒力（致病力）、免疫原性（产生体液和细胞免疫应答能力）均应保持稳定。

1.减毒活疫苗毒种选择

我国用于生产的减毒活疫苗株H2和L-A-1均系20世纪80年代分别在浙江、上海两地甲型肝炎患者粪便中分离获得。经传代减毒，符合制造活疫苗的条件。先后在杭州、长春、昆明投入批量生产。于1992年后在全国广为使用。应用早期为冷冻剂型，疫苗有效期短，不适宜在广大农村、边远地区使用。经疫苗生产厂家的努力，成功研制疫苗冷冻干燥保护剂，将液体剂型改进为冷冻干燥剂型。疫苗在4～8 ℃条件下，有效期从5个月延长到18个月。

2.甲型肝炎减毒活疫苗的应用

疫苗用于≥1岁易感人群，每剂1.0 mL，含活病毒lg6.5 $CCID_{50}$，于上臂三角肌附着处皮下注射。

3.不良反应

在甲型肝炎减毒活疫苗研发期间,经多省(市、区)数十万人群的观察,证明疫苗的安全性良好。

(1)一般反应:注射疫苗后,少数可能出现局部疼痛、红、肿,一般在 72 小时内自行缓解。偶有皮疹出现,不需特殊处理,必要时可对症治疗。

(2)异常反应:有过敏性皮疹、过敏性紫癜等变态反应。极少数人有谷丙转氨酶短暂和轻微升高,另有 2 例类肝炎报道。据分析,此类反应的发生可能与个人体质有关,患者可能对疫苗敏感,引起肝胆管过敏,发生变性水肿,致使胆管栓塞,胆汁排泄受阻,临床上出现短时胆汁潴留,形成黄疸。但肝细胞可能损害较轻,病程较短,预后良好。

4.疫苗效果

1996—1998 年,广西、河北、上海等地 45 万儿童中进行的随机对照研究证明,试验疫苗 L-A-1 和 H2 株,对照组接种伤寒 Vi 疫苗。L-A-1 株疫苗滴度 $lg6.5 CCID_{50}/mL$,H2 株疫苗滴度为 $lg7.0 CCID_{50}/mL$。两株疫苗免疫后抗体阳转高峰出现在 2～6 个月,分别为 94.87% 和 85.95%,GMT 分别为 131.3 mU/mL 和 118.6 mU/mL。36 个月时,抗-HA 抗体阳转率在 75%～80%,但保护效果不变。在 46 万名被研究者中,上海市现场观察 2 年,其他现场观察 3 年,对照组发现118 例甲型肝炎病例,接种疫苗组发现 3 例,保护率为 97.52%。

上述两批疫苗滴度均 $\geq lg6.75 CCID_{50}/mL$。2 个疫苗厂家生产的不同批号、不同滴度的疫苗,其血清抗体阳转率检测结果可见滴度 $\leq lg6.0 CCID_{50}/mL$ 时,血清抗体阳转率都不理想。故《中华人民共和国药典》(2005 版三部)规定,甲型肝炎减毒活疫苗每人用剂量 $\geq lg6.5 CCID_{50}/mL$。

(二)甲型肝炎灭活疫苗的研发

1.甲型肝炎灭活疫苗毒种

世界上首先获得批准上市的甲型肝炎灭活疫苗是 GSK 公司的 Havris,所用毒株分离自澳大利亚某肝炎患者。其后,有 Merck 公司的 VAQTA,所用的毒株为 CR326F,分离自哥斯达黎加患者粪便。法国巴斯德研究所的 Avaxirn,所用的毒株分离自德国患者粪便。北京科兴生物制品有限公司生产的 Healive 甲型肝炎灭活疫苗的毒株 TZ84,于 1984 年分离自唐山某患者粪便。

2.甲型肝炎灭活疫苗的应用

(1)1～18 岁每剂 0.5 mL。不少于 720 ELISA 单位;≥19 岁,每剂 1.0 mL,不少于 1 440 ELISA单位。

(2)基础免疫为 1 个剂量,之后 6～12 个月进行一次加强免疫,以确保长期维持抗体滴度。

(3)成人和儿童均于三角肌肌内注射,绝不可静脉注射。

(4)可与许多疫苗在不同部位同时接种。

甲型肝炎灭活疫苗的接种抗原剂量,不同厂家的定量表示方法不同,有的以 ELISA 单位表示,有的以蛋白重量(u)表示。据北京科兴生物制品有限公司临床试验证明,720 ELISA 测定单位相当于 500 U,1 440 ELISA测定单位相当于 500 U。

(三)甲型肝炎灭活疫苗的免疫效果

对 HAV 的抗体保护水平研究表明,体外细胞培养 HAV 的研究结果显示,20 mU/mL 或稍低抗-HAV 抗体可中和 HAV。应用免疫球蛋白 1～2 个月后,抗-HAV 水平达到 10～

20 mU/mL可预防甲型肝炎。史克公司的 Havrix 疫苗临床研究用 ELISA 检测保护性抗-HAV 抗体,最低浓度定为20 mU/mL。默克公司的 AVAXIM 疫苗用放射免疫分析法检测,最低抗体保护水平定为 10 mU/mL。

国外批准上市的甲型肝炎灭活疫苗对无母传抗体的儿童、青少年及成人均具有免疫原性,绝大多数接种者对单剂疫苗接种即产生应答,第 2 剂可提高抗体水平。免疫原性研究显示,抗体阳转率达 94%～100%,成人为 97%～100%。儿童和青少年第 1 剂注射后 1 个月,抗体水平即达保护水平,6～12 个月接种第 2 剂后,约 100%接种疫苗者具有高水平的抗体。抗体水平很大程度上取决于剂量和程序。甲型肝炎灭活疫苗 2002 年用于 5～15 岁少儿,接种 250 u 疫苗 1 剂,3 个月的抗体阳转率为 100%,GMT 为417 mU/mL。用 0、6 月和 0、12 两剂免疫程序,全程免疫后 1 个月,GMT 分别为 5 963 mU/mL 和14 893 mU/mL。

甲型肝炎灭活疫苗 Harix 和 VAQTA 正式生产已近十年,临床研究观察人数多、覆盖面广,所获资料十分丰富。其中 Innis 等 1989－1990 年间在泰国 40 119 名 1～16 岁儿童中进行的一次大规模双盲、随机,设对照的现场观察最具代表性。对照组为基因工程乙型肝炎疫苗,接种 109 000 剂甲型肝炎灭活疫苗。免疫原性结果为:注射 1 剂疫苗后第 8、12 和 17 个月抗-HAV（20 mU/mL 或更高抗体水平）为 94%（223/238）、93%（222/238）和 99%（236/238）。此项研究共发生 40 例甲型肝炎,38 例发生在对照组,两例发生在试验组,累积效果为 95%。试验组发生的 2 例甲型肝炎患者,病程短、转氨酶升高轻微,显示疫苗的部分保护作用。

北京科兴公司用国内分离的 TZ84 甲型肝炎毒株以二倍体细胞制备灭活疫苗,临床研究证明安全性与免疫原性良好,与国外 Havrix 及 VAQTA 毒株处于同一水平。早先报道 Havrix 灭活疫苗免疫后36 个月抗体阳性率为 100%,GMT 为 1 214 mU/mL。

(四)甲型肝炎灭活疫苗的安全性

1.一般反应

成人接种者大都在接种当天主诉注射后局部疼痛,其发生率占 36.0%。此外,局部反应有红肿、硬结,其发生率为 4.0%。全身反应成人接种者基本轻微,少有发热,主诉头痛、疲劳、精神萎靡、发热、恶心、食欲缺乏,其发生率从 1.0%～10.0%不等。在儿童中观察,临床症状和体征基本与成人相似。

2.异常反应

极少数人接种疫苗后,转氨酶一过性增高,30 天后恢复正常。偶有过敏性皮疹、紫癜、过敏性休克罕见。

（翟志霞）

第八节　乙型肝炎的预防接种

一、概述

乙型肝炎是引起肝硬化、肝细胞癌的主要原因。每年全球有 62 万人死于乙型肝炎感染。也是我国公共卫生中的一个严重问题。20 世纪 90 年代,我国法定传染病报告乙型肝炎年均发病率在 100/10 万以上,即每年要报告急性肝炎 120 万例。但据专家估计,我国每年实际新发生病毒性肝炎病例 200 万例。其中甲型肝炎占 50%,乙型肝炎占 25%。乙型肝炎在人群中有众多无症状带毒者,且有转变为慢性肝炎、肝硬化及肝癌的趋势,对人类危害极大,引人关注。

病毒性肝炎分布于全球。近数十年来,对肝炎的病毒学研究取得突破性进展,现今已知的有甲型(HAV)、乙型(HBV)、丙型(HCV)、丁型(HDV)及戊型(HEV)肝炎。此外尚有约占 4% 的病毒性肝炎不在上述各型之内,其中包括庚型(HGV)或 GB 病毒和己型(HFV)肝炎。各型肝炎病毒的生物学特性、抗原型和核酸分子序列截然不同,但临床症状相似,以肝大及肝功能异常为主。依据病程,可演化成急性肝炎、慢性肝炎、肝硬化及肝癌。各型的确诊必须依据患者血清中各型肝炎病毒标志物及分子生物学技术和流行病学特征,病程转归互有同异。

二、病原学

(一)HBV 的发现

1963 年,Blumberg 在两个多次接受输血治疗患者的血清中,发现一种异常的抗体,能与澳大利亚土著人的血清起反应,因而被认为后者血清中具有一种新抗原物质,称为"澳大利亚抗原"。后来在多次人群血清流行病学调查及患血清性肝炎患者的血清中经常出现这种抗原,至 1968 年确定了这种抗原与血清性肝炎的关系。1970 年,D.S.Dane 发现血清性肝炎患者血清中具有传染性、直径 42 nm 的颗粒。随着免疫学、分子生物学的发展,相继证明其核心含有 HBV 的 DNA 及 HBV-DNA 聚合酶,从而对 HBV 得到确认。

(二)HBV 的抵抗力

HBV 对理化因素抵抗力相当强,对低温、干燥、紫外线、醚、氯仿、酚等均有抵抗力。高温灭菌(121 ℃,15 分钟)、0.5% 过氧乙酸、5% 氯化钠、3% 漂白粉液、0.2% 苯扎溴铵等均可使 HBV 失活。但 HBV 的感染性与 HBsAg 的抗原性并不一致,如 100 ℃ 加热 10 分钟或 pH 2.4 处理 6 小时,均可使 HBV 失去感染性,但仍保持 HBsAg 的抗原活性。

(三)HBV 的形态与结构

HBV 有三种形态的颗粒,即大球形颗粒、小球形颗粒和管形颗粒。大球形颗粒具有感染性,直径 42 nm,是 D.S.Dane 等在电镜下发现的,故称 Dane 颗粒。其结构具有双层衣壳,相当于一般病毒的包膜,含有 HBsAg,镶嵌于脂质双层中。内部有一个密度较大的核心结构,呈 20 面体立体对称,直径约为 27 nm,其表面即为病毒的内衣壳,内衣壳的蛋白具有抗原性,为 HBV 核心抗原(HBcAg)。在酶或化学去污剂的作用下,暴露出具有与 HBcAg 不同的抗原性即 HBV 的 e 抗原(HBeAg)。HBeAg 可在人血清中检测到,而 HBcAg 仅存在于感染的肝细胞核内,HBV 核心结构的内部,含有病毒的 DNA 和 DNA 聚合酶。DNA 为双股环状。病毒体具有特殊的 DNA 聚合酶,既有能以 RNA 为模板转录 DNA 的反转录酶的功能,又有合成 DNA 的功能。HBV 的 DNA 长链载有病毒蛋白质的全部密码,有四个开放读码框架分别称为 S、C、P 和 X。S 区包括 S 基因、$Pres_1$ 与 $Pres_2$ 基因,分别编码 HBsAg、$Pres_1$ Ag 与 $Pres_2$ Ag;C 区基因编码 HBcAg;还有一个 Pre C 区可能在病毒核心和外壳的附着及结合中起作用;P 区基因最长,编码 HBV 的 DNA 聚合酶,反转录酶以 Rnase H 亦为 P 基因编码;X 基因编码 X 蛋白。

(四)HBV 的复制

1.入侵

HBV 侵入机体肝脏,通过外壳蛋白前 S_2 和前 S_1 抗原以多聚人血清清蛋白为桥,附着并侵入肝细胞内脱壳,HBV-DNA 受宿主细胞 DNA 修复机制及在 HBV-DNA 聚合酶的作用下,以负链 DNA 为模板合成等长的正链,形成真正的双链环状 DNA 分子。

2.复制

DNA 进入细胞核,在细胞核内成熟为 cccDNA,作为复制的模板,转录前基因组 RNA,此 RNA 是复制的中间体,作为合成病毒 DNA 的模板。

3.整合

嗜肝病毒 DNA 需复制完成后才能整合。整合的时间尚不完全清楚,一般整合分为两个阶段,即早期进行非选择性整合,整合分子分散于宿主细胞的基因组。后期进行选择性整合,经免疫选择,一些含特定部位的整合分子的特定细胞可继续成活,其他的细胞分裂扩增。在细胞的 HBsAg(+)/HBeAg(+)感染,除可能有整合分子外,常有大量游离分子;在 HBsAg(+)/抗-HBe(+)感染,除主要是整合型病毒外,仍有游离和复合型病毒。在感染持续中,含复合型病毒的肝细胞易被清除,而含整合型病毒的肝细胞则被保留。

4.装配

病毒基因组装配核壳蛋白成为核心,核心装配外膜蛋白成为 Dane 颗粒,Dane 颗粒被释放出肝细胞或重新进入 HBV 复制的再循环。在宿主感染细胞中,病毒的半衰期为 2～3 天,病毒不断地产生和被清除,在一些 HBsAg(+)的慢性乙型肝炎患者中,以回归分析方法计算每天病毒产量为 $6.09(0.26～21.06)×10^{11}$ 颗粒并处于稳定状态。

三、病毒的抗原系统

(一)HbsAg

HbsAg 为 HBV 3 种颗粒所共有,是机体感染 HBV 的标志,结构上 Dane 颗粒的外壳为直径 22 nm 的小球形颗粒和管形颗粒所构成。HBsAg 有一个共同的抗原决定簇 d/y、w/r,因此,HBsAg 可以分为 adr、adw、ayw、ayr 4 个型。W 型 W1、W2、W3、W4,现在已知 HBsAg 经过多种组合后有 8 个不同的亚型 adr、adw2、adw4、ayr、ayw1、ayw2、ayw3、ayw4 以及 2 个复合亚型 adyr、adyw。其中以 adw、adr、ayw 和 ayr 为主要亚型。同一感染源的 HBV 亚型是一致的,可用于血清流行病学调查。我国亚型分布因地域、民族而异,我国主要以 adr 为主,ayw 多见于内蒙古自治区、新疆和西藏少数民族地区。个体形成复合亚型的机制有两个可能,一是不同亚型病毒的双重感染;二是单一亚型病毒感染后,HBV-DNA 发生突变。HBsAg 各亚型间均含有共同的 α 抗原决定簇,所以各亚型之间均有交叉保护,但这种保护是不完全的。

HBsAg 具有病毒的免疫原性,可刺激机体产生相应的保护性抗体(抗-HBs),是一种完全性保护性抗体,机体获得抗体可持续数年乃至终身。一般感染 HBV 后,6～13 周出现抗-HBs,抗-HBs 的产生可见于乙型肝炎病毒感染者的恢复期或 HBV 既往感染,也可见于乙型肝炎疫苗接种后。抗-HBs 的存在,一是表明乙型肝炎患者感染的病毒已被清除;二是表明疫苗免疫接种已获成功。在人群中有 5%～10% 的人对 HBsAg 不产生免疫反应,这些人如被病毒感染则成为慢性 HBV 携带者。

(二)HBcAg

HBcAg 主要是由 c 蛋白构成,存在于 Dane 颗粒核心部位的表面,为内衣核壳成分,外面被 HBsAg 所覆盖,故血液中很难检出,也不产生中和抗体。但具有较强的免疫原性,能诱导机体产生体液和细胞免疫。HBcAg 阳性(活检中)表明 Dane 颗粒存在,患者具有传染性。HBV 感染后,可检测到的 HBcAg 体液抗体是抗-HBcIgM。它是 HBV 急性(最近期)感染的重要标志,在慢性乙型肝炎的活动期、原发性肝癌及部分无症状 HBsAg 携带者中,也可以检测到低滴度的抗-HBc IgM。急性乙型肝炎早期血清中抗-HBs IgM 几乎全部是阳性,病程 2～4 周达高峰,6 周时开始下降,阳性可维持 6～8 个月。一般在发现 HBsAg 阳性时,抗-HBc IgM 阴性,而当谷丙转氨酶开始下降时,抗-HBc IgM 迅速转为阳性,但当谷丙转氨酶峰值出现较迟时,则于 HBsAg 消失后,抗-HBs IgM 可达最高峰。抗-HBc IgG 比抗-HBc IgM 出现晚,在急性乙型肝炎发病后 1 个月左右升高,但持续时间较长,可持续数年不消退。抗-HBc IgM 不是中和抗体,一般无保护作用。综合分析,才能获得正确的诊断。血清流行病学调查时,经常遇到血清中抗-HBc单独阳性出现,对此现象有以下几种解释:①急性乙型肝炎恢复期早期(窗口期)。许多 HBV 感染者,HBsAg 减少甚至消失,抗-HBs 尚未产生或出现,抗-HBc 是唯一能检出的特异性 HBV 感染的指标。②抗-HBc 的被动转移。一是 HBsAg 携带者的母亲所生的婴儿,可由母体通过胎盘将抗-HBc 转移到婴儿;二是输入抗-HBs 的阳性血液制品的被动转移。③远期 HBV 感染者,抗-HBs 消失或低于检测的阳性对照水平,未能检出,出现单独抗-HBc 阳性,这类情况少见(0.5%)。HBcAg 可在肝细胞表面表达,是杀伤性 T 细胞识别并消除 HBV 感染细胞的靶抗原之一。

(三)HBeAg

HBeAg 由前 C 及 C 基因编码,整体转录及翻译后成为 C 抗原(如仅有 C 基因转录及翻译则为 HBcAg),是一种可溶性抗原,它是由 HBcAg 在肝细胞内,经蛋白酶降解形成的,有 e_1、e_2、e_3 三个亚型。由于 HBeAg 出现较 HBsAg 短暂,并且和 Dane 颗粒出现时间一致,与 HBV-DNA 聚合酶在血液中消失动态也基本一致。因此,一般把 HBeAg 作为 HBV 复制及血清具有传染性的标志。急性乙型肝炎进入恢复期时 HBeAg 消失,抗-HBe 对 HBV 感染有一定的保护作用。

HBeAg 一般只能从 HBsAg 阳性的血清中检出,但也有少数病例血清 HBeAg 阳性,而 HBsAg 在检测阳性水平以下。HBeAg 阳性血清的 HBsAg 滴度较高,几乎所有阳性血清内都有 HBV-DNA 和较高活性 DNA 聚合酶,具有极强的传染性。HBeAg 阳性的母亲所生的婴儿,母婴传播的机会为 70%～90%。在感染的早期,有 95% 以上的血清中存在 HBsAg 和 HBeAg,HBeAg 存在的时间略短于 HBsAg。乙型肝炎患者转为慢性病程时 HBsAg 长期出现阳性。在乙型肝炎的恢复期,HBeAg 随着 HBsAg 的消失而消失。若急性乙型肝炎患者发病 3～4 个月后 HBeAg 转为阴性,则表示预后良好。

抗-HBe 不是 HBV 的中和抗体,表明 HBV 在体内复制终止或减弱,传染性随之减弱,表明疾病向好的方向转化。但也有一些慢性乙型肝炎患者,虽然 HBeAg 阴性,抗-HBe 阳性,其血液循环中仍有 HBV 颗粒,且病情仍相当严重,故在慢性乙型肝炎患者中抗-HBe 阳性不能作为 HBV 停止复制的指标。在无症状 HBsAg 携带者血清中有 30%～50% 的人可检出抗-HBe。抗-HBe 和 HBsAg 均为阳性者的血清中多数查不出 HBV-DNA,但他们的肝细胞核中可检查出整合的 HBV-DNA 片段,并有慢性肝炎的病理改变。这种 HBV-DNA 整合的肝细胞,与原发性肝癌有密切的关系。因此,抗-HBe 阳性的 HBV 携带者不仅血液感染性不容忽视,而且疾病的预后也不容乐观。对 HBsAg 阴性而 HBeAg 阳性的解释,主要是血清中类风湿因子对检测 HBeAg 的干扰,检测 HBsAg 方法不灵敏或 HBsAg 与抗-HBs 形成免疫复合物,而检测不出 HBsAg。

(四)X 抗原

早期命名 X 抗原(HBxAg)是因为尚未明确 X 抗原在病毒生命周期和感染的作用。HBxAg 和 HBeAg 一样,也是由 HBV 编码,但是未组装到病毒颗粒中的蛋白,是一个具有广泛活性的反式调节因子。主要分布于肝细胞质中,少数见于细胞膜,作为一种转录调节蛋白,HBxAg 在 HBV 的复制过程中起作用。X 抗原可以反式激活 HBV 加强子和多个启动子,在转染细胞内,促进表面抗原及核心抗原的表达和核心颗粒的形成,机体对 X 蛋白磷酸化位点的免疫反应能抑制 HBV 的复制。在 HBV 感染过程中,能够检出 X 抗原和相应抗体(抗-HBx),而且 HBxAg/抗-HBx 的血清转换与 HBeAg/抗-HBe 的转换相关,前者转换发生在后者之前。因此,HBxAg/抗-HBx 的检测可作为检测 HBV 自然感染和抗病毒治疗的一个预后指标。HBxAg 与 HBV-DNA、HBsAg 和 HBeAg 的水平呈平行关系。

HBxAg 与原发性肝细胞癌的发生、发展有关。HBxAg 可激活多种癌基因,也能激活蛋白激酶 C(PKC),而 PKC 的活化是致癌因子导致细胞恶性转化的主要途径之一。在 HBV 相关性原发性肝细胞癌组织中,大部分发现有 X 基因的整合,而整合后的 X 基因仍具有反式调节活性,X 抗原也能促进转染细胞的恶性转化。这些都表明 X 抗原及基因产物对原发性肝细胞癌的发生所起的作用。不同亚型的 HBxAg 含氨基酸不等。HBxAg 表达能力很弱,且很不稳定,很难从血液、感染的肝脏或转染的细胞中纯化出来。因 HBxAg 能与细胞蛋白有交叉反应,抗-HBx 只出现在 HBV 持续复制和肝细胞炎症崩解的患者血清中,常见于慢性肝炎、肝硬化和肝细胞癌患者。

(五)HBV-DNA 和 DNA 聚合酶

HBV-DNA 是病毒复制的重要材料,也是 HBV 存在和复制的重要指标,最早由 Kaplan 于 1973 年发现。应用核酸杂交技术可直接检出 DNA,其灵敏度达 1 pg/mL。近年来用聚合酶链反应这一快速体外基因扩增技术将 HBV-DNA 扩增后,其检测灵敏度可提高 100 倍以上(10 ng/mL)。HBV-DNA 血清中的含量与患者的传染性正相关关系。DNA 聚合酶存在于 HBV 核心结构的内部。乙型肝炎感染者血清中标志物的出现,与病程、病型、转归有密切关联。

四、乙型肝炎病毒的基因型

自 1978 年发表了第 1 株 HBV-DNA 全序列后,相继克隆出 60~70 株 HBV,从而试图根据这些株的规律性差异将其分成不同的基因型。

(一)基因型图谱

按照 HBV 全基因序列之间差异≥8% 为标准,分为 A、B、C 和 D 4 个基因型。Okamoto H 经比较分析建立了树系统,从而增加 2 个型 E 和 F。

(二)基因型分布

不同国家或同一国家不同地区的基因型有别。我国主要以 C、B 型为主,我国北方主要以 C 型为主。有人对我国 HBV-DNA 无症状携带者分析结果显示,沈阳 B 型占 11.1%,C 型占 88.9%;北京 B 型占 25%,C 型占 50%,B、C 混合型各占 25%;广州 B 型占 32.8%,C 型占 42.7%,B、C 混合型占 23%,其他型占 25%。

(三)基因型的临床意义

不同基因型可能有不同的致病性。在我国台湾的一项调查中,检测了 100 例无症状 HBV 携带者和 170 例组织学证实为慢性乙型肝炎和肝细胞癌。台湾除 E 型的所有基因型,B 和 C 型

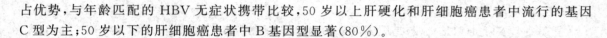

占优势,与年龄匹配的 HBV 无症状携带比较,50 岁以上肝硬化和肝细胞癌患者中流行的基因 C 型为主;50 岁以下的肝细胞癌患者中 B 基因型显著(80%)。

五、流行病学

(一)乙型肝炎地域分布

乙型肝炎分布于全世界,按流行强度分为高、中、低度流行区,以 HBsAg 携带率为标准。

1.高度流行区

HBsAg 阳性>7%,占全球人口的 45%,终生感染危险>60%,出生时和儿童早期感染为主,我国原属高度流行区。

2.中度流行区

HBsAg 阳性 2%~7%,占全球人口的 43%,终生感染危险 20%~60%,感染发生于各年龄组,但以儿童感染为主。

3.低度流行区

HBsAg 阳性<2%,占全球人口的 12%,终生感染危险<20%,大多数感染发生于成人中的高危人群,以青壮年为主。

(二)年龄分布

乙型肝炎年龄分布与地域流行强度有关,高度流行区以儿童为主;中度流行区以儿童和青少年为主;低度流行区则以青少年和成年人为主。中国 2006 年血清流行病学调查显示,一般人群 (1~59 岁)乙型肝炎 HBsAg 携带率为 5.07%,≤10 岁人群 HBsAg 阳性率≤1%,我国由高度流行区跨入中度流行区。

(三)性别分布

乙型肝炎 HBsAg 感染率和流行率有差异,男性高于女性。

(四)不同流行强度地区人群 HBsAg 感染的年龄比较

在高度流行区,人群感染儿童期为主;在中度流行区,人群感染在儿童期、青少年、围产期都可感染;在低度流行区,人群感染青少年和成人期为主要感染年龄。

(五)家庭聚集性

乙型肝炎的感染有显著的家庭聚集性,我国抽样调查表明,有 10%~20% 的 HBsAg 阳性家庭有超过两例以上的 HBsAg 阳性者。

六、慢性乙型肝炎无症状携带

我国是乙型肝炎高发地区,人群乙型肝炎流行率约 60%,即一半以上的人群受过 HBV 的感染,其中绝大多数由于感染而获得免疫,也有一部分(约占人群的 10%)成为 HBV 慢性无症状携带者。

(一)HBsAg 携带者的定义

HBsAg 携带者(ASC)是指 HBsAg 持续阳性 6 个月以上,无肝病相关症状和体征,血清转氨酶基本正常的慢性 HBV 感染者。然而,无症状感染者并非绝对不存在进展性的肝脏损伤。ASC 与有症状慢性肝病的区别在于前者病情发展极为缓慢,活动极为微弱。ASC 可发展为活动的、有症状的慢性肝病,又可经免疫清除,使病变静止,重新成为 ASC。慢性乙型肝炎与慢性无症状 HBV 感染之间可以相互转变。

（二）ASC 的发生机制

就免疫现象而言，在婴幼儿主要是免疫耐受，而成人主要是免疫抑制。

1.免疫耐受

ASC 在婴幼儿中主要基于免疫耐受性，免疫耐受性的分子基础可能涉及病毒的变异。典型的 ASC 的细胞毒性 T 细胞（CTL）对核壳抗原仅有单一或少数表位微弱应答，这使 HBV 可通过变异来逃逸免疫清除。在免疫压力下表位变异，变异株获得负性选择。ASC 抗 HBV 的 CTL 应答谱很窄，这就是感染持续的一种机制。此外，新生儿 HBV 感染慢性倾向的免疫学基础尚有非特异性免疫抑制过强，细胞因子缺失如 α 干扰素、γ 干扰素等。细胞毒性细胞活性低下，肝细胞 HLA 表达低下，单核细胞对抗原的处理和提呈效应较弱。

婴幼儿 HBV 感染后并非全无应答，血清 ALT 升高 2 倍以上者占 44%，轻度波动者 43%，始终正常者仅 13%，只是婴幼儿感染后的免疫应答水平低，仅有少数感染者可消除病毒，婴儿期感染 HBV 有 90% 持续感染成为 ASC，其中有 25% 可能死于肝硬化、肝细胞癌。青春期后免疫系统逐渐成熟，ASC 可能转化为不同临时类型。

2.免疫抑制

通常都是继发原因，如长期使用免疫抑制剂及抗癌药物期间感染 HBV、获得性免疫缺陷综合征、恶性肿瘤、慢性肾小球肾炎及其他慢性消耗性疾病，易成为 ASC。此外，由于肾衰竭而实施肾透析的患者，据报道，肾透析患者中 ASC 占 78.4%，444 例肾移植患者，术后 1 年发生 21 例 ASC。

3.ASC 与年龄关系

ASC 的发生与年龄关系极为密切。据 Hyams KS 综合文献报道，HBeAg 阳性母亲所生新生儿 HBV 感染率达 80%～90%，6 岁以后 12% 的儿童及 <5% 的成人 HBV 感染后成为 ASC。我国有报道，小儿 ASC 发生率围产期为 92%，≤2 岁为 75%～80%，3～5 岁为 34%～40%。婴儿宫内垂直感染均成为 ASC，据 Tang 等的一项前瞻性研究发现，1984—1993 年由 HBeAg 阳性母亲所生 665 名新生儿均于出生后 24 小时内注射乙型肝炎免疫球蛋白及乙型肝炎疫苗。出生时 HBsAg 阳性新生儿 16 例（2.4%），每年大约有 10% 的 ASC 个例 HBeAg 阴转，而 HBsAg 阴转的不足 2%，可以解释为抗-HBe 阳性的 ASC 众多。

小儿 ASC 中 HBsAg 罕有消失，尤其是围产期感染者。1～12 岁的 ASC HBsAg 年阴转率仅为 0.6%。据报道对 HBV 感染者前瞻性调查 HBsAg 年阴转率为 1.4%，HBeAg 年阴转率 12.3%，血清病毒抗原的清除仅见于感染水平较轻的个例，HBsAg 的阴转率随年龄的增长而增高，20 岁前罕有阴转，40 岁后超过 1.5%，55 岁后超过 2%。据 Kato Y 等报道，在日本 HBV 高感染区，在 1972—1997 年期间，HBsAg 消失者的保留血清，消失前经 PCR 检测有 26 例（81%）检出 HBV-DNA。消失后仅检出 2 例（6%），这表明 HBsAg 的阳性与 HBV-DNA 是一致的。

七、免疫预防

鉴于 HBV 不能在肝组织外复制，为研制疫苗造成不可逾越的障碍。1970 年，Krugman 等用加热灭活的 HBsAg 阳性无症状携带者的血清给弱智儿童注射，证明可获得保护效果。随后许多国家研制用 HBsAg 阳性无症状携带者的血浆制备疫苗，称为血源疫苗。随着生物工程技术的发展，应用生物工程技术手段将乙型肝炎病毒 HBsAg 中的 S 抗原转移到载体细胞上，使之表达抗原，制成疫苗。目前国际上有三个系统，酵母系统应用得最为广泛。

(一)血源疫苗

HBsAg 阳性和 HBeAg 阴性,肝功能正常的 HBV 携带者新鲜血浆,进行无菌及外源病毒检测。经纯化和超速离心,去除 Dane 颗粒,收获形状一致的颗粒,超滤、灭活,最后加 $Al(OH)_3$ 佐剂。疫苗经质量检定合格后,方可签发,销售。

(二)酵母基因重组工程疫苗

首先构建基因重组酵母菌,经发酵,收获重组酵母菌;分离、纯化 HBsAg,同时去除酵母细胞碎片及小分子蛋白;最后,铝盐作为吸附剂加入 HBsAg 中,配制成疫苗。疫苗经质量检定合格后,方可签发,销售。

(三)哺乳动物细胞基因重组工程疫苗

工程细胞构建原理与酵母工程菌相似,区别在于选择不同的宿主细胞(此处为中国仓鼠卵巢细胞)。疫苗制备过程与酵母基因重组工程疫苗相似。

八、免疫策略

我国是乙型肝炎高发地区,主要传播模式是母婴传播,且通过母婴传播的 HBV 感染者绝大多数成为终身 HBV 携带者,故我国的乙型肝炎免疫重点是阻断母婴传播。

(1)根据 WHO 建议,HBsAg 携带率≥5%的地区,对所有新生儿实施普遍免疫。对 HBsAg、HBeAg 阳性孕妇所生婴儿要求在出生后 24 小时内接种首剂疫苗,正常孕妇所产婴儿也要及早接种。我国卫健委规定新生儿疫苗接种率要达到 90%以上,新生儿即时(出生后 24 小时内)接种率要达到 70%～80%。对高危孕妇(HBsAg、HBeAg 阳性)所生的新生儿是否应该在接种疫苗的同时注射乙型肝炎免疫球蛋白。现阶段,重组酵母乙型肝炎疫苗(5 μg/mL)按 0、1、6 免疫程序接种,可使高危孕妇母婴阻断率达 85%～95%。在某些研究中,同时注射乙型肝炎免疫球蛋白可明显地提高阻断率,乙型肝炎免疫球蛋白与疫苗同时接种,对高 HBV-DNA 血症的孕妇来说,乙型肝炎免疫球蛋白显得很重要,是首选方案。重组中国仓鼠卵巢乙型肝炎疫苗的阻断能力次于重组酵母乙型肝炎疫苗,故在使用时应增大疫苗剂量到 20 μg/mL,按 0、1、6 免疫程序接种 3 剂。

(2)对 1～5 岁儿童应尽早接种乙型肝炎疫苗,除母婴传播外,乙型肝炎的水平传播也是一个不可忽视的因素。虽然我国≤5 岁人群中的抗-HBs 抗体已达到较高水平,但在母婴传播得到有效控制后,学龄前儿童的免疫预防就显得更为重要。

(3)乙型肝炎高危人群免疫。乙型肝炎高危人群包括肾透析者、血友病患者、同性恋者、静脉吸毒者等。这些人群免疫的疫苗剂量应为常人的 1～3 倍。

(4)乙型肝炎疫苗与其他儿童用疫苗联合免疫。国外已有联合疫苗上市,如 DTP-HepB、DTPa-HepB,在欧洲已批准使用;我国的 DTP-HepB 联合疫苗正在临床试验中。在我国,该联合疫苗不能用于新生儿初免,只能作为加强免疫。因为我国 DTP 的初免月龄为 3 月龄,而我国新生儿乙型肝炎疫苗及时免疫是重点,其他一切疫苗都不能干扰新生儿乙型肝炎疫苗的及时免疫。

(5)我国卫健委新近要求对≤15 岁人群既往未接种过乙型肝炎疫苗者,普遍实施一轮按 0、1、6 程序免疫接种。

总之,对乙型肝炎的防治,免疫预防应采取综合免疫预防措施,才能达到理想效果。

（翟志霞）

参 考 文 献

[1] 焉鹏.消化内科疑难病例解析[M].济南:山东科学技术出版社,2022.

[2] 王雪涛.新编心内科疾病诊疗技术[M].汕头:汕头大学出版社,2018.

[3] 王玉梅,刘建林,丁召磊,等.临床内科诊疗与康复[M].汕头:汕头大学出版社,2022.

[4] 白国强.临床疾病内科诊疗要点[M].北京:科学技术文献出版社,2019.

[5] 马立兴,张诒凤,王超颖,等.消化内科诊疗常规[M].哈尔滨:黑龙江科学技术出版社,2022.

[6] 刘伟霞,孙晓梅,贾安海,等.内科疾病临床治疗[M].哈尔滨:黑龙江科学技术出版社,2022.

[7] 王为光.现代内科疾病临床诊疗[M].北京:中国纺织出版社,2021.

[8] 王晨,许明昭,杨涛,等.内科疾病临床诊疗实践[M].哈尔滨:黑龙江科学技术出版社,2022.

[9] 王鹏.实用临床内科诊疗实践[M].北京:科学技术文献出版社,2019.

[10] 曹伟波,岳宝霞,李悦,等.现代内科疾病诊治实践[M].北京/西安:世界图书出版公司,2022.

[11] 张元玲,董岩峰,赵珉.临床内科诊疗学[M].南昌:江西科学技术出版社,2018.

[12] 王秀萍.临床内科疾病诊治与护理[M].西安:西安交通大学出版社,2022.

[13] 徐强.心血管内科诊疗学[M].长春:吉林科学技术出版社,2018.

[14] 谢斌.临床内科诊疗精粹[M].天津:天津科学技术出版社,2018.

[15] 邓辉.内科临床诊疗实践[M].汕头:汕头大学出版社,2019.

[16] 李利娟.实用消化内科诊疗进展[M].哈尔滨:黑龙江科学技术出版社,2018.

[17] 姚成增.心血管内科常见病诊疗手册[M].北京:人民卫生出版社,2018.

[18] 庞厚芬,李娟,张腾.内科疾病诊疗与合理用药[M].沈阳:辽宁科学技术出版社,2022.

[19] 魏丽.实用临床常见病内科诊疗技术[M].上海:上海交通大学出版社,2018.

[20] 韩桂华.消化内科疾病诊疗精粹[M].北京:中国纺织出版社,2019.

[21] 吴金明.消化内科诊疗技术及临床实践[M].北京:科学技术文献出版社,2018.

[22] 赵兴康.消化系统疾病影像诊断及介入治疗学[M].北京:科学技术文献出版社,2018.

[23] 洪涛.临床常见内科疾病诊疗学[M].上海:上海交通大学出版社,2019.

[24] 杨德业,王宏宇,曲鹏.心血管内科实践[M].北京:科学出版社,2022.

[25] 李欣吉,郭小庆,宋洁,等.实用内科疾病诊疗常规[M].青岛:中国海洋大学出版社,2020.

[26] 赵鲁静.心内科疾病诊疗与新技术应用[M].北京:科学技术文献出版社,2019.

［27］汤希雄.内科常规诊疗［M］.长春:吉林科学技术出版社,2019.

［28］曾锐.图解临床诊断思维［M］.北京:人民卫生出版社,2020.

［29］齐超,邵锦丽,娜日松,等.心血管内科常见病的诊断与治疗［M］.北京:科学技术文献出版社,2022.

［30］侯平.内科诊疗技术应用［M］.沈阳:辽宁科学技术出版社,2018.

［31］马路.实用内科疾病诊疗［M］.济南:山东大学出版社,2022.

［32］温华峰.实用临床内科常见病诊疗［M］.北京:科学技术文献出版社,2019.

［33］杨加明,张吉新,王季政.内科临床诊疗技术［M］.天津:天津科学技术出版社,2018.

［34］黄忠.现代内科诊疗新进展［M］.济南:山东大学出版社,2022.

［35］刘晓晗.现代神经内科疾病诊疗学［M］.长春:吉林大学出版社,2019.

［36］王吉耀.我国消化内科临床实践指南或共识的现状和思考［J］.中华消化杂志,2019,39(9):610-612.

［37］张宇清.微量白蛋白尿在高血压患者心血管风险评估中的价值［J］.中华高血压杂志,2019,27(6):585-590.

［38］王吉耀.我国消化内科临床实践指南或共识的现状和思考［J］.中华消化杂志,2019,39(9):610-612.

［39］杨洁,李青.促甲状腺激素和甲状腺自身抗体在甲状腺疾病诊断中的应用［J］.临床医药实践,2018,27(6):424-426.

［40］徐奕,金辰,乔树宾,等.女性患者经桡动脉与经股动脉行经皮冠状动脉介入治疗的安全性和疗效比较［J］.中国循环杂志,2018,33(10):958-963.